Monika Dorfmüller, Hermann Dietzfelbinger (Hrsg.)

Psychoonkologie

Diagnostik – Methoden – Therapieverfahren

Monika Dorfmüller, Hermann Dietzfelbinger (Hrsg.)

Psychoonkologie

Diagnostik – Methoden – Therapieverfahren

Mit Beiträgen von

Katharina Abbrederis, Monika Agathos, Wolfgang Arnold, Irmgard Bumeder, Karin Burghofer, Hermann Dietzfelbinger, Monika Dorfmüller, Bernadette Fittkau-Tönnesmann, Eckhard Frick, Peter Frör, Sebastian Gallenberger, Ulrike B. Graubner, Peter Greiff, Eva-Maria Grischke, Kerstin Hermelink, Peter Herschbach, Birte Hesselbarth, Pia Heußner, Herbert W. Kappauf, Karine Kau, Matthaeus Krych, Klaus Lang, Ullrich Mehl, Fuat S. Oduncu, Helmut Ostermann, Yvonne Petersen, Doris Pouget-Schors, Ingrid Raßmann, Carola Riedner, Susanne Roller, Doris C. Schmitt, Hermann-Josef Schmitt, Torsten Schmitz, Michael Staehler, Wilhelm Stolz, Bernhard Weber, Joachim Weis, Elisabeth Wesselman, Ralf Wilkowski, Eva C. Winkler

ELSEVIER
URBAN & FISCHER

URBAN & FISCHER
München • Jena

Zuschriften und Kritik an:
Elsevier GmbH, Urban & Fischer Verlag, Karlstraße 45, 80333 München, medizin@elsevier.com

Wichtiger Hinweis für den Benutzer
Die Erkenntnisse in der Medizin unterliegen laufendem Wandel durch Forschung und klinische Erfahrungen. Herausgeber und Autoren dieses Werkes haben große Sorgfalt darauf verwendet, dass die in diesem Werk gemachten therapeutischen Angaben dem derzeitigen Wissensstand entsprechen. Das entbindet den Nutzer dieses Werkes aber nicht von der Verpflichtung, anhand weiterer schriftlicher Informationsquellen zu überprüfen, ob die dort gemachten Angaben von denen in diesem Buch abweichen und seine Verordnung in eigener Verantwortung zu treffen.

Wie allgemein üblich wurden Warenzeichen bzw. Namen (z.B. bei Pharmapräparaten) nicht besonders gekennzeichnet.

Bibliografische Information der Deutschen Nationalbibliothek
Die Deutsche Nationalbibliothek verzeichnet diese Publikation in der Deutschen Nationalbibliografie; detaillierte bibliografische Daten sind im Internet über http://dnb.d-nb.de abrufbar.

3. Auflage 2009
2. Auflage 2004
1. Auflage erschienen unter dem Titel „Psychiatrie und Psychotherapie", 1999

Der Urban & Fischer Verlag ist ein Imprint der Elsevier GmbH.

09 10 11 12 13 5 4 3 2 1

Um den Textfluss nicht zu stören, wurde bei Patienten und Berufsbezeichnungen die grammatikalisch maskuline Form gewählt. Selbstverständlich sind in diesen Fällen immer Frauen und Männer gemeint.

Planung, Lektorat und Projektmanagement: Ursula Jahn, M.A., München
Redaktion: Dr. Elke Wolf, Garbsen; Susanne C. Bogner, Dachau; Sonja Hinte, Bremen
Zeichnungen: Martha Kosthorst, Borken
Herstellung: Sibylle Hartl, Valley
Satz: abavo GmbH, Buchloe
Druck und Bindung: L.E.G.O. S.p.A., Lavis, Italien
Umschlaggestaltung: SpieszDesign Büro für Gestaltung, Neu-Ulm
Titelfotografie: © Photocase

ISBN 978-3-437-24490-2
Aktuelle Informationen finden Sie im Internet unter **www.elsevier.de** und **www.elsevier.com**

Dieses Buch widmen wir unserem Freund,
dem Hämatoonkologen
Professor Dr. med. Harald Theml
(1940–2005)

Vorwort

Die Psychoonkologie ist die Lehre von den Zusammenhängen zwischen Krebs und Psyche. In Deutschland hat sie sich während der vergangenen 25 Jahre zu einem wichtigen Teilgebiet der Onkologie entwickelt. Anfänglich ging es um eine verbesserte psychosoziale Versorgung von Krebspatienten und ihren Angehörigen. Heute stützt sich die Psychoonkologie auf die Pfeiler Versorgung der Patienten und ihrer Angehörigen, Aus- und Weiterbildung sowie Wissenschaft und Forschung. Zunehmend spielen auch gesundheitsökonomische Aspekte eine entscheidende Rolle.

Man kann sich nun fragen, warum dieses Buch „Psychoonkologie" verfasst wurde?

Ziel des Buches ist es, eine mögliche Lücke im Bereich der „Psychoonkologie für die Praxis" zu schließen, also praktische Anleitungen und Anwendungen anzubieten, wie sie heute in der Psychoonkologie auf der Basis moderner Erkenntnisse in Theorie und Praxis möglich sind. Nachhaltiger Wert wurde dabei auf die **Darstellung der psychoonkologischen Behandlungs- und Betreuungsmöglichkeiten in der täglichen Praxis** sowohl im stationären, teilstationären als auch ambulanten Bereich gelegt. Die Praxisnähe kommt in zahlreichen Kasuistiken zum Ausdruck. In der Psychoonkologie befassen sich multiprofessionelle Teams aus den Fachgebieten Onkologie, Psychiatrie, Psychologie, Soziologie, Sozialpädagogik, Theologie und spezifisch Krankenpflege mit emotionalen Reaktionen der Patienten und deren Familien. Dabei versuchen sie, psychosoziale Faktoren zu identifizieren und einzubeziehen, welche die Krebsmorbidität und -mortalität beeinflussen.

Es ist uns gelungen, zahlreiche Experten aus relevanten Fachrichtungen der Onkologie und Psychoonkologie als Autoren für Beiträge aus ihren jeweiligen Fachgebieten zu gewinnen. Ihre beruflichen Erfahrungen und Individualität wurden in den Vordergrund gerückt, bewusst auf schematische Darstellungen verzichtet. **Prägnante Kasuistiken** dienen der Präzisierung und stellen den unmittelbaren praktischen Bezug her.

Die Thematik der Psychoonkologie umfasst in den einzelnen Abschnitten dieses Buches die **Diagnostik** und das Erkennen in der Psychoonkologie, aktuelles Wissen, Handwerkszeug und die Ausbildung in der Kunst der **Kommunikation** und Aufklärung des Patienten in der Hämatoonkologie einschließlich der Wahrheitspflicht des Arztes, Überforderung von Arzt (Burn-out-Syndrom) und Patienten sowie **Methodisches und Therapieverfahren** in der Psychoonkologie. Als einen wesentlichen Aspekt haben wir die **Stärkung der Patientenkompetenz** und deren aktiven Anteil in der partizipativen Entscheidungsfindung herauskristallisiert.

Entscheidend sind auch die **fachbezogenen Aspekte der Psychoonkologie** aus der Sicht der Kinder- und Frauenheilkunde, der Inneren Medizin einschließlich Pneumologie und Hämatologie sowie der Chirurgie, der Hals-Nasen-Ohren-Heilkunde, Dermatologie und Urologie.

Im Rahmen der in letzter Zeit zunehmend an Bedeutung gewinnenden **Palliativmedizin** ist neben dem engen Kontakt zum Hausarzt die Organisation der psychoonkologischen und psychosozialen Versorgung im Rahmen der Multi- und Interdisziplinarität und Vernetzung immer dringlicher geworden. Angesichts der heute begrenzten Ressourcen werden vor dem Hintergrund der zurückliegenden Gesundheitsreform auch im Vergleich zu anderen Gesundheitsleistungen die **Gesundheitsökonomie und Finanzierung** der psychoonkologischen Betreuung in Klinik und Praxis auf dem Boden der DRG's und des EBM sowie die Probleme der entsprechenden Dokumentation und des Qualitätsmanagements bearbeitet und nach Möglichkeiten der Verbesserung von Aufwand und Effizienz gesucht.

Schließlich folgen noch Abschnitte über **Aus-, Weiter- und Fortbildung** sowie über die **Forschung in der Psychoonkologie** mit entsprechenden Beispielen. Besondere Wertigkeit haben wir übergreifend auch der **onkologischen Ethik** mit den Fragen nach den Grenzen der Medizin und schließlich theologisch-seelsorgerischen Betrachtungen zugemessen.

Bei der Vielfalt an Inhalten und Autoren waren thematische Überschneidungen nicht immer zu vermeiden und teilweise auch bewusst gewollt. Komplexe Themen wie etwa Lebensqualität, Kommunikation, Palliativmedizin vertragen es gut, wenn sie zumindest in Teilaspekten von verschiedenen Seiten her beleuchtet werden.

Dieses Buch hätte seinen Zweck erfüllt, wenn es in seiner Gesamtheit fundierte, reichhaltige Wissensvermittlung und unter holistischem Ansatz Anregungen zu weiterer Verbesserung der psychoonkologischen Betreuung in Klinik und Praxis vermitteln könnte.

Dieses Vorwort wäre unvollständig, würden nicht die vielen Menschen erwähnt, denen das Entstehen dieses Buches besonders am Herzen lag und ohne deren Engagement, Einsatz, tatkräftige Mithilfe, einfühlsamen Rat und vielseitige Förderung das Gelingen dieser Aufgabe nicht möglich gewesen wäre. Unser ausdrücklicher Dank gilt:

- den hämatoonkologischen Patienten, die sich unserer Betreuung anvertraut und uns Sehen gelehrt haben,
- den zahlreichen Autoren, die durch ihre Fachkompetenz, ihr Einfühlungsvermögen in dieses sensible Fach, durch guten Rat und motivierte Kooperation diesem Buch seinen Gehalt gegeben haben und
- dem Verlag Elsevier GmbH, insbesondere dem Lektorat Medizin/Department for Professional/Postgraduate Medicine. Dabei danken wir besonders herzlich unserer Lektorin, Frau Ursula Jahn, die mit Kompetenz und einem ganz spezifischen persönlichen Engagement nie müde wurde, uns immer wieder aufzumuntern und über anstehende Klippen und Probleme weiterzuhelfen, und den Redakteurinnen, den Ärztinnen Dr. Elke Wolf und Susanne Bogner, und der Biologin, Frau Sonja Hinte.

München und Herrsching im August 2008

Dr. Monika Dorfmüller und
Dr. Hermann Dietzfelbinger

Inhaltsverzeichnis

Autorinnen und Autoren

Dr. med. Katharina Abbrederis
III. Medizinische Klinik und Poliklinik
Klinikum rechts der Isar der Technischen Universität
Ismaninger Straße 22
81675 München

Dr. med. Monika Agathos
Leitende Oberärztin a.D.
FÄ Dermatologie, Allergologie und Umweltmedizin
Hohenzollernstraße 2a
80801 München

Prof. Dr. med. Wolfgang Arnold
Ehemaliger Direktor der HNO- und Poliklinik der TU München
Breitenstraße12
CH-6047 Kastanienbaum

Dr. med. Irmgard Bumeder
Medizinische Klinik
Klinikum der Universität München
Campus Innenstadt
Abteilung Hämatologie und Onkologie
Ziemssenstraße 1
80336 München

Dr. phil. Dipl.-Psych. Karin Burghofer
Institut für Notfallmedizin und Medizinmanagement (INM)
Klinikum der Universität München
Schillerstraße 53
80336 München

Dr. med. Hermann Dietzfelbinger
Internist, Hämatologie, Onkologie
Hämatologisch-onkologische Schwerpunktpraxis
Seestraße 43
82211 Herrsching

Dr. phil. Monika Dorfmüller
Ltd. Klinische Psychologin a.D.
Schleißheimerstraße 276 / 10
80809 München

Bernadette Fittkau-Tönnesmann M.P.H.
Akademieleitung
Klinikum der Universität
Interdisziplinäres Zentrum für Palliativmedizin
Christopherus Akademie für Palliativmedizin
Palliativpflege und Hospizarbeit im IZP
Marchioninistraße 15
81377 München

Prof. Dr. med. Eckhard Frick sj
Hochschule für Philosophie München
Lehranalytiker des C.G. Jung-Instituts München
Kaulbachstraße 31A
80539 München

Pfarrer Peter Frör
Haderunstraße 32/V
81375 München

Dr. med. Sebastian Gallenberger
Chefarzt
Städtisches Klinikum München GmbH
Klinikum Bogenhausen
Klinik für Pneumologie und Pneumologische Onkologie
Englschalkingerstraße 77
81925 München

OÄ Dr. med. Ulrike B. Graubner
Dr. von Haunersches Kinderspital
Onkologisch-Hämatologische Tagesklinik
Lindwurmstraße 4
80337 München

Pfarrer Peter Greiff
Katholische Krankenhausseelsorge
Städtisches Klinikum München GmbH
Klinikum Schwabing
Kölner Platz 1
80804 München

Prof. Dr. med. Eva-Maria Grischke
Universitäts-Frauenklinik Tübingen
Calwerstraße 7
72076 Tübingen

Dr. rer. biol. hum. Dipl.-Psych. Kerstin Hermelink
Frauenklinik und Poliklinik
Klinikum der Universität München,
Campus Großhadern
Marchioninistraße 15
81377 München

Prof. Dr. rer. soc. Peter Herschbach
Klinik und Poliklinik für Psychosomatische Medizin und Psychotherapie der Technischen Universität München
Sektion Psychosoziale Onkologie
Klinikum rechts der Isar
81675 München

Dipl.-Psych. Birte Hesselbarth
Dr. von Haunersches Kinderspital
Lindwurmstraße 4
80337 München

OÄ Dr. med. Pia Heußner
Medizinische Klinik und Poliklinik III
Leiterin der Psychoonkologie
Klinikum der Universität München,
Campus Großhadern
Marchioninistraße 15
81377 München

Dr. med. Herbert W. Kappauf
Internist (Hämatologie, Onkologie, Psychoonkologie, Palliativmedizin)
Medicenter
Oßwaldstraße 1a
82319 Starnberg

Dipl.-Psych. Karine Kau
Klinikum rechts der Isar der Technischen Universität
Hals-, Nasen-, Ohrenklinik und Poliklinik
Ismaninger Straße 22
81675 München

Dr. med. Matthaeus Krych
Medizinische Klinik und Poliklinik III
Klinikum Großhadern
Marchioninistraße 15
81377 München

Dr. phil. Klaus Lang
Diplompsychologe, Psychologischer Therapeut
Klinik Bad Trissl
Bad-Trissl-Straße 73
83080 Oberaudorf

Dr. med. Ullrich Mehl
Chefarzt der Abteilungen für Psychoonkologie und Psychosomatik der Klinik Alpenland
Facharzt für Psychosomatische Medizin, Facharzt für Psychiatrie und Psychotherapie, Psychoanalyse
Supervisor (BLÄK), Balintgruppenleiter, Lehrbeauftragter LMU
Zenostraße 9
83435 Bad Reichenhall

OA Priv.-Doz. Dr. med. Dr. phil. Fuat S. Oduncu
Medizinische Klinik
Klinikum der Universität München,
Campus Innenstadt
Leiter der Abteilung Hämatologie und Onkologie
Ziemssenstraße 1
80336 München

Prof. Dr. med. Helmut Ostermann
Medizinische Klinik und Poliklinik III
Klinikum der Universität München,
Campus Großhadern
Marchioninistraße 15
81377 München

Dr. Yvonne Petersen
Fachärztin für Innere Medizin, Palliativmedizin
Palliativstation St. Johannes von Gott
Krankenhaus Barmherzige Brüder
Romanstraße 93
80639 München

Dr. med. Doris Pouget-Schors
Klinikum rechts der Isar
der Technischen Universität München
Klinik und Poliklinik für Psychosomatische Medizin und Psychotherapie
Sektion Psychosoziale Onkologie
81675 München

OÄ Dr. med. Ingrid Raßmann
Internistin Hämatologie Onkologie
Privatklinik Dr. R. Schindlbeck
Seestraße 43
82211 Herrsching

Dr. med. Carola Riedner
Fachärztin für Innere und Allgemeinmedizin – Psychoonkologie – Palliativmedizin
Münchner Onkologische Praxis im Elisenhof (MOP)
Prielmayerstraße 1
80335 München

OÄ Dr. med. Susanne Roller
Palliativstation St. Johannes von Gott am Krankenhaus der Barmherzigen Brüder
Romanstraße 93
80639 München

Doris C. Schmitt
1. Vorsitzende des Vorstands
mamazone e.V.
Haydnstraße 6
78315 Radolfzell

Hermann-Josef Schmitt
Diplom-Theologe, Diplom-Sozialarbeiter (FH)
Sozialberatung
Palliativstation St. Johannes von Gott am Krankenhaus der Barmherzigen Brüder
Romanstraße 93
80639 München

Torsten Schmitz
Klinik und Poliklinik für Psychosomatische Medizin und Psychotherapie der Technischen Universität München
Sektion Psychosoziale Onkologie
Klinikum rechts der Isar
81675 München

OA Dr. med. Michael Staehler
Urologische Klinik und Poliklinik
Klinikum der Universität München,
Campus Großhadern
Marchioninistraße 15
81377 München

Prof. Dr. med. Wilhelm Stolz
Chefarzt
Klinik für Dermatologie
Städtisches Klinikum München GmbH
Klinikum Schwabing
Kölner Platz 1
80804 München

Dr. med. Bernhard Weber
Chefarzt, Facharzt für Innere Medizin
Klinik Bad Trissl
Bad-Trissl-Straße 73
83080 Oberaudorf

Prof. Dr. phil. Joachim Weis
Klinik für Tumorbiologie an der Universität Freiburg
Abteilung Psychoonkologie
Breisacher Straße 117
79106 Freiburg

Elisabeth Wesselman
Fachreferentin Interkulturelle Versorgung
Städtisches Klinikum München GmbH
Psychologischer und Psychoonkologischer Dienst
Klinikum Schwabing
Kölner Platz 1
80804 München

Dr. med. Ralf Wilkowski
Praxis für Strahlentherapie
Klinik Bad Trissl
Bad-Trissl-Straße 73
83080 Oberaudorf

Dr. med. Eva C. Winkler
Medizinische Klinik und Poliklinik III
Klinikum der Universität München
Campus Großhadern
Marchioninistraße 15
81377 München

I Einleitung

KAPITEL 1

Hermann Dietzfelbinger

Epidemiologie der Krebserkrankungen in Deutschland

1.1 Sterblichkeit und Häufigkeit von Krebserkrankungen in Deutschland

Von den im Jahr 1999 in Deutschland verstorbenen 390.742 Männern und 455.588 Frauen starben 108.272 Männer (27,7%) und 103.565 Frauen (22,7%) an Krebs. In Deutschland stirbt ungefähr jeder vierte Mensch an Krebs, und bei jedem Dritten ist damit zu rechnen, dass er im Laufe seines Lebens an einer Krebsart erkrankt. Damit stellen in Deutschland bösartige Neubildungen nach den Herz-Kreislauf-Krankheiten die zweithäufigste Todesursache dar. Die altersstandardisierte Krebsmortalität geht für Frauen seit 1970 und für Männer seit Mitte der 1990er-Jahre kontinuierlich zurück.

Die bei weitem häufigste Krebstodesursache ist bei Männern der Lungenkrebs und bei Frauen der Brustkrebs. Während seit Beginn der 1990er-Jahre die Todesrate an Lungenkrebs insgesamt deutlich zurückgeht, steigt sie bei Frauen an. Bei Männern fällt dagegen in den letzten Jahren eine extreme Zunahme der Inzidenz von Prostatakrebs auf. ➢ Abbildung 1.1 zeigt die 20 häufigsten Krebstodesursachen in Deutschland im Jahr 2005. Die Epidemiologie im Kindes- und Jugendalter ist in Kapitel 51 beschrieben.

Die relativen 5-Jahres-Überlebensraten bei Krebs werden im Westen für Männer mit 38,9% und für Frauen mit 50,5% angegeben. Im Osten lauten die entsprechenden Zahlen 26,5% und 44,8%. Die Überlebenswahrscheinlichkeit ist damit in beiden Landesteilen übereinstimmend für Frauen höher als für Männer, während sie im Osten für beide Geschlechter deutlich niedriger liegt als im Westen [3].

1.2 Internationaler Vergleich und Migration

Bei den meisten Krebslokalisationen bestehen zwischen den verschiedenen Ländern teilweise beträchtliche Unterschiede in der Inzidenz. Mit Hilfe sogenannter Migrantenstudien, z.B. von Japanern, die nach Hawaii emigriert sind, kann nachgewiesen werden, dass es sich dabei nicht um ethnisch bzw. genetisch festgelegte Häufigkeiten handelt, sondern dass sich mit dem Wandel der äußeren Lebensverhältnisse auch die Krebsinzidenz ändert. Neuerkrankungen an den verschiedenen Krebslokalisationen wechseln von denjenigen des Ursprungslandes Japan weg hin zu denjenigen des Einwanderungslandes (z.B. Rückgang der Inzidenz von Magenkrebs zugunsten der Inzidenz von Tumoren von Mundhöhle, Darm, Brust und Prostata). Aus solchen Studien lässt sich ableiten, dass zwei Drittel bis 80% der Krebsinzidenz umweltbedingt sind und daher durch geeignete Präventionsmaßnahmen vermeidbar wären.

Bei türkischen Staatsbürgen, die inzwischen in dritter Generation in Deutschland leben, gewinnen Krankheiten des Alters und damit auch der Krebs eine zunehmende Bedeutung. Auch unter den türkischen Migranten stellen bei Männern der Lungenkrebs und bei Frauen der Brustkrebs die häufigste Todesursache dar. Es folgen bei beiden Geschlechtern Leukämien und Magenkrebs. Allerdings wurden bei türkischen Migranten für fast alle Krebsraten niedrigere Sterberaten beobachtet (insbesondere beim Brustkrebs der Frauen, aber auch beim Darmkrebs). Auch das Sterblichkeitsprofil der türkischen Migranten gleicht sich allmählich dem der Bevölkerung des Gastlandes an [9].

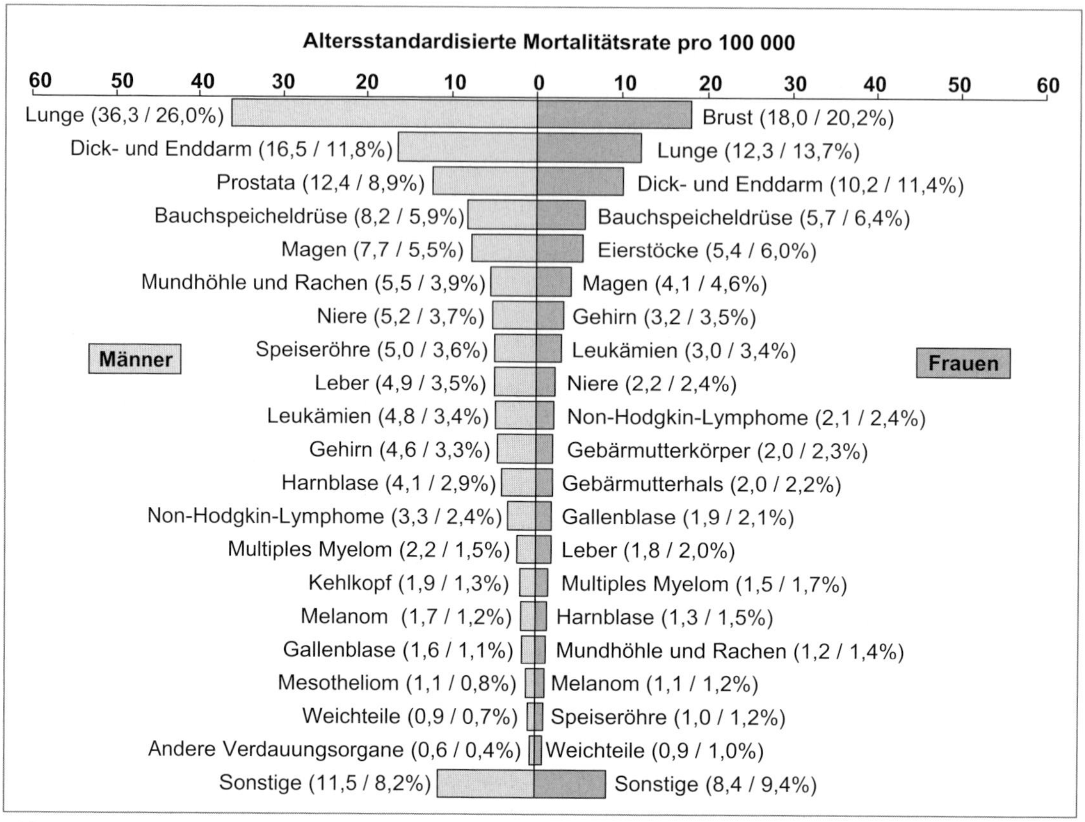

Abb. 1.1 Die 20 häufigsten Krebstodesursachen im Jahr 2005. Die Zahlen in Klammern geben an: 1. die altersstandardisierte Rate, wie sie in den einzelnen Balken abgebildet ist; 2. die altersstandardisierte Prozentangabe (sie ergeben in der Summe 100%). Aus [2]

(Spät-)Aussiedler aus der ehemaligen Sowjetunion haben eine signifikant niedrigere Mortalitätsrate. Die Sterblichkeit ist vor allem bei Herz-Kreislauf-Krankheiten und bei den Krebserkrankungen der Frauen deutlich geringer [1] (s. auch ➢ Kap. 48).

1.3 Ätiologische Epidemiologie: maßgebliche Risikofaktoren

Die Entstehung einer Krebskrankheit beruht in der Regel nicht auf einer einzigen Ursache, sondern auf einem Geflecht verschiedenster Faktoren. Nur bei einem Teil der häufigeren Tumorarten ist eine Prävention oder Früherkennung möglich. Unter den vermeidbaren Risikofaktoren hat das (Zigaretten-)Rauchen eine überragende Bedeutung. Weitere Risikofaktoren sind falsche Ernährungsweise, chronische Infektionen, zu hoher Alkoholkonsum, Expositionen am Arbeitsplatz und Einflüsse aus der Umwelt; dazu zählen neben den ultravioletten Anteilen des Sonnenlichts und dem Feinstaub auch polyzyklische aromatische Kohlenwasserstoffe aus Auto- und Industrieabgasen sowie Radon und Passivrauchen. Diese Belastungen wirken im Laufe des Lebens in vielfältiger Weise sowie unter Umständen auf mehreren Stufen zusammen (Mehrschrittmodell der Karzinogenese), sodass eine mutmaßliche Ursache nicht nur im Einzelfall, sondern auch systematisch nur selten bestätigt werden kann.

! WICHTIG

Viele Krebserkrankungen wären durch Änderung des Lebensstils sowie durch Maßnahmen gegen Schadstoffexposition am Arbeitsplatz und in der Umwelt vermeidbar.

Rauchen

Ein Zusammenhang zwischen Rauchen und Krebsentstehung ist heute nicht nur für die Lunge, sondern auch für viele andere Organe nachgewiesen. Das früher unterschätzte Risiko für Lungenkrebs nimmt mit der Anzahl der gerauchten Zigaretten zu, und zwar im Vergleich zu Nichtrauchern bei täglich 1–14 Zigaretten bzw. mehr als 25 Zigaretten auf das 8- bzw. 25fache. Das Lungenkrebsrisiko ist bei lebenslangem Rauchen erhöht und umso größer, je früher damit begonnen wurde. Ähnliche Verhältnisse liegen auch bei anderen Krebsarten vor. Bei Passivrauchern ist das Krebsrisiko um das 1,3- bis 1,4fache erhöht.

Vier bis 5 Jahre nach Beendigung des Rauchens ist ein Risikorückgang erkennbar, nach 10 Jahren ist das Risiko wieder ähnlich wie bei Nichtrauchern. In Deutschland wird der Anteil der durch Zigarettenkonsum bedingten Krebstodesfälle auf etwa 20–25% geschätzt (in den USA: 30%). Durch Kampagnen konnte eine Senkung der rauchbedingten Krebssterblichkeit erreicht werden. In Deutschland nahmen die rauchbedingten Krebstodesfälle infolge einer zögerlichen Gesundheitspolitik zu (Stand: 1998). Erst jetzt (2007/2008) hat man sich dem Vorbild benachbarter EU-Länder angeschlossen und sich zu einem konsequenteren Schutz vor dem Rauchen durchringen können.

Falsche Ernährungsweise

Eine falsche Ernährung ist offenbar für eine ähnlich hohe Krebssterblichkeit verantwortlich wie der Zigarettenkonsum. Obst und Gemüse sollen protektive Faktoren darstellen. Nach einer aktuellen Studie scheint der reichliche Verzehr von rotem Fleisch (Rind, Schwein, Lamm) und Fett zwar das Darmkrebsrisiko zu erhöhen, im Gegensatz zu früheren Empfehlungen gibt es jedoch keine Hinweise darauf, dass der Verzehr von Ballaststoffen einschließlich reichlich Obst und Gemüse das Darmkrebsrisko beeinflusst [4].

Unklar ist, ob einzelne Nahrungsinhaltsstoffe wie Vitamine, Mineralstoffe oder Spurenelemente bei verschiedenen Krebsarten in unterschiedlichen Dosen einen protektiven Einfluss ausüben (Chemoprävention, z.B. Vitamin C bei Magenkrebs oder Karotin bei Lungenkrebs). In jedem Fall wird jedoch davon abgeraten, Obst und Gemüse durch Vitamin oder Mineralsupplemente zu ersetzen.

Übergewicht, Bewegungsmangel und Alkoholkonsum

Übergewicht und mangelnde körperliche Bewegung scheinen das Krebsrisiko ebenfalls zu erhöhen (um etwa 5%). Starker Alkoholgenuss spielt zudem bei Tumoren von Mund und Rachen, Speiseröhre, Kehlkopf und Leber eine auslösende Rolle. Während bei mäßigem Alkoholgenuss die Mortalität für Herz-Kreislauf-Krankheiten zurückgeht, steigt sie bei Krebserkrankungen an. Die Bilanz erscheint insgesamt günstig.

Infektionen

Der Einfluss infektiöser Agenzien auf das Krebsentstehungsrisiko wurde in der Vergangenheit unterschätzt. In Westeuropa und Nordamerika werden etwa 15% der Krebserkrankungen ursächlich auf Infektionen (durch Bakterien oder Viren sowie in den Tropen durch Parasiten) zurückgeführt. So können Tumorkrankheiten im Magen durch Helicobacter pylori (6–8%), in der Leber durch die Hepatitiden B und C (50–80%), im Gebärmutterhals durch das humane Papillomavirus (90–100%) und in Lymphknoten (Lymphome) durch das Epstein-Barr-Virus (15%) ausgelöst werden. Für diese infektiösen Agenzien wurden Impfstoffe entwickelt, die entweder in Erprobung oder bereits im Einsatz sind (Hepatitis-B-Virus, Zervix- und anorektales Karzinom).

Genetische Faktoren

Auch die Rolle der genetischen Faktoren bei der Karzinogenese wurde unterschätzt (etwa 5% oder mehr). Betroffen sind vor allem Darm, Brust, Ovarien und Haut (Melanom).

1

Belastung mit Arbeitsstoffen

Konsequente Arbeitsschutzmaßnahmen scheinen das beruflich bedingte Krebsrisiko gesenkt zu haben.

Schadstoffbelastung der Umwelt

Das Krebsrisiko als Folge der Schadstoffbelastung der Umwelt wird auf kaum höher als 2% geschätzt. Entscheidend ist die Quantität. Die Umwelt enthält zwar eine Vielzahl von Karzinogenen, diese führen in ihren sehr niedrigen Konzentrationen jedoch nicht – auch nicht in der Summe – zu einem nachweisbar höheren Krebsrisiko. Lediglich das Lungenkarzinomrisiko kann nach Herunterrechnen der Ursache „Tabak" je nach Ausmaß der regionalen Schadstoffbelastung im Vergleich zu nicht belasteten Gegenden um bis zu 50% ansteigen. Rauchen und Luftschadstoffbelastung haben eine multiplikative Wirkung. Daher würden auch mit größten Umweltanstrengungen nur wenige 1000 Krebstodesfälle vermieden werden.

Weitere Ursachen

Neuerdings wird auch nach Biomarkern geforscht, mit Hilfe derer man hofft, die Krebssterblichkeit senken zu können.

! WICHTIG

Von der EU wird in einem „Europäischen Kodex zur Krebsbekämpfung" an das Gesundheitsbewusstsein der Menschen appelliert. Dabei wird zur Optimierung menschlicher Verhaltensweisen in Bezug auf Rauchen, Trinken, Ernährung, Übergewicht, Bewegung und Sonneneinstrahlung (vor allem bei Kindern) sowie zur Krebsvorsorge und bei Verdachtssymptomen zum rechtzeitigen Arztbesuch aufgerufen [5].

LITERATUR UND INTERNET-PORTALE

1. Becher H, Razum O, Kyobutungi C, et al.: Mortalität von Aussiedlern aus der ehemaligen Sowjetunion. Dtsch Ärztebl 104 (2007) 1665–1661
2. Becker N: Epidemiologie von Tumoren. In: Schmoll H-J, Höffken K, Possinger K (Hrsg.): Kompendium Internistische Onkologie, Teil 1. Springer, Berlin, Heidelberg, New York (2006), 187–234; www.dkfz.de/de/krebsatlas/gesamt/organ.html (07.09.2007)
3. Becker N, Wahrendorf J: Krebsatlas der Bundesrepublik Deutschland 1981–1990. Springer, Berlin, Heidelberg, New York (1998); Fortschreibung im Internet: www.krebsatlas.de (07.09.2007)
4. Doyle VC: Nutrition and colorectal cancer risk: a literature review. Gastroenterol Nurs 3 (2007) 178–182
5. Europäischer Kodex zur Krebsbekämpfung: http://telescan.nki.nl/code/de_code.html (07.09.2007)
6. Greenwald P: A favorable view: progress in cancer prevention and screening. Recent Results Cancer Res 174 (2007) 3–17
7. Hölzel D: Epidemiologie der Krebserkrankungen. In: Wilmanns W, Huhn D, Wilms K (Hrsg.): Internistische Onkologie, 2. Aufl. Thieme, Stuttgart (2000) 29–42
8. Gesellschaft der epidemiologischen Krebsregister in Deutschland e.V. in Zusammenarbeit mit dem Robert Koch-Institut (Hrsg.): Krebs in Deutschland, Häufigkeiten und Trends, 5. überarb. und aktual. Aufl. Saarbrücken (2006)
9. Zeeb H, Razum O: Krebshäufigkeit bei türkischen Staatsbürgern in Deutschland. Forum DKG. 2 (2003) 42–45
10. Robert Koch-Institut: www.rki.de/nn_227180/DE/Content/GBE/DachdokKrebs/Broschuere/broschuere__node.html__nnn=true (07.09.2007)
11. http://seer.cancer.gov/ (07.09.2007)
12. http://www.tumorregister-muenchen.de (07.09.2007)

KAPITEL

2 Geschichte und Entwicklung der Hämatologie und Onkologie

Hermann Dietzfelbinger

2.1 Hämatologie und Onkologie von der Antike bis zum Mittelalter

Die ersten Beschreibungen von Krebs stammen von ägyptischen Mumien der Pharaonenzeit (5000–3000 v. Chr.). Im Papyrus Ebers (um 1550 v. Chr.) und im Papyrus Kahoun (um 1850 v. Chr.) werden Krebserkrankungen wie Gebärmutterhalskrebs, Weichteiltumoren und Knochenkrebs beschrieben.

Hippokrates (5. Jahrhundert v. Chr.) unterschied als erster zwischen gutartigen (oncos, griechisch für Anschwellung) und bösartigen Tumoren (carcinos, griechisch für Krebs). Der griechische Arzt Claudius Galenus (2. Jahrhundert n. Chr.) beschrieb mit dem Begriff „oncos" alle Tumoren und legte so die Grundlage für das moderne Wort „Onkologie". Beide Ärzte sahen Brustkrebs als mögliche Folge von Melancholie. 1100 Jahre später schrieb Henri de Mondeville, der Leibarzt Phillips des Schönen, im Jahre 1320: „Kein Krebs heilt, es sei denn er wäre ganz und gar radikal herausgeschnitten; wenn nämlich etwas zurückbleibt, steigert die Bösartigkeit sich von der Wurzel aus." Percival Pott aus England belegte 1775 zum ersten Mal die krebserregende Wirkung von Ruß, der bei Schornsteinfegern Hoden-, Penis- und Leistenkrebs verursachte.

Mit der Erfindung des Mikroskops durch Anton von Leeuwenhoek im Jahr 1674 konnten im Blut erstmals rote Blutkörperchen entdeckt werden. 1845 beschrieben John Hughes Bennet aus England und der deutsche Pathologe Rudolf Virchow erstmalig Leukämien („weißes Blut", chronische myeloische bzw. chronische lymphatische Leukämie). Virchow postulierte 1850, dass jeder Krebs von einer einzigen krebsartig entarteten Vorläuferzelle abstammt. 1887 hat Paul Ehrlich in Berlin erstmals über die Färbetechnik von Blutzellen berichtet; er gilt zusammen mit Rudolf Virchow als Begründer der morphologischen Hämatologie. Der amerikanische Pathologe Francis Peyton Rous entdeckte bereits 1910, dass Krebs bei Hühnern durch Viren verursacht werden kann; den Nobelpreis für diese Entdeckung erhielt er im Jahr 1966. Der deutsche Biologe Theodor Boveri stellte 1914 die Hypothese auf, dass Krebs eine genetisch bedingte Erkrankung ist. Für die Entdeckung der menschlichen Blutgruppen erhielt Karl Landsteiner (1868–1943) im Jahr 1930 den Nobelpreis. Zehn Jahre später beschrieb er den Rhesusfaktor.

2.2 Entwicklung in der Neuzeit

Robert Koch, der 1882 den Erreger der Tuberkulose entdeckte, erforschte als erster die Krankheit nicht nur am Krankenbett, sondern auch im Labor („From Bed to Benchside"). Er legte damit die Grundlage für die stürmische Entwicklung der modernen medizinischen Forschung, wie sie z.B. in Diagnose und Therapie der chronischen myeloischen Leukämie während der vergangenen 160 Jahre stattgefunden hat (➤ Abb. 2.1).

Nach einem unvorhergesehenen Senfgasunglück im Ersten Weltkrieg wurde nicht nur die blut- und knochenmarkschädigende, sondern auch die krebshemmende Wirkung dieser Substanz entdeckt. Die daraufhin entwickelten Medikamente wie Cyclophosphamid und Chlorambucil werden auch heute noch, 50 Jahre nach ihrer Entdeckung, eingesetzt.

In den vergangenen Jahrzehnten führten zunehmende Einsichten in der Tumorbiologie dazu, dass sich zahlreiche Tochterwissenschaften der Hämatologie und Onkologie wie z.B. Immunologie, Zytogenetik und Molekularbiologie verselbstständigten.

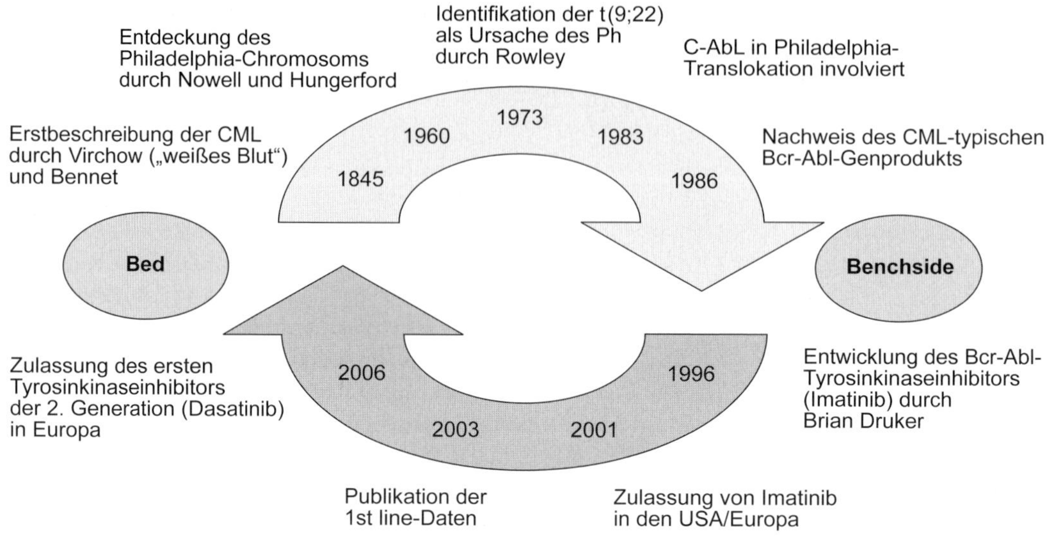

Abb. 2.1 Entwicklung einer molekularen, zielgerichteten Therapie der chronischen myeloischen Leukämie (CML) in den vergangenen 160 Jahren („From Bed to Benchside and back"; 1).

2.3 Paradigmenwechsel in der Onkologie

Vor etwa 3 Jahrzehnten hat sich die Onkologie zum Ziel gesetzt, den Kampf gegen den Krebs aufzunehmen, um ihn eines Tages überwinden zu können. Zu den bisherigen Waffen der Medizin, Stahl und Strahl („ferro-inique"), gesellte sich die Waffe „Gift" (Chirurgie, Strahlentherapie und Chemie). Mit diesem altbekannten kriegerischen Arsenal wollte man das große Ziel der Heilung oder wenigstens der Lebensverlängerung erreichen.

In den ersten Aufbruchsjahren konnte die Onkologie in der Tat erstaunliche und epochale Erfolge verbuchen: Es wurden moderne Röntgen- und Strahlengeräte sowie Hightech-Apparate wie Computer-, Magnetresonanz- und Positronenemissionstomographiegeräte und Linearbeschleuniger konstruiert, zahlreiche neu entdeckte Botenstoffe (Zytokine wie Interferon, Erythropoetin und granulozytenkoloniestimulierender Faktor) als Arzneimittel isoliert sowie viele neue Medikamente entwickelt. Auch mit radikaleren Behandlungsmethoden wie Hochdosischemotherapie mit Knochenmark- bzw. später Stammzelltransplantation (1968 bzw. etwa 1978) versuchte man, dem Krebs zu Leibe zu rücken. Bei einigen wenigen, bisher unheilbaren Tumorerkrankungen wie z.B. akuten Leukämien, Hodenkarzinom und Morbus Hodgkin führten diese modernen Behandlungsmethoden tatsächlich zu hohen Ansprech- und Heilungsraten.

Hätte dieser zunächst unerwartete Siegeszug der erfolgreichen Überwindung von Krebskrankheiten mit der gleichen Geschwindigkeit wie in den 1970er- und 1980er-Jahren unvermindert angehalten, dann könnten wir heute in der Onkologie mit Stolz und weiterer hoffnungsvoller Zuversicht verkünden, dass nur noch wenige Krebskrankheiten übrig geblieben sind, derer wir noch nicht habhaft geworden sind, dass es aber doch wohl nur noch eine Frage der Zeit ist, auch noch den Rest des Krebsproblems lösen zu können.

Aber es folgte bald die Ernüchterung: Weltweite intensive Forschungen führten zwar zu eindrucksvollen neuen Einsichten in die molekulare Tumorbiologie einschließlich dominanter fehlgeleiteter Regulationsmechanismen, welche die Bösartigkeit der Krebszelle ausmachen. Darüber hinaus wurden moderne Medikamente wie neue Chemotherapeutika, Tyrosinkinasehemmer („Small Molecules") und gezielt auf bestimmte Tumorzellen gerichtete Antikörper entwickelt; dennoch hat seit etwa 15–20 Jahren eine enttäuschende und bis heute anhaltende Stagnation eingesetzt.

! WICHTIG

Die Palette der Behandlungsmöglichkeiten hat gewaltig zugenommen, aber der sehnlich erhoffte Durchbruch, mit Hilfe dessen weitere unheilbare Krebskrankheiten wie z.B. metastasierte Darm-, Lungen-, Brust- und Ovarialtumoren endlich geheilt werden könnten, ist bis heute leider ausgeblieben.

2.4 Lebensqualität statt Lebensquantität

Stattdessen hat man in der Onkologie erkennen müssen, dass mit den neuen Therapien zwar kein Durchbruch, wohl aber für den Krebspatienten ganz entscheidende andersartige Aspekte seines Krankheitsbildes verbessert werden können. Die Tumorerkrankung hat sich wenigstens als gut beeinflussbar erwiesen.

! WICHTIG

So wurde ein Paradigmenwechsel von der kurativen zur symptomorientierten, das heißt supportiven und palliativen (also „zudeckenden", lindernden) Behandlung eingeleitet. In der inzwischen schon in vielen onkologischen Zentren institutionalisierten Palliativmedizin hat man die Grenzen der Onkologie eingestanden. Psychoonkologie und Spiritualität sind inzwischen zu unverzichtbaren Pfeilern der Palliativmedizin geworden.

Somit setzte in der Onkologie eine Korrektur des Arztdenkens ein. Wo die Lebensquantität nicht gesteigert werden konnte, sollte wenigstens die Lebensqualität verbessert und optimiert werden. Standen bei den Therapiestudien bisher ausschließlich Zielparameter wie „Heilung", „Verlängerung des Überlebens", „Progressionsfreiheit" oder „Time to Treatment Failure" im Vordergrund, so wurde jetzt zunehmend das Kriterium „Lebensqualität" nicht nur in die Studien aufgenommen, sondern auch sogar mehr und mehr als Hauptziel angegeben (s. auch > Kap. 67). Aus somatischer Sicht standen dabei die Behandlung der Anämie mit dem Symptom der quälenden chronischen Müdigkeit (Chronic Fatigue Syndrome), die Linderung von Übelkeit und Erbrechen sowie vor allem die Therapie der Schmerzen im Vordergrund. In allen 3 Bereichen sind gerade in den vergangenen 20 Jahren ganz entscheidende Fortschritte erzielt worden:

- Wachstumsfaktoren wie Erythropoetin und granulozytenkoloniestimulierender Faktor
- moderne Antiemetika (5-HT3-Blocker)
- prophylaktischer Einsatz von oral oder als Hautpflaster verordneten Opiaten

! WICHTIG

So kann mit modernen Arzneimitteln heute auch in der Onkologie ein oft lang anhaltender guter und lebenswerter Allgemeinzustand erhalten werden (Langzeitremission), ohne dass eine wirkliche Heilung erzielt worden ist.

LITERATUR

1. Brümmendorf T: Chronische myeloische Leukämie und Ph-negative MPS. Vortrag am 25.08.2007 in Hamburg. Crashkurs UKE, II. Medizinische Klinik und Poliklinik
2. Cabanne F, Gérard-Marchand R, Destaing F: Geschichte des Krebses. In: Toellner R (Hrsg.): Illustrierte Geschichte der Medizin, Band 5. Andreas-Verlag, Vaduz (1992) 2757–2788
3. Dietzfelbinger H: Spiritualität in der Onkologie. In: Kleining B, Schumacher A (Hrsg.): Spiritualität in der Onkologie, dapo-Jahrbuch 2003. Pabst Science Publishers, Lengerich (2004)
4. Voswinckel P: 50 Jahre Deutsche Gesellschaft für Hämatologie und Onkologie. Verlag Murken-Allrogge, Herzogenaurach (1987)
5. http://www.the-egypt.com/egdamals/menschen07_medizin.htm (letzter Zugriff: 11.09.2007)
6. http://onkologie.wb-network.de/index.php?site=direktorat&action=aufeinwort (letzter Zugriff: 11.09.2007)
7. http://wikiweise.de/wiki/Krebserkrankungen (letzter Zugriff: 11.09.2007)

2

KAPITEL

3 Zur Geschichte und Entwicklung der Psychoonkologie

Monika Dorfmüller

3.1 Geschichte der Psychoonkologie

In Kapitel 2 dieses Buches wird die Geschichte und Entwicklung der Hämatologie und Onkologie, spezifisch in den vergangenen 30 Jahren, eindringlich dargestellt.

Einfühlsame, differenziert wahrnehmende und kompetente Ärzte hatten längst erkannt, wie sehr bei einer hämatoonkologischen Erkrankung Körper, Seele und Geist untrennbar betroffen sind und die **Persönlichkeit des Kranken** nicht abgespalten von seiner Erkrankung beurteilt werden darf. Sie hatten auch längst die spezifische Belastungssituation der Angehörigen erkannt.

In den frühen 1950er-Jahren erscheinen erste Publikationen zu den Themen „Lebensqualität" und „Allgemeinzustand von Krebspatienten". Im Jahre 1950 wird unter Arthur Sutherland eine **Psychiatric Research Unit** in New York eingerichtet. Diesen Lehrstuhl leitete später Jimmie C. Holland, die Pionierin der Psychoonkologie. Sie gründete 1984 die International Psycho-Oncology Society (IPOS).

Einen Meilenstein bedeutete auch die **Gründung des ersten Hospizes** in London durch Cicely Saunders im Jahre 1967.

Die **Arbeitsgemeinschaft für Psychosoziale Onkologie (DAPO)** besteht in Deutschland seit über 25 Jahren. Holland beschreibt in einem Kapitel mit dem Titel „Psycho-Oncology: From Empirical Research to Screening Programs" die bisherigen Stadien in der Entwicklung des Fachgebiets der Psychoonkologie [1].

Psychoonkologie wird heute synonym gesetzt mit **psychosozialer Onkologie.** Heußner [2] charakterisiert die Psychoonkologie „als ein Teilgebiet der Onkologie, in dem sich multiprofessionelle Teams aus den Fachbereichen Psychologie, Soziologie, Sozialpädagogik, Psychiatrie, Onkologie und Theologie sowie Krankenpflege mit den emotionalen Reaktionen der Patienten und deren Familien sowie der Behandler befassen und die psychosozialen Faktoren identifizieren, die die Krebsmorbidität und -mortalität beeinflussen".

Der Mythos der Krebspersönlichkeit und die Korrelation mit individuellen gravierenden Life Events haben ausgedient. Im klinischen Bereich imponiert jedoch immer wieder, dass sich insbesondere Patientinnen auf eine Psychogenese ihrer malignen Erkrankung konzentrieren. Nicht selten sind diese **Krankheitshypothesen** mit einer Vorwurfshaltung und mehr oder minder ausgeprägten subjektiven Schuldzuweisungen, beispielsweise an die Herkunftsfamilie, den Partner, Arbeitskollegen etc., verbunden.

3.2 Entwicklung der Psychoonkologie in der pädiatrischen Onkologie

1973 entstand die **Gesellschaft für Pädiatrische Onkologie** und formulierte vordringliche Aufgaben. Ausgangspunkt war die Behandlung von Leukämien, und zwar die Chemotherapie bei der akuten lymphatischen Leukämie. Seit 1980 entstanden Elterninitiativen. Wie Niethammer [3] darstellt, wurden 1985 zwei Zentren als Modellmaßnahmen zur Verbesserung der psychosozialen Betreuung durch das Bundesministerium für Familie, Jugend und Gesundheit unterstützt. Im Jahre 1986 lief ein durch das Bundesarbeitsministerium mitgetragener Modellversuch zur psychosozialen Unterstützung krebskranker Kinder an; es konnten an 32 Kliniken entsprechende Stellen beantragt werden. Von vornherein wurde eine Evaluation beschlossen. Wie Niethammer weiter berichtet, wurde 1981 eine psychosoziale Studiengruppe in der pädiatrischen Onkologie gegründet. Im Jahre 1989 kam es „zur endgültigen Gründung der psychosozialen Arbeitsgruppe in der pädiatrischen Onkologie (PSAPO), die heute ein wichtiger Teil unserer Infrastruktur ist" (Niethammer [3]).

Niethammer [3] weist in diesem Kontext auch auf die Entwicklung in einem spezifisch sensiblen Sektor der Onkologie hin: dem **Aufklärungsgespräch.** Bis weit in die 1970er-Jahre hinein glaubte man, onkologisch erkrankte Kinder vermeintlich zu schonen, indem man sie nicht über ihre maligne Erkrankung in all ihren Konsequenzen aufklärte. Hier ist inzwischen ein entscheidender Wandel eingetreten, ebenso wie auf dem Erwachsenensektor. Das Thema „Aufklärungsgespräch" wird in diesem Buch wiederholt thematisiert.

3

3.3 Psychoonkologie heute

Im Fokus der Psychoonkologie befinden sich heute sowohl das Ausmaß der **psychosozialen Belastungen** sowie der subjektive und objektive psychosomatisch-psychotherapeutische **Behandlungs- bzw. Interventionsbedarf** onkologischer Patienten, ihrer Angehörigen und ihrer wesentlichen Bezugspersonen. In diesen Rahmen gehören auch qualifizierte onkologische Rehabilitationsmaßnahmen. Zunehmende Beachtung findet die spezifisch belastete und geartete Situation von Kindern und Jugendlichen, bei denen ein, im Extremfall beide Elternteile maligne, also chronisch erkrankt sind.

Auch der so einschneidende Paradigmenwechsel in der Medizin im Bereich der **Palliativbehandlung** setzt einen Schwerpunkt in der Psychoonkologie. In diesem Rahmen finden sich auch Fragen des Qualitätsmanagements und der Qualitätssicherung durch Qualitätsstandards und durch Leitlinien. Sellschopp stellt diese Faktoren in ihrer Einführung in dem Band „Psychoonkologie – Perspektiven heute" prägnant dar [1].

Eine **Fehleinschätzung der Psychoonkologie** ist im Rahmen der folgenden Kasuistik dargestellt.

FALLBEISPIEL

Im Rahmen von Verhandlungen über einen Überstundenausgleich teilte der Chefarzt und Ärztliche Direktor einer Schwerpunktklinik der betroffenen Psychoonkologin Folgendes mit: Psychoonkologische Fertigkeiten könne man seiner Meinung nach rasch zusätzlich erwerben, bei Urlaubsvertretungen seien diese Fertigkeiten sogar weitgehend entbehrlich. Es tue dem Tumorpatienten wie jedem anderen Menschen einfach gut, mit einem anderen ein bisschen reden zu können!

Heußner [2] spricht aktuell im Rahmen der Psychoonkologie von „Behandlungsformen mit Indikation unter dem Aspekt der **Bewältigung von Belastung**. Sie hat als wesentlichen Aspekt die Beratungsfunktionen von Institutionen, kleineren Teams, aber auch Forschungsgruppen in der somatischen Medizin in den letzten drei Jahren als besondere Tätigkeitsform entwickelt." Drei weitere Aspekte sind nach Heußner inzwischen hinzugetreten: Forschung (Theorie), Fortbildung (Praxis) sowie die Finanzierungsfrage der psychoonkologischen Arbeit vor Ort.

Ostermann und Krych gehen in den Kapiteln 63 und 64 dieses Buches auf die **Finanzierung** der psychoonkologischen Betreuung und auf dringend erforderliche Studien zur Kosteneffektivität der Psychoonkologie ein.

Die gesundheits- und krankheitsbezogene **Lebensqualität** in ihren vielschichtigen Dimensionen bildet ein fundamentales Kriterium in der Psychoonkologie und in der gesamten Onkologie, also sowohl auf dem pädiatrischen Sektor wie auch auf dem Erwachsenensektor. In mehreren Kapiteln dieses Buches wird auf dieses Thema eingegangen.

Aktuelle Probleme und Fragestellungen manifestieren sich im Kontext der Psychoonkologie und der Gesundheitspolitik bzw. des Strukturwandels im Gesundheitswesen der BRD. Ökonomische Aspekte gelangen immer mehr in den Vordergrund, was auch in der Bevölkerung generell zu erheblichen Befürchtungen führt. Die sogenannte **sprechende Medizin** besitzt einen viel zu niedrigen Stellenwert, ist aber für Patient und Angehörige essenziell. Dies gilt in ganz besonderem Maße für die Interaktion und die Kommunikation des Hausarztes und des Onkologen mit seinem Patienten. Hervorzuheben sind insbesondere auch Defizite im Sektor der psychoonkologischen Betreuung von Migranten. Auf deren spezifische Bedürfnisse geht Wesselman in diesem Buch detailliert ein (➤ Kap. 48).

3.4 Defizite und zukünftige Forderungen

Grundlagenwissen und ein breites Spektrum von diagnostischen und insbesondere therapeutischen Optionen, von Qualitätssicherung und Leitlinien stehen zur Verfügung. An Schwerpunktkliniken und in zahlreichen Rehabilitationskliniken sind qualifizierte Psychoonkologen im Einsatz. Es bestehen jedoch erhebliche **Versorgungslücken** im stationären wie im ambulanten Sektor, die nicht nur aus somatischen und psychosozialen, sondern auch aus gesundheitsökonomischen Gründen geschlossen werden sollten.

Von dem klar formulierten und realistischen Ziel einer **flächendeckenden psychoonkologischen Versorgung** und dem Eingang in die Regelversorgung sind wir in Deutschland noch weit entfernt. Patient und Angehörige müssen nicht selten selbst Aktivitäten ergreifen und qualifizierte psychoonkologische Angebote suchen und einfordern.

LITERATUR

1. Herschbach P, Heußner P, Sellschopp A (Hrsg.): Psychoonkologie – Perspektiven heute. Pabst Science Publishers, Lengerich (2006)
2. Heußner P: Psychoonkologie heute. http://med3.klinikum.uni-muenchen.de (letzter Zugriff: 15.05.2008)
3. Niethammer D: Die Entwicklung der Kinderonkologie in Deutschland. www.kinderkrebsstiftung.de/fileadmin/KKS/files/Zeitschrift WIR 2001_2/Kinderonkologie.pdf (letzter Zugriff: 07.05.2008)

II Diagnostik und Erkennen in der Psychoonkologie

KAPITEL

4

Monika Dorfmüller

Anamnese, biographische Eckdaten sowie psychosoziale und sozioökonomische Aktualsituation

4.1 Biographische Eckdaten – der individuelle Hintergrund

Mirisch und Förstl [2] beschreiben wesentliche **anamnestische Aspekte** in der Psychiatrie, die modifiziert auch in der Psychoonkologie wertvolle Informationen vermitteln:

- Eltern, Geschwister, Stellung in der Geschwisterreihe
- frühe Kindheit, Schwangerschaft, Komplikationen, Gehen- und Sprechenlernen
- spätere Kindheit, Trennungen, Veränderungen im Familiengefüge, Wohnortwechsel, Kindergarten
- Schulzeit, Einschulung, Schulschwierigkeiten, Lernstörungen, Freundeskreis
- beruflicher und sozialer Werdegang, Motivation für die Berufswahl
- sexuelle Anamnese und Einstellung zur Sexualität, Partnerbeziehungen
- Lebensgewohnheiten, Suchmittelgebrauch (Alkohol, Medikamente, Drogen etc.)
- körperliche/psychiatrische Vorerkrankungen
- Familienanamnese

Ergänzend dazu sind stichpunktartig folgende Punkte zu nennen:

- gravierende Life Events ab der Kindheit
- Lebensbilanzen mit positiven Erfahrungen oder Defiziten
- Enttäuschungen
- mögliche Verlust- und Trennungserlebnisse
- Abschiede
- Persönlichkeitspotenziale
- Belastbarkeit von Ressourcen
- individuelles Körperbild

Weiter zu erwähnen sind im subjektiven Hintergrund des Einzelnen das jeweilige Lebens- und Entwicklungsalter sowie unter Umständen ein krisenhafter Lebensabschnitt mit Veränderungen der Lebensplanung oder körperlichen und/oder psychosozialen Problemen.

Relevant ist auch die Frage, ob der jeweilige Tumorpatient schon früher schwer erkrankt oder verunfallt war, bereits an einer chronischen Erkrankung oder einer krankheitsunabhängigen Behinderung leidet, Lebensführung und Lebensqualität beeinträchtigt waren und damit die vorhandenen **Ressourcen** reduziert sind.

Entscheidende Hinweise können sich auch aus der Antwort auf die Frage nach dem **Miterleben maligner Erkrankungen** in der nahen sozialen Umgebung des Patienten ergeben. Die jeweilige Prognose und der Verlauf, beispielsweise eine insuffiziente Schmerztherapie, vermögen bittere Spuren und Ängste zu hinterlassen.

Aus der persönlichen Biographie datierend und in die Aktualsituation hineinreichend sind Fragen der persönlichen Wert- und Bedürfnishierarchie, die persönliche Lebensplanung und die Wertigkeit **spiritueller Fragen,** die unabhängig von der Zugehörigkeit zu einer Glaubensgemeinschaft in jedem Menschen existent sind.

Psychotraumatologie und biographische Relevanz: Menschen können auf das gleiche, potenziell traumatisierende Ereignis völlig verschieden reagieren bzw. es völlig verschieden verarbeiten. Es handelt sich in diesem Feld um reaktive Störungen. Das kognitive, emotionale, physiologische und verhaltensmäßige Coping nach einem Trauma wird von zahlreichen Faktoren beeinflusst. Nur jeder fünfte Betroffene entwickelt eine posttraumatische Belastungsstörung. Besonders zu beachten ist die posttraumatische Belastungsstörung vom Typ II. Sie umfasst eine besondere Erschwernis und ein komplexes Belastungsausmaß durch frühere sequenzielle Traumatisierungen, beispielsweise durch sexuellen Missbrauch im Kindesalter, Deprivationserlebnisse, sowie Kriegs- und Gewalterfahrungen. Die posttraumatische Belastungsstörung vom Typ I chronifiziert bei einer Dauer von über 3 Monaten; sie kann eine unterschiedliche Latenz der Störung aufweisen. Eine ausgeprägt sensible Ebene ergibt sich in der Psychotraumatologie bei Kindern und Jugendlichen. Bei beiden Störungsbildern kann sich bei einer erneuten Traumatisierung, etwa durch eine maligne Erkrankung und deren Verlauf, eine Re-Aktualisierung und damit eine erhebliche Verstärkung der Problematik ergeben.

! WICHTIG

Je jünger ein onkologischer Patient ist, je weniger seine Individuation und seine Sozialisation sowie die Loslösung von den Eltern und den wesentlichen Bezugspersonen vollzogen sind und sich Grundeinstellungen des Lebens erst in der Entwicklung befinden, desto intensiver wird er von der Biographie und den Persönlichkeitsmerkmalen sowie der Lebensführung der Eltern und Angehörigen geprägt.

4.2 Biographie und individuelle Identität

Die persönliche Identität korreliert mit menschlicher Würde, menschlichen Grundbedürfnissen und individueller Abgrenzung. Individuelle Identität beinhaltet auch die individuelle Sozialisation, die persönliche Biographie, Selbstbestimmung und persönliche Bedürfnisse sowie eine klare Grenzziehung zum Du. Identität unterliegt Entwicklungs- und Veränderungsaspekten im Sinne eines Grundprinzips der Lebensqualität und der Lebensführung.

4.3 Psychosoziale und sozioökonomische Aktualsituation

Der **Social Support,** das sicher Rückhalt gebende, schwache oder nahezu fehlende Netzwerk sowohl der prämorbiden als auch insbesondere der aktuell existierenden familiären, freundschaftlichen und sonstigen Beziehungen ist je nach individueller Konstellation von eminenter Bedeutung für das Coping, den Umgang mit der malignen Erkrankung ab Stellung der Verdachtsdiagnose und innerhalb des gesamten Verlaufs der malignen Erkrankung. Die Skala sozialer Bindungen in ihren vielschichtigen Qualitäten kann Ambivalenzen, Abhängigkeiten und sinnvolle Abgrenzungen umfassen. Geschlecht, Familienstand, soziale Schichtzugehörigkeit und intellektueller Status gehören ebenfalls zu diesen Kriterien. Die beiden letzten Punkte stehen auch in Verbindung zu der Motivation zur Teilnahme an Vorsorgeuntersuchungen und Akzeptanz von Präventionsmaßnahmen. Keineswegs übersehen werden dürfen auch die Zugehörigkeit zu den einzelnen Religionsgemeinschaften sowie die kulturellen und ethnischen Differenzierungen, die in gesunden und kranken Tagen eine vielschichtige Rolle spielen.

Unter **sozioökonomischen Aspekten** sind stichpunktartig zu nennen:

- aktuelle berufliche Position (inklusive der beruflichen Zufriedenheit und daraus resultierender gesellschaftlicher Anerkennung und Selbstwertgefühl)
- Sicherheit des Arbeitsplatzes
- Arbeitslosigkeit, insbesondere Langzeitarbeitslosigkeit mit all ihren belastenden Konsequenzen
- Abhängigkeit von staatlicher Unterstützung
- gesamte finanzielle Ausgangslage, die auch Schulden beinhalten kann

4.4 Wertigkeit von Anamnese sowie psychosozialer und sozioökonomischer Aktualsituation

Pouget-Schors schreibt unter der Überschrift **„Psychoonkologische Diagnostik"** in ➤ Kapitel 9 Folgendes: „Nach den Psychotherapie-Richtlinien ist bei der Diagnosestellung ein komplexes Krankheitsgeschehen in Richtung einer Gesamtdiagnose zu klären. Voraussetzung ist das Vorliegen diagnoserelevanter Vorinformationen sowie Interviews oder Tests etc. im Rahmen der Anamnese, in der der körperliche Zustand und die aktuellen psychosozialen Bezüge mehr, die Lebensgeschichte weniger Raum einnimmt als in der Psychotherapie von Neurosen und Verhaltensstörungen üblich."

In den frühen Jahren war die Psychoonkologie aus psychoanalytischer Sicht von der Hypothese einer **Krebspersönlichkeit,** also einer weitgehenden Psychogenese einer malignen Erkrankung, geprägt. Als populärer Irrtum ist dieser Mythos noch nicht völlig aus der Onkologie verschwunden, insbesondere vonseiten der Patienten und ihrer Angehörigen. In diesem Zusammenhang sei auf ➢ Kapitel 3 verwiesen.

Zunehmend werden heute das individuelle **Gesundheitsverhalten** mit Kenntnis von individuellen und objektiven Risikofaktoren sowie **Präventionsmaßnahmen** anerkannt. Auch auf diesem Sektor ist die Wertigkeit biographischer Daten sowie der psychosozialen und sozioökonomischen Aktualsituation prinzipiell hoch; sie findet in der Realität jedoch bedauerlicherweise zu geringe Resonanz.

Biographische und aktuelle psychosoziale, soziokulturelle, ökonomische, ethnische und religiöse Vorstellungen spielen im Gesamtkontext der diagnostischen und therapeutischen Maßnahmen für onkologische Patienten und deren Angehörige neben den harten Fakten der Medizin eine wichtige Rolle.

LITERATUR

1. Dorfmüller M: Psychosoziale Aspekte des Mammakarzinoms und das Aufklärungsgespräch bei onkologischen Patientinnen aus psychologischer Sicht. In: Wischnik (Hrsg.): Kompendium Gynäkologie und Geburtshilfe. Ecomed, Landsberg/Lech (2006)
2. Mirisch S, Förstl H: Psychiatrie. In: Dorfmüller M (Hrsg.): Die ärztliche Sprechstunde. Ecomed, Landsberg/Lech (2001)

KAPITEL

5 Spezifische Alters- und Entwicklungsstufen der betroffenen Patienten

Monika Dorfmüller

5.1 Alters- und Entwicklungsstufen der betroffenen Patienten

Leben und Erleben – ein Entwicklungsprozess

Aspekte der menschlichen Entwicklung und markante körperlich-seelisch-geistige Entwicklungsabschnitte in Kindheit, Jugend, Adoleszenz, in der Erwachsenenzeit bis zum Alter und Lebensende müssen individuell und ohne rigide Normvorstellungen gesehen werden. Krisen in ihren zahlreichen Manifestationen gehören mit Varianten in jedes menschliche Leben. Entscheidend ist deren Bewältigung und deren Einordnung in die persönliche Biographie und Lebensführung.

Geschlechtsdifferenzierungen korrelieren mit diesen Themen (Näheres ➢ Kap. 6).

Drei prägnante Lebensabschnitte und ihre Relevanz in der Psychoonkologie

Kindheit

Hesselbarth und Graubner beschreiben entwicklungspsychologische Zäsuren mit ihren Charakteristika und stellen die Verbindung mit entwicklungspsychologischen Aufgaben, insbesondere der Autonomieentwicklung im Kindes- und Jugendalter mit der malignen Erkrankung, prägnant her (➢ Kap. 51).

„Dies sind nichtnormative Anforderungen, welche die Kinder mit Erfahrungen konfrontieren, die ihrem Alter und den Aufgaben ihrer jeweiligen Entwicklungsstufe nicht entsprechen." Umgekehrt gelten Kinder krebskranker Eltern auch als „Risikopopulation" in Hinblick auf psychische Störungen.

Klimakterium

Zum Tragen kommt mit zahlreichen individuellen Varianten ein Komplex von körperlichen, mentalen und sozial-emotionalen Aspekten und deren Vernetzung. Dank der Errungenschaften der modernen Medizin, der Ernährungswissenschaft, sportlicher Aktivitäten und Kosmetik wird heutzutage diese Lebensphase der Frau erleichtert. Die hohe Lebenserwartung in unseren Breiten bedingt, dass diese Umbruchsphase mitten im Leben, in der Lebensplanung liegt. Das Klimakterium bildet eine Zäsur mit spürbaren Veränderungen, mit Abschieden, stellt aber keineswegs einen Krankheitszustand dar.

FALLBEISPIEL

Eine 48-jährige Frau, alleinstehend, ohne größere soziale Verantwortungen und in befriedigender und qualifizierter beruflicher Position, erkrankt an einem Mammakarzinom. Die Operation kann brusterhaltend bei kurativer Ausgangsposition durchgeführt werden. Die Patientin wirkt während des Klinikaufenthaltes prä- und postoperativ bedrückt – resigniert. Der Psychoonkologin gegenüber artikuliert sie sich wie folgt: Nach einer längeren Beziehung mit einem gleichaltrigen Mann erfolgte eine konfliktreiche Trennung der Partnerschaft. Mühsam habe die Patientin wieder ihre Identität, ihren Selbstwert und Vertrauen gewinnen können. Kurz vor der Diagnosestellung des malignen Tumors sei sie offen für eine neue Partnerschaft gewesen, habe sie sich sehr erhofft, in ihrem Alter „noch" eine Chance für eine befriedigende Partnerschaft gesehen. Durch die maligne Erkrankung, die Operation und weitere Behandlungsschritte und verstärkt durch ihr Klimakterium sei ihr Leben als Frau „gelaufen" und sie habe jede Hoffnung auf ein erfülltes Leben als Frau verloren.

Das Alter

Mit dieser Definition charakterisieren wir eine Altersspanne, die erhebliche individuelle Diskrepanzen zwischen chronologischem Alter und „gefühltem“ Alter, Leistungsfähigkeit und Lebensqualität aufweisen kann.

Das Gros der malignen Erkrankungen tritt bei Frauen und Männern nach dem 60. Lebensjahr auf. In Zusammenhang zu sehen ist die generelle Zunahme der Lebenserwartung bei der deutschen Bevölkerung. Behandlungsoptionen orientieren sich auch an der altersadjustierten, „normalen“ Lebenserwartung.

Komorbiditäten sind in dieser Altersstufe nicht selten und inkludieren weitere Belastungsfaktoren für den betroffenen Patienten.

Pinquart, Fröhlich und Silbereisen [2] schlussfolgern, „dass ältere Patienten im Mittel ähnlich viele Ressourcen wie jüngere aufweisen, dass aber geringe Hoffnung einen stärkeren Vulnerabilitätsfaktor im Alter bildet“.

Zum subjektiv-individuellen Hintergrund, der Biographie des jeweiligen Tumorpatienten, möglichen krankheitsunabhängigen Alterskonflikten tritt die maligne Erkrankung als fundamentale weitere Lebenszäsur. Es stellt sich die Kardinalfrage, ob das individuelle Leben gelebt war, ob erhebliche subjektive/objektive Defizite, besondere Bedürfnisse und Hoffnungen bestehen.

Alter gehört zu den Krisenzeiten des menschlichen Lebens mit Ängsten, Bedrohungen und reduzierten Hoffnungen. Bei einer Tumorerkrankung, spezifisch einem Krankheitsprogress, einem Wechsel von kurativen zu palliativen Behandlungsoptionen kann sich die Situation enorm und quälend verschärfen, werden persönliche Integrität, Identität, Lebensqualität und Lebensperspektiven nachhaltig in Frage gestellt.

Dennoch besteht die Chance von problemlösenden und emotionsregulierenden Coping-Strategien mit Reduktion der zahlreichen Belastungsfaktoren und Stressoren und einer befriedigenden Lebensqualität.

5.2 Alters- und Entwicklungsstufen der betroffenen Angehörigen

Hier ist auf die entwicklungspsychologische Ausgangssituation und das komplexe Belastungsausmaß und Erleben von Angehörigen und wesentlichen Bezugspersonen einzugehen. Eine besondere Rolle spielen Kinder ab dem Säuglingsalter und ihre krebskranken Eltern, insbesondere jüngere Tumorkranke. Auf den Beitrag von Heußner (➤ Kap. 40) sei verwiesen.

Hindermann und Strauß [1] beschreiben die Problematik von Angehörigen älterer Tumorpatienten: „Eine Krebserkrankung belastet nicht nur den Patienten und seine relevanten Bezugspersonen, sondern hat unmittelbare Auswirkungen auf das familiäre System als Ganzes. Sie zwingt Patient und Angehörige gleichermaßen, Veränderungen vorzunehmen, die in ihrem ursprünglichen Lebenskonzept nicht vorgesehen waren und erfordert dabei vielfältige familiäre Anpassungsleistungen zur Erlangung eines neuen Gleichgewichts. Auf die Familien älterer Tumorpatienten trifft dies in einem ganz speziellen Sinne zu. Die Erkrankung trifft Patienten und ihren Partner in einer Lebensphase, in der sie sich vermehrt mit den Problemen des Alterns und der damit einhergehenden Reduktion der physischen, sozialen und finanziellen Ressourcen auseinandersetzen müssen. Für die erwachsenen Kinder führt die Unterstützung eines krebskranken Elternteils infolge beruflicher Karriere und eigener Familie häufig zu einem Rollenkonflikt und damit zu einer zusätzlichen Belastung.“

! WICHTIG

Physische, psychosoziale und kognitive Entwicklungs- und Altersspezifika sowohl bei den betroffenen Patienten als auch bei deren relevanten Bezugspersonen müssen im Rahmen psychoonkologischer Behandlungskonzepte berücksichtigt werden. In ganz besonderem Maße gilt dies für Kinder und Jugendliche sowohl als betroffene Patienten als auch Angehörige eines an Krebs erkrankten Elternteils oder Geschwisters.

5

LITERATUR

1. Hindermann S, Strauß B: Angehörige älterer Tumorpatienten. In: Der Onkologe. Springer, Berlin/Heidelberg. Volume 8, Number 2 (2002) 151–160
2. Pinquart M, Fröhlich C, Silbereisen RK: Altersunterschiede in psychosozialen Ressourcen und im Befinden von Krebspatienten am Beginn einer Chemotherapie: In: Zeitschrift für Gerontologie und Geriatrie. Steinkopff-Verlag. Volume 39, Number 5 (2006) 344–349, http://www.springerlink.com/content/v2473j7q43127167/ (letzter Zugriff 06.02.08)

KAPITEL

6

Monika Dorfmüller

Geschlechtsdifferenzierungen

6.1 Prinzipielle Erwägungen

Biologische und psychosoziale Aspekte fügen sich in den Komplex der Geschlechtsdifferenzierungen.

Genetische Faktoren, die entsprechende Sozialisation mit deutlichen soziokulturellen Varianten, die psychosexuelle Entwicklung, aber auch generelle entwicklungspsychologische Gegebenheiten haben Einfluss auf die Geschlechtsdifferenzierung. Damit verbunden sind Fragen der jeweiligen Geschlechtsidentität, auf die später noch einzugehen ist.

Aspekte der „Gender health" fanden in der Medizin lange Zeit keine Berücksichtigung, auch nicht im Rahmen von Studien. Empirische Untersuchungen zu Geschlechtsunterschieden nehmen auch heute noch keinen breiten Rahmen ein.

Holzgreve erwähnt im Geleitwort des bemerkenswerten Buches „Frauengesundheit" [4] auch die „Gender sensible" Medizin. Ganz allmählich nehmen Geschlechtsdifferenzierungen den ihnen zustehenden Platz in der Medizin ein, finden im Rahmen von Screening, Diagnostik, Therapie und auch Prävention zunehmend Beachtung. Ein Schattendasein führt die „Gender health" noch im Bereich der medizinischen Versorgung von Migranten.

Mädchen und Frauen werden in unserem Kulturkreis in einigen wesentlichen Facetten anders sozialisiert als Jungen und Männer: Bei ersteren spielen für die Rollendefinition eher sozial-emotionale Lebensbereiche, Fürsorglichkeit und die Definition über den Nächsten, den Partner und den Mann eine Rolle, letztere definieren sich a priori mehr über die Leistung, die eigene Person und den Beruf. Vorbilder durch die relevanten Bezugspersonen, insbesondere die Eltern, prägen bis hinein in das Erwachsenenalter das geschlechtsdifferenzierte Verhalten. Manches Verhalten, manche Geschlechtsdifferenzierung läuft auf unbewusster Ebene ab und ist daher schwierig einzukalkulieren.

Frauen sind mit schichtspezifischen Varianten präventions- und gesundheitsbewusster. Nicht selten fungieren sie auch als „Gesundheitsmanagerinnen" ihrer Familie und üben damit einen positiven Einfluss auf Mann und Kinder aus.

6.2 Geschlechtsdifferenzierungen im medizinischen Alltag

In der ärztlichen Sprechstunde und bei Behandlungsmaßnahmen zeigen Frauen – mit individuellen Varianten – meist eine prägnantere sprachliche Artikulation, sie sprechen dem Arzt gegenüber offener und spontaner von ihren Gefühlen. Sie präferieren auch nicht selten emotionsorientiertere Umgangsstrategien als Männer. Das Frage- und Informationsbedürfnis speziell vor operativen Eingriffen, im Aufklärungsgespräch, bei diagnostischen und therapeutischen Maßnahmen und bei der Entscheidungsfindung ist bei Frauen häufig ausgeprägter. Schichtspezifische Unterschiede, schulische Bildung, sozioökonomischer Status und intellektuelles Niveau üben ihre Effekte ebenso aus wie gesellschaftliche Rollenerwartungen. Ein besonderes Augenmerk ist in diesem Kontext auf Migranten und die Wertigkeit von soziokulturellen Normen im Sektor der Geschlechterdifferenzierung zu richten.

Die Gesundheits-, Körper- und Krankheitswahrnehmung sowie die Symptomwahrnehmung differieren deutlich zwischen Frauen und Männern. „Leiden", z.B. Schmerz, wird vom Mann nicht selten in anderer Dimension und Wertigkeit dargestellt oder projektiv erlebt, wobei der definitive Leidensdruck mit hoher Wahrscheinlichkeit bei beiden Geschlechtern identisch ausfällt. Männer hüllen sich gerne in Schweigen, reden weniger und konzentrieren sich gerade dem Arzt gegenüber „auf das sachlich Notwendige". So bieten sie auch mehr problemorientierte Umgangsstrategien in kritischen Situationen. Auch Männer leiden unter Ängsten, Depressionen, Schwächen und Zweifeln, verstecken oder verdrängen diese aber nicht selten, weil derartige Verhaltensmuster nicht in das Rollenklischee und in die Rollenerwartungen des sogenannten starken Geschlechts zu passen scheinen. So können daraus eine reduzierte Suche nach Hilfe, Kommunikationsstörungen, Verständigungsprobleme und Verständigungsmängel resultieren.

Weibliche und männliche Kommunikationsstile bieten Unterschiede, aber auch eine Reihe von Gemeinsamkeiten ebenso wie die jeweiligen Durchsetzungsstrategien.

6.3 Geschlechtsdifferenzierungen – die Korrelationen zur Psychoonkologie

Weibliche und männliche Identität

Identität umfasst auch geschlechtsspezifische Komponenten. Sie kann zumindest passager bei einer onkologischen Erkrankung und nach operativen Eingriffen – insbesondere an prägnanten und emotionsbesetzten Organen – lädiert und in Frage gestellt werden. In den Kontext der Identität von Frauen und Männern gehören auch das Körperbild und der gesamte vielschichtige Komplex des Selbstwerts, der bei einer onkologischen Erkrankung nachhaltig tangiert wird. Dies gilt beispielsweise – spezifisch von der Selbstwahrnehmung her – bei einer Patientin mit Mammakarzinom, wenn nicht organerhaltend operiert werden kann. Ein prägnantes Beispiel beim männlichen Geschlecht ist die Erkrankung an einem Prostatakarzinom. Auch die „Wertigkeit" des Aussehens bei Frauen und Männern ist unterschiedlich, bei ersteren subjektiv wie objektiv vorrangiger.

Vermeidung von rigiden Klassifizierungen

Auch unter dem Aspekt der Geschlechtsdifferenzierungen muss in der Medizin generell, insbesondere in der Onkologie und Psychoonkologie, vor rigiden Klassifizierungen und Einseitigkeit gewarnt werden. Persönlichkeitsstruktur, Biographie, Sozialisation und persönliche Potenziale spielen neben gesellschaftlichen Normen und Erwartungshaltungen eine eminente Rolle und prägen ein Individuum vielseitig, egal ob Frau oder Mann.

6.4 Geschlechterdifferente Aspekte der Arzt-Patient-Beziehung

Buddeberg und Neuhaus [1] beschreiben die Situation prägnant: „Dabei spielt das Geschlecht auf beiden Seiten dieser dyadischen Beziehung eine Rolle, das heißt Kommunikations- und Interaktionsmuster zwischen Arzt/Ärztin und Patient/-in unterscheiden sich in Abhängigkeit vom Geschlecht der jeweiligen Interaktionspartner."

Unschwer erweitern kann man den Kreis im Rahmen der Psychoonkologie im stationären wie ambulanten Sektor auch durch die betreuenden Schwestern und Pfleger und sonstige Berufsgruppen und deren Interaktionen, die teilweise kaum transparent und bewusst verlaufen.

Buddeberg und Neuhaus [1] differenzieren in eine „patientenzentrierte Perspektive geschlechtstypischer Unterschiede in der Arzt-Patient-Beziehung, geschlechterdifferentes Verhalten von Patientinnen und Patienten, in geschlechterdifferente Diagnostik und Therapie". Weitere relevante Aussagen ergeben sich bei den beiden Autoren unter den Themen „arztzentrierte Perspektive geschlechtstypischer Unterschiede in der Arzt-Patient-Beziehung, der geschlechterdifferenten Kommunikation und Interaktion von Ärztinnen und Ärzten und der geschlechterdifferenten Bewertung von Ärztinnen und Ärzten durch ihre Patientinnen und Patienten".

! WICHTIG

Geschlechtsdifferenzierungen in ihren generellen und individuellen Aspekten und Manifestationen besitzen einen unübersehbaren Stellenwert im Rahmen psychoonkologischer Interventionen sowohl in der Pädiatrie als auch auf dem Erwachsenensektor. In diesen Rahmen gehören wesentliche geschlechtssensible Wahrnehmungsunterschiede in Bezug auf Körper, Krankheit und Symptomwahrnehmung.

LITERATUR

1. Buddeberg-Fischer B, Neuhaus Bühler RP: Was kann die Wissenschaft für Frauen tun? In: Riecher-Roessler A, Bitzer J: Frauengesundheit. Elsevier – Urban & Fischer, München, Jena, 1. Auf. (2005)
2. Dorfmüller M: Plastische Chirurgie – Grundlagenbeitrag aus der Sicht der Psychologie. Zeitschrift für medizinische Ethik, 52. Jahrgang, Heft 2 (2006) 155–167
3. Keller M: Krankheitserleben und Verhalten von Männern mit Krebserkrankungen. Forum 4 (2001) 32–34
4. Riecher-Rössler A, Bitzer J (Hrsg.): Frauengesundheit. Elsevier – Urban & Fischer, München, Jena (2005)

KAPITEL

7 Genetische Diagnostik und Psychoonkologie

Eva-Maria Grischke

Trotz der Erkenntnis, dass sowohl Mamma- als auch Ovarialkarzinome eine gewisse erbliche Komponente aufweisen können, sind derzeit nur 5% aller Mammakarzinome und etwa 10% aller Ovarialkarzinome durch Genveränderungen im Sinne von BRCA1- und BRCA2-Mutationen charakterisiert (➢ Kap. 8). Deshalb wird das Auftreten der jeweiligen Erkrankung innerhalb dieser sehr kleinen Gruppe von Patientinnen durch die entsprechenden Mutationen erklärt. Kriterien für eine Gendiagnostik , die sehr aufwändig und teuer ist, sind deshalb genau definiert und festgelegt (➢ Kap. 8). Für den betreuenden Arzt ist es deshalb wichtig, auf diese Kriterien zu achten und sie bei einer Patientin mit Mamma- oder neu aufgetretenem Ovarialkarzinom zu erfragen (Alter bei Erstdiagnose, aber auch Erhebung der Anamnese und insbesondere der Familienanamnese).

Häufig haben Patientinnen, wenn sie die Erkrankung der Mutter oder Schwester hautnah miterlebt haben, neben der Angst durch die unmittelbare Bedrohung der Erkrankung zusätzliche Ängste, was den häufig miterlebten Krankheitsverlauf betrifft. Dies beinhaltet z.B. einen foudroyanten Krankheitsverlauf bzw. entsprechende Therapiemaßnahmen, die miterlebt und miterlitten wurden. Das Erlebte wird stärker empfunden, wenn die Erkrankung in der Folge zum Tod geführt hat. Die Patientinnen haben den Leidensweg der Angehörigen vor Augen und sehen bereits bei Diagnosestellung nicht selten ihren eigenen Tod vor sich.

In einem nächsten Schritt befürchten insbesondere Mütter einen späteren Krankheitseintritt bei ihren Töchtern. Diese latenten Ängste müssen angesprochen und konkretisiert werden, soweit dies von fachlicher Seite möglich ist. Für den betreuenden Gynäkologen sind die beiden im Folgenden erläuterten Punkte besonders wichtig.

7.1 Empfehlungen für die Praxis

Es muss konkret nachgefragt werden, um welche Erkrankung es sich bei den Angehörigen gehandelt hat (war es tatsächlich ein Mamma- oder Ovarialkarzinom?). Zudem müssen die aktuellen Daten der Erkrankung auch bezüglich der Risikosituation und der weiteren therapeutischen Schritte sehr detailliert mit der Patientin besprochen werden (auch Vergleich von Formen der Chemotherapie und entsprechender supportiver Maßnahmen vor einigen Jahren und heute). Des Weiteren sind konkret – auch im Hinblick auf das Risiko für die Töchter – weitere diagnostische und therapeutische Maßnahmen zu erläutern.

Eine psychoonkologische Fachbetreuung sollte veranlasst werden. Basierend auf den medizinischen Daten kann von psychoonkologischer Seite aus auf die konkrete Situation der Betroffenen Bezug genommen und adäquate Unterstützung bei den weiteren Therapiemaßnahmen geleistet werden. Die nicht selten verdrängte Krankheitsgeschichte des primär erkrankten Familienangehörigen lässt sich bearbeiten. Dies beinhaltet gegebenenfalls nicht selten neben den Ängsten auch Selbstvorwürfe, sich nicht ausreichend um die erkrankte Mutter gekümmert oder auch entsprechende Früherkennungsmaßnahmen nicht in Anspruch genommen zu haben. Erst nach Bewältigung dieser Akutphase sollte nach Berücksichtigung des oben genannten Kriterienkatalogs überlegt werden, ob neben der Beratung auch tatsächlich eine Gendiagnostik bezüglich der Merkmale BRCA1 und BRCA2 zu veranlassen ist.

FALLBEISPIEL

Eine Patientin (Mutter einer Tochter) erkrankt in einem sehr frühen Alter (unter 40 Jahren) an einem Mammakarzinom. In der Familie ist auch die Schwester der Patientin an einem Mammakarzinom erkrankt. Obwohl die Patientin im weiteren Verlauf an einem kontralateralen Mammakarzinom erkrankt und behandelt wird sowie in der Folge mehrere Lokalrezidive auftreten, spricht sie mit ihrer Familie, insbesondere mit der Tochter, nicht über ihre Erkrankung und mögliche Konsequenzen. Einschneidende therapeutische Maßnahmen (mit Ausnahme von wiederholten operativen Eingriffen sowie in der Folge auch strahlentherapeutische Maßnahmen im lokoregionären Bereich) hatten sich nicht ergeben. Trotz ausführlicher Gespräche des behandelnden Arztes mit der Patientin sah sie keine Notwendigkeit, sich einer genetischen Beratung oder Gendiagnostik zu unterziehen. Die sehr differenzierte und besorgte Tochter (Jurastudentin) hatte die Situation bezüglich der belasteten Familienanamnese und auch die Ängste ihrer Mutter allerdings erkannt. Um ihre Mutter zu entlasten – auch vor weiteren Entscheidungen –, hatte sie sich selbst in eine genetische Beratungsstelle begeben und dann letztendlich den Schritt unternommen, sich der Gendiagnostik zu unterziehen. Glücklicherweise waren die Befunde negativ. Die Tochter der Patientin ist nicht Merkmalträgerin. Sie unterzieht sich engmaschigen Kontrollen und Früherkennungsmaßnahmen, auch unter Berücksichtigung der Tatsache, dass ein bislang noch nicht zu definierendes erhöhtes Risiko möglicherweise dennoch besteht.

7.2 Fazit

Unter Berücksichtigung der Risikofaktoren, die ein BRCA1- und BRCA2-Screening rechtfertigen (➢ Kap. 8), muss in jedem Fall ein vorhandenes familiäres Risiko erkannt und zumindest angesprochen werden. Analog zum Fallbeispiel muss die Betroffene bei der Diagnosestellung unbedingt psychoonkologische Hilfe erhalten. Die in diesem Zusammenhang entstehenden latenten Ängste müssen aufgedeckt und bearbeitet werden. Dies sollte zumindest im Rahmen der Primärbehandlung therapiebegleitend erfolgen. Nach Abschluss der Primärbehandlung sollte nach entsprechender Beratung die Entscheidung zur Durchführung einer Gendiagnostik in Abhängigkeit vom Risikokatalog getroffen werden.

LITERATUR

➢ Kapitel 8.

KAPITEL

8 Gendiagnostik bei hereditären Tumorerkrankungen

Eva-Maria Grischke

8.1 Bedeutung des BRCA-Gen-Nachweises

Sowohl für das Mammakarzinom als auch für das Ovarialkarzinom ist eine gewisse genetische Prädisposition bekannt. Mittlerweile sind 2 prädisponierende Gene entdeckt worden: BRCA1 und BRCA2 (BRCA: Breast Cancer Antigen). Eine Mutation in einem der beiden Gene ist in 35–84% der Fälle mit einem sogenannten kumulativen Risiko verbunden, bis zum Alter von 70 Jahren an einem Mamma- oder Ovarialkarzinom zu erkranken. Dabei beläuft sich das Erkrankungsrisiko, bis zum 70. Lebensjahr an einem Mammakarzinom zu erkranken – auch in Abhängigkeit davon, ob es sich um eine BRCA1- oder BRCA2-Mutation handelt –, auf 35% bis maximal 84%.

Das kumulative Risiko für die Entwicklung eines Ovarialkarzinoms beträgt 10–50%. Allerdings ist zu erwähnen, dass nur maximal 5% aller Patientinnen mit einem Mammakarzinom und 10% aller Frauen mit einem Ovarialkarzinom BRCA-Trägerinnen sind bzw. die Erkrankung mit einer Veränderung der entsprechenden Gene korreliert [1]. Damit handelt es sich nur um eine kleine Gruppe von Patientinnen, bei denen eindeutig ein Gendefekt als Ursache für die Erkrankung angegeben werden kann.

Umgekehrt, das heißt in der großen Gruppe aller Patientinnen mit einem Mamma- oder Ovarialkarzinom, kann damit nur für eine kleine Gruppe von Patientinnen eine Ursache für das Auftreten der Erkrankung benannt werden. Hinweise für eine mögliche hereditäre Komponente der Erkrankung ergibt die Anamnese. Von der Anamnese kann man ableiten, ob es sinnvoll ist, die Patientinnen einer entsprechenden, sehr aufwändigen und teuren Genanalyse zuzuführen. Dies erfolgt deshalb auch in Spezialsprechstunden an großen Zentren unter Berücksichtigung genau festgelegter Risikofaktoren. Diese sind von den Fachgesellschaften entsprechend festgelegt und beinhalten folgende familiäre Aspekte:

- frühes Alter bei Diagnosestellung der Brustkrebserkrankung
- große Anzahl von Brustkrebspatientinnen in der Familie (weibliche Familienangehörige)
- Vorhandensein von Ovarialkarzinomen in der Familie
- doppelseitiges Mammakarzinom
- spezielle ethnische Herkunft (häufig genannt ist das Kollektiv der Ashkenaze-Juden)

Die im Folgenden aufgeführten **persönlichen und familiären Risikofaktoren** wurden von den Fachgesellschaften als Kriterien definiert, bei deren Vorliegen eine weiterführende genetische Beratung und eine Testung bezüglich einer BRCA1- und BRCA2-Mutation erfolgen soll [2–4]:

- Existenz eines Familienmitglieds mit einer nachgewiesenen BRCA1- oder BRCA2-Mutation
- eigene Krankengeschichte einer Brustkrebserkrankung mit:
  - Alter bei Diagnosestellung von < 40 Jahren
  - Alter bei Diagnosestellung von ≤ 50 Jahren und mindestens eine nahe weibliche Familienangehörige mit Mammakarzinom
  - doppelseitiges Mammakarzinom und mindestens eine weibliche Familienangehörige mit Brustkrebs
  - Brustkrebserkrankung, unabhängig vom Alter, und mindestens eine Verwandte mit Ovarialkarzinom
  - Mammakarzinom und mindestens 2 weibliche Familienangehörige mit einem Mammakarzinom in der Anamnese (in diesem Fall muss mindestens eine der Familienangehörigen bei Diagnosestellung jünger als 50 Jahre gewesen sein oder eine doppelseitige Erkrankung erlitten haben)

  - in der eigenen Krankengeschichte bereits im Vorfeld Nachweis einer Eierstockkrebserkrankung
- Kriterien für eine Patientin mit Nachweis eines Ovarialkarzinoms:
  - Alter bei Diagnosestellung von < 50 Jahren mit oder ohne familiäre Vorgeschichte
  - Mammakarzinomerkrankung im Vorfeld
  - eine oder mehrere nahe weibliche Verwandte mit Eierstockkrebs oder eine oder mehrere weibliche oder männliche Verwandte mit Brustkrebs (in diesen Fällen muss mindestens eine Verwandte bei Diagnosestellung ein Alter von < 50 Jahren aufweisen)

Dies sind die häufigsten Kriterien bei Patientinnen, denen eine Beratung zu empfehlen ist. Selbstverständlich gilt auch eine Mammakarzinomerkrankung beim Mann bzw. die Situation, dass männliche Familienangehörige mit einem Mammakarzinom vorhanden sind, als Risikofaktor.

! WICHTIG

Wichtig sind die Erfassung der entsprechenden Risikopatientinnen und die Überlegung, ob eine weitere Beratung vonseiten der Frauen erwünscht ist.

Da die Entscheidung zur Beratung insbesondere im Fall eines positiven BRCA1- oder BRCA2-Nachweises eine erhebliche Belastung für die Betroffene, aber auch für nicht erkrankte Töchter bedeutet, ist die Beratung dieser Patientinnen von eminenter Wichtigkeit. Deshalb ist es Aufgabe spezieller Beratungssprechstunden und Zentren, neben einer klinischen eine psychosomatische Beratung und eine Beratung durch einen Humangenetiker anzubieten. Erst im Konsens bzw. nach Absolvierung eines Dreiergesprächs kann die Entscheidung getroffen werden, ob weitere diagnostische Maßnahmen, das heißt eine Genanalyse, durchgeführt werden sollen. Dies begründet sich daraus, dass bei tatsächlicher Diagnosestellung eine erhebliche Belastung für die Betroffene entsteht: Zum einen müssen weitere diagnostische und therapeutische Maßnahmen erfolgen und zum anderen gegebenenfalls auch präventive Maßnahmen eingeleitet werden. Aufgrund dessen kann eine genetische Untersuchung nur mit entsprechender psychologischer Begleitung erfolgen.

8.2 Therapeutische Maßnahmen

Die Tatsache, Merkmalträgerin zu sein, bedeutet ein deutlich erhöhtes Risiko, bei primärem Mammakarzinom zusätzlich an einem Ovarialkarzinom oder bei primär festgestelltem Ovarialkarzinom an einem Mammakarzinom zu erkranken. Bei noch nicht vorhandener Erkrankung sind weitere therapeutische Maßnahmen deshalb sehr einschneidend. Diskutiert wird in diesem Zusammenhang die bilaterale komplette Mastektomie bzw. die komplette Entfernung der Ovarien. Auch dies kann allerdings keine 100%ige Garantie dafür sein, nicht an einem der genannten Malignome zu erkranken. Dies lässt sich daraus erklären, dass durchaus versprengtes Brustdrüsengewebe in der Achselhöhle vorhanden sein kann, das sekundär in der Lage ist zu entarten.

Trotz Entfernung beider Ovarien bzw. Adnexe, das heißt Entfernung von Ovarien und Tuben, kann – insbesondere unter Berücksichtigung von Erkrankungsbildern wie dem sogenannten extraovariellen Ovarialkarzinom oder dem Peritonealkarzinom – eine Peritonealkarzinose resultieren, möglicherweise basierend auf versprengtem Ovarialgewebe.

Die Tatsache, dass es sich hierbei nicht um eine 100%ige und damit absolut sichere Therapie handelt, führt zu einer permanent anhaltenden psychischen Belastung.

8.3 Konsequenzen für weibliche Familienangehörige von Merkmalträgerinnen, insbesondere Töchter

Für Töchter von Müttern, bei denen eine Mutation im Sinne einer BRCA1- oder BRCA2-Veränderung festgestellt wurde, bedeutet dies einen ausgeprägten Konflikt, sich ebenfalls zu einer Gendiagnostik zu entscheiden – mit den entsprechenden, oben erläuterten Konsequenzen. Obwohl diese Personen primär nicht erkrankt sind, kommen bei Durchführung der Genanalyse und positivem Nachweis der

Genveränderungen massive therapeutische Konsequenzen auf sie zu, auch mit entsprechender möglicher Auswirkung auf die weitere Familienplanung. Im Folgenden ist ein Beispiel zu diesem komplexen Problem dargestellt.

FALLBEISPIEL

Eine Patientin wird wegen eines Ovarialkarzinoms primär behandelt. Nachdem die Schwester der Patientin an einem Mammakarzinom und in der Folge an einem zweiten, kontralateralen, eindeutig vom ersten Mammakarzinom zu differenzierenden Mammakarzinom erkrankt, wird die entsprechende Gendiagnostik veranlasst. Beide Schwestern sind Merkmalträgerinnen. Gleichzeitig sind beide kinderlos. Die zweite Schwester erkrankt zusätzlich zu den Mammakarzinomen im Verlauf an einem Ovarialkarzinom. Kurz nach der Diagnosestellung verstirbt die erstgenannte Schwester an den Folgen des Ovarialkarzinoms. Nach wenigen Jahren verstirbt auch die zweite Schwester an den Folgen des Ovarialkarzinoms. Zurück bleiben beide Ehemänner, aber auch die Tochter des Bruders der beiden Patientinnen, der bereits im Vorfeld an einem Lymphom erkrankt und verstorben war. Ein unmittelbares Risiko für diese Tochter, das heißt die Nichte der beiden erkrankten und verstorbenen Patientinnen, besteht nicht, dennoch werden eine gewisse familiäre Disposition und ein erhöhtes Risiko angenommen. Der Tochter wird deshalb angeraten, sich frühzeitig bezüglich Mamma- und Ovarialkarzinomen überwachen zu lassen.

8.4 Fazit

Bei nachgewiesenem Gendefekt im Sinne von BRCA1- bzw. BRCA2-Mutationen ist neben der medizinischen Versorgung Betroffener und ihrer Angehörigen mit Risikoprofil eine permanente psychologische bzw. psychoonkologische Begleitung erforderlich, insbesondere unter Einbeziehung der engsten Familienangehörigen wie Partner und Kinder.

LITERATUR

1. Narod SA, Foulkes WD: BRCA1 and BRCA2; 1994 and beyond. Nat Rev Cancer 4 (2004) 665–676
2. Prevention Services Task Force: Genetic risk assessment and BRCA mutation testing for breast and ovarian cancer susceptibility: recommendation statement. Ann Intern Med 143 (2005) 355–361
3. Nelson HD, Huffman LH, Fu R, Harris EL: Genetic risk assessment and BRCA mutation testing for breast and ovarian cancer susceptibility: systemic evidence review for the U.S. Prevention Services Task Force. Ann Intern Med 143 (2005) 362–379
4. Hampel H, Sweet K, Westman JA, Offit K, Eng C: Referal for cancer genetics consultation: a review and compilation of risk assessment criteria. J Med Genet 41 (2004) 81–91

KAPITEL

9

Doris Pouget-Schors

Psychoonkologische Diagnostik

9.1 Diagnostik als zentraler Baustein der Psychoonkologie

Psychischer Distress und Belastungsreaktionen bei Tumorpatienten sind häufig und können sich, wenn sie unerkannt bleiben, zu psychosozialen Krisen ausweiten sowie zu schweren psychischen Störungen führen. Daher ist das möglichst frühzeitige Erkennen von Störungen und Krankheitsbildern ein bisher noch selten erreichtes Desiderat der Diagnostik, deren Zielsetzungen und Probleme hier in einer Übersicht umrissen werden. Zunächst werden diagnostische Methoden der expertenbasierten Fremdbeurteilung vorgestellt, gefolgt von der klinischen Basis des diagnostischen Gesprächs sowie der Epidemiologie psychischer Störungen bei Tumorpatienten in Abhängigkeit vom Krankheitsstadium. Eine Übersicht zu psychischen Störungen bei Tumorpatienten nach dem Diagnostiksystem ICD-10 und dessen Problematik in der Psychoonkologie schließt sich an, ergänzt um den Begriff des **Distress** in der psychoonkologischen Symptomdiagnostik. Abschließend werden Konsequenzen und die Umsetzung in die Klinik diskutiert.

Mit der Entwicklung und Differenzierung der Psychoonkologie als klinische Disziplin und Forschungsfeld wurden zunehmend Ansätze für Leitlinien und Standards der Diagnostik geschaffen, nicht zuletzt auch unter dem Aspekt der Erfordernis der klinischen Dokumentation sowie unter Entwicklung fachspezifischer Zugangsweisen und gestützt auf etablierte Standards der psychosomatischen Medizin, der Psychiatrie, der Psychologie und der Soziologie (in der BRD z.B. [1, 2], international [3, 4]).

Im Gegensatz zum defizitorientierten deskriptiven Denken des traditionellen medizinischen Diagnostikkonzepts mit dem Krankheits- oder Störungsbegriff im Mittelpunkt zielt die Psychoonkologie auf Methoden zur Herausarbeitung von psychoonkologisch relevanten Merkmalen sowie Regeln zur diagnostischen Bewertung von Funktionseinschränkungen und insbesondere von vorhandenen Fähigkeiten und Möglichkeiten. Dabei sind nicht an somatische Diagnosen gebundene psychosoziale Ressourcen wie Persönlichkeitspotenziale und ein funktionsfähiges soziales Netz von großer Bedeutung. Hier existiert ein Spannungsfeld zwischen individuellen impliziten „Erfahrungsregeln" des Klinikers einerseits und methodenorientierten expliziten und konsensfähigen Regeln andererseits. Wie in der psychotherapeutischen Medizin üblich, hat Diagnostik unterschiedliche **Zielsetzungen** und **Funktionen** [5]:

- Deskription und Klassifikation von Merkmalen
- Erklärung von Problemstellungen und aufrechterhaltenden Bedingungen
- Bereitstellung und Evaluation von psychotherapeutischen Behandlungsanleitungen und -ansätzen

Nicht zuletzt ist die Diagnose in sich selbst auch eine Prognose, die für den Patienten daher von besonderem Interesse ist [6]. Unter dem Einfluss des Internets verändert sich auch die Rolle der Patienten, die deutlicher ihre Rechte einfordern und eine stärkere Berücksichtigung psychosozialer Aspekte in der Diagnostik und Behandlung wünschen. Selbsthilfe, Mitverantwortung und Patientenkompetenz sind zentrale Konzepte in der aktuellen Diskussion im Gesundheitswesen geworden. Die partnerschaftliche Einbeziehung des Patienten in medizinische Entscheidungen und seine Befähigung zur Mitverantwortung werden durch die Erkenntnisfortschritte in der Psychoonkologie begründet [7].

Aufgrund der somatischen Erkrankung des Patienten ist es **Aufgabe des Psychoonkologen**

- die differenzielle Diagnostik von Symptomen zu leisten, die sowohl körperliche als auch psychische Ursachen haben können

- die Auswirkungen der körperlichen Erkrankung auf die psychische Situation des Patienten zu beurteilen
- den psychotherapeutischen Handlungsbedarf und die Indikation dazu festzustellen sowie dessen Durchführbarkeit zu prüfen bzw. zu fördern

Vor diesem Hintergrund ist es nachvollziehbar, dass auch in der Diagnostik Methoden eingesetzt werden, die nicht mehr nur „expertenbasiertes" Wissen erfordern, sondern auch „subjektives" Wissen der Patienten. Während nur die Betroffenen Experten dafür sein können, welche Belastungen im Sinne der „Selbstdiagnose" vorliegen, wie hoch der subjektive Leidensdruck ist und ob eine therapeutische Maßnahme gewünscht wird und subjektiv zufriedenstellend ist, sind kompetente Experten bei der Entscheidung gefragt, welche klinische Diagnose bzw. ob eine Indikation für eine psychoonkologische Therapie vorliegt. Dies schlägt sich auf der Methodenseite in Form der 3 möglichen diagnostischen Zugänge nieder:

- Selbstbeurteilung (Näheres ➤ Kap. 11)
- Fremdbeurteilung, in der Regel durch Onkologen oder Psychoonkologen und deren Teammitglieder
- Einbeziehung der Angehörigen als Ergänzung, wenn möglich (➤ Kap. 39)

Die Informationen aus diesen 3 Quellen, obwohl nicht immer deckungsgleich, müssen sich sinnvoll ergänzen.

9.2 Basale Diagnostik für Psychoonkologen

Mehrere Kriterien beschreiben Besonderheiten der Diagnostik für Psychoonkologen, unabhängig von ihrer methodenspezifischen Zugehörigkeit, die ein strukturiertes Vorgehen innerhalb ihrer diagnostischen Kernkompetenz ermöglichen (modifiziert für die Psychoonkologie auf der Basis der Operationalen Psychodynamischen Diagnostik und der Österreichischen Diagnostik-Leitlinie für Psychotherapeuten; [8–10]).

Nach den Psychotherapierichtlinien ist bei der Diagnosestellung ein komplexes Krankheitsgeschehen in Richtung einer Gesamtdiagnose zu klären [11]. Voraussetzung ist das Vorliegen diagnoserelevanter Vorinformationen sowie von Interviews oder Testbefunden etc. im Rahmen der Anamnese, in welcher der körperliche Zustand und die aktuellen psychosozialen Bezüge mehr, die Lebensgeschichte weniger Raum einnimmt als in der Psychotherapie von Neurosen und Verhaltensstörungen üblich. Die subjektiven Sichtweisen hinsichtlich der Entstehung, Entwicklung und Heilung bzw. Linderung der Störung bzw. des Leidenszustandes (Laientheorie) sind äußerst bedeutsam.

! WICHTIG

Diagnostik ist ein standardisierter Prozess mit klaren Definitionen.

Diagnostik zielt auf Einordnung der Vielfalt des anamnestischen Materials in diagnostische Muster, definierte Kategorien und Dimensionen unter Berücksichtigung der Ebenen der Sprache, der Emotionen, der Kognitionen und des Verhaltens. Die Vielfalt besteht in unterschiedlichen Vorstellungen der Patienten hinsichtlich ihres Menschen- und Weltbildes sowie ihrer Lebensentwürfe, dem Verständnis seelischer Vorgänge und den unterschiedlichen Behandlungszielen.

! WICHTIG

Diagnostik ist ein kontinuierlicher Prozess.

Diagnostik stellt nicht nur die Voraussetzung für das Zustandekommen des psychotherapeutischen Prozesses dar – darüber hinaus ist sie eine Momentaufnahme, die im Verlauf immer wieder sinnvoll ergänzt werden sollte, und zwar in dem Ausmaß, wie sich neue Gesichtspunkte ergeben.

! WICHTIG

Diagnostik dient der Behandlungsplanung krankheitswertiger Störungen.

Störungen sind anhaltende Beeinträchtigungen oder Veränderungen psychischer Funktionen, also somatopsychisch, psychosomatisch oder auch psychosozial bedingte Verhaltensstörungen und Leidenszustände. Das Vorgehen nach Diagnosesystemen wie ICD-10 (Internationale Klassifikation psychischer Störungen, 10. Revision; [12, 13]) oder DSM-IV R [14] erlaubt eine standardisierte Beschreibung der Störung, zum Teil unabhängig von der somatischen Ätiologie (zu den Grenzen der Anwendung s. unten). Eine kriterien- und funktionsorientierte Diagnostik sucht im Bereich der psychotherapeutischen Medizin Alternativen, die auf der Logik eines inzwischen verbreiteten Diagnostiksystems basieren, der Operationalisierten Psychodynamischen Diagnostik (OPD). Sie erfordert ein Training des Diagnostikers. Die ICD-10-Diagnosen können dabei in Relation zum multifaktoriellen Verständnis der psychosomatischen Störungsmodelle gesetzt werden (**Vulnerabilitäts-Stress-Modell**), z.B. als Reaktion auf unspezifische Stressbelastungen, aufrechterhaltende Faktoren, krankheitsbezogene Lernerfahrungen, somatisches Entgegenkommen, biographische Belastungen, psychosoziale Einschnitte und intrapsychische bzw. intrapersonelle Konflikte sowie Aspekte der Persönlichkeitsstruktur. Hier ist die OPD mit ihren 4 Achsen – Krankheitserleben und Behandlungsvoraussetzungen, Beziehung, Konflikt, Struktur – wegweisend [8]. Allerdings ist bei Tumorpatienten nicht primär von psychogenen Auslösern auszugehen (vgl. ➢ Kap. 68). Für den psychoonkologischen Bereich existiert daher eine erste Adaptation: Die Achse I „Krankheitserleben und Behandlungsvoraussetzungen" wurde für die psychoonkologische Basisdiagnostik zum „Screening des Interventionsbedarfs in der Psychoonkologie" (SIPS) weiterentwickelt [9], das hier für den Einsatz in der Klinik vorgestellt wird.

9.3 Klinische Basis des diagnostischen Gesprächs

Im Folgenden wird das Vorgehen für eine eindeutige klinische Diagnose in der Alltagspraxis im Rahmen der halbstrukturierten Gesprächsführung dargestellt. Das Ergebnis soll Angaben liefern zu:

- Schweregrad der Erkrankung bzw. Ausprägung der somatischen/psychischen Symptomatik
- Vorhandensein bzw. Ausprägung der Ressourcen in der Persönlichkeit und im sozialen Umfeld
- Indikationsstellung zur psychoonkologischen Behandlung sowie gegebenenfalls der Motivation dazu

Die folgende Kurzübersicht der 4 Dimensionen der psychoonkologischen Diagnosestellung basiert in Punkt 1 auf der ICD-Diagnostik und im Weiteren auf dem SIPS [8].

Einschätzung der Symptomatik nach diagnostischen Kriterien (ICD-10)

Klassifikation der Beschwerden und der Symptomatik: Dies bedeutet, Komorbiditäten abzuklären, das heißt das gleichzeitige Vorhandensein mehrerer Formen von Störungen – Belastungsreaktionen, Anpassungsstörungen, Persönlichkeitsstörungen, affektive Störungen, Sucht, Substanzmissbrauch und gegebenenfalls Psychosen. Wegen der engen Beziehung zwischen körperlichen und psychischen Erkrankungen ist die präzise Erfassung komorbider Störungen außerordentlich wichtig, da diese weitreichende Konsequenzen für Diagnostik, Behandlung und Verlauf haben können [15]. Die Diagnosestellung einer komorbiden depressiven Störung bei Tumorkranken ist häufig schwierig.

Beachtung somatisch „maskierter" Symptome: Einerseits können somatische Symptome Teil eines depressiven Syndroms sein, andererseits können körperliche Erkrankungen Symptome, die auf eine depressive Störung hinweisen, verursachen oder sie „maskieren" (z.B. Gewichtsverlust, Schlafstörungen, Energieverlust). Die Patienten müssen nicht unbedingt über eine depressive Stimmungslage berichten, denn es können auch andere Symptome allein für sich genommen für die Diagnosestellung relevant sein. Allerdings wird häufig über unterschiedliche Ausprägungsgrade depressiver Verstimmungen berichtet, ohne dass weitere Kriterien für eine depressive Störung erfüllt sind [15]. Der synergetische Effekt von Depression und chronischer Krankheit auf die funktionale Behinderung (Disability) wird anhand großer Stichproben zunehmend nachweisbar [16].

Differenzialdiagnostische Abgrenzung von Arbeitsdiagnosen und ähnlichen Störungsbildern (Prüfung der Ein- und Ausschlusskriterien).

Die Einschätzung nach ICD-10 ermöglicht bei manchen Krankheitsbildern eine Abstufung zwischen „leicht", „mittelgradig" und „schwer" (z.B. bei depressiven Störungen: ICD-10 F32.0-2 bis F33.0-2). Bei anderen Störungen kann eine qualitative Beschreibung des Schweregrades sinnvoll sein.

Einschätzung des Ausmaßes der somatischen Symptome und Probleme

Wie beeinträchtigt und verändert die Krankheit das Leben des Patienten? Es können unter anderem folgende **subjektive Belastungen** aus Sicht des Patienten vorliegen:

- somatische Funktionseinschränkungen
- Schmerzen
- Belastungen durch diagnostische bzw. therapeutische Maßnahmen
- Einschränkungen im Alltag
- Beeinträchtigung des Selbstgefühls, des Selbstwertes und der Lebenspläne

Aus Sicht des Experten können folgende **psychische Symptome** bzw. Probleme bestehen:

- emotionale Probleme (Angst, Depression, Wut, Scham, Kränkung)
- vegetative Symptome
- Verhaltensauffälligkeiten und Probleme im zwischenmenschlichen Bereich
- kognitive Störungen sowie ggf. Hinweise auf psychotisches Erleben und Verhalten
- eingeschränkte Compliance im medizinisch-therapeutischen Bereich
- sonstige psychische Probleme

Einschätzung des Ausmaßes der Krankheitsverarbeitung und der Ressourcen

Dysfunktionale Krankheitsverarbeitung (dysfunktionales Coping): Ist der Umgang des Patienten mit seiner Erkrankung geeignet, „das Beste aus seiner Situation zu machen"? Wieweit hat er die Krankheit akzeptiert? Wie weit kann er selbst nach Lösungen und Perspektiven suchen? Wieweit sind dysfunktionale Anteile erkennbar (Passivität, Aktionismus, Aufgeben, Bagatellisierung; vgl. ➤ Kap. 30).

Unzureichende soziale Ressourcen: Ressourcen in der Persönlichkeit dienen der psychischen Stabilisierung und der Krankheitsverarbeitung. Gemeint sind hier „Ich-Stärke", überstandene und positiv bewältigte frühere Lebenskrisen und folgende kurz zusammengefasste funktionelle Persönlichkeitsaspekte:

- Fähigkeit zur Wahrnehmung des Selbst und der anderen
- Fähigkeit zur Regulation des Selbstgefühls und des Selbstwertes sowie der Affekte und des Bezugs zu anderen
- Fähigkeit zur Kommunikation nach innen (innerer Dialog, sich selbst verstehen) und nach außen (sich mit anderen verständigen)
- Fähigkeit zur Bindung an innere Objekte (durch positive Beziehungserfahrungen) und äußere Objekte (sich an andere Menschen binden wie auch der Loslösung fähig sein)

Eine Darstellung zu diesen komplexen Aspekten findet sich in ➤ Kapitel 11 [8]. Daneben sind allgemeine Faktoren wie Auffassungsgabe und Lernfähigkeit relevant. Wie weit fehlen die genannten Fähigkeiten? Ressourcen im psychosozialen Umfeld bedeuten Stabilität und gegebenenfalls Ausbaufähigkeit des sozialen Netzes (➤ Kap. 38). Zu klären ist, wie weit hier eine Einschränkung besteht.

Einschätzung des Ausmaßes der Motivation für psychoonkologische Maßnahmen

Häufig kann die Motivation erst am Ende der Diagnostik und in Zusammenhang mit der Indikationsstellung eingeschätzt werden. Häufig ist vorher eine Motivierung durch den Psychoonkologen zusammen mit einer Informationsvermittlung über zur Verfügung stehende Maßnahmen erforderlich, wenn ein mittleres bis hohes Ausmaß an somatischen und psychischen Symptomen bzw. Belastungen vorliegt. Die Motivation kann jedoch unabhängig von der Indikationsstellung des Untersuchers sein (wenn z.B. unrealistische Behandlungserwartungen seitens des Patienten bestehen).

Erst wenn die diagnostizierten Belastungen und Symptome in Relation zu den Ressourcen in der

Persönlichkeit und des psychosozialen Umfelds gesetzt sind und die Motivation des Patienten einbezogen ist, lässt sich eine Aussage über die Indikation zur psychoonkologischen Behandlung treffen (SIPS-Screening in der Lang- bzw. Kurzform; vgl. ➢ Kap. 10; [9]).

9.4 Diagnostische Methoden der Expertenbeurteilung durch Onkologen, Psychoonkologen und deren Teams

Der klinische Zugang erfolgt im Gespräch mit dem Tumorpatienten zunächst auf der Symptomebene, wobei die Interaktion somatischer und psychischer Symptome zu beachten ist – dies hat Konsequenzen im diagnostischen Bereich.

Sorgfältige Evaluation ist die Basis der Diagnostik. Für konsensfähige Forschung ist allerdings ein standardisiertes (psychiatrisches) Interview notwendig. Manualbasierte operationalisierte klinische Interviews sind Bestandteil einer umfassenden, empirisch fundierten psychosozialen Diagnostik und die valideste Methode zur Erfassung einer psychischen Störung, meist jedoch im Rahmen von Studien. Die gebräuchlichsten Interviews und Checklisten sind das Strukturierte Klinische Interview für DSM-IV R (SKID) und das Composite International Diagnostic Interview (CIDI), basierend auf der ICD-10, auf die hier nur verwiesen werden kann. Kategorien für psychische Störungen aufgrund einer somatischen Erkrankung wurden bei den letzten Revisionen aufgenommen. Die sorgfältige Operationalisierung der Kriterien dient der Erhöhung der Reliabilität der diagnostischen Prozesse, was im Hinblick auf die Vergleichbarkeit von zentraler Bedeutung ist [15]. Für einzelne Störungsbilder wie Depression oder Angststörungen liegen zudem störungsspezifische Interviews im Sinne von standardisierten Interviewverfahren vor [17]. Für Studien empfiehlt sich nach Abwägen der Vor- und Nachteile eine Kombination mit Selbst- oder Fremdbeurteilungsfragebögen (zu den Einschränkungen der Anwendbarkeit der ICD-10 s. unten; zum Begriff des Distress ➢ Abschnitt 9.7).

Kreisprozess der Symptomentstehung

Auf der klinischen Ebene ist es hilfreich, zunächst eine Situationsdiagnose zu stellen, welche die Reaktion auf die somatische Seite der Tumorerkrankung erfasst und nach der Auswertung klare Handlungsanweisungen ermöglicht. Sie unterscheidet 5 Themenbereiche:

- psychische Thematik des Patienten, die im vorliegenden Abschnitt behandelt wird
- psychische Thematik der Familie
- psychische Thematik des psychosozialen Umfelds
- rechtliche Situation
- ethische Problematik

Die Diagnostik wird interdisziplinär durchgeführt, was eine ständige Abstimmung der erhobenen Befunde zwischen Onkologen, Psychoonkologen und den übrigen Behandlern erfordert.

Handelt es sich um eine bereits konflikthafte Ausgangssituation, ist also ein Dialog entgleist, gilt es zunächst wahrzunehmen, auf welcher Ebene das Problem liegt: fachlich-technisch, organisatorisch/institutionell oder persönlich? Dann ist es hilfreich, innerlich einen Schritt zurückzutreten und zu versuchen, mehr zu verstehen, um den Dialog zu reparieren. Mögliche offensichtliche Versäumnisse oder Fehler der Behandler sollten anerkannt und in die Kommunikation eingebracht werden.

Entstehung, Interaktion und Eskalation somatischer und psychischer Symptome im Rahmen der Tumorerkrankung werden durch einen Kreisprozess verdeutlicht – von der körperlichen zur emotionalen Erschöpfung, über reduzierte Lebensqualität zu Unverständnis, Enttäuschung, Resignation und schließlich Isolation. Den Beginn des Kreisprozesses stellen somatische Symptome und mögliche Nebenwirkungen der Tumortherapie dar. Einen weiteren Ausgangspunkt bildet meist die körperliche Schwäche durch Inaktivität und Immobilisierung. Es folgen Anämie, Schmerzen, Schlafstörungen, Störungen von Stoffwechsel und Hormonhaushalt, Appetitlosigkeit, Gewichtsverlust, Mangelernährung sowie Übelkeit und Erbrechen; schließlich resultieren Elektrolytverschiebungen, Infektionen bei Immunschwäche und Fatigue.

Das Wissen um die ernste Diagnose sowie um die somatischen Folgen und Nebenwirkungen der Tumortherapie führt beim Patienten zu psychischen Symptomen: Über emotionalen Distress – Angst, intrusive Gedanken, soziale Isolation und Herausfallen aus der Berufswelt sowie Ungewissheit – kommt es zu einer depressiven Symptomatik mit Konzentrationsschwäche, Lustlosigkeit, Antriebslosigkeit sowie Schuld- und Versagensgefühlen, manchmal bis zum Lebensüberdruss.

Diese somatischen und psychischen Symptome können teils überlappen und schwer voneinander zu unterscheiden sein – was ist Ursache, was ist Folge? Hier ist eine weitere Differenzierung sinnvoll, um die psychische Komorbidität im Sinne der Diagnostik nach ICD-10 nicht zu übersehen (s. oben, ➤ Abschnitt 9.3).

Rahmen und Setting

Der Aufbau einer vertrauensvollen und tragfähigen Beziehung im geschützten Rahmen des Settings (vgl. ➤ Kap. 20, 25 und 27) sowie Wahrnehmen und Erkennen bei einer Haltung von Empathie und Wertschätzung sind basale Bausteine innerhalb der persönlichen Begegnung der Arzt-Patient-Beziehung. Die Abklärung der psychischen und sozialen Situation des Tumorpatienten beinhaltet auch die Motivierung und Einbindung des Patienten in den Behandlungsplan. Diese Punkte sollen genauso selbstverständlich zur Sprache kommen wie die somatischen Symptome.

9

Ziele des diagnostischen Gesprächs

Als Ziele sind zu nennen:
- Erkennen und gemeinsames Benennen der emotionalen Situation
- Förderung der Compliance (Kooperation, Termineinhaltung, Bereitschaft zu Folgeuntersuchungen)
- Förderung der Patientenzufriedenheit mit der Behandlung
- Erkennen subjektiver Bewertungsmaßstäbe der Lebensqualität (wie wichtig dem Patienten einzelne Lebensbereiche sind und wie zufrieden er damit ist; vgl. ➤ Kap. 12)
- Beachtung der Einhaltung des Datenschutzes bei der Weitergabe diagnostischer Befunde, gerade angesichts der Priorität interdisziplinärer Zusammenarbeit – dies ist mit dem Patienten frühzeitig abzustimmen

9.5 Prävalenz psychischer Störungen

Frühere Literaturübersichten stellen für depressive Syndrome oder generalisierte Angststörungen Prävalenzraten von 20 ± 45% bzw. für depressive Störungen Prävalenzraten von 1,5 ± 50% und sogar von 5–85% fest. Als methodisch überzeugend ist die häufig zitierte klassische Studie von Derogatis zu nennen. Hier erhielten 47% der Tumorpatienten einer Zufallsstichprobe **DSM-III-Diagnosen,** die sich wie folgt aufteilten:
- 32% Anpassungsstörungen
- 6% Major-Depressionen, Dysthymie oder bipolare affektive Störungen
- 2% Angststörungen
- 3% Persönlichkeitsstörungen
- 4% organische Störungen wie Delir im Sinne ein organisches Psychosyndroms

Generell wird von einer etwa 25- bis 30%igen Prävalenz komorbider psychischer Störungen ausgegangen [18, 19]. Die Prävalenz psychischer Symptome in Abhängigkeit vom Krankheitsstadium, die gegebenenfalls nicht den Vollkriterien entsprechen, schwankt je nach Patientenselektion und verwendeten Methoden sowie in Abhängigkeit von den Krankheitsphasen. In der kurativen Phase überwiegen depressive Symptome mit 25–50%, Schmerzen (als psychisches Symptom im erweiterten Sinne) mit 39% und Anpassungsstörungen mit 32%. In der palliativen Phase treten Anpassungsstörungen sehr häufig auf (bis zu 85%), zudem Fatigue (bis 84%; nach Radio- oder Chemotherapie) und Depressivität (77%). In der Finalphase zeigen sich sehr häufig Fatigue (bis 80%), neuropsychologische Symptome (61%) und Delir (bis 85%) [19; modifiziert nach 20].

9.6 Übersicht psychischer Störungen bei Tumorpatienten nach ICD-10

Die folgende **Übersicht zur Diagnostik psychischer Störungen** bei Tumorpatienten nach ICD-10 [adaptiert nach 21] umfasst 3 Aspekte:

- Anamnese hinsichtlich Vorerkrankungen
- Anamnese in Hinblick auf Begleiterkrankungen, die meist akut oder ausschließlich zeitlich limitiert während einschneidender medizinischer Maßnahmen auftreten
- die eigentlichen psychischen Folgeerkrankungen, welche Themen der Anpassung an die Erkrankung in Sinne der Krankheitsverarbeitung beinhalten

Unter psychische Vorerkrankungen fallen latente psychische Erkrankungen (Vulnerabilität, Konfliktlabilität, Persönlichkeitsstörungen), die durch das Krebsleiden bzw. dessen Folgen erst sichtbar werden. Manifeste psychische Erkrankungen bestanden zeitlich bereits vor dem Krebsleiden und beeinflussen die Anpassung an die Krankheitssituation und deren belastende Einwirkung. Psychische Begleiterkrankungen sind durch das Krebsleiden bzw. dessen Therapie bei vorbestehender (unspezifischer) Vulnerabilität bedingt. Psychische Folgeerkrankungen stellen mit den akuten Begleiterkrankungen die Hauptgruppe dar, die hier ausführlicher behandelt wird.

Psychische Begleit- und Folgeerkrankungen bei Tumorpatienten (ICD-10) [12]: Diese Krankheitsbilder wären ohne Belastung nicht entstanden. Sie sind durch die Tumorerkrankung verursacht und wurden nicht nur durch diese ausgelöst (wie bei den latenten psychischen Erkrankungen mit vorbestehender Vulnerabilität). Diese Gruppe stellt die Hauptdiagnosen bei Tumorpatienten. Man unterscheidet hauptsächlich danach, ob die Störung akut aufgetreten ist oder im Sinne einer Anpassungsstörung bereits länger zurückliegt [21]. Man rechnet dazu die psychischen Reaktionen auf und psychovegetative Begleiteffekte von chirurgischen Eingriffen, Chemotherapie und Strahlenbehandlung. Zu deren Nebenwirkungen gehören bekannte Probleme wie Wundheilungsstörungen, organische Funktionsstörungen und Behinderungen, Übelkeit, Erbrechen, Haarausfall, Fatigue (➢ Kap. 13), Haut- und Schleimhauterkrankungen etc. als direkte Folge der medizinischen Maßnahmen. Zu den unspezifischen **Reaktionen auf schwere Belastungen** gehören **nach ICD-10:**

- Akute Belastungsreaktion (ICD-10, F 43.0). Hierunter fallen die Krisenreaktion und der psychische Schock („Betäubung"), die im Allgemeinen nach wenigen Stunden oder 2–3 Tagen abklingen. Das Risiko, diese Störung zu entwickeln, ist bei gleichzeitiger körperlicher Erschöpfung oder, wenn organische Beeinträchtigungen vorliegen, erhöht. Depression, Angst, Ärger, Verzweiflung, Überaktivität und Rückzug werden beobachtet.
- Anpassungsstörung (ICD-10, F 43.2–43.9). Hierbei handelt es sich um Zustände von subjektivem Leiden und emotionaler Beeinträchtigung, welche die sozialen Funktionen und Leistungen behindern und während des Anpassungsprozesses nach entscheidender Lebensveränderung oder nach belastenden Lebensereignissen wie auch nach schwerer körperlicher Erkrankung auftreten. Die Störung beginnt innerhalb eines Monats nach der Lebensveränderung und hält meist nicht länger als 6 Monate an (außer bei der längeren depressiven Reaktion – F 43.21 –, die nicht länger als 2 Jahre anhält). Individuelle Disposition und Vulnerabilität spielen eine größere Rolle als bei den Diagnosen F 43.0 und F 43.1.
- Posttraumatische Belastungsstörung (ICD-10, F 43.1), Reaktion auf eine Situation außergewöhnlicher Bedrohung. Typisch sind sogenannte Flashbacks und Albträume. Ein Übergang in eine posttraumatische Persönlichkeitsstörung ist möglich.
- Posttraumatische Persönlichkeitsstörung nach Extrembelastung (ICD-10, F 62). Darunter, wie auch unter der posttraumatischen Belastungsstörung, werden nur sehr schwere Zustandsbilder klassifiziert (Prävalenz: etwa 5%).

9.7 Zum Begriff des Distress in der psychoonkologischen Symptomdiagnostik

Patienten und ihre Familien, die mit der Tumordiagnose konfrontiert sind, erleben ein unterschiedliches Ausmaß von Stress und emotionaler Aufregung. Dennoch wird eine Störung im Sinne der ICD-10- oder DSM-Kriterien nicht in jedem Fall diagnostiziert. Die Prävalenzraten für Distress schwanken in der Literatur um 30%, je nach Definition und Stichprobe, mit Schwankungen zwischen 8,5% (für Depressionen bei männlichen Tumorpatienten) und 41,4% (gesamt) [22]. Es überwiegen jene Patienten, die nicht primär erlebnis- oder verhaltensgestört sind, sondern deren Bewältigungsfähigkeiten aktuell überfordert sind [23]. Es besteht daher eine kritische Diskussion über die Passung der rein nosographischen Kriterien und Klassifikationen wie der ICD-10.

Hier soll auf diese bisher ungelösten Probleme hingewiesen werden, da die ausschließlich störungsorientierte Zugangsweise der psychoonkologischen Problemstellung häufig nicht gerecht wird und in der Regel keine primären psychiatrischen Störungen und Erkrankungen, sondern meist Reaktionen im Sinne von Belastungsreaktionen bzw. Anpassungsstörungen nach ICD-10 vorliegen.

Nach der Auffassung von Herschbach [24] sei die ICD-Diagnostik in vielen Fällen wenig geeignet, die psychische Situation von Krebskranken adäquat abzubilden. Es stelle sich die Frage, ob relevante psychische Reaktionen in dieser Nomenklatur angemessen abgebildet werden, z.B. „Krankenhauskoller" nach langer Liegezeit, Aggressivität gegen den behandelnden Arzt bei mangelnder Krankheitsakzeptanz, spezifische Verleugnung oder Realangst (z.B. „Progredienzangst"). Stark belastete Patienten, auf die jedoch keine ICD-Diagnose zutrifft, erhielten unter Umständen keine Behandlung, außer wenn sie psychische Störungen entwickeln (was mit einer Häufigkeit nicht deutlich über dem Bevölkerungsdurchschnitt vorkomme). Der größte Teil der diagnostischen Kategorien (bzw. Fragebogen-Items) träfe nicht auf Krebspatienten zu. Eine derartige Diagnostik suggeriere zudem, dass die klassischen Psychotherapieverfahren indiziert seien. Spezifisch für psychoonkologische Zwecke entwickelte und psychometrisch geprüfte Selbst- und Fremdeinschätzungsverfahren böten die besten Chancen, die psychosoziale Belastung von Karzinompatienten abzubilden, Akzeptanz beim Patienten zu finden, gültige Indikationsentscheidungen zu begründen und den Behandlungsbedarf abzuschätzen.

Es folgt eine Reihe von Argumenten zu Befunden, die sich nicht oder nur schwer nach ICD-10 klassifizieren lassen:

- Die Angst, nicht mehr gesund zu werden, ist in bestimmten Fällen leider eine „normale" realistische Erwartung und kann daher nicht an ICD-Klassifikationskriterien von Angst gemessen werden.
- Traurigkeit und Trauer sind normale Reaktionen auf eine einschneidende, existenzbedrohende Erkrankung, und diese Krise sollte auf einem Kontinuum, das von der Trauerreaktion über depressive Anpassungsstörungen bis zu schweren Depressionen (Typ Major-Depression) reicht, abzubilden sein.
- Bei speziellen Tumorlokalisationen sind Störungen im Körperbild und psychosoziale Beeinträchtigungen zu erwarten, z.B. nach Operation eines Kolonkarzinoms mit Anlage eines Anus praeter (Beeinträchtigung der Verdauungsfunktionen, Störung des Körperbildes, Auswirkungen auf Selbstbild und Paarbeziehung sowie Sexualität etc.). Dies bewirkt eine soziale Isolation bei starker Gewichtsabnahme, geänderten Essgewohnheiten (Restaurantbesuch), Inkontinenz, Geruchsproblemen, Scham und Rückzug etc. Wenn dieser Zustand über 2 Jahre anhält, kommt die Diagnose „längere depressive Reaktion" nach ICD-10 F43.21 nicht mehr zum Tragen.
- Bei manchen Patienten mit fortgeschrittenen Tumorstadien treten Gefühle der Sinn- und Zwecklosigkeit sowie der Unterstimulation und der Langeweile auf, die anderweitig nicht erfasst werden können [25].
- Zentrale Konflikte bei Tumorpatienten berühren häufig Themen wie Autonomie bzw. Abhängigkeit, Selbstwert oder Schuld. Patienten, die innerlich stark mit Themen der subjektiven Krankheitstheorie befasst sind (z.B. abstruse pseudoätiologische Kausalattribution im Sinne

der „Krebspersönlichkeit", was heute wissenschaftlich nicht mehr haltbar ist), zeigen häufiger eine maladaptive Krankheitsverarbeitung (Schuldgefühle) sowie mehr Distress im Sinne depressiver und hoffnungsloser Äußerungen [26].

- Ein verändertes Zeitempfinden führt zu einem subjektiv langsameren Vergehen der Zeit in Zusammenhang mit niedrigerer Lebensqualität und Empfinden von mehr Angst [27].
- Schwarz [21] weist zum Thema regressiver Phänomene bei Schwerkranken darauf hin, dass man fast regelmäßig im Zuge einer fortschreitenden malignen Erkrankung zumindest vorübergehend Borderline-ähnliche „frühe" Abwehrformen (Ich-Regression) findet, mit Spaltung, Verleugnung, Idealisierung und Entwertung, z.B. als Form der Angstregulation und Depressionsabwehr. Diese Abwehrformen seien darüber hinaus eine wichtige adaptive Abwehrform, die ein von Affekten weitgehend unbehelligtes Funktionieren erlaubt.

Einer Untergruppe von Tumorpatienten ist also nur bei weiter Auslegung eine ICD-10-Diagnose zuzuweisen, da im Krankenhausabrechnungssystem bzw. im Praxisbereich Leistungen anderweitig nicht vergütet würden, was erhebliche sozialrechtliche Konsequenzen hätte. Hilfreich scheint es daher, daneben andere Diagnostiksysteme einzusetzen, um psychische Bedingungen zu erkennen, die durch die ICD- und DSM-Logik allein nicht erfasst werden. Daher existieren neue Ansätze in der Psychoonkologie, welche die Komponenten psychischer Probleme und Symptome diagnostisch neu definieren.

Hier führt vor allem der Begriff „Distress" weiter, der aus der amerikanischen Psychoonkologie eingeführt wurde und durch Methoden der Selbstbeurteilung erfasst wird (➤ Kap. 11). Stress („Distress") ist definiert als Reaktion auf eine belastende Situation (Stressor) und beansprucht oder übersteigt die eigenen Bewältigungsmöglichkeiten.

9.8 Ausblick

Es ergeben sich folgende Konsequenzen für die Umsetzung in die Klinik: Da eine Funktion der empirischen Forschung für die Diagnostik in der Psychoonkologie darin besteht, die individuellen klinischen Erfahrungen und den persönlichen Horizont mit systematischen Untersuchungen anzureichern, erscheint es sinnvoll, damit die diagnostische Beurteilungsbasis des Einzelfalls zu verbessern. Für jeden einzelnen Patienten stellt also der persönliche Kontakt im Gespräch die Vertrauensbasis und damit die Grundlage für die weitere Therapie dar, wie Almuth Sellschopp als Wegbereiterin der Psychoonkologie in der BRD wiederholt hervorhebt [28]. Diese beiden Koordinaten der Diagnostik erfordern eine systematische Ausbildung und eine kontinuierliche Rückmeldung im Rahmen eines fortlaufenden Supervisions- oder Intervisions-Settings, das sowohl im stationären als auch im ambulanten Bereich realisierbar sein sollte.

LITERATUR

1. Weis J, Blettner G, Schwarz R: Psychoonkologische Versorgung in Deutschland: Qualität und Quantität. Z Psychosomat Med 46 (2000) 4–17
2. Mehnert A, Petersen C, Koch U: Empfehlungen zur Psychoonkologischen Versorgung im Akutkrankenhaus. Z Med Psychol 12 (2003) 2–20
3. NCCN: Distress. Treatment Guidelines for Patients. http://www.nccn.org/patients/patient_gls/_english/pdf/NCCN%20Distress%20Guidelines.pdf (20.01.08)
4. NHMRC Working Group NBCCPWG: Psychosocial Clinical Practice Guidelines. Information, Support and Counselling for Women with Breast Cancer. National Health and Medical Research Council, Commonwealth of Australia. http://www.nhmrc.gov.au/publications/synopses/cp61syn.htm (20.01.08)
5. Schneider W: Diagnostische Methoden – eine Übersicht. In: Ahrens S, Schneider W (Hrsg.): Lehrbuch der Psychotherapie und Psychosomatischen Medizin, 2. Aufl. Schattauer, Stuttgart (2002) 167
6. Wieland W: Diagnose. Überlegungen zur Medizintheorie. de Gruyter, Berlin (1975)
7. Weis J: Was ist Psychoonkologie. http.//www.pso-ag.de/wir.htm (20.01.08)
8. Arbeitskreis OPD (Hrsg.): Operationalisierte Psychodynamische Diagnostik ODP-2. Das Manual für Diagnostik und Therapieplanung. Huber, Bern (2006)
9. Pouget-Schors D, Schneider W, Birke K, Sellschopp A, Dahlbender RW: Qualitätssicherung in der Grundversorgung: OPD und Screening des Interventionsbedarfs in

Psychosomatik und Psychoonkologie. In: Dahlbender RW, Buchheim P, Schüßler G (Hrsg.): Lernen an der Praxis. OPD und Qualitätssicherung in der psychodynamischen Psychotherapie. Tagungsband 3. Int. OPD-Kongress Ulm 2000. Huber, Bern (2004) 69, 82
10. Bartuska H, Baumgartner G, Bolen I et al.: Diagnostik-Leitlinie für Psychotherapeutinnen und Psychotherapeuten. Psychotherapie Forum 13, Suppl 3 (2005) 81–108
11. Faber FR, Haarstrick R, Rüger U, Dahm A, Kallinke D: Kommentar Psychotherapierichtlinien. Gutachterverfahren in der Psychotherapie. Psychosomatische Grundversorgung. Urban & Fischer, München (2003)
12. Dilling H, Mombour W, Schmidt MH (Hrsg.): Internationale Klassifikation psychischer Störungen. ICD-10 Kapitel V (F). Klinisch-diagnostische Leitlinien. Huber, Bern (1991)
13. DIMDI: ICD-10 SGB V: Internationale statistische Klassifikation der Krankheiten und verwandter Gesundheitsprobleme, 10. Revision. Information DIfMDu. Band I. Systematisches Verzeichnis. Kohlhammer, Stuttgart (2000)
14. Wittchen H, Zaudig M, Fydrich T: SKID. Strukturiertes Klinisches Interview für DSM-IV. Achse I und II. Handanweisung. Hogrefe, Göttingen (1997)
15. Härter MC: Psychische Störungen bei körperlichen Krankheiten. PPmP 50 (2000) 274–286
16. Schmitz N, Wang J, Malla A, Lesage A: Joint Effect of Depression and Chronic Conditions on Disability: Results from a Population-Based Study. Psychosomatic Medicine 69 (2007) 332–338
17. Mehnert A, Lehmann C, Cao P, Koch U: Die Erfassung psychosozialer Belastungen und Ressourcen in der Onkologie – Ein Literaturüberblick zu Screeningmethoden und Entwicklungstrends. Psychother Psych Med 56 (2006) 462–479
18. Beutel M: Spezifische und generelle Aspekte der Verarbeitung chronischer Erkrankungen. http://sip.medizin.uni-ulm.de/abteilung/buecher/BEWAELTIG/nr4.html (20.01.08)
19. Pouget-Schors D, Degner H: Erkennen des psychosozialen Behandlungsbedarfs bei Tumorpatienten. In: Sellschopp A, Fegg M, Frick E et al. (Hrsg.): Manual des Tumorzentrums München. „Psychoonkologie" – Empfehlungen zur Diagnostik, Therapie und Nachsorge, 2. Aufl. Zuckschwerdt, München (2005) 30
20. Schwarz R, Krauß O: Palliativmedizin – psychologische Therapie. Der Internist 41 (2000) 612–618
21. Schwarz R: Psychotherapeutische Grundlagen der psychosozialen Onkologie. Psychotherapeut 40 (1995) 313–323
22. Herschbach P, Brandl T, Keller M, Marten-Mittag B: Psychological Distress in Cancer Patients Assessed with an Expert Rating Scale. BMJ (submitted) (2007)
23. Reinert E, Butzke H (eds.): Praktische Psychoonkologie. Tumorzentrum Freiburg, www.tumorzentrum-freiburg.de (2006)
24. Herschbach P: Zum Sinn und Berechtigung der psychiatrischen Diagnostik in der Psychoonkologie. Vortragsmanuskript. http://zpm.uke.uni-hamburg.de/4DACTION/W_lehre_detail?L=P2&Vrn=1710&v1=1&v2=1 (20.01.08)
25. Passik SD, Inman A, Kirsh K, Theobald D, Dickerson P: Initial validation of a scale to measure purposelessness, understimulation, and boredom in cancer patients: toward a redefinition of depression in advanced disease. Palliat Support Care 1 (2003) 41–50
26. Faller H, Lang H, Schilling S: Kausalattribution „Krebspersönlichkeit" – ein Ausdruck maladaptiver Krankheitsverarbeitung? Z Klin Psychol Psychiat Psychother 44 (1996): 104–116
27. Wittmann M, Vollmer T, Schweiger C, Hiddemann W: The relation between the experience of time and psychological distress in patients with hematological malignancies. Palliat Support Care 4 (2006) 357–363
28. Sellschopp A, Herschbach P: Psychoonkologie. In: Hiddemann W, Huber H, Bartram CR (Hrsg.): Die Onkologie. Teil 1: Epidemiologie, Pathogenese, Grundprinzipien der Therapie. Springer, Berlin, Heidelberg (2004) 730–737
29. Sellschopp A, Herschbach P (Hrsg): Psycho-Onkologie: Perspektiven heute. Dustri, Papst Science Publishers, Dushi (2006) 237

KAPITEL **10**

Doris Pouget-Schors

Kriterien des psychoonkologischen Interventionsbedarfs

10.1 Indikationsstellung auf der Basis psychoonkologischer Diagnostik

Krebspatienten sind nicht per se psychotherapeutisch behandlungsbedürftig. Die Häufigkeit psychosozialer Behandlungsbedürftigkeit wird übereinstimmend mit etwa einem Drittel der Patienten angegeben, während alle Krebskranken einer psychosozialen Beratung bedürfen [1].

Vorbedingung für jede zielgerichtete Intervention ist die **Diagnostik**. Hier geht es darum – gerade weil derzeit eine standardisierte Diagnostik im Sinne des Screenings noch nicht bei jedem Patienten durchgeführt wird (➢ Kap. 11) –, mit klinischen Methoden diejenigen Patienten zu identifizieren, die von einer spezifischen psychoonkologischen Intervention profitieren können (differenzielle Indikation). Dies kommt auch den begrenzten Ressourcen der Psychoonkologie im ambulanten und stationären Bereich sowie den Anforderungen der Qualitätssicherung entgegen. Je nach Art der Erkrankung können neben den somatischen und psychischen Voraussetzungen unter anderem auch Alter, Motivation und Compliance sowie die somatische und psychische Belastbarkeit die Indikationsentscheidung beeinflussen. Sie ist also wesentlich stärker als in der somatischen Medizin davon abhängig, wie weit auch der Patient als Partner von Anfang an in diese Fragen miteinbezogen werden kann. Grundsätzlich ist ein psychoonkologisches Behandlungsangebot immer dann indiziert, wenn der Patient in der Gefahr ist, von seinem subjektiven Leiden überwältigt zu werden bzw. selbst nach psychotherapeutischer Unterstützung verlangt, unabhängig davon, wie exakt seine Vorstellungen über die Psychoonkologie sein mögen. Andererseits können empirisch gesicherte epidemiologische Erkenntnisse zur Komorbidität den notwendigen Bedarf an psychoonkologischen Diensten besser fundieren [2]. Im Folgenden werden 3 Wege beschrieben, um die **Indikationskriterien** einzuschätzen, und zwar nach:

- der „überschwelligen Bedingung"
- dem Krisenstatus
- der therapeutischen Beziehung

In der Praxis ergänzen sich diese 3 Anteile gegenseitig.

Der **Behandlungsbedarf** ergibt sich in der Regel aus dem Ergebnis der klinischen Diagnostik bzw. des Screenings. Hierzu sind folgende, häufig verwendete **Kriterien** zu nennen, die sich allerdings aus unterschiedlichen Gründen – bis auf die psychosoziale Belastung und die Lebensqualität – als für systematische Screening-Untersuchungen nicht praktikabel erwiesen haben [3]:

- Merkmale der Erkrankung bzw. der Behandlung
- Charakteristika der Selbstzuweisung
- Merkmale der psychiatrischen Komorbidität
- •Einschätzung des Onkologen
- Merkmale der Krankheitsverarbeitung bzw. des Copings

Das Zustandekommen der Behandlung hängt wiederum von der Inanspruchnahme bei Vorhandensein, von der Motivation des Patienten und vom Fehlen zeitlicher oder organisatorischer Hindernissen ab ([4]; ➢ Kap. 9 und 11).

10.2 Einschätzung der Indikationskriterien nach der „überschwelligen Bedingung"

Die in ➢ Tabelle 10.1 formulierte „überschwellige Bedingung" soll die krankheitsbezogenen klinischen Indikationskriterien erläutern, nämlich welches Symptomausmaß die Bedingungen für die Krankheits- und Behandlungswertigkeit im Sinne eines Schwellenwertes erfüllt. Sie wurde hier allgemein gehalten, um die klinisch relevante Überschreitung individueller Grenzen beschreiben zu können, und zwar in der Formulierung des Patienten (subjektiv deutliche Ausprägung: schwerwiegend, sehr stark, sehr bis äußerst belastend). Gleichzeitig soll die Sicht des somatischen Behandlungs- bzw. Expertenteams darstellbar sein (Überschreitung eigenen Wissens und eigener Kompetenzen, Möglichkeiten des Umgangs mit dem Problem).

Tab. 10.1 Indikationskriterien zur psychoonkologischen Therapie nach der überschwelligen Bedingung

Indikationskriterien	Überschwellige Bedingung
Krankheitsbezogene Indikationskriterien	
Tumorerstdiagnose, Progredienz/Rezidiv, Einleitung palliativmedizinischer Maßnahmen	Schockreaktion und psychovegetative Folgereaktionen, Hindernisse bei der medizinischen Aufklärung
Folgen der Grunderkrankung, Maßnahmen von Chirurgie, Chemotherapie, Pharmakotherapie und Strahlentherapie	Subjektiv belastende Nebenwirkungen und Folgen: Veränderung basaler Körperfunktionen (Artikulation, Atmung, Ernährung, Ausscheidung, Schlaf, Kognition), des Körperbildes und der psychosexuellen Identität
Medikamentöse Schmerztherapie nach WHO-Schema	Fehlen ausreichender Linderung
Unklare organische Symptome	Diskrepanz zwischen Beschwerden und medizinischen Befunden
Indikationskriterien aufgrund von emotionalen Reaktionen, Krankheitsverhalten und Krankheitsverarbeitung	
Emotionale Reaktionen	Distress, Angst, Depression, Verzweiflung, Selbstgefährdung, „rahmensprengendes" Verhalten, hoher Leidensdruck
Compliance bzw. Mitarbeit bei diagnostischen und therapeutischen Maßnahmen	Patient kann/will nicht kooperieren; psychische Faktoren behindern die Compliance
Coping/Krankheitsverarbeitung	Hindernisse bei der Bewältigung, ausgeprägte Verleugnung
Subjektive Krankheitstheorie	Belastung durch intensive Beschäftigung mit (realen oder angenommenen) Auslösern der Tumorerkrankung
„Krankenhausstress", „Krankenhauskoller"	Längere Aufenthalte im Krankenhaus, besonders auf der Intensiv- oder Isolierstation (Knochenmarktransplantation); Ungeduld, Langeweile, Ärger, psychophysische Erschöpfung
Indikationskriterien aufgrund psychosozialer Belastungen	
Aktuelle oder vorangegangene Traumatisierung	Hinweise in der Biographie oder aktuell wirksame Belastungen
Psychische oder psychiatrische Vorerkrankungen	Unbewältigte aktualisierte Konflikte, ICD-Diagnosen
Familiäres Umfeld, psychosoziale Ressourcen	Krisenhafte Entwicklungen, Dekompensation oder Fehlen eines sozialen Netzes
Arzt-Patient-Beziehung, Kommunikation, Compliance, Team-Kooperation	Spannungen durch Missverständnisse, Konflikte, Fehler und Versäumnisse; Vertrauensverlust
Screening-Verfahren (➤ Kap. 11)	Überschwellige Werte

Stets ist dabei auch die Frage der **differenziellen Indikationsstellung** im Auge zu behalten:

- Für welche vorhandene Maßnahme stellt man die Indikation? (s. unten und ➢ Kap. 36)
- Wo liegt der Fokus der Intervention?

Der Fokus kann jedoch zu Beginn unscharf sein („dieser Patient braucht jetzt Aussprache und Hilfe") oder bereits sehr präzise („diese Patientin braucht eine strukturierte Anleitung zur Entscheidungsfindung" oder „eine Einstellung auf eine antidepressive Medikation ist primär erforderlich"; vgl. ➢ Kap. V).

10.3 Einschätzung der Indikationskriterien nach dem Krisenstatus

Zunächst folgt eine **Definition** des Begriffs **„psychische Krise"**: Es handelt sich um einen drohenden Verlust des psychischen Gleichgewichts zwischen stabilisierenden und labilisierenden Kräften unter dem Einfluss äußerer und innerer Faktoren (psychisch, sozial, somatisch etc.) [5]. Krisen können als adäquate Folge realistisch eingeschätzter Ereignisse (z.B. Mitteilung über Tumorprogredienz) als krankheitswertig oder aber nicht krankheitswertig erlebt werden. Folgende Fragen helfen weiter:

- Wie akut ist das aktuelle innere Leiden des Patienten?
- Wie sehr steht der Patient unter äußerem Druck?

Die Bedeutung der Krise für den Patienten ist herauszuarbeiten – in Bezug auf den somatischen Status oder die Funktion, den Lebenszusammenhang, Beziehungen und Arbeitsfähigkeit; beispielsweise wird sie als Einengung, Überforderung, existenzielle Bedrohung, Beeinträchtigung des Zugangs zu Ressourcen und Werten, Traumatisierung, schwerer Verlust, Schicksalsschlag, Herausforderung oder Schwellensituation erlebt. Weiterhin ist die Frage zu klären, ob eine Selbst- oder Fremdgefährdung mit unmittelbaren Handlungsnotwendigkeiten besteht. Eine Reihe von Instrumenten ermöglichen eine Klassifikation des funktionalen Schweregrades (z.B. Skala zur Globalen Erfassung des Funktionsniveaus, GAF; [6]). Für die Klinik erscheinen die 5 Schweregrade von Krisen in den Leitlinien zur psychotherapeutischen Diagnostik des Österreichischen Bundesministeriums für Gesundheit gut anwendbar; sie reichen von der merkbaren Irritation des psychischen Gleichgewichts bis zur manifesten Suizidalität [5].

10.4 Einschätzung des Indikationskriteriums nach der psychotherapeutischen Beziehung

Die Entwicklung der **diagnostischen „Beziehung"** zwischen Patient und Psychoonkologen ist in ihrer interpersonellen Dimension einzuschätzen (Vertrauensbasis, Kooperationsbereitschaft und Arbeitsbündnisfähigkeit, gegebenenfalls Übertragung, Aktualisierung von Beziehungsmustern etc.). Hinweise dazu finden sich auf verschiedenen Ebenen (kognitiv, emotional, verbal, nonverbal, körperlich):

- Mit welchem Beziehungsangebot tritt der Patient in Kontakt – eher eine Einladung zur Unterstützung, zur Strukturierung, zur Bewertung oder zur Parteinahme?
- Wie ausgeprägt sind Leidensdruck, Motivation und Veränderungsintention?
- Welche Bedürfnisse, Erwartungen und Wünsche werden geäußert?
- Wie gut sind die sprachliche Verständigung und die Dialogfähigkeit?

10.5 Aktuelle psychoonkologische Versorgungslage

Abschließend ist einschränkend anzumerken, dass die Indikation zur psychoonkologischen Behandlung leider aufgrund des Mangels an flächendeckender Versorgung bei fehlender Personalausstattung und Ausbildung längst nicht immer in eine entsprechende Therapie münden kann. Häufig hängt die Indikationsstellung auch von den vorhandenen Ressourcen ab – wenn am Ort keine Beratungsstelle aktiv arbeitet und der nächste zertifizierte Psychoonkologe 100 km entfernt ist, sind häufig Kompromisse notwendig, um ein für den Patienten hilfreiches Therapieangebot zur Verbesserung seiner Lebensqualität zu realisieren.

LITERATUR

1. Schwarz R: Psychotherapeutische Grundlagen der psychosozialen Onkologie. Psychotherapeut 40 (1995) 313–323
2. Härter MC: Psychische Störungen bei körperlichen Krankheiten. PPmP 50 (2000) 274–286
3. Herschbach P: Behandlungsbedarf in der Psychoonkologie. Grundlagen und Erfassungsmethoden. Der Onkologe 12 (2006) 41–47
4. Beutel M, Henrich G, Sellschopp A, Keller M, Adermayer W: Bedarf und Inanspruchnahme ambulanter psychosozialer Versorgung Krebskranker – am Beispiel der onkologischen Tagesklinik. PPmP 46 (1996) 304–311
5. Bartuska H, Baumgartner G, Bolen I et al.: Diagnostik-Leitlinie für Psychotherapeutinnen und Psychotherapeuten. Psychotherapie Forum 13, Suppl 3 (2005) 81–108
6. Sass H, Wittchen H, Zaudig M (Hrsg.): Skala zur Erfassung des Funktionsniveaus (GAF). Diagnostisches und statistisches Manual psychischer Störungen DSM-IV, 3. Aufl. Hogrefe, (2001)

KAPITEL

11

Doris Pouget-Schors

Darstellung von Screening-Instrumenten zur Klärung des Behandlungsbedarfs

11.1 Problemstellung

Definitionsgemäß ist ein Screening-Instrument ein Fragebogen mit einem Verfahren zur Identifizierung bestimmter Merkmale aus einer großen Gruppe von Personen. Screening-Instrumente in der Psychoonkologie sind standardisierte Methoden zur Erhebung von Daten über psychosoziale Belastungen, psychische Störungen, psychosoziale Ressourcen und die Lebensqualität der Patienten [1] und damit ein Teilbereich der Diagnostik.

Es zeigt sich, dass diese Art der Diagnostik eine schwierige Aufgabe ist, die ein Instrument allein nicht lösen kann. Bei der **Selbstbeurteilung mittels Fragebogen** geht es beispielsweise darum, den patientenseitig definierten Distress-Level zu identifizieren (zur Thematik des Distress ➤ Kap. 9.7). Alle Instrumente dienen unterschiedlichen Zielsetzungen; sie weisen nach Mehnert mit einer spezifischen Wahrscheinlichkeit auf das Vorliegen oder Fehlen einer Belastung oder Symptomatik hin. Die Auswertung eines Screening-Fragebogens erfolgt über einen festgelegten Grenz- oder Schwellenwert, der definiert, ob die Summe der gegebenen Antworten das Vorliegen einer psychosozialen Belastung oder psychischer Störungen wahrscheinlich macht (Screening-positive Personen) oder nicht (Screening-negative Personen; ausführliche Übersicht zu den häufig verwendeten methodischen Gütekriterien wie Sensitivität bzw. Spezifität etc. bei [1]).

Meist wird mit der Einrichtung eines Cut-off-Kriteriums implizit eine Indikation für den Behandlungsbedarf abgeleitet, obwohl sich diese genau genommen aus einer Reihe von weiteren, zum Teil konfundierenden Variablen zusammensetzt, unter anderem der Motivation des Patienten (vgl. ➤ Kap. 9), dem Vorhandensein einer wirksamen Therapiemaßnahme oder der Verfügbarkeit eines adäquaten Angebots (vgl. ➤ Kap. 10).

Indikationsbestimmende Screening-Ergebnisse implizieren meist auch das Vorhandensein von Risikofaktoren für den weiteren Verlauf: Falls diese Symptome einer Belastung unbehandelt blieben, hätte dies negative Gesamtfolgen, z.B. für die Länge des Krankenhausaufenthaltes oder die Compliance bezüglich der onkologischen Therapie mit einem signifikant schlechteren Outcome. Dazu gibt es eindeutig positive Daten bezüglich der Lebensqualität [z.B. 2] – jedoch liegen bisher nicht für alle Einzelsymptome und Therapieformen kontrollierte Studien vor.

Darüber hinaus können Ergebnisse von Untersuchungen, die auf Selbstbeurteilungsskalen beruhen, korrekterweise eher als Indikatoren für Symptome bei somatisch Erkrankten gedeutet werden, die mit der Auftretenshäufigkeit einer spezifischen psychischen Störung korrelieren oder nicht korrelieren können [3]. Ein Screening-Instrument liefert einen Baustein zur Diagnose, nicht aber die Diagnose selbst. Allerdings korrelieren einzelne Merkmale zum Teil mit ICD-10- oder DSM-IV-R-Diagnosen, was nur durch aufwändige Interviewverfahren nachweisbar ist (vgl. ➤ Kap. 9.1).

11.2 Übersicht der Screening-Instrumente

Die Arbeitsgruppe von Mehnert und Koch in Hamburg hat im Rahmen einer hervorragenden Übersichtsarbeit eine ausführliche Darstellung der derzeit wichtigen Screening-Verfahren für Tumorpatienten mit ihren Leistungscharakteristika, vor allem auch unter forschungs- und methodentechnischen Gesichtspunkten, vorgelegt [1]. Tabellen ermöglichen einen Vergleich der Instrumente untereinander mit Unterscheidung von Verfahren zur Erfassung folgender Merkmale:

- allgemeine psychosoziale Belastung (zielt nicht spezifisch auf eine bestimmte psychische Störung)
- Angstsymptome und Angststörungen
- depressive Symptome und Depression
- posttraumatische Belastungssymptome
- Fatigue-Symptome
- Delir und kognitive Funktionseinschränkungen
- Krankheitsverarbeitung
- soziale Unterstützung
- Lebensqualität

11.3 Screening-Instrumente zur Selbstbeurteilung

Die meisten der oben aufgeführten Merkmale werden mit Selbstbeurteilungsinstrumenten erfasst. Die Selbstbeurteilung durch den Patienten ist heute zunehmend auch unabhängig vom Forschungskontext in vielen Bereichen der Akut- oder Rehabilitationsmedizin Teil der diagnostischen Strategie und einfach zu handhaben. Fragebögen zur Erfassung der gesundheitsbezogenen Lebensqualität (EORTC QLQ-C30), zu Angst und Depression (Hospital and Depression Scale) oder zur Fatigue (Cancer Fatigue Scale) sind weit verbreitet. Zunehmend werden für die Routine praktikable Screening-Methoden entwickelt, die keine langen Auswertungsprozeduren erfordern oder sogar direkt vom Patienten am Computer durchgeführt werden können, sofort auswertbar sind und ein Verlaufsmonitoring ermöglichen (Hand-held-Computer; [4, 18]).

! WICHTIG

Jede Selbstbeurteilung unterliegt auch Einschränkungen.

Wenn ein Patient einen Fragebogen ausfüllt, hängt das Ergebnis immer auch von seiner situativen Verfassung, der Kooperationsbereitschaft, der Fähigkeit zu Selbstwahrnehmung und Krankheitseinsicht, von der verfügbaren Zeit und nicht zuletzt von seinem Vertrauen in die Untersucher und seiner Aufrichtigkeit bzw. seiner Vorstellung von sozialer Erwünschtheit ab. Davon unabhängig können unbewusst wirksame Faktoren wie Verleugnung als adaptive Schutzstrategie gegen überwältigende Abläufe oder Gefühle das Ergebnis bestimmen. Diese Rahmenbedingungen schränken die Ergebnisinterpretation von Screening-Selbsteinschätzungen ein bzw. fordern dazu auf, immer Folgendes präsent zu halten: Will oder kann der Tumorpatient seine Belastung nicht „öffentlich machen", kann auch ein Screening-Instrument wenig ausrichten.

Die Art und Weise, wie der Patient den Fragebogen betrachtet und handhabt, ist ganz zentral von der Qualität und der Tragfähigkeit der Arzt-Patient-Beziehung abhängig und kann diese nicht ersetzen. Die Inhalte und Ergebnisse des Screening-Instruments sollten auch in das Gespräch mit dem Patienten aktiv integriert werden (weitere methodische Grundlagen bei [1]).

11.4 Screening-Instrumente zur Fremdbeurteilung

Die meisten Screening-Methoden sind Selbstbeurteilungsinstrumente; es gibt jedoch auch solche zur Fremdbeurteilung. Diese erfordern vor der Anwendung ein Rater-Training der Ärzte und Psychologen, das häufig schwierig zu realisieren ist. Bei den im Folgenden vorgestellten Instrumenten wird stattdessen Begleitmaterial in Manualform verwendet.

Als krebsspezifische Instrumente wurden in der BRD der Hornheider Fragebogen (näheres bei [5]) und die Psychoonkologische Basisdokumentation PO-BADO entwickelt und validiert [6–8]. Letztere schätzt anhand von 15 Items somatische und psychosoziale Aspekte (formuliert als Leidensdruck aus der Sicht des Patienten) sowie die Indikation für eine psychosoziale Unterstützung aus der Sicht des Untersuchers ein. Die bisherigen psychometrischen Analysen weisen auf eine sehr gute Reliabilität und Validität hin. Allein die Interrater-Reliabilität zwischen Selbst- und Fremdbeurteilung ist zufriedenstellend [1]. Die jüngste Studie der PO-BADO-Arbeitsgruppe mit einer großen Stichprobe (n = 6365) aus den Bereichen „Akutmedizin", „Rehabilitation", „ambulante Versorgung" sowie „Palliativ- und Hospizversorgung" (66% Frauen, 63% Erstdiagnosen, 43% mit Metastasen) ergab folgende Ergebnisse zur Identifikation von Risikofaktoren [8]: Im Bereich der Distress-Dimensionen fand sich signifikant höherer Distress in der somatischen Dimension bei Männern durch die Einschränkungen im Alltag, in der psychischen Dimension bei Frauen durch Angst oder Sorgen, in der sozialen Dimension bei Patienten ohne Partner infolge Einsamkeit. In der Selbstwertdimension zeigte sich der höchste Distress durch Scham bzw. Verlust des Selbstwertgefühls bei Männern und Frauen in gleich hoher Ausprägung. Betrachtet man die Rangreihe der 7 ausgeprägtesten Risikofaktoren für psychosozialen Distress, berechnet durch multiple Regressionsanalysen, zeigt sich, dass Patienten während einer Chemotherapie an der Spitze stehen, gefolgt von Patienten jüngeren Alters, Personen weiblichen Geschlechts, Patienten mit ausgeprägtem Schweregrad der Erkrankung sowie solchen mit einer Behandlung mittels Hormontherapie. Interessanterweise wiesen Patienten mit einem chirurgischen Eingriff innerhalb der vorangegangenen 2 Monate bzw. mit einer Strahlentherapie relativ weniger Distress auf als solche ohne Behandlung. Hier mag wohl der Faktor „Hoffnung auf Heilung durch die Therapie" eine Rolle spielen. Patienten mit Berufstätigkeit bzw. in Rente hatten die niedrigsten Distress-Werte. Weitere **Risikofaktoren** stellten folgende Merkmale dar:

- gynäkologische Tumoren bzw. Tumoren des Respirationstrakts
- Metastasen
- Rezidiv
- Krankheitsdauer von mehr als 5 Jahren
- Behandlung in ambulantem Setting bzw. im Palliativ- oder Hospiz-Setting

11.5 Einschränkungen in der Bewertung des Screenings

Ein grundsätzliches Problem beim Einsatz von Screenings in der klinischen Praxis stellt aus Sicht von Mehnert et al. [1] jedoch folgender wichtiger Aspekt dar: „Es kommt zu einer Überidentifikation von Patienten mit einer auffälligen psychosozialen Belastung, die durch den Einsatz besonders sensitiver Instrumente mit einer niedrigen Spezifität entsteht. Dieses Problem, das insbesondere einen unnötigen Aufwand weiterer diagnostischer Maßnahmen zur Folge hat, kann gegenwärtig nicht zufriedenstellend gelöst werden, zumal unter ethischen Gesichtspunkten der bisherigen Versorgungspraxis nur ein geringer Anteil von Krebspatienten überhaupt nach psychosozialen Belastungen gescreent wird. Inwieweit eine Schulung von Ärzten hier eine sinnvolle Alternative zum Einsatz von Screening-Verfahren darstellen kann, wie es in der internationalen Literatur vorgeschlagen wird [z.B. 9], ist allerdings sehr kritisch zu diskutieren." Eine Reihe von Arbeitsgruppen neben Maguire wie diejenigen um L. Fallowfield und M. Keller sowie eigene Entwicklungen der Autorin haben jedoch gezeigt, dass Ansätze zur Schulung von Kommunikationsfähigkeiten bei Onkologen durchaus erfolgreich sind [10–13].

11.6 Ausblick

Empfehlenswert ist im Screening-Bereich ein 2-stufiges Vorgehen, gestützt auf die von der Arbeitsgruppe um J. Holland in New York entwickelten Empfehlungen, welche auf dem bisher unerreichten Ideal basieren: „Kein Patient sollte ohne Screening die Erstdiagnosephase passieren (No patient should go unscreened)." Dieses Modell sieht ein Eingangs-Screening vor, das im Fall des überschwelligen Distress-Ergebnisses bei Belastung eine vertiefende differenzialdiagnostische Untersuchung im klinischen Gespräch ermöglicht [1, 14].

Die psychoonkologische Forschung ist aktuell mit Screening, der Messung von Lebensqualität und Psychopathologie beschäftigt. Trotz umfangreicher Ansätze ist es jedoch immer wieder fraglich, ob wissenschaftliche Studien genügend Umsetzung in die Praxis finden [15]. Dies gilt auch für den Bereich der Begutachtung psychoonkologischer Fragestellungen [16]. Hinzuweisen ist insgesamt auf die Gefahr einer paradoxerweise umgekehrten Entwicklung hinsichtlich der patientenzentrierten Medizin, wobei im ungünstigen Fall der direkte Kontakt und der Umgang mit dem Patienten und seinen psychischen Themen durch Fragebögen ersetzt werden könnten.

Nur wenn die Screening-Ergebnisse richtig umgesetzt werden, ist der zu erwartende Erfolg für die Tumorpatienten spürbar. Zweifellos waren die große Aufmerksamkeit bezüglich Diagnostik und Screening-Verfahren bisher hilfreich, um als Wegbereiter die Praxis der Onkologie für die interdisziplinäre Zusammenarbeit zu gestalten und den Blick auf die zukünftige Forschungsrichtung zu schärfen. Allerdings führt kein Weg daran vorbei, parallel dazu auch die psychoonkologischen Diagnostik- und Kommunikationsfähigkeiten von Onkologen und Pflegepersonal zu fördern, die in erster Linie die somatische Behandlung durchführen, um die Versorgungs- wie auch die Lebensqualität der Patienten weiter zu optimieren (➢ Kap. 67).

LITERATUR

1. Mehnert A, Lehmann C, Cao P, Koch U: Die Erfassung psychosozialer Belastungen und Ressourcen in der Onkologie – Ein Literaturüberblick zu Screeningmethoden und Entwicklungstrends. Psychother Psych Med 56 (2006) 462–479
2. NHMRC Working Group NBCCPWG: Psychosocial Clinical Practice Guidelines. Information, support and counselling for women with breast cancer. National Health and Medical Research Council, Commonwealth of Australia. http://www.nhmrc.gov.au/publications/synopses/cp61syn.htm (20.01.08)
3. Härter MC: Psychische Störungen bei körperlichen Krankheiten. PPmP 50 (2000) 274–286
4. Fortner B, Okon T, Schwarzberg L, Tauer K, Houts AC: The Cancer Care Monitor: psychometric content evaluation and pilot testing of a computer administered system for symptom screening and quality of life in adult cancer patients. J Pain Symptom Manage 26 (2003) 1077–1092
5. Strittmatter G, Mawick R, Tilkorn M: Entwicklung und klinischer Einsatz von Instrumenten zur Identifikation betreuungsbedürftiger Tumorpatienten. In: Bullinger M, Siegrist J, Ravens-Sieberer U (Hrsg.): Lebensqualitätsforschung aus medizinpsychologischer und soziologischer Perspektive. Jahrbuch der Medizinischen Psychologie, Band 18. Hogrefe, Göttingen (2000)
6. Herschbach P, Keller M, Knight L et al.: Psychological problems in cancer patients: A cancer distress screening with a cancer-specific questionnaire. BMJ 91 (2004) 504–511
7. Herschbach P, Brand T, Knight L, Keller M: Einheitliche Beschreibung des subjektiven Befindens von Krebspatienten. Entwicklung einer psychoonkologischen Basisdokumentation (PO-BADO). Dt. Ärzteblatt 101 (2004) B661–B664
8. Herschbach P, Brandl T, Keller M, Marten-Mittag B: Psychological distress in cancer patients assessed with an expert rating scale. BMJ, submitted (2007)
9. Maguire P: Improving communication with cancer patients. Eur J Cancer 35 (1999) 1415–1422
10. Fallowfield L, Jenkins V, Farewell V, Sauk J, Duffy A, Eves R: Efficacy of a Cancer Research UK communication skills training model for oncologists. Lancet 359 (2002) 650–656
11. Keller M: Doctor-patient communication – is training effective in enhancing doctors' skills? http://www.egms.de//en/meetings/dkk2006/06dkk057.shtml (20.01.08)
12. Pouget-Schors D, Schneider W, Birke K, Sellschopp A, Dahlbender RW: Qualitätssicherung in der Grundversorgung: OPD und Screening des Interventionsbedarfs in Psychosomatik und Psychoonkologie. In: Dahlbender RW, Buchheim, Schüßler G (Hrsg.): Lernen an der Praxis. OPD und Qualitätssicherung in der psychodynamischen Psychotherapie. Tagungsband 3. Internationaler OPD-Kongress Ulm, 2000. Huber, Bern (2004)
13. Pouget-Schors D, Gündel H, Sellschopp A: Can trained oncologists be effective? Clinical implementation of an oncologists' training program with a Screening-for-Intervention Instrument in Psychooncology (SIPS). http://www.egms.de/en/meetings/dkk2006/06dkk675.shtml (20.01.08)
14. NCCN: Distress. Treatment guidelines for patients. American Cancer Society. http://www.cancer.org/downloads/CRI/Breast_VIII.pdf (20.1.08) / http://www.nccn.org/patients/patient_gls/_english/pdf/NCCN%20Distress%20Guidelines.pdf (20.01.08)
15. Corner J: Interface between research and practice in psycho-oncology. Acta Oncologica 38 (1999) 703–707
16. Clemm C, Pouget-Schors D, Wandl U: Interdisziplinäre Onkologie – Tumorerkrankung und Folgen. In: Dörfler N, Eisenmenger W, Lippert H, Wandl U (Hrsg.): Medizinische Gutachten. Springer, Berlin, Heidelberg (2007, in Vorbereitung)
17. Holzner, B., Rumpold G., Zabernigg A., Kemmler G., Kopp M., Sperner-Unterweger B: Computerized assessment of quality of life in patientes undergoing chemotherapy. Quality of Life Research 13 (2004) Abstract No. 1523

KAPITEL

12

Hermann Dietzfelbinger und Pia Heußner

Kriterien der Lebensqualität

Durch die Fortschritte der modernen Onkologie können die Überlebenszeiten vieler Krebspatienten heute erheblich verlängert werden. Einige Krebskrankheiten sind heilbar geworden. Bei vielen Patienten, die ihre Primärerkrankung überstanden haben, lassen sich – leider oft nur durch belastende Therapien – langfristige Remissionen und somit eine **Chronifizierung** ihrer Erkrankung erzielen. Dabei stellt sich allerdings die Frage, unter welchen Bedingungen und mit welchen Folgen und Einbußen an Lebensqualität diese Ergebnisse erreicht werden. In den vergangenen 30 Jahren hat in der Onkologie daher das Interesse an dem Thema „Lebensqualität“ ganz erheblich zugenommen. Seit 1980 gibt es in Deutschland zu diesem inzwischen inflationär überstrapazierten Begriff der Lebensqualität bereits mehr als 25.000 Publikationen, bei denen die Lebensqualität in den allermeisten Fällen jedoch nicht als primäres, sondern als sekundäres Studienendziel untersucht wurde. Daher ist es sinnvoll, sich in der Onkologie eingehender mit den Kriterien der Lebensqualität zu befassen [3, 4, 8].

12.1 Konzept der Lebensqualität

Allein schon die Vielzahl der Veröffentlichungen weist darauf hin, dass die Lebensqualität in der heutigen Medizin zwar ein viel beschworenes, aber oft auch ein vages und sehr **komplexes Konstrukt** darstellt, das nur schwer einer Definition zugänglich ist. Lebensqualität ist ein philosophischer, politischer, ökonomischer und neuerdings eben auch medizinischer Begriff [3, 10].

! WICHTIG

Bereits Aristoteles hat die Messproblematik der Lebensqualität beschrieben: „... und oft ändert derselbe Mensch seine Meinung. Wird er krank, so ist es Gesundheit, und wenn er gesund ist, so ist es das Geld.“

Anders ausgedrückt:

- Lebensqualität bedeutet für Kranke etwas grundsätzlich anderes als für Gesunde.
- Die Bedeutung (Bewertung) einzelner Aspekte von Lebensqualität ist individuell höchst unterschiedlich [3, 11].

! WICHTIG

Lebensqualität hängt daher nicht vom objektiven Gesundheitszustand, sondern von der subjektiven Wahrnehmung und Bewertung durch den Patienten ab.

So gehen äußerlich betrachtet Kranke mit der gleichen Situation durchaus verschiedenartig um: Stellt für den einen Patienten mit Rektumkarzinom der Anus praeter die Katastrophe schlechthin dar, sieht ein anderer darin eine tolerable Einschränkung seiner körperlichen Unversehrtheit. Ein Dritter wird den Anus praeter dagegen als eine deutliche Verbesserung gegenüber dem präoperativen, krankheitsbedingt beeinträchtigten Zustand erleben. Entsprechend unterschiedlich werden diese Patienten ihre Lebensqualität in einem der üblichen Fragebögen einschätzen [11].

Auch bei anderen Tumorentitäten wie z.B. aus dem Hals-Nasen-Ohren-Bereich sind für die Sprachfunktion und -qualität mitunter weit auseinander liegende objektive und subjektive Beurteilungen beschrieben worden.

Wesen und Definition der Lebensqualität: Trotz der Empfehlung des Philosophen Karl Popper „Never try to define quality of life“ wurden Versuche der Definition der Lebensqualität unternommen.

Nach der WHO wurde im Jahre 1994 folgende Definition formuliert:

> **! WICHTIG**
> „Lebensqualität ist die subjektive Wahrnehmung einer Person über ihre Stellung im Leben in Relation zur Kultur und den Wertsystemen, in denen sie lebt, und in Bezug auf ihre Ziele, Erwartungen, Standards und Anliegen."

Porzsolt geht in seiner neueren Definition recht anschaulich auf die in diesem Zusammenhang sehr wichtige Erwartungshaltung des Patienten ein [14]:

> **! WICHTIG**
> „Lebensqualität ist die Differenz zwischen dem Soll- und dem Istwert, wobei der Sollwert die Ansprüche des Menschen ausdrückt und der Istwert die Realität. Ist die Differenz sehr groß, ist die Lebensqualität schlecht. Ist die Differenz gering, ist die Lebensqualität gut."

Die Lebensqualität eines Menschen ist nicht direkt beobachtbar, sondern in psychologischer Terminologie ein Konstrukt, das sich auf primär gesundheitsbezogene Bereiche bezieht, weswegen sich hier der Begriff der **gesundheitsbezogenen Lebensqualität** (Health-related Quality of Life) anbietet.

Nach der Definition der WHO wurden 3 Grundbereiche bzw. **3 Hauptkriterien der Lebensqualität** benannt: körperliche (Physis), seelische (Psyche) und soziale Befindlichkeit. Sie stellen den kleinsten gemeinsamen Nenner aller Ansätze zur Bestimmung der Lebensqualität dar. Seit 1990 wurden daneben Themen wie Spiritualität, Sexualität, Fatigue und Körpererfahrung, aber auch die spezifischen Behandlungsformen, z.B. Hochdosischemotherapie, als modulare und ergänzend determinierende Systeme identifiziert.

Küchler und Behrend [11] haben 1989 versucht, sowohl die Komplexität als auch die Multidimensionalität der Lebensqualität sehr plastisch in einem „**Lebensqualitätsmodell**" darzustellen. Dieses Modell soll keine Definition, sondern lediglich eine Orientierung für die Suche nach einem Konzept der Lebensqualität anbieten (➤ Abb. 12.1). Die „Erlebensdimension" spiegelt die WHO-Bereiche „Physis", „Psyche", „Soziales" und „Spiritualität", aber auch die zwischenmenschlichen Beziehungen wider. Die „Bezugsdimension" beschreibt das Individuum in Beziehung zu seiner Familie, dem soziologischen Umfeld sowie dem gesamten politischen und kulturellen Hintergrund. Die „Zeitdimension" weist auf die Wandelbarkeit der Lebensqualität im Verlauf der Krankheit hin – in der Vergangenheit, das heißt in der früheren Vorgeschichte, im gegenwärtigen Zustand sowie in der nahen und ferneren Zukunft, in der die Aspekte der kurativen, supportiven und palliativen Behandlung eine immer größere Rolle spielen werden.

Etwas vereinfachter ausgedrückt ist die **subjektive Lebensqualität** des Krebspatienten im Wesentlichen nicht nur durch die objektiven Faktoren der Erkrankungs-, Behandlungs- und Lebenssituation, sondern auch durch seine Persönlichkeitseigenschaften bestimmt. Zu diesen Eigenschaften gehören z.B. Optimismus/Pessimismus, Urvertrauen/Misstrauen und individuelle Anpassungsmöglichkeiten. So kann z.B. der Einzelne die aktuelle Situation mit neuen Maßstäben bewerten bzw. seine eigene Erwartungshaltung an die neue Lage anpassen [7].

12.2 Messung der Lebensqualität

Wie soll man den **Wert der Lebensqualität** messen, wenn keine Heilung, kein Überlebensvorteil und oft nicht einmal eine deutliche Besserung der Beschwerden erreicht werden kann und auf der anderen Seite zum Teil erhebliche Nebenwirkungen in Kauf genommen werden müssen [4]?

Ursprünglich wurde von der WHO ein **Index** ähnlich dem Karnofski-Index angestrebt, der die gesamte globale Befindlichkeit z.B. in Form einer Summenformel oder Maßzahl zusammenfasst. Aufgrund der unstrittigen Mehrdimensionalität des Lebensqualitätskonzepts wird jedoch in der Literatur die Berücksichtigung mehrerer Komponenten der Lebensqualität und damit eine differenziertere Sicht der Auswirkungen von Erkrankungen favorisiert.

Außerdem erscheint es sinnvoll, den Patienten eine **Selbstbeurteilung** ihrer Lebensqualität zu ermöglichen. Denn die zuverlässigste Informations-

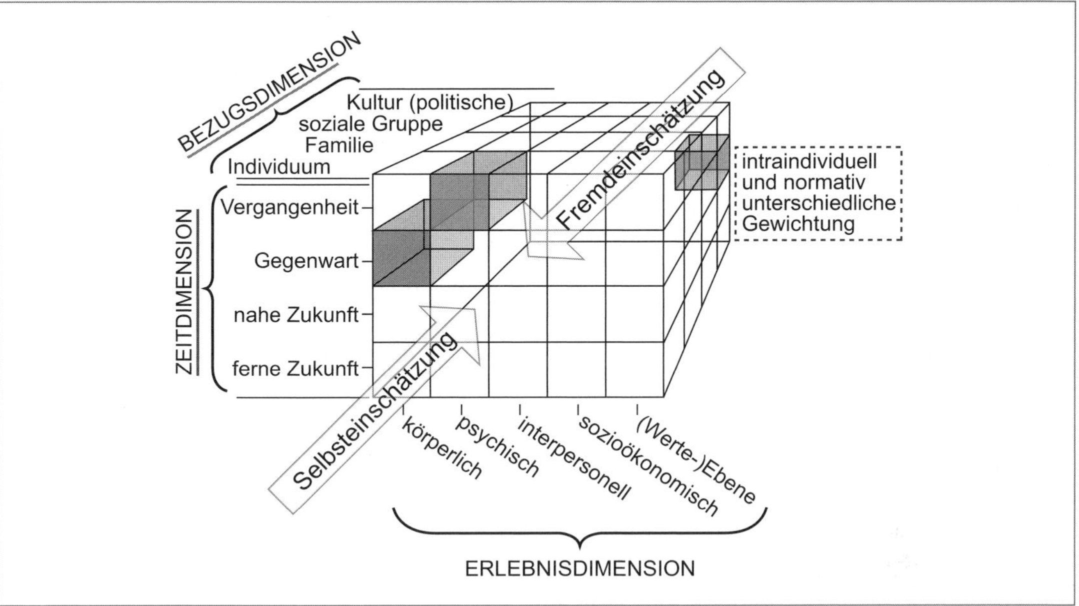

Abb. 12.1 Lebensqualität hat viele Dimensionen. Aus [11]

quelle – und die für die Lebensqualität einzig gültige – ist der Patient. Dabei erübrigt sich die Frage nach dem Wahrheitsgehalt, weil es keine richtige oder falsche Befindlichkeit gibt. Ärztliche Fremdeinschätzungen können zwar nach wie vor gewonnen werden, sind aber nicht unbedingt ein gutes Maß für das Erleben des Patienten [3].

Unter „**Patient-reported Outcomes**" (**PRO**) versteht man die Bewertung verschiedener Aspekte von Gesundheit und Krankheit aus Patientenperspektive. Sie umfassen Lebensqualität, subjektive Bewertung des Gesundheitszustandes, Funktionsstatus, Krankheitssymptome, Allgemeinbefinden, Nebenwirkungen der Therapie und andere (vgl. ➢ Kap. 66.2). Die PRO stellen oft bessere Prädiktoren des Überlebens dar als der Performance-Status [2, 5, 6, 12, 13].

Darüber hinaus unterscheidet man als weiteres Kriterium der Lebensqualität zwischen einem **krankheitsübergreifenden,** das heißt vom Gesundheitszustand unabhängigen, und einem **krankheitsspezifischen Ansatz** der Lebensqualität, der in enger Beziehung zur Erkrankung und Therapie des Patienten steht [3].

! WICHTIG

Global oder differenziert, selbst- oder fremdbeurteilt und krankheitsübergreifend oder krankheitsspezifisch – dies sind Charakteristika von Verfahren zur Erfassung der Lebensqualität, deren Kenntnis für die Planung von Lebensqualitätsuntersuchungen in der Onkologie von Bedeutung ist [3].

Zur **Erfassung der Lebensqualität** eignen sich [3, 4]:

- Fragebogen zur Selbsteinschätzung durch den Patienten
- Interviews mit Patienten
- Fremdeinschätzung durch Ärzte, Pflegende oder Familienangehörige

Etwa im Jahre 1985 hat die Entwicklung verlässlicher **Instrumente zur Erfassung der Lebensqualität** begonnen. Ziel war es, zu international vergleichbaren, also kulturell übergreifenden Instrumenten zu kommen, die gleichzeitig multidimensional subjektiv und trotzdem patientenfreundlich, also kurz und verständlich sein sollten (➢ Kap. 67).

Nahezu alle heute verwendeten Instrumente zielen auf die **subjektiv erlebte Lebensqualität** ab, das heißt, dass die Fragebögen nicht von anderen (Proxy-Rating; Angehörige, Ärzte, Pflegepersonal), sondern von den Patienten selbst ausgefüllt werden (Self-Rating). Die genannten Voraussetzungen werden von einer ganzen Reihe von Instrumenten erfüllt, wobei hier exemplarisch 3 Lebensqualitätsfragebögen im Zusammenhang mit onkologischen Studien benannt werden. Es sind dies der EORTC QLQ C30 (Version 3.0), der SF 36 (Short Form 36, entwickelt als krankheitsübergreifendes Messinstrument der gesundheitsbezogenen Lebensqualität, geeignet für den Vergleich mit Krebspatienten) sowie der FACT (Functional Assessment of Cancer Therapy; enthält mehr spezifische Module, ist jedoch hauptsächlich für Nordamerika geeignet). Der EORTC QLQ C30 (Version 3.0) stellt derzeit das Standardinstrument speziell für Tumorpatienten dar. Er wurde in Europa entwickelt und liegt derzeit in 57 Sprachen vor. Es handelt sich um einen Kernfragebogen, der für die meisten Tumorerkrankungen anwendbar ist und durch diagnose- und behandlungsspezifische Module ergänzt werden kann. Er ist vor allem für Studien konzipiert, stellt also kein Instrument der alltäglichen individuellen Diagnostik dar. Allerdings bietet der Fragebogen die Möglichkeit, mit dem individuellen Patienten seine subjektive Einschätzung der gegebenen Situation zu besprechen (vgl. ➢ Kap. 66 und 67).

12.3 Relevanz der Kriterien der Lebensqualität für die klinische Praxis

! WICHTIG

In der Betreuung der Patienten muss die Lebensqualität in allen Dimensionen evaluiert und als individualisiertes Zielkriterium unseres Handelns in den Mittelpunkt gerückt werden.

Wenn die Kriterien der Lebensqualität richtig erkannt und in die Lebensqualitätsforschung integriert werden, sind bereits wesentliche Fortschritte bezüglich der **Optimierung der Lebensqualität** getan.
Das **Ziel** besteht darin, den Patienten mit einer Krebserkrankung wenn möglich zu heilen, die Beschwerden bestmöglich zu lindern, die körperlichen Funktionen zu verbessern, die Selbstständigkeit zu erhalten und ihn wieder in sein soziales Umfeld zu integrieren. Der Nutzen z.B. von palliativen Therapien ist mit gewonnenen Lebenstagen zu quantifizieren, aber nur durch den Verlauf der Lebensqualität zu bewerten. ➢ Abbildung 12.2 skizziert die Entscheidungsproblematik [8].

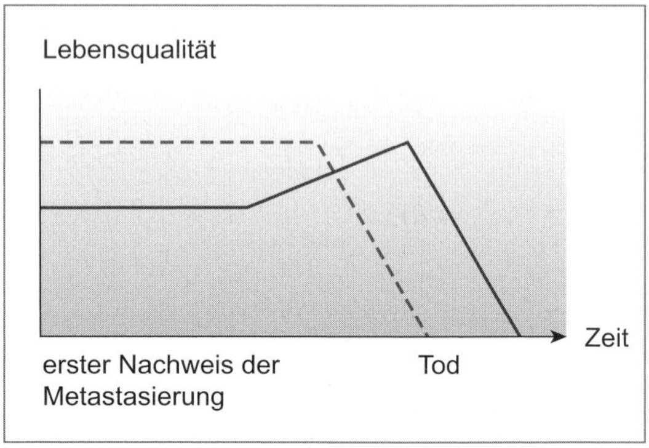

Abb. 12.2 Einbeziehung der Lebensqualität in die Therapieentscheidung. Eine symptomorientierte Palliation und Krankheitsbegleitung (gestrichelte Linie) kann bei einer höheren Lebensqualität den Zugewinn an Lebenszeit bei intensiven Therapien (durchgezogene Linie) kompensieren. Aus [8]

Das Produkt aus Überlebenszeit und Lebensqualität ist bei der skizzierten Alternative vergleichbar und verdeutlicht die Entscheidungssituation, entweder mit einer etwas besseren Lebensqualität kürzer zu leben oder eine zeitweise stärker reduzierte Lebensqualität zugunsten einer Lebensverlängerung in Kauf zu nehmen. Wenn es sich um eine unheilbare Erkrankung handelt, sind daher nicht die Raten der kompletten oder partiellen Remissionen von Bedeutung, sondern der **Zugewinn an lebenswerten Tagen.** In die Sprache des Patienten übersetzt sind dies Schmerzfreiheit, weitgehende Selbstständigkeit und geringst mögliche Abhängigkeit. Solche humanen Bewertungskriterien müssen in den Vordergrund treten [8].

Die Bedeutung, klare Kriterien der Lebensqualität herauszuarbeiten, ergibt sich schließlich auch aus der Tatsache, dass der Erhalt der Lebensqualität einen positiven Einfluss auf die **Lebenserwartung** hat, die Lebensqualitäts-Scores somit eine prädiktive Aussagekraft haben können. Informationen über die Lebensqualität eröffnen die Möglichkeit, den Patienten vorausschauend und vorbeugend zu betreuen und zu behandeln. Therapiedefizite (z.B. unzureichende Schmerzbehandlung) können aufgedeckt und somit vor allem die supportive und die palliative Behandlung verbessert werden.

WICHTIG

Und so muss sichergestellt werden, dass die Lebensqualität von Patienten nicht nur per Fragebögen erfasst und anonymisiert an Studienzentralen gemeldet wird, sondern sie muss aus Respekt vor der Persönlichkeit und der Autonomie unserer Patienten auch in das alltägliche Denken aller Ärzte und Therapeuten als oberstes Prinzip der Entscheidungsfindung Eingang finden.

LITERATUR

1. Azémar M: Lebensqualität von Krebspatienten – Anforderungen an die forschende Pharmaindustrie. FORUM DKG 6 (2007) 48–49
2. Bower JE: Behavioral symptoms in patients with breast cancer. J Clin Oncol 26 (2008) 768–777
3. Bullinger M, Schmidt S: Methoden zur Lebensqualitätsbewertung in der Onkologie. In: Schmoll HJ, Höffgen K, Possinger K (Hrsg.): Kompendium internistische Onkologie, 4. Aufl. Springer, Berlin, Heidelberg (2006) 2505–2516
4. Flechtner H, Weis J: Lebensqualität in onkologischen Studien – sinnvolles Konstrukt oder nutzlose Chimäre? FORUM DKG 6 (2007) 39–42
5. Ganz PA, Hahn EE: Implementing a survivorship care plan for patients with breast cancer. J Clin Oncol 26 (2008) 759–767
6. Gotay CC, Kawamoto CT, Bottomley A, Efficace F: The prognostic significance of patient-reported outcome in cancer clinical trials. J Clin Oncol 26 (2008) 1355–1363
7. Herschbach P: Stand der psychoonkologischen Forschung – Lebensqualtiät. In: Herschbach P, Heußner P (Hrsg.): Einführung in die psychoonkologische Behandlungspraxis. Klett-Cotta, Stuttgart (2008)
8. Hölzel D, Engel J, Sauer H: Versorgungsstandards, Qualitätsmanagement und klinische Studien. In: Hiddemann W, Huber H, Bartram C (Hrsg.): Die Onkologie, Teil 1. Springer, Berlin, Heidelberg (2004) 739–750
9. Jorngarden A, Mattsson E, von Essen L et al.: Health-related quality of life, anxiety and depression among adolescents and young adults with cancer: a prospective longitudinal study. Eur J Cancer 43 (2007) 1952–1958
10. Küchler T: Lebensqualitätsforschung – Stand 2007. FORUM DKG 6 (2007) 33–36
11. Küchler T, Behrend M: Der onkologische Patient – Lebensqualität und supportive Therapie. Im Focus Onkologie 4 (2001) 49–52
12. Lipscomb J, Reeve BB, Clauser SB et al.: Patient-reported outcomes assessment in cancer trials: taking stock, moving forward. J Clin Oncol 25 (2007) 5133–5140
13. Pettengell R, Donatti C, Hoskin P et al.: The impact of follicular lymphoma on health-related quality of life. Ann Oncol 19 (2008) 570–576
14. Porzsolt F: Nutzlose Wirkungen und zweifelhafte therapeutische Strategien. Ulmer Universitätsmagazin 235 (2000) 7–8; http://vts.uni-ulm.de/docs/2000/485/vts_485.pdf (letztes Zugriffsdatum: 21.05.2008)
15. Sprangers MAG, Schwartz CE: Integrating response shift into health-related quality of life research: a theoretical model. Social Science & Medicine 48 (1999) 1507–1515

KAPITEL

13 Fatigue-Syndrom als fundamentale Belastung

Hermann Dietzfelbinger, Ingrid Raßmann und Katharina Abbrederis

Unter „Fatigue“ versteht man eine quälende Form der Müdigkeit , die auch nach einem noch so guten Schlaf nicht verschwindet und die für Krebspatienten noch vor dem Schmerz zu den als am schlimmsten empfundenen Symptomen gehört. Dazu kommen körperliche Leistungsunfähigkeit, Lust- und Antriebslosigkeit sowie eine chronische Erschöpfung. Weitere Beschwerden sind Kopfschmerzen und Benommenheit sowie vor allem bei älteren Patienten Atemnot, zerebrale Durchblutungsstörungen und psychosoziale Probleme.

13.1 Physische, mentale und emotionale Fatigue – verminderte Lebensqualität

Gerne wird eine Dreiteilung in **physische, mentale und emotionale Fatigue** vorgenommen: Die physische Erschöpfung bezieht sich auf die Unfähigkeit, die gewohnten täglichen Aktivitäten auszuführen, während mentale Fatigue das Unvermögen umfasst, sich zu konzentrieren und klar zu denken. Emotionale Fatigue bedeutet verminderte Motivation und Depressivität.

13.2 Häufigkeit

! WICHTIG

Nachdem inzwischen bessere Schmerztherapien zur Verfügung stehen, stellt das Fatigue-Syndrom für den Krebspatienten heute das häufigste und das am meisten belastende Symptom dar.

Patientenumfragen ergeben übereinstimmend, dass Lebensqualität, Aktivität und soziales Wohlbefinden durch die Fatigue erheblich beeinträchtigt werden, insbesondere hinsichtlich:

- der allgemeinen Leistungsfähigkeit und der Fähigkeit zur Selbstversorgung (71% der Patienten geben an, dass sie bei den Verrichtungen des täglichen Lebens wie Hausarbeit, Einkaufen und Spazierengehen durch die Fatigue beeinträchtigt sind, und 52% der Patienten können sich nur schwer um ihre Familie kümmern)
- der psychischen Verfassung und des emotionalen Wohlbefindens
- der Sexualität (30% der Patienten haben aufgrund der Fatigue diesbezügliche Probleme)
- der ökonomischen Konsequenzen für Patienten und Angehörige, z.B. Minderung der Arbeitsfähigkeit (71% der Fatigue-Patienten sind aufgrund der Erschöpfung jeden Monat mindestens für einen Tag arbeitsunfähig, 31% bleiben der Arbeit krankheitsbedingt fast eine Woche pro Monat fern, und 28% müssen ihre Arbeit ganz aufgeben; [Mehrfachnennungen enthalten; 6]).

13.3 Chemotherapie und Fatigue

Auch für Chemotherapiepatienten war das Fatigue-Syndrom die unangenehmste und häufigste Nebenwirkung, die sie als schlimmer als Schmerz, Nausea oder Depression empfanden. Die meisten Patienten (90%) gaben an, dass das Fatigue-Syndrom sie von einer normalen Lebensführung abhalte.

13.4 Bisher unterschätzte Bedeutung der Fatigue – Problem der Wahrnehmung

Nach einer Untersuchung von Vogelzang und Mitarbeitern an 419 Patienten und 205 Onkologen scheinen im Widerspruch dazu die behandelnden Ärzte zumindest in der Vergangenheit das Fatigue-Syndrom häufig unterschätzt zu haben – ganz im Gegensatz zur Bewertung des Symptoms „Schmerz", das von den Ärzten als sehr wichtig, von den Patienten dagegen nur als untergeordnet bewertet wurde.

13.5 Aufklärungsbedarf der Patienten

Die Fatigue-Patienten haben ein großes Bedürfnis nach Aufklärung und Information. Sie leiden unter der quälenden Unsicherheit, dass die Fatigue Anzeichen für einen Krankheitsprogress oder Vorbote eines Rezidivs sein könnte. Eine Patientin klagte, sie sei wie in ein „schwarzes Loch" gefallen. Vielleicht könnte das Eingeständnis von Fatigue auch die Therapiefortführung gefährden. Dazu gesellen sich Schuldgefühle, weil die Patienten nach abgeschlossener Behandlung nicht wieder vollständig fit sind. Sie können ihrem Zustand keinen Namen geben. So beklagte eine Patientin die Fatigue als den „Schatten der Krankheit" [5].

Die Gründe, weshalb viele Betroffene ihren Arzt nicht um Hilfe bitten, sind sehr unterschiedlich:

- die Vorstellung, dass Fatigue mit Willenskraft zu überwinden ist
- Annahme der Fatigue als eine unvermeidbare Begleiterscheinung ihrer Erkrankung, gegen die man nichts unternehmen kann (21,4%)
- Annahme, dass die Fatigue nicht wichtig genug ist, um sie anzusprechen (17%)
- Unwissenheit darüber, dass die Fatigue behandelt werden kann (13,2%)
- keine Erwähnung des Themas durch den Arzt (11,5%)

Insgesamt 52% der Patienten schweigen daher über ihre Fatigue.

ÜBERSICHT

Aussagen von Patienten, die auf eine Fatigue hinweisen

- „Ich fühle mich so kraftlos."
- „Morgens stehe ich schon müde auf, den ganzen Tag fühle ich mich wie gerädert, aber schlafen kann ich trotzdem nicht."
- „Meine ganze Familie war da, aber ich konnte nicht richtig zuhören."

Die Fatigue stellt für Patienten eine große und belastende Hürde dar, zur Normalität des Alltags zurückzufinden und sich in ihrem sozialen Umfeld, das heißt in Familie, Beruf und Freundeskreis, wieder neu zu orientieren.

13.6 Pathogenese der tumorassoziierten Fatigue

Für die Onkologie ist das Fatigue-Syndrom in den letzten Jahren zunehmend in den Blickpunkt des Interesses gerückt. In der Internationalen Klassifikation der Krankheiten stellt die tumorassoziierte Fatigue heute sogar eine eigene Entität dar (ICD-10: G93.3). Zum Wohl der Patienten ist es endlich gelungen, diesem Syndrom einen Namen zu geben. Entscheidend für diese Entwicklung war auch die zunehmende Erkenntnis, dass das Fatigue-Syndrom die Lebensqualität der Patienten beeinträchtigt. In die klinischen Studien wurde daher als Zielparamter immer häufiger auch die Messung der Lebensqualität aufgenommen (➢ Kap. 67).

Die Ursachen eines tumorassoziierten Fatigue-Syndroms sind vielfältig und noch nicht endgültig geklärt. Sie können zudem im Verlauf der Erkrankung, Behandlung und Rekonvaleszenz wechseln.

➢ Abbildung 13.1 stellt die verschiedenen, sich zum Teil überlappenden und damit verstärkenden wesentlichen Ursachen der Fatigue schematisch dar. Die pathogenetischen Mechanismen des Fatigue-Syndroms lassen sich im Wesentlichen in 4 Gruppen unterteilen.

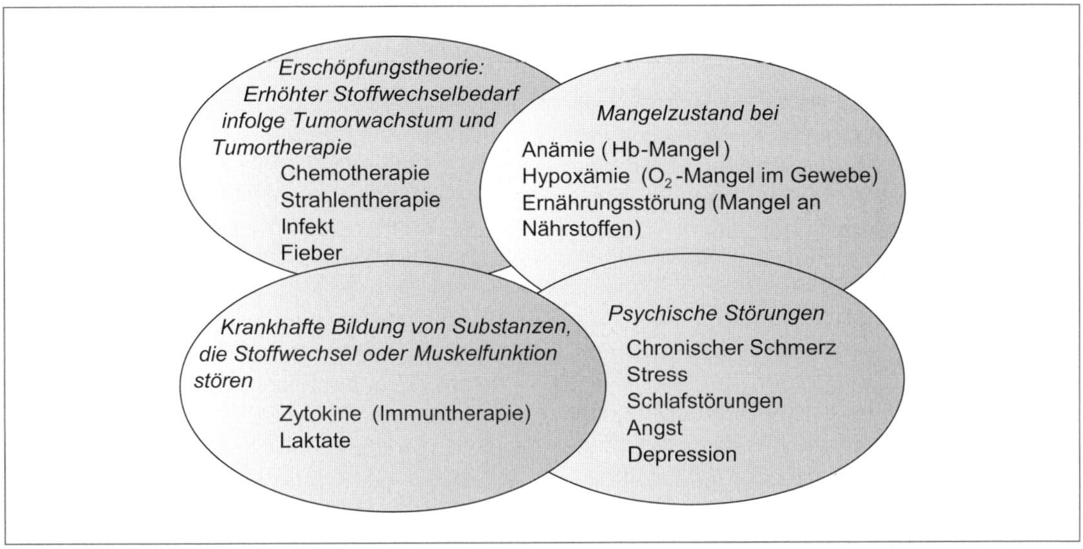

Abb. 13.1 Fatigue als multifaktorielles Problem mit vielen Ursachen

13.7 Besondere pathogenetische Beziehungen zwischen Fatigue und Anämie

In mehreren Studien konnte eine enge Beziehung zwischen einem niedrigen Hämoglobinwert, das heißt zwischen einer Anämie und der Fatigue nachgewiesen werden. Vor allem bei Patienten mit fortgeschrittener Tumorerkrankung ist es häufig die Anämie, die das Fatigue-Syndrom verursacht. Zahlreiche Patienten entwickeln besonders während oder nach einer Chemotherapie eine Anämie.

13.8 Diagnose von Fatigue und Erschöpfung

Da es sich bei der Fatigue, ähnlich wie beim Schmerz, um ein rein subjektives Erleben des Patienten handelt, das individuell sehr verschieden ausgeprägt sein kann, ist sie nicht nach objektiven Kriterien, sondern nur durch **Selbsteinschätzung** der Patienten über Fragebögen genau zu erfassen. Fremdeinschätzungen durch den Arzt, wie sie der Karnofsky-Index, der WHO-Performance-Status und die Spitzer-Skala darstellen, bieten lediglich einen orientierenden Überblick über die Lebensqualität und den Aktivitätsstatus.

Bei den Patientenselbsteinschätzungen werden ein- und multidimensionale Fragebögen unterschieden. Letztere differenzieren zwischen den verschiedenen Subformen von Fatigue, z.B. mentale Fatigue und physische Erschöpfung. Die bekanntesten sind der Fragebogen der European Organization of Research and Treatment of Cancer (EORTC) – QLC-C30 – und der in den USA gebräuchliche Functional Assessment of Cancer Treatment-Anemia-(FACT-An-)Fragebogen. Der EORTC-QLQ-C30-Frageogen misst die Lebensqualität auf einer Skala von 0 bis 100 (keine bis maximale Fatigue). Der speziell auf die durch Anämie bedingte Erschöpfung zugeschnittene 47-gliedrige FACT-An-Fragebogen umfasst einen allgemeinen onkologischen Lebensqualitätsfragebogen – FACT-G („general") – mit 27 Fragen und 20 weitere, anämiespezifische Punkte.

13.9 Behandlung der Fatigue

Da die Anämie zu den häufigsten Ursachen der Fatigue gehört und sich mit Erythropoetin eine moderne Behandlungsmöglichkeit ergeben hat, steht bei der tumorassoziierten Fatigue die Therapie der Tumoranämie im Vordergrund.

Behandlung der tumor- und chemotherapieinduzierten Anämie

In schweren Anämiefällen sind Bluttransfusionen indiziert. Wegen der zahlreichen damit verbundenen Probleme stellt heute die Gabe von Erythropoetin eine entscheidende therapeutische Alternative zur Bluttransfusion dar. Erythropoetin ist das wichtigste natürliche stimulierende Hormon der Erythropoese, das sich in einer Vielzahl klinischer Studien bei tumorbedingter Anämie als sehr effektiv erwiesen hat. Durch Erythropoetin können der Hämoglobinwert signifikant angehoben, die Transfusionsbedürftigkeit reduziert und die Lebensqualität verbessert werden. Die Anämieansprechrate liegt je nach Tumorart zwischen 48% und 85%. Durch Erythropoetin können das chronische Müdigkeitssyndrom (Fatigue), die Anämiesymptomatik sowie Energie, Aktivität und Lebensqualität (Linear Analogue Self-Assessment, LASA) signifikant verbessert werden. Der größte Gewinn an Lebensqualität wurde bei einem Anstieg des Hämoglobinspiegels von 11 auf 12 g/dl (Bereich: 11–13 g/dl) beobachtet. Der Anstieg der physischen Belastbarkeit und der Leistungsfähigkeit erweitert den Aktionsspielraum sowohl im Arbeits- als auch im Freizeitbereich und weckt neuen Lebensmut. Zudem hat er eine positive psychosoziale Wirkung, die gar nicht hoch genug eingeschätzt werden kann. Aufgrund jüngerer, zwar negativer, jedoch im Wesentlichen inadäquater Studien wurden in den Jahren 2007/2008 von verschiedenen internationalen hämatoonkologischen Fachgesellschaften (ASCO, EORTC, ESMO) die Leitlinien und Empfehlungen für den Einsatz von Erythropoetin (Erythropoetin stimulierender Agenzien, ESA) strenger gefasst [1].

Allgemeine und psychologische Maßnahmen

Angepasstes körperliches Training

Dosiertes und angepasstes körperliches Training kann nachweislich die Dauer und die Schwere einer Fatigue reduzieren. Dabei werden Muskelmassen aufgebaut und die kardiovaskuläre Leistungsfähigkeit verbessert. So lässt sich die psychoonkologische Inaktivitätsspirale aus Leistungsunfähigkeit, Fatigue und Inaktivität durchbrechen.

Körperliches Training wirkt außerdem Depressionen entgegen. Periphere Neuropathien können gemindert werden. Nach Knochenmarktransplantation wird die Regeneration des Knochenmarks unterstützt. Möglicherweise werden auch vermehrt hämatopoetische Wachstumsfaktoren ausgeschüttet. Kortikosteroide, Medroxyprogesteronazetat und anabole Steroide haben gelegentlich eine Gewichtszunahme bewirken können. Eine Linderung der Fatigue durch diese Präparate wurde allerdings bisher nicht nachgewiesen.

Berücksichtigung psychischer Faktoren

Eine umfassende Patientenaufklärung ist von großer Bedeutung: Es ist erwiesen, dass Patienten, die im Vorhinein intensiv über die Krebstherapie informiert wurden, seltener an Fatigue leiden. Ein informierter Patient wird die chronische Erschöpfung nicht als unausweichlich ansehen oder gar als eigenes Versagen im Kampf mit der Krankheit bewerten. Er kann individuelle Lösungsstrategien entwickeln, entweder allein oder im Gespräch mit anderen Betroffenen, mit dem Partner oder mit Freunden und Verwandten.

Hilfreich sind dabei wichtige Anregungen, wie sie in einem individuellen „Programm" zur Bewältigung der Fatigue empfohlen werden:

- Meidung von Leistungsdruck
- psychologische Begleitung
- Erlernen von Techniken zur Stressbewältigung und zur Entspannung

- Ablenkung durch „schöne Momente“ (z.B. Musik hören, malen)
- Gedächtnistraining
- Einteilung von Kräften, ohne immobil zu werden
- Identifikation von Tageszeiten mit erhöhter Aktivität
- Identifikation besonders anstrengender Tätigkeiten (z.B. Hausputz, Einkaufen) und Suche nach Alternativen
- medikamentöse Behandlungsansätze, unter Umständen Vitamine und Eisen, eventuell Antidepressiva

LITERATUR

1. Bokemeyer C, Aapro MS, Courdi A, et al.: EORTC-Leitlinien für die Anwendung Erythropoese-stimulierender Faktoren bei anämischen Tumorpatienten: Aktualisierung 2006. Eur J Cancer 43 (2007) 258–270
2. Dietzfelbinger H, Oduncu F, Feldman HJ, Abenhardt W: Erythropoetin. In: Heinemann V (Hrsg.): Supportive Maßnahmen und symptomorientierte Therapie in der Hämatologie und Onkologie. Tumorzentrum München (2001) 70–77
3. Dietzfelbinger H: Ärztemerkblatt: Krebs-assoziierte Fatigue. Deutsches Grünes Kreuz e.V., Marburg (2002)
4. EMEA recommended a new warning for epoetins for their use in cancer patients (01.07.2008) http://www.esmo.org/news/?news_id=268
5. Heußner P: Fatigue – „der Schatten einer Krankheit“. Vortrag auf dem Lebensmut-Patienteninformationstag. München, 17.09.2005. http://www.cinema-for-life.com/%20PsychoOnkologie_heute.html
6. Vogelzang NJW, Breitbart D, Cella GA et al.: Patient, caregiver, and oncologist perceptions of cancer-related fatigue: results of a tripart assessment survey. Semin Hematol 34 (1997) 4–12
7. Zahner J: Fatigue und Erschöpfung bei Tumorpatienten. Ursachen, Diagnostik und Behandlungsmöglichkeiten. Med Klin 95 (2000) 613–617

KAPITEL

14

Wilhelm Stolz und Monika Agathos

Alopezie – ein emotionales Problem

Der Haarausfall – das Effluvium, das im schlimmsten Fall zur Kahlheit, der Alopezie, führt – gehört medizinisch zu den harmlosesten unerwünschten Wirkungen von Zytostatika, was Gefahr für Leib und Leben betrifft. Dennoch wird der Verlust der Kopfhaare von den meisten Tumorpatienten als besondere psychische Belastung empfunden – wahrscheinlich weil man dadurch in gewisser Weise „gezeichnet" ist, bestimmt doch das Kopfhaar, die Frisur, in hohem Maße unsere äußere Erscheinung. Dazu kommt, dass die Patienten dadurch ständig an ihre Erkrankung erinnert werden.

14.1 Physiologischer Haarzyklus

Die Anzahl der Haarfollikel am Kapillitium beträgt etwa 100.000. Der Lebenszyklus eines Haares setzt sich aus der Anagen- (Wachstums-), der Katagen- (Rückbildungs-) und der Telogen-(Ruhe-)Phase zusammen. Die Anagenphase dauert 3–6 Jahre, die Katagenphase 3 Wochen. In der Telogenphase, die etwa 3 Monate lang andauert, löst sich das Haar aus dem Follikel. Dies führt zum physiologischen Haarausfall; normalerweise fallen täglich etwa 60–100 Kopfhaare aus.

14.2 Wirkung von Zytostatika

Zytostatika können je nach Art und Dosierung auf verschiedene Weise zum **Haarausfall** führen: Haarfollikel haben in der Anagenphase eine hohe metabolische Aktivität und sind dadurch besonders empfindlich gegenüber toxischen Einwirkungen. So können Zytostatika in niedrigen Dosen durch Auslösung der Apoptose in der Haarmatrix zum vorzeitigen Wachstumsstopp und zum Übergang in die Telogenphase führen. Dieses Telogeneffluvium ist reversibel und durch ein Intervall von 2–3 Monaten zwischen Einwirkung der Noxe und Ausfall der Haare gekennzeichnet. Aber auch konsumierende Krankheiten wie Tumorerkrankungen per se können zu einem telogenen Effluvium führen.

Zytostatika, insbesondere Folsäure- und Purinantagonisten, Alkylanzien und Alkaloide, sowie die Behandlung der Kopfhaut mit ionisierenden Strahlen können aber auch durch Schädigung der in Mitose befindlichen Zellen des Anagenfollikels zur Degeneration bis Nekrose von Haarmatrix und Haarwurzelscheide führen und damit zum Ausfall der Haare noch im Anagenstadium. Bei diesem anagen-dystrophischen Effluvium beträgt das Intervall zwischen Einwirkung der Noxe und meist fast totalem Haarausfall nur Tage bis Wochen. Es ist ebenfalls fast immer reversibel. Bei geringer Schädigung kommt es zudem eventuell nur zu einer ringförmigen Einschnürung des einzelnen Haares und nicht zum Haarausfall, bei mehreren aufeinanderfolgenden Zytostatikazyklen zu intermittierenden Schnürfurchen.

In der Regel setzt das Wachstum der Haare schon nach wenigen Wochen wieder ein. Auch bei unverändert fortgeführter Zytostatikatherapie kann es wieder zum spontanen Haarwachstum kommen. Auch können Patienten, die sich mehrfach einer Zytostatikatherapie unterziehen, während der Behandlungen in unterschiedlicher Weise mit und ohne Haarausfall reagieren.

Die Struktur der nachwachsenden Haare kann sich ändern – glatte Haare wachsen wellig nach oder umgekehrt. Auch die Farbe kann anders sein, und gelegentlich ist das nachwachsende Haar dichter als vorher.

14.3 Spontanes Nachwachsen der Haare

Therapiemöglichkeiten existieren nicht, erübrigen sich allerdings auch, da die Haare fast immer spontan nachwachsen. Durch eine Hypothermie des Kapillitiums während der Zytostatikatherapie mit einer Kältekappe oder durch einen speziellen Druckverband kann versucht werden, dem Haarausfall vorzubeugen.

LITERATUR

1. Zaun H: Krankheiten der Haare. In: Korting GW (Hrsg.): Dermatologie in Praxis und Klinik. Thieme, Stuttgart (1979)
2. Fritsch P: Dermatologie und Venerologie. Springer, Berlin, Heidelberg, New York (1998)
3. Hamm H: Haarkrankheiten. In: Traupe H, Hamm H (Hrsg.): Pädiatrische Dermatologie. 2. Aufl. Springer, Berlin, Heidelberg, New York (2006)
4. Kuschmider J: Vergleichsstudie zur Wirkung der Kältekappe zur Prophylaxe der zytostatikainduzierten Alopezie. Dissertation, LMU München (1991)

KAPITEL 15

Kerstin Hermelink

Chemobrain? – Kognitive Störungen nach Chemotherapie

15.1 Überblick

Nach einer Chemotherapie klagen viele Patienten über kognitive Probleme, insbesondere über Gedächtnis- und Konzentrationsstörungen. Eine Reihe von Studien stellte tatsächlich auffällig schlechte kognitive Leistungen bei Krebspatienten nach Zytostatikatherapie fest. Erstaunlicherweise hing die gemessene kognitive Leistungsfähigkeit in keiner dieser Studien mit dem subjektiven Eindruck kognitiver Beeinträchtigung zusammen, stattdessen korrelierten selbst berichtete kognitive Probleme regelmäßig mit Angst und Depression. Diejenigen Patienten, die sich beeinträchtigt fühlen, haben also im Allgemeinen keine schlechteren Testergebnisse als andere Patienten, sie zeigen aber ein höheres Ausmaß an Angst und Depression.

Die Frage nach der Verursachung kognitiver Beeinträchtigungen bei Krebspatienten schien lange Zeit eindeutig geklärt zu sein: Bis vor kurzem wurden diese Störungen einhellig als Nebenwirkung einer Chemotherapie betrachtet und als „Chemobrain“ oder „Chemo Fog“ bezeichnet. Die Ergebnisse neuester, methodisch besserer Studien lassen diesen Schluss allerdings zweifelhaft erscheinen.

15.2 Geschichte der Forschung im Abriss

Konzept „Chemobrain" setzt sich durch

Die Forschung zu diesem Thema hat sich auf Mammakarzinompatientinnen ohne Metastasierung konzentriert. Ein großer Teil dieser Patientinnen ist in eher jungem Alter erkrankt und hat dank relativ guter Heilungschancen noch ein langes Leben mit vielen Jahren der Berufstätigkeit vor sich. So ist die Beeinträchtigung kognitiver Funktionen bei dieser Patientengruppe sowohl gut zu untersuchen als auch von besonderer Relevanz.

Eine erste Studie ausschließlich mit Mammakarzinompatientinnen erschien im Jahr 1995 mit einem dramatischen Ergebnis: Wenige Monate nach Beendigung einer Chemotherapie zeigten 75% der 28 Patientinnen im Rahmen einer neuropsychologischen Untersuchung mäßige kognitive Beeinträchtigungen [17]. Darauf folgte eine Serie weiterer Studien, die zwar zu nicht ganz so spektakulären Ergebnissen kamen, die aber gleichfalls kognitive Beeinträchtigungen bei zytostatisch behandelten Mammakarzinompatientinnen feststellten [1–3, 10, 14, 15]. Die Beeinträchtigungen traten nach unterschiedlichen chemotherapeutischen Behandlungen auf, schienen diffus, das heißt sie betrafen ein breites Spektrum unterschiedlicher kognitiver Domänen, und waren in ihrem Ausmaß eher subtil. Regelmäßig zeigte sich nur eine Subgruppe (zwischen 16% und 50%) betroffen, während andere Patientinnen offenbar unbeeinträchtigt blieben.

Während bis zum Jahr 2004 alle Studien zu kognitiver Beeinträchtigung retrospektiv gewesen waren, wurde nun eine erste, sehr kleine prospektive Längsschnittstudie [16] veröffentlicht, deren Ergebnisse diejenigen der retrospektiven Untersuchungen bestätigten: Bei 61% der 18 Teilnehmerinnen schien die kognitive Leistungsfähigkeit nach der Chemotherapie verschlechtert zu sein. Allerdings war jede Patientin, die in mindestens einer kognitiven Domäne ein signifikant schlechteres Ergebnis erzielt hatte als vor der Chemotherapie, als „verschlechtert“ klassifiziert worden – ganz unabhängig davon, in wie vielen anderen kognitiven Domänen sie sich verbessert hatte; insgesamt waren die Leistungen der Gruppe signifikant besser geworden.

Es waren die Ergebnisse dieser Studien – retrospektiver Querschnittsstudien sowie einer sehr kleinen prospektiven Längsschnittstudie mit angreifbarer Methodik –, aufgrund derer sich die Überzeugung durchsetzte, dass die Chemotherapie eines Mammakarzinoms zu neurotoxisch bedingten kognitiven Störungen führt („... indeed the phenomenon of chemo fog is now almost universally accepted"; [12]).

Aktuelle Entwicklungen: gewichtige Gegenargumente neben weiterer Bestätigung des etablierten Konzepts

In den Jahren 2005 und 2006 erschienen dann Veröffentlichungen, die Zweifel an der Annahme einer neurotoxischen Verursachung kognitiver Beeinträchtigungen begründeten [5, 11, 18]. Schließlich wurden im Jahr 2006 die ersten beiden größeren prospektiven Längsschnittstudien zum Thema veröffentlicht: Jenkins et al. [8] stellten keine Unterschiede in der Entwicklung der kognitiven Leistungsfähigkeit zwischen 85 Chemotherapiepatientinnen, 43 nicht chemotherapeutisch behandelten Patientinnen und 49 gesunden Teilnehmerinnen fest. Allerdings waren überwiegend eher niedrige Dosen von Zytostatika eingesetzt worden. Schagen et al. [9] berichteten über eine verschlechterte kognitive Leistungsfähigkeit nach Hochdosischemotherapie mit autologer Knochenmarktransplantation (n = 28), aber nicht nach Standardchemotherapie (n = 39).

Unsere Arbeitsgruppe fand in einer prospektiven Studie mit 101 Mammakarzinompatientinnen keine Hinweise auf eine neurotoxische Schädigung kognitiver Funktionen durch die Chemotherapie, obwohl alle Teilnehmerinnen Zytostatika in relativ hoher Dosierung erhalten hatten [6]. Unsere Patientinnen zeigten schon vor Beginn der Chemotherapie erheblich schlechtere kognitive Leistungen, als es angesichts ihrer Intelligenz und Bildung zu erwarten gewesen wäre. Während der Chemotherapie hielten sich in der Stichprobe Verschlechterungen und Verbesserungen kognitiver Leistungsfähigkeit die Waage.

Ende 2006 wurden 3 Untersuchungen veröffentlicht, die beanspruchen, biologische Grundlagen neurotoxischer Beeinträchtigungen durch Chemotherapie nachgewiesen zu haben. Allerdings sind 2 dieser Studien [7, 13] retrospektive Querschnittsstudien. Die in diesen Studien beobachteten Auffälligkeiten nach einer Chemotherapie – geringere regionale Gehirnvolumina [7] bzw. abweichende Aktivierungsmuster im Broca-Areal, in den Basalganglien und im Zerebellum beim Bearbeiten einer neuropsychologischen Testaufgabe [13] – könnten bereits vor Beginn der Chemotherapie bestanden haben oder sie könnten durch andere Faktoren als neurotoxische Wirkungen der Chemotherapie verursacht worden sein.

Die dritte dieser Studien zur Neurobiologie kognitiver Störungen nach Chemotherapie [4] ist ein Experiment. In vitro sowie im Tiermodell wurde nachgewiesen, dass 3 zytostatische Wirkstoffe verschiedene Typen von Gehirnzellen, nämlich Vorläuferzellen von Gliazellen und Neuronen sowie Oligodendrozyten, schädigen können. Mit Cytarabin, Carmustin und Cisplatin wurden 3 Zytostatika getestet, die in der adjuvanten Therapie des Mammakarzinoms im Allgemeinen nicht eingesetzt werden und von denen bekannt ist, dass sie anders als die meisten beim Mammakarzinom verwendeten Zytostatika die Blut-Hirn-Schranke überwinden.

15.3 Ausblick

Zusammenhänge zwischen kognitiven Funktionsstörungen und psychologischen Faktoren wurden bei Krebspatienten bisher kaum hypothesengeleitet untersucht. In einer Reihe von Studien zu Auswirkungen einer Chemotherapie auf kognitive Fähigkeiten wurden Effekte von Angst und Depression kontrolliert, ohne dass sich signifikante Zusammenhänge mit objektiv feststellbaren kognitiven Beeinträchtigungen fanden [1–3, 6, 8–10, 15, 16]. Daraus wurde auf die Unabhängigkeit kognitiver Beeinträchtigungen von psychologischen Faktoren geschlossen. Es ist aber fraglich, ob die eingesetzten Fragebögen die psychische Situation Krebskranker vollständig und genau genug erfassen, um diesen Schluss zu erlauben.

Klagen über kognitive Beeinträchtigung treten im Zusammenhang mit Angst und Depression auf

– soviel lässt sich mit einigermaßen großer Sicherheit festhalten. Was aber die Ursache objektiv feststellbarer kognitiver Leistungseinschränkungen bei Krebspatienten ist, wird zukünftige Forschung zeigen müssen.

LITERATUR

1. Ahles TA, Saykin AJ, Furstenberg CT et al.: Neuropsychologic impact of standard-dose systemic chemotherapy in long-term survivors of breast cancer and lymphoma. J Clin Oncol 20 (2002) 485–93
2. Brezden CB, Phillips KA, Abdolell M et al.: Cognitive function in breast cancer patients receiving adjuvant chemotherapy. J Clin Oncol 18 (2000) 695–701
3. Castellon SA, Ganz PA, Bower JE et al.: Neurocognitive performance in breast cancer survivors exposed to adjuvant chemotherapy and tamoxifen. J Clin Exp Neuropsychol 26 (2004) 955–69
4. Dietrich J, Han R, Yang M et al.: CNS progenitor cells and oligodendrocytes are targets of chemotherapeutic agents in vitro and in vivo. J Biol 5 (2006) 22
5. Donovan KA, Small BJ, Andrykowski MA et al.: Cognitive functioning after adjuvant chemotherapy and/or radiotherapy for early-stage breast carcinoma. Cancer 104 (2005) 2499–507
6. Hermelink K, Untch M, Lux MP et al.: Cognitive function during neoadjuvant chemotherapy for breast cancer: results of a prospective, multicenter, longitudinal study. Cancer 109 (2007) 1905–13
7. Inagaki M, Yoshikawa E, Matsuoka Y et al.: Smaller regional volumes of brain gray and white matter demonstrated in breast cancer survivors exposed to adjuvant chemotherapy. Cancer 109 (2007) 146–56
8. Jenkins V, Shilling V, Deutsch G et al.: A 3-year prospective study of the effects of adjuvant treatments on cognition in women with early stage breast cancer. Br J Cancer 94 (2006) 828–34
9. Schagen SB, Muller MJ, Boogerd W et al.: Change in cognitive function after chemotherapy: a prospective longitudinal study in breast cancer patients. J Natl Cancer Inst 98 (2006) 1742–5
10. Schagen SB, van Dam FS, Muller MJ et al.: Cognitive deficits after postoperative adjuvant chemotherapy for breast carcinoma. Cancer 85 (1999) 640–50
11. Scherwath A, Mehnert A, Schleimer B et al.: Neuropsychological function in high-risk breast cancer survivors after stem-cell supported high-dose therapy versus standard-dose chemotherapy: evaluation of long-term treatment effects. Ann Oncol 17 (2006) 415–23
12. Shilling V, Jenkins V, Trapala IS: The (mis)classification of chemo-fog – methodological inconsistencies in the investigation of cognitive impairment after chemotherapy. Breast Cancer Res Treat 95 (2006) 125–9
13. Silverman DH, Dy CJ, Castellon SA et al.: Altered frontocortical, cerebellar, and basal ganglia activity in adjuvant-treated breast cancer survivors 5–10 years after chemotherapy. Breast Cancer Res Treat 103 (2007) 303–11
14. Tchen N, Juffs HG, Downie FP et al.: Cognitive function, fatigue, and menopausal symptoms in women receiving adjuvant chemotherapy for breast cancer. J Clin Oncol 21 (2003) 4175–83
15. van Dam FS, Schagen SB, Muller MJ et al.: Impairment of cognitive function in women receiving adjuvant treatment for high-risk breast cancer: high-dose versus standard-dose chemotherapy. J Natl Cancer Inst 90 (1998) 210–8
16. Wefel JS, Lenzi R, Theriault RL et al.: The cognitive sequelae of standard-dose adjuvant chemotherapy in women with breast carcinoma: results of a prospective, randomized, longitudinal trial. Cancer 100 (2004) 2292–9
17. Wieneke MH, Dienst ER: Neuropsychological assessment of cognitive functioning following chemotherapy for breast cancer. Psycho-Oncology 4 (1995) 61–6
18. Yoshikawa E, Matsuoka Y, Inagaki M et al.: No adverse effects of adjuvant chemotherapy on hippocampal volume in Japanese breast cancer survivors. Breast Cancer Res Treat 92 (2005) 81–4

KAPITEL

16 Potenzielle Überforderung von Patient und Arzt

Hermann Dietzfelbinger

16.1 Überforderung des onkologischen Patienten

Für Tumorpatienten besonders **kritische Momente** sind der Zeitpunkt der Diagnosestellung, die Beendigung der Primärbehandlung und die Zeit danach, wenn der langfristige Therapieerfolg erhofft wird. Auch das Wiederauftreten und das Fortschreiten der Erkrankung sowie die palliative Behandlung sind besonders kritische Phasen. Die psychischen Reaktionen reichen von Sorgen und Ängsten, Gefühlen der Traurigkeit, Hilf- und Hoffnungslosigkeit bis hin zu gravierenden Belastungsreaktionen wie Anpassungs- (2–52%) und Angststörungen (1–49%) sowie Depressionen (0–58%).

Die Mitteilung der Krebsdiagnose führt nach Nikolaus Gerdes zu einem „unfreiwilligen Sturz aus der normalen Wirklichkeit" [3]. Viele Patienten geraten in eine tiefe **Lebenskrise** mit quälender Unsicherheit, Einbuße an Selbstvertrauen und Schuldgefühlen, die sie an die Grenzen ihrer Existenz führen können. In dieser psychischen Ausnahmesituation kann der Patient zwischen Fatalismus und kämpferischer Haltung schwanken. Oft kann hier nur entsprechende psychosoziale und/oder spirituelle Unterstützung den Patienten vor einer potenziellen Überforderung bewahren.

Gleichzeitig treten von außen große **Probleme** an den Kranken heran. In wenigen Tagen muss er durch die ganze Maschinerie der Diagnostik geschleust werden, während er je nach Zwischenergebnis zwischen Hoffen und Bangen schwebt. Vielleicht müssen rasche Entscheidungen über Therapie wie Operation, Chemo- und/oder Strahlentherapie gefällt werden. Gleichzeitig wird er aus seinem gewohnten Lebens- und Tagesablauf herausgerissen. Er muss Lebenspläne ändern sowie familiäre, finanzielle, soziale und berufliche Angelegenheiten regeln.

16.2 Überforderung des Arztes

Dem Arzt fällt die schwere Aufgabe zu, das **„bestmögliche" Arzt-Patienten-Gespräch** der Aufklärung über die schlimme Diagnose zu führen. Im Studium und als Assistenzart wird er dafür nur unzureichend oder gar nicht ausgebildet. In der Klinik wird diese Aufgabe sogar oft dem noch unerfahrenen, jungen Arzt übertragen [7, 9].

In unserer Gesellschaft macht das **Selbstverständnis im Umgang mit Krankheit** gegenwärtig einen Wandel durch. Vor diesem Hintergrund sehen sich Ärzte und Mitarbeiter in Klinik und Praxis zunehmenden existenziellen Herausforderungen ausgesetzt. Beklagt wird allseits eine bisher noch nie da gewesene Rationierung von Zeit und Ressourcen durch Personalabbau der gewinnorientierten Krankenhausgesellschaften. Dazu kommen die Restriktionen der Abteilungs- und Praxisbudgets, die zunehmenden Verwaltungsarbeiten mit überfrachteter Bürokratisierung und die permanente Verteidigung vor Regressforderungen der Krankenkassen [5]. Oft halten junge Ärzte diesen Heraus- oder Überforderungen nicht stand, sodass sie in patientenferne Tätigkeiten wechseln oder ins Ausland gehen [7, 9].

Diese Probleme hat vor einigen Jahren auch der frühere Gesundheitsminister Horst Seehofer nach seiner schweren Krankheit als **„geläuterter Patient"** eingesehen [4]: „Ich glaube, dass ich in mancher Diskussion den Ärzten und Pflegekräften Unrecht getan habe. Ich habe sie immer unter das ökonomische Diktat gestellt, ich habe gesagt, ihr könnt noch mehr leisten. Ich glaube jetzt, wir müssen nicht die Ärzte und Pflegekräfte reformieren, sondern die Bedingungen, unter denen sie stehen."

Von diesen potenziellen Überforderungen für Arzt und Patienten ist heute sicher jede Klinik und jede Praxis betroffen. Beim Umgang mit Krebskranken haben Arzt und Pflegepersonal unter diesen Herausforderungen jedoch in besonderer Weise zu leiden, weil in keinem anderen klinischen Bereich so viel Zuwendung und so viel arbeits- und zeitintensive Betreuung der Patienten und ihrer Angehörigen gefordert werden wie gerade in Hämatologie und Onkologie. Dazu kommen die **emotionalen Belastungen** im Umgang mit Tumorpatienten, Todkranken und Sterbenden, die sehr viele Kräfte aufzehren.

16.3 Burn-out

Die potenziellen Überforderungen des Arztes schaffen günstige Voraussetzungen für die Entwicklung eines Burn-out-Syndroms, das heute stärker als allgemein angenommen verbreitet ist. Im Bereich der sogenannten **Humandienstleistungen** sind vor allem Lehrer, Sozialarbeiter, Krankenschwestern und Ärzte, aber auch Manager in Führungsebenen von diesem „Laster der Moderne" betroffen. Ärzte sind jedoch besonders gefährdet und dies vor allem im Bereich der Onkologie (30–50% der Onkologen) [1].

Der Psychoanalytiker Herbert Freudenberger verwendete 1974 als Erster den Begriff „Burn-out" („Ausgebranntsein"). Dieser Begriff ist in kürzester Zeit in den USA populär geworden. Er stellte den Vergleich an, dass Menschen wie Gebäude ausbrennen können, selbst dann, wenn die äußere Hülle noch mehr oder weniger unversehrt erscheinen mag. Er zählte nicht weniger als 132 Symptome auf, von denen **3 Hauptsymptome** von besonderer praktischer Bedeutung sind [1, 8]:

- psychophysische Erschöpfung („Exhaustion") im Umfeld beruflicher Belastungen,
- Geringschätzung und verminderte Effektivität der eigenen Arbeit („Low Sense of personal Accomplishment"),
- Desinteresse, ungewollter, auch für die Betroffenen selbst manchmal geradezu erschreckender Widerwillen oder Zynismus gegenüber den Menschen, für die man beruflich tätig ist („Depersonalisation").

Die Betroffenen erleben ihre berufliche Umwelt als nicht mehr kontrollierbar. Sie ziehen sich zurück und zeigen Symptome wie Depression, Schlafstörungen, Kopf- und Rückenschmerzen oder Magenkrämpfe. Typisch sind auch **Schuldgefühle** und **Versagensängste.** Immer wieder drohen auch Abhängigkeit und Sucht. Das Burn-out-Syndrom ist heute eine von der WHO anerkannte Gesundheitsstörung und Diagnose.

Die Entwicklung des Burn-out-Syndroms wird hauptsächlich durch **2 Hauptfaktoren** begünstigt [1, 8]:

- In der Onkologie ist das Risiko besonders hoch, weil der berufliche Umgang mit den Tumorpatienten oft dazu führt, dass man zwar viel gibt, aber nur wenige positive Rückmeldungen („Erfolge") sieht. Dieses Missverhältnis zwischen persönlichem Einsatz und sichtbarem Erfolg wird als **„Gratifikationskrise"** bezeichnet und ist ein typischer und häufiger Auslöser für den Weg in das Burn-out-Syndrom.
- Ein zweiter das Burn-out-Syndrom begünstigender Faktor sind Arbeitsplätze, die durch hohe Belastung und nur geringe eigene Gestaltungsmöglichkeit charakterisiert sind (**High Demand – Low Influence**).

Neben diesen beiden Hauptfaktoren spielen aber auch zahlreiche **persönliche Risikofaktoren** eine bedeutsame Rolle: Zeitdruck, Überforderung, wenig Anerkennung und fehlendes Feedback, Frustration, schlechtes Betriebsklima, Übertragungsverhältnis des Patienten zum Arzt, autoritäre Strukturen im Krankenhaus, Ärger mit den Vorgesetzten und vor allem bei Ärztinnen Mehrfachbelastungen zu Hause und im Beruf.

Bei vielen Ärzten entspricht die Zeit der Tätigkeit in der Klinik ihrer **„Rushhour des Lebens"**, in der Vieles zusammenkommt: Familiengründung, Kinderbetreuung und Berufseinstieg, dazu häufig der Erwerb eines Eigenheims und die Sorge um alt gewordene Eltern. Die Tücke dieser Lebensphase besteht darin, dass eigentlich Unvereinbares vereint werden muss. Die Folge ist: Das Burn-out-Syndrom droht [7–9].

Frühwarnzeichen des Burn-outs kündigen sich an, wenn Berufstätige oder kurativ Tätige nach Beendigung der eigentlichen Arbeit keinen inneren Abstand gewinnen können, sondern innerlich und gedanklich rund um die Uhr mit der Arbeitssphäre beschäftigt bleiben. Sie können nicht mehr ihre „Batterie aufladen". Frauen sind stärker betroffen als Männer. Gefährdet sind sowohl ängstlich-unsichere als auch besonders ehrgeizige und zugleich stark individualistische Menschen – Mitarbeiter, die hohe Ansprüche an sich selbst stellen, und Personen, die sich von anderen ungern helfen lassen.

Prävention und Therapie: Wird das Burn-out-Syndrom ignoriert, wozu Ärzte entsprechend dem Bibelwort „Arzt, hilf dir selber" (Lukas 4, 23) in besonderer Weise neigen, wird die Situation nur verschlimmert [2]. Der Arzt sollte für wirksame Bewältigungsstrategien bereit sein, um wieder zu seiner Berufszufriedenheit zu finden: das Thema „Burn-out" von Tabus befreien, möglichst unter professioneller Supervision Gespräche führen, Körperbedürfnisse beachten, etwas für sich tun, Sport, Musik und andere Hobbys ausüben, Pausen einlegen, effektives Zeitmanagement anstreben („The bad News is Time flies. The good News is you're the Pilot"; Michael Altahuler [5]), Urlaub machen, Aufgaben delegieren, „Nein" sagen können, Hang zum Perfektionismus vermeiden, einzelne Lebensbereiche harmonisieren, um Kraft zu schöpfen, wieder Vertrauen zu sich selbst gewinnen, wieder Feuer der Begeisterung entfachen und auf zwischenmenschliche Beziehungen sowohl am Arbeitsplatz als auch privat achten. Ziel ist die Ausbalancierung der Persönlichkeit. Hierfür werden auch Hilfen von außen angeboten, z.B. in Form von speziellen Hotlines und Seminaren zum Stressmanagement.

16.4 Medizin und Ethik

Es geht die Befürchtung um, dass die Ethik im Krankenhaus selbst zur **Ursache von Überforderung** der Mitarbeiter werden könnte und dadurch bei gefährdeten Menschen der Entwicklung eines Helfer- und eines Burn-out-Syndroms Vorschub leisten könnte. Sind das Ideal des Hippokrateseides, die Leitlinien der Berufsverbände oder Leitbilder der einzelnen Häuser eher Motivation und Ansporn oder Daumenschraube für die Ärzte?

Theml stellt für den Arzt in der Onkologie die beiden Begriffe **„Delegation"** und **„Relegation"** gegenüber: Der Tumorpatient hat Erwartungen an den Krebsarzt. Der Krebs wird vom Patienten an den Arzt delegiert [10].

Der moderne Fortschritt in der Onkologie übt auf den Arzt einen **innovativen Druck** aus. Was gestern noch medizinischer Fortschritt war, ist heute schon konventionell [10].

Die Medizin weckt oder fördert **falsche Erwartungen**. Sie „gerät dabei in die Gefahr, zu übersehen, dass ihr ermunternder Gestus der Machbarkeit die Schatten des Nicht-Machbaren verdrängen hilft." Eine der häufigsten Erfahrungen im Umgang mit Krankheit und Medizin sind variable Formen der Enttäuschung. Jeder Enttäuschung geht eine Art „Täuschung" voraus. Am häufigsten ist die Situation, dass der Kranke Erwartungen hegt, die sich nicht erfüllen [10].

Heute hat sich das Arztbild vom hochkompetenten Vaterbild zum kritischen und durchaus nicht omnipotenten Partner verschoben. Vor diesem Hintergrund wünscht sich dieser Arzt eine **Relegation**, das heißt er möchte wenigstens zum Teil und Schritt für Schritt die übertragene Kompetenz und Verantwortung an den Patienten in seiner heute gewonnenen Autonomie zurückgeben und auf falsche Optimismen verzichten [10]. So gibt es den partnerschaftlichen Arzt, der nicht um jeden Preis therapiert, und es gibt den weisen Patienten, der seine Last am Geschehen zu tragen weiß [10].

LITERATUR

1. Bauer J.: Die Freiburger Schulstudie. http://www.opus-nrw.de/medio/praxis/lehrgesund/Freiburg.pdf (letzter Zugriff 28.07.08)
2. Eckhart WU: „Arzt hilf dir selbst!" Der Arzt als Patient. Dtsch Med Wochenschr 133 (2008) 34–38
3. Gerdes N: Der Sturz aus der Wirklichkeit und die Suche nach Sinn. http://www.dapo-ev.de/ngerdes.html (letzter Zugriff: 13.04.08)
4. Holzhaider H: Der geläuterte Patient. SZ vom 23.07.02
5. Kleeberg U.: Religiosität und Spiritualität am Lebensende. InFoOnkologie 10 (2007) 339–340
6. Lyckholm L, Shanafelt TD, Ambrose HS, Chung HM: Time management and burnout in oncology. In: Perry MC (ed.): 2006 Educational Book, 42nd Annual Meeting, June 2–6, Atlanta, Georgia, American Society of Clinical Oncology (ASCO), Alexandria, VA (2006) 633–635

7. Madel M: Junge Ärzte gefährdet. Dtsch Ärztebl 100 (2003) A2820
8. Sadre Chirazi-Stark FM: Burnout in der Rushhour des Lebens. 11. Ausgabe des Klinikmagazins „medtropole", 07.11.2007; http://idw-online.de/pages/de/news234218 (letzter Zugriff: 13.04.08)
9. Stüve H: Viele Ärzte sind schon in jungen Jahren ausgebrannt. Dtsch Ärztebl 104 (2007) A2698
10. Theml H: Überforderung von Patient und Arzt am Beispiel der Tumormedizin. Profile 2 (2003) 5–8; http://www.eaberlin.de/41302_41318.php (letzter Zugriff: 13.04.2008)

KAPITEL 17

Hermann Dietzfelbinger

Auf der Suche nach dem guten Ende – zur Dynamik der Abschlussbehandlung

FALLBEISPIEL

Eine 20-jährige Patientin erkrankt an einem M. Hodgkin, weswegen sie sich 6 Monate lang insgesamt 8 Zyklen einer hochintensiven Polychemotherapie unterziehen muss. Diese Behandlung führt erfreulicherweise zu einer mehr als 5 Jahre anhaltenden klinischen Vollremission und damit defintionsgemäß auch zu einer Heilung. Die Suche nach einem guten Ende ist von Erfolg gekrönt. Bei einer ihrer späteren hämatologischen Nachsorgeuntersuchungen schenkt sie uns ihr eindrucksvolles Ölgemälde (➤ Abb. 17.1).

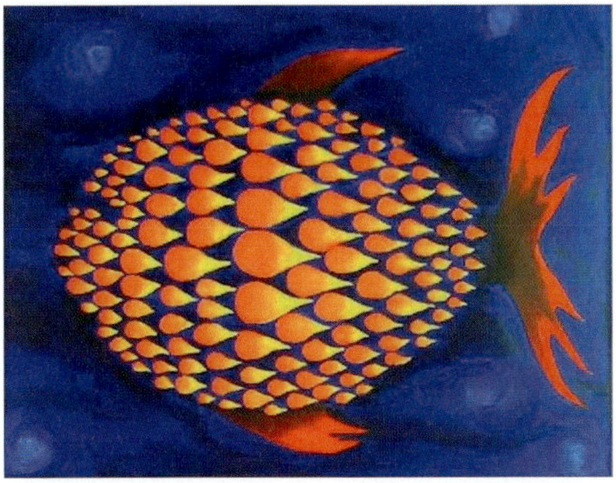

Abb. 17.1 Ölbild (50 × 41 cm), gemalt von einer 21-jährigen Patientin nach erfolgreich überstandener Chemotherapie.

Bildbetrachtung

Schon beim ersten Blick fällt auf, dass dieses Bild nicht nur eine gewaltige Farbenpracht, sondern auch eine vielschichtige Symbolkraft ausstrahlt:

Ein breitbauchiger, fast die ganze Bildfläche einnehmender Fisch schwimmt unbeirrt von rechts nach links und löst dabei einige strudelnde Wirbel in dem engen tiefblau gefärbten, aber auch eher unwirtlichen Gewässer aus. In der metaphorischen Sprache dieses Bildes ist mit dem Fisch, der unterwegs auf einer Reise ist, unverkennbar die Patientin gemeint. Sie muss sich zielbewusst und unerschütterlich durch alle Wasser mit ihren Turbulenzen retten, als da sind Nöte, Ängste, Leiden und Gefahren der sie so belastenden Therapie.

Die tiefroten Flossen an Bauch- und Rückenseite bestimmen die Fahrt- und Stromrichtung des Fisches. Die Darstellung beinhaltet neben Bewegung auch statische Elemente. Vielleicht ist mit dem beengenden Gewässer auch der Ort der Behandlung, die Praxis am Ufer des sonst so strahlenden, unter dem Martyrium der Chemotherapien aber eher gefürchteten Ammersees gemeint.

Der Fisch hat weder Augen noch eine erkennbar äußere Begrenzung. Er gewinnt seine mächtige Gestalt durch eine Vielzahl tropfenförmiger Schuppen, die sich infolge der Strömung nach hinten spitz verjüngen. Die Schuppen sind in der Mitte ziemlich groß, um nach allen Seiten zur Peripherie hin immer zahlreicher und kleiner zu werden. Diese ungewöhnlichen, durch ihre feurig rote Farbe eher aggressiv wirkenden Schuppen wecken unschwer Assoziationen zu zahlreich vergossenen Blutstropfen, die die Patientin in Form vieler qualvoller Blutabnahmen aus schlechten Venen hatte fließen lassen müssen.

Alle Elemente des Fischkörpers weisen in wuchtiger Dynamik, gleichsam auf der Suche nach dem guten Ende, in Richtung Schwanzflosse hin, deren Ansatz gar nicht richtig zu erkennen ist. Die Flosse scheint durch das tiefe Schwarz vom Rumpf getrennt zu sein, um dann aber in Gegenrichtung wieder mit feurig roter Farbe in die eher stürmisch sich ausbreitenden krallenförmigen Enden der Schwanzflosse auszustrahlen. Diese Krallen sollen vielleicht Symbol für die schlimmen Zeiten sein, die die Patientin als junger Mensch mit allen Einbußen an Lebensqualität durchmachen musste und die sie nun endgültig hinter sich lassen möchte. Das trennend Schwarze am Ansatz der hinteren Flosse symbolisiert den Abschluss der Therapie und das Abschiednehmen von dieser langen Zeit des Leidens. Mit dem Ende der Therapie hat sie das Ziel ihrer Reise erreicht. Therapieende ist auch Verlust.

Der Fluss des Bildes geht weiter von den Krallen der Flosse in das umgebende, aber auch strudelnde und wirbelnde Nass. Die Schwanzflosse teilt sich fiederförmig auseinander, d.h. jetzt wird die junge Frau, die sich bei uns doch auch wohl und geborgen gefühlt hat, ihre eigenen Wege gehen. Das Ende der Therapie ist also ein Moment von Abschluss und Aufbruch zu neuen Ufern. Es geht weiter in noch ungewisse Zeiten, in denen neue Orientierung und neue Kraftquellen gefunden werden müssen.

In diesem Bild, das zur Freude unserer Patienten und unseres Praxis-Teams die Wand unserer Tagesklinik ziert, erkennen wir immer wieder von Neuem die Bewegung und Dynamik auf der Suche nach dem guten Ende.

LITERATUR

1. Wittdorf, S. Die Abschlußphase von Pschotherapien. Untersuchung zur Gestaltung der Beendigung psychotherapeutischer Behandlungen. Dissertation (1999) Osnabrück. http://elib.ub.uni-osnabrueck.de/publications/diss/E-Diss38_thesis.pdf (letzter Zugriff 04.06.08)

KAPITEL

18 Spiritualität: Religion und Glauben

Eckhard Frick

„Sehen Sie, auf lateinisch heißt Alkohol ‚Spiritus', und man braucht dasselbe Wort für die höchste religiöse Erfahrung wie für das schädliche Gift" [7].

18.1 Zum Begriff „Spiritualität"

„Spiritualität" ist ein von dem lateinischen Adjektiv „spiritualis" abgeleitetes Fremdwort, mit dem ein charakteristischer Begriff in der Mystik des Apostels Paulus wiedergegeben wird: pneumatikós (geistlich). Für die heutige, noch immer offene Begriffsentwicklung im Deutschen sind zwei Traditionslinien maßgeblich: die romanische und die angelsächsische [12]. Die romanische Traditionslinie (Eindeutschung des französischen „spiritualité") bezeichnete bis in die 1970er Jahre die **persönliche Beziehung des Menschen zu Gott,** vor allem in der katholischen Ordenstheologie. Die angelsächsische Traditionslinie („spirituality") ist schon seit 1870 nachweisbar und bezeichnet einen im Vergleich zur romanischen Traditionslinie viel weiteren **Begriff von Religiosität,** die auf eigener Erfahrung beruht. Unter dem Einfluss der angelsächsischen Traditionslinie, die eindeutig den psychoonkologischen Sprachgebrauch bestimmt, entwickelt sich „Spiritualität" immer stärker zum Breitbandbegriff, während Religiosität eher im Kontext institutioneller, kultureller und konfessioneller Bindungen verstanden wird und deshalb nur mehr einen Teilaspekt von Spiritualität bezeichnet. Im Kontext von Religiosität steht Spiritualität für die Innenseite, für die Verinnerlichung von Religion. Über die jeweilige Religion hinaus ist sie universal und transzendiert die Grenzen von Religionen, Kulturen und Nationen. Spiritualität „kann im weitesten Sinn gefasst sein als Bezogenheit auf das umgreifende eine Sein, das den Menschen als unfassbares Geistiges, Transmaterielles, Metaphysisches erscheint" [12].

Der in diesem Sinn verstandene Spiritualitätsbegriff überschreitet die Bindungen an die jeweilige Religionsgemeinschaft, hat also eine **transreligiöse Tendenz.** Dies heißt jedoch keineswegs, dass sich die Psychosoziale Onkologie mit einem vagen, uniformen Spiritualitätskonzept begnügen dürfte. Vielmehr erfordern die zunehmende Mobilität, die wachsende Begegnung der Kulturen und die immer differenzierteren subjektiven Spiritualitäten in der Praxis ein Mindestmaß an Kenntnissen über die vielfältigen spirituellen Traditionen sowie Einfühlung in die religiöse Beheimatung des einzelnen Patienten.

So kann etwa die jüdisch-christliche Tradition von den anderen Weltreligionen und auch von nichtreligiösen Glaubenssystemen lernen und dadurch die eigene Spiritualität besser verstehen. Gerade die sich außerhalb der religiösen Institutionen und an subjektiver Erfahrung orientierten **„esoterischen" Spiritualitäten** sind ein Zeichen der Zeit, das es wahrzunehmen, zu respektieren und zu verstehen gilt [16]. Umgekehrt haben auch die spirituellen Traditionen der großen Religionen einen „esoterischen" Kern, dessen Reichtum sich in der Meditation erschließt und häufig erstaunliche Ähnlichkeiten mit anderen religiösen Traditionen aufweist.

In der hebräischen Bibel, die Juden und Christen gemeinsam ist, taucht Spiritualität als **göttlicher Geist/Atem** auf, der sich dem Menschen mitteilt: Am Anfang „... war die Erde wüst und leer (Tohuwabohu) ... und die Ruach (Geist) Gottes schwebte über dem Wasser" (Genesis 1, 2). „Da formte Gott der Herr den Mensch (adam) aus Erde vom Ackerboden (adamah) und blies in seine Nase den Lebensatem. So wurde der Mensch zu einem lebendigen Wesen (näfäsh)" (Genesis 2, 7). Das

Wesen/die Seele (näfäsh) heißt im Hebräischen gleichzeitig „Kehlkopf“: Die göttliche Mund-zu-Nase-Beatmung macht den Menschen zu einem selbstatmenden Wesen. In der lebenslangen und erst mit dem Tod endenden Erfahrung des Sich-atmen-Lassens ist der Mensch weder rein passiv (wie bei der vorübergehenden maschinellen Beatmung) noch rein aktiv (wie bei der bewussten Manipulation von Atemfrequenz oder -tiefe). In der Atmung ist er vielmehr auf das Atman bezogen, wie man im Sanskrit für den Lebenshauch (Geist) sagt. C.G. Jung gibt das indische Atman mit dem „Selbst“ wieder, das unser kleines bewusstes Ich übersteigt. Spiritualität als die Fähigkeit zur Selbstatmung umfasst demnach das Zulassen und Angewiesensein auf den einströmenden Atem in der Inspiration und ebenso das Loslassen in der Exspiration. Die Selbstsuche des Menschen manifestiert sich als Suche nach Sinn, besonders dann, wenn bisherige, übernommene oder eigene Sinnkonstrukte an Erfahrungen von Absurdität zerbrechen, wie es im Zusammenhang mit den verschiedenen Phasen der Krebserkrankung häufig geschieht [6].

Spiritualität ist einerseits eine anthropologische Grundkonstante, das heißt eine Systemeigenschaft des lebendigen Menschen. Andererseits ist die **persönliche Spiritualität** mit der primären religiösen Sozialisation und deren Wandlungen im jeweiligen biographischen und soziokulturellen Kontext verbunden, also mit dem persönlichen Glauben und den persönlichen Zweifeln. Schon aus diesem Grund reicht es nicht, Spiritualität auf das soziodemographische Merkmal der Religionszugehörigkeit zu reduzieren, wie es bei der Krankenhausaufnahme erfragt wird.

Selbstverständlich kann auch ein erklärter Atheist ein spiritueller Mensch sein, nicht nur im buddhistischen Kontext. Der spirituelle **Durst des Menschen nach Sinn,** nach Ganzheit, nach der Vereinigung mit Gott kann sich auf mehr oder weniger entwickelten Stufen ausdrücken, auch auf niedrigeren, etwa in der Sucht nach Alkohol. Umgekehrt können Entwicklungswege mit spiritueller Ausrichtung, wie die Selbsthilfebewegung der Anonymen Alkoholiker, zur Unabhängigkeit vom alkoholischen „Spiritus“ führen [7].

Das Akronym **SPIR** dient dazu, sich die 4 Schritte bei der Erfassung spiritueller Bedürfnisse und Ressourcen zu vergegenwärtigen [4, 17]:

- **S:** spirituelle und Glaubensüberzeugungen
- **P:** Platz und Einfluss, den diese Überzeugungen im Leben des Patienten einnehmen
- **I:** Integration in eine spirituelle, religiöse, kirchliche Gemeinschaft/Gruppe
- **R:** Rolle des Arztes/der Pflegeperson: Wie sollen sie mit spirituellen Erwartungen und Problemen des Patienten umgehen?

Die folgenden Standardfragen sollen im Verlauf des Gesprächs dem Sprachgebrauch des Patienten angepasst werden. Zur Vermeidung von Missverständnissen sollte herausgefunden werden, ob dem Patienten Begriffe wie „spirituell“ oder „religiös“ bekannt sind und wie er sie verwendet. Ähnliches gilt für „Kirche“, „Gemeinschaft“, „Gemeinde“, „Gruppe“ etc. – je nachdem, wie der Patient über seine diesbezüglichen Bindungen zu sprechen in der Lage ist. Folgende **Standardfragen** können der Strukturierung eines halbstandardisierten Interviews dienen:

- **S:**
  - Würden Sie sich im weitesten Sinne als gläubigen (religiösen/spirituellen) Menschen betrachten?
  - In wen oder in was setzen Sie Ihre Hoffnung?
  - Woraus schöpfen Sie Kraft?
  - Gibt es etwas, das Ihrem Leben einen Sinn verleiht? Welche Glaubensüberzeugungen sind für Sie wichtig?
- **P:**
  - Sind die Überzeugungen, von denen Sie gesprochen haben, wichtig für Ihr Leben und für Ihre gegenwärtige Situation?
  - Welchen Einfluss haben diese Überzeugungen darauf, wie Sie mit sich selbst umgehen und in welchem Maß Sie auf Ihre Gesundheit achten?
  - Wie haben Ihre spirituellen und Glaubensüberzeugungen Ihr Verhalten während dieser Erkrankung bestimmt?
  - Welche Rolle spielen Ihre Überzeugungen dabei, dass Sie wieder gesund werden?
- **I:**
  - Gehören Sie zu einer spirituellen oder religiösen Gemeinschaft (Gemeinde, Kirche, spirituelle Gruppe)?

- Bedeutet dies eine Unterstützung für Sie? Inwiefern?
- Gibt es eine Person oder Gruppe von Leuten, die Ihnen wirklich viel bedeuten und die wichtig für Sie sind?

- **R:**
  - Wie soll ich als Ihr Arzt/Seelsorger/Krankenschwester etc. mit diesen Fragen umgehen?
  - Wer ist Ihr wichtigster Gesprächspartner in Bezug auf spirituelle und Glaubensüberzeugungen?
  - Welche Rolle sollen diese Überzeugungen in der ärztlichen Behandlung spielen?
  - Spirituelle und Glaubensfragen sind für Krank- und Gesundsein ein wichtiger Bereich. Haben Sie den Eindruck, dass wir über Ihre Überzeugungen so gesprochen haben, wie Sie es sich wünschen?
  - Möchten Sie etwas hinzufügen?

18.2 Stand der Forschung

Spiritualität kann entweder als Teilaspekt von Lebensqualität, Krankheitsverarbeitung, sozialer Unterstützung und subjektiver Krankheitstheorie aufgefasst und gemessen werden oder aber als eigenständiges Konstrukt. Dies kann mit standardisierten Messverfahren geschehen, die in üblicher Weise psychometrisch zu validieren sind (meist auch transkulturell, da es sich um ursprünglich angelsächsische Instrumente handelt). Eine Alternative stellen Methoden der **spirituellen Anamnese** dar, die eine pragmatische Möglichkeit des spirituellen „Screenings" im Alltag von Klinik und Praxis darstellen (z.B. das in Abstimmung mit C. Puchalski entworfene deutschsprachige Werkzeug SPIR [4, 11]).

Wer glaubt, ist gesünder, verfügt über wirkungsvollere Bewältigungsstrategien, genießt eine höhere Lebenszufriedenheit und sogar eine gesteigerte Lebenserwartung [8, 9]. Angesichts derartiger, vorwiegend in den USA und mit epidemiologischen Methoden erhobener Befunde stellt sich die Frage, ob Ärzte **religiöse Aktivitäten** verordnen sollten [14]. Manche bejahen diese Frage und haben längst begonnen, in großem Stil mögliche Fernheilungen durch das Fürbittgebet genauso empirisch zu untersuchen wie andere medizinische Interventionen [1]. Allerdings wirft die funktionalistische Reduktion von Glauben, Religion und Spiritualität nicht nur theologische, sondern auch ethische und methodologische Fragen auf: Die Freiheit von Gott und Mensch sowie der Beziehungsaspekt der Spiritualität werden zugunsten eines deterministischen Kalküls aufgegeben. Häufig fehlt eine tragfähige Basistheorie, in welcher das kausale Netzwerk wechselseitiger Einflüsse von Glauben und Gesundheit reflektiert wird [3, 5].

Eine psychoonkologische Übersichtsarbeit [15] zeigt, dass der **Stellenwert von Religiosität und Spiritualität in der Onkologie** noch nicht abschließend beurteilt werden kann. Insbesondere sind Fragen nach der Angemessenheit bestimmter Coping-Formen und nach deren Auswirkung auf das Bewältigungsergebnis noch zu klären.

Ausgehend von einer typologischen Einteilung des Spektrums religiöser Kontrollattribution und Krankheitsverarbeitung wurde vorgeschlagen, ein „positives" und ein „negatives" **spirituelles Coping** zu unterscheiden [10, 13, 18]. Als negativ gelten in den erwähnten Studien Konflikthaftigkeit, Hadern, Klagen und insbesondere der Kampf mit Gott. Freilich müssen gegenüber der Vorannahme, nur ein positives, nicht kämpferisches spirituelles Coping sei hilfreich, grundsätzliche Bedenken angemeldet werden. Der kollektive Druck des so genannten positiven Denkens scheint sich hier stärker ausgewirkt zu haben als bedeutsame jüdisch-christliche Traditionslinien, in denen vom Gotteskampf Jakobs, Hiobs und Jesu Christi die Rede ist, ohne dass dies als unbotmäßig oder schädlich abqualifiziert würde. Es muss deshalb gefragt werden, ob ein Konfliktmodell des spirituellen Copings möglicherweise hilfreicher ist als die Dichotomie von positiv versus negativ [2]. Zwei Einzelergebnisse aus den erwähnten Studien seien hervorgehoben: Bei hämatologischen Transplantationspatienten ließ sich kein günstiger Einfluss des „positiven" Copings nachweisen, sondern nur ein ungünstiger des „negativen [13]. Bei deutschen Brustkrebspatientinnen korrelierten „positives" und „negatives" Coping, ließen sich also nicht klar differenzieren [18].

18.3 Praktisches Fazit: Spiritual Care als interdisziplinäre Aufgabe

! WICHTIG

Die spirituelle Basisdiagnostik und die Erstellung eines spirituellen Plans [11] sind gemeinsam wahrzunehmende Aufgaben des gesamten psychoonkologischen Teams, können also nicht global an die Seelsorge delegiert werden.

Ärzte, Pflegepersonal und Psychotherapeuten sollten den spirituellen Bindungen, Orientierungen und Wünschen mit **wohlwollender Neutralität** begegnen (weder manipulative Vereinnahmung noch Vernachlässigung der spirituellen Ressourcen, die es zu mobilisieren gilt).

Differenzierte spirituelle Interventionen (Rituale, sinnorientierte Psychotherapie, Biographiearbeit) verlangen eine gezielte Vorbereitung der Helfer und/oder eine Beauftragung durch den Patienten/eine spirituelle Gruppierung.

Spiritual Care heißt auch, dass die Mitglieder des psychoonkologischen Teams ihre eigene **spirituelle Kompetenz** und Selbsterfahrung verbessern. Dazu gehören meditative Praxis, Kenntnisse über wichtige spirituelle/religiöse Gemeinschaften, Fähigkeit zur Kontaktaufnahme mit dem spirituellen Netzwerk des Patienten sowie Einübung der spirituellen Anamnese und der sich hieraus ergebenden spirituellen Planung.

LITERATUR

1. Benson H, Dusek JA, Sherwood JB et al.: Study of the Therapeutic Effects of Intercessory Prayer (STEP) in cardiac bypass patients: A multicenter randomized trial of uncertainty and certainty of receiving intercessory prayer. Am Heart J 151 (2006) 934–942
2. Frick E: Sich heilen lassen. Eine spirituelle und psychoanalytische Reflexion. Echter, Würzburg (2007)
3. Frick E: Macht Glaube gesund? In: Hoff GM, Klein C, Volkenandt M (Hrsg.): Zwischen Ersatzreligion und neuen Heilsversprechen. Umdeutungen von Gesundheit und Krankheit? (Grenzfragen 37). Alber, Freiburg i. Br., München (im Druck)
4. Frick E, Riedner C, Fegg MJ, Hauf S, Borasio GD: A clinical interview assessing cancer patients' spiritual needs and preferences. Eur J Cancer Care 15 (2006) 238–243
5. Gall TL, Charbonneau C, Clarke NH, Grant K, Joseph A, Shouldice L: Understanding the nature and role of spirituality in relation to coping and health: conceptual framework. Canadian Psychology 46 (2005) 88–104
6. Gerdes N: Der Sturz aus der normalen Wirklichkeit und die Suche nach Sinn. Ein wissenssoziologischer Beitrag zu Fragen der Krankheitsverarbeitung bei Krebskranken. In: Schmidt W (Hrsg.): Leben mit Krebs. Kaiser, München (1986) 10–34
7. Jung CG: Brief an W.G. Wilson, Mitbegründer der Anonymen Alkoholiker, 30.1.1961
8. Koenig HG, McCullough ME, Larson DB: Handbook of Religion and Health. Oxford University Press, Oxford, New York (1986)
9. McCullough M, Hoyt W, Larson D, Koenig H, Thoresen C: Religious involvement and mortality: A meta-analytic review. Health Psychology 19 (2000) 211–222
10. Pargament KI, Koenig HG, Tarakeshwar N, Hahn J: Religious struggle as a predictor of mortality among medically ill elderly patients: A 2-year longitudinal study. Arch Intern Med 161 (2001) 1881–1885
11. Puchalski CM: Spiritual Care: Practical tools. In: Puchalski CM (ed.): A time for listening and caring: Spirituality and the care of the chronically ill and dying. Oxford University Press, Oxford, New York (2006) 229–251
12. Roser T: Spiritual Care. Ethische, organisationale und spirituelle Aspekte der Krankenhausseelsorge. Ein praktisch-theologischer Zugang. Mit einem Geleitwort von Eberhard Schockenhoff. Kohlhammer, Stuttgart (2006)
13. Sherman AC, Simonton S, Latif U, Spohn R, Tricot G: Religious struggle and religious comfort in response to illness: health outcomes among stem cell transplant patients. J Behavioral Medicine 28 (2005) 359–367
14. Sloan RP, Bagiella E, Van de Creek L et al.: Should physicians prescribe religious activities? N Engl J Med 342 (2000), 1913–1916 (Discussion: 1339–1342)
15. Stefanek M, McDonald PG, Hess SA: Religion, spirituality and cancer: current status and methodological challenges. Psycho-Oncology 14 (2005) 450–463
16. Sudbrack J: Spiritualität – Modewort oder Zeichen der Zeit? Geist und Leben 71 (1998) 198–211
17. Weber S, Frick E: Zur Bedeutung der Spiritualität von Patienten und Betreuern in der Onkologie. In: Sellschopp A, Fegg M, Frick E et al. (Hrsg.): Manual Psychoonkologie. Zuckschwerdt, München (2002) 106–109
18. Zwingmann C, Wirtz M, Müller C, Körber J, Murken S: Positive and negative religious coping in German breast cancer patients. J Behavioral Medicine 29 (2006) 533–547

III Kommunikation

KAPITEL

Monika Dorfmüller

19 Grundlagen der Kommunikation

19.1 Spektrum der Kommunikation

Kommunikation beschreibt eine der differenziertesten und wesentlichsten Fähigkeiten des Menschen. Neben Sprachinhalten laufen mindestens zwei Drittel der Kommunikation im Dialog über visuelle und akustische Wege. Zahlreiche verbale Äußerungen sind mit Gestik und Mimik kombiniert. Diskrepanzen zwischen gesprochenem Wort, dem eigentlichen Verhalten und den Signalen der Körpersprache enthüllen sich meist rasch.

Kommunikation spielt sich zwischen Sender und Empfänger ab. Als wesentlich erweist sich, ob der Empfänger auch erreicht wird (kognitiv, sozial, emotional). Kommunikation findet auch statt, wenn das Gegenüber schweigt, sich abwendet bzw. sich in ausgeprägten Angst- oder Erregungszuständen, also in einer Krisensituation befindet.

! WICHTIG

Kommunikation kann geschehen auf Sach-(Inhalts-) und Beziehungs-(Emotions-)Ebene, auf verbaler und nichtverbaler Ebene.

Kommunikation korreliert mit einer breiten Skala von Zuwendungsmöglichkeiten. Diese kann von Sachlichkeit über Wertschätzung und Respekt bis zu Vertrautheit reichen. Sie kann aber auch Ablehnung und Überheblichkeit, mangelnden Respekt vor dem anderen beinhalten.

Art und Qualität der Kommunikation bestimmen entscheidend Interaktionen zwischen den Beteiligten.

Simon [9] schreibt, dass als „wichtigster Teil der Sozialkompetenz die Kommunikationskompetenz gilt". Weiter definiert er, „Sozialkompetenz setzt Empathiefähigkeit voraus, also das Vermögen, sich in das Denken und Fühlen anderer Menschen hineinzuversetzen".

Nach dem Kommunikations- und Sozialpsychologen Paul Watzlawick [in 8] „ist es unmöglich, nicht zu kommunizieren". Für Watzlawick ist „ein jegliches Verhalten bzw. Handeln Kommunizieren. Aber auch Nichthandeln hat für ihn Mitteilungscharakter."

Eine erschwerte, teilweise missverständliche Situation kann resultieren, wenn Sender und Empfänger in der Kommunikation keine Sprache gemeinsam gut beherrschen, unter Umständen mit einem Dolmetscher gearbeitet werden muss. Auch intellektuelle Barrieren sowie Beeinträchtigungen der Hörfähigkeit bedingen Einschränkungen.

Interkulturelle Kompetenz in der Kommunikation mit Menschen mit Migrationshintergrund ist eine berechtigte Forderung. Allein in München leben zurzeit Menschen aus 180 Ländern (➤ auch Kap. 48).

Die Einflüsse von Geschlechtsdifferenzierungen sowie geschlechtsspezifische Kommunikationsstile (➤ Kap. 6) gehören als wesentliche Komponente in diesen Rahmen.

Kommunikation und Kommunikationsaufbau mit Kindern und Jugendlichen verlangt, sie an ihrem entwicklungspsychologischen und wissensmäßigen Standort abzuholen. Der Aufbau einer tragfähigen Vertrauensebene gewinnt hier besondere Bedeutung.

Wie bereits erwähnt, spielen im Rahmen der Kommunikation auch Mimik, Gestik generell, die eigene und die Körpersprache des Gegenübers, auch einer Gruppe, und die Sprachmelodie eine hervorragende Rolle. Diese Signale wirken sich auch in den Interaktionen aus, können aufmerksam wahrgenommen werden. Rückmeldungen besitzen hohen Stellenwert. Sie geben Hinweise darauf, wie Informationen, Appelle, Arbeitsanweisungen usw. in ihrem Inhalt verstanden wurden.

Offene Kommunikation erlaubt individuell-persönliche Fragen und sollte im Kontext von

Nachfragemöglichkeiten und Feedback eingesetzt werden.

! WICHTIG

Vermischungen der Sach- und Beziehungsebene geschehen nicht selten und bilden eine Quelle für Kommunikationsstörungen. Kommunikationslücken können subjektiver und/oder objektiver Art sein.

19.2 Kommunikation im Rahmen der Medizin

Kommunikation besitzt einen spezifischen Stellenwert auf dem sensiblen und komplexen Sektor der Medizin, in dem es um existenzielle Fragen wie Gesundheit, Präventivmaßnahmen, Krankheit, Prognose, Lebensplanung, Lebenserwartung, Sterben und Tod geht. Auch im Umgang mit geriatrischen und dementen Patienten spielt Kommunikation eine basale Rolle.

Kommunikation ereignet sich zwischen Arzt und Patient und umgekehrt, mit Schwestern und Pflegern, dem gesamten Behandlungsteam einschließlich der ehrenamtlichen Helfer.

Auswirkungen, die teilweise schwierig einzukalkulieren sind, besitzt die Kommunikation innerhalb der jeweiligen Familiensysteme des Patienten sowie zwischen dessen relevanten Bezugspersonen und den verschiedenen Professionen, angefangen beim Arzt.

Von allen diesen genannten Helfern und Beteiligten können offen oder indirekt Beziehungsstörungen ihren Ausgang nehmen.

Jeder Partner in der Kommunikation bringt seinen persönlichen vielschichtigen Filter und kognitiv-emotionale Wertigkeiten und Prioritäten ein, was sich im Verlauf eines Gesprächs mehr oder minder deutlich auswirken kann, Gesprächsinhalte „anders" aussehen lässt, als ursprünglich geäußert.

Situationen wie die folgende können entstehen: Ein behandelnder Arzt stellt Resultate einer Kontrolluntersuchung beim Patienten sachlich dar, kann aufgrund der Befunde eine günstige Prognose stellen. Dennoch reagiert sein Gegenüber, der Patient, angespannt, ängstlich, resigniert und nicht wie eigentlich zu erwarten erleichtert oder gar freudig.

Was ist geschehen? Es kann eine Diskrepanz zwischen objektiven Befunden und subjektivem Befinden des Patienten bestehen. Es kann aber auch die sich schon Tage, manchmal Wochen vor dem Termin der Kontrolluntersuchung steigernde Angst noch derart dominierend sein, dass der Zugang zur „Normalität" versperrt ist, sodass auch der Umgang mit entlastenden Befunden nicht plötzlich, sondern in einem Entwicklungsprozess mit individuellen Varianten abläuft. Es kann aber auch die Angst oder depressive Reaktion einer wesentlichen Bezugsperson des Patienten auf letzteren „abfärben".

Spezifisch in angstbesetzten Situationen beispielsweise eines Tumorpatienten nehmen Sprach- und Wortlosigkeit nicht selten einen dominierenden Platz ein. Kompetente und sensible gegenseitige Kommunikation gewinnt hier eine besondere Bedeutung, wobei Ängste in all ihren Facetten nicht verdrängt, sondern zugelassen und artikuliert werden sollten.

19.3 Stellenwert der Kommunikation in der aktuellen Gesundheitslandschaft

In den letzten Jahren haben sich mit einigen Ausnahmen wesentliche Veränderungen in der Beziehung Arzt-Patient mit der Reduktion hierarchisch-autoritärer Strukturen und durch breitgefächerte Information ergeben. Heute ist es nicht nur nach entsprechenden wissenschaftlichen Erkenntnissen, sondern auch aus praktischen Erfahrungen heraus bedeutsam, Angehörige und andere relevante Bezugspersonen in Beratungs- und Aufklärungsgespräche, in diagnostische und therapeutische Schritte mit Zustimmung der Patienten einzubeziehen. Klaus Dörner [2] charakterisiert dies als „Trialogische Medizin".

Die Förderung von Gesundheitskompetenz und insbesondere die Kompetenz des Patienten und dessen Angehörigen mit dem individuell zugeschnittenen Ziel des mündigen Patienten, der shared decision, des informed consent, also Mitverantwortung und Mitsprache in medizinischen Entscheidungsprozessen, eine partizipative Entscheidungsfindung wird propagiert. Auch in der Kinder-

und Jugendmedizin werden heute zunehmend Kommunikation, Information und Mitentscheidung alters- und situationsspezifisch berücksichtigt, das Kind als spezifische Entität mit persönlichen Bedürfnissen und Hoffnungen respektiert.

Diese veränderten Gegebenheiten werden durch zahlreiche Fachverbände, Selbsthilfegruppen, kompetente Gesundheitsläden unterstützt. Es darf hier auf die Patienteninformationen der Deutschen Gesellschaft für Senologie in Kooperation mit der Frauenselbsthilfe nach Krebs e.V. [6] hingewiesen werden. Dies als ein Beispiel, dem gestiegenen Informationsbedürfnis und den gestiegenen Ansprüchen an Kommunikation und Information solide gerecht zu werden.

Wenig effizient verlaufen gerade in der Arzt-Patienten-Beziehung Monologe, bei denen keine ernsthafte Kommunikation entstehen kann.

Schwierig wird es, wenn der Arzt nicht bewusst wahrnimmt, dass er am Patienten vorbeiredet, seine Bedürfnisse, seine aktuelle Verfassung und Aufnahmekapazität nicht erkennt oder erkennen will. Sei es, weil sich der Arzt fachlich oder sozialemotional nicht ganz sicher fühlt oder Befürchtungen wegen unbequemer Nachfragen hegt, wie etwa nach einer Prognose oder der Lebenserwartung. Oder aber er scheut Manifestationen von Angst, Depressionen, Trauer, Verzweiflung oder Wut, Ärger und Aggression von Seiten des Patienten und seiner Angehörigen.

Leicht entstehen so auch asymmetrische Beziehungen, die u.a. der Patientenkompetenz, der Anerkenntnis des mündigen Patienten mit möglichst hoher eigener Entscheidungsautonomie mehr oder minder nachhaltig widersprechen.

! WICHTIG

Vertrauensvolle, gelungene Kommunikation hat nachweislich Einfluss auf die Entstehung einer tragfähigen Compliance (eines „Arbeitsbündnisses" zwischen Arzt und anderen Helfern und dem Patienten), die Kooperationsmotivation, auf Behandlungsresultate und Therapietreue, Patientenzufriedenheit und eigene Arbeitsbefriedigung.

Kommunikationskompetenz ist nicht per se bei Helfenden oder Patient und dessen relevanten Bezugspersonen ausreichend vorhanden. Kompetenz unterliegt durchaus Entwicklungsprozessen, kann „erlernt" und mit individuellen Varianten und Grenzen unterstützt werden.

! WICHTIG

Kommunikationskompetenz stellt einen essenziellen Bestandteil der heutigen Medizin, spezifisch in der Psychoonkologie, dar. Kommunikative Fertigkeiten und Kommunikationsverhalten können geschult werden. Durch spezifische Kommunikationstrainings ab Studienzeiten kann die Kommunikation mit dem Patienten, relevanten Beziehungspersonen, aber auch im interdisziplinären Dialog verbessert, die Selbstreflexion sowie Selbst- und Fremdwahrnehmung unterstützt werden. Ökonomisch-bürokratische Zwänge, eine bedrängende Zeitnot, insbesondere für die insuffizient gewertete und honorierte „sprechende Medizin" kann durch solide Kommunikationskompetenz teilweise kompensiert werden. Kommunikationskompetenz kostet in ihren Konsequenzen keineswegs mehr Zeit, sondern verbessert die Qualität der medizinischen Versorgung entscheidend, auch unter ökonomischen Aspekten.

LITERATUR

1. Buddeberg-Fischer B, Neuhaus Bühler RP: Was kann die Wissenschaft für Frauen tun? In: Riecher-Roessler A, Bitzer J: Frauengesundheit. Elsevier-Urban & Fischer, München-Jena (2005)
2. Dörner K: Der gute Arzt. Schattauer, Stuttgart (2003)
3. Dorfmüller M: Die ärztliche Sprechstunde. Ecomed Verlagsgesellschaft, Landsberg (2001)
4. Jünger J, Köllner V: Integration eines Kommunikationstrainings in die klinische Lehre. Psychother Psych med 53 (2003) 56–64
5. Köhle K, Kaeger-Sommerfeld H, Koerfer A, Obliers R, Thomas W: Können Ärzte ihr Kommunikationsverhalten verbessern? In: Deter HC (Hrsg.): Psychosomatik am Beginn des 21. Jahrhunderts. Huber, Göttingen (2001) 301–310
6. Patienteninformationen der Deutschen Gesellschaft für Senologie (www.senologie.org, mail@senologie.org) in Kooperation mit der Frauenselbsthilfe nach Krebs Bundesverband e.v. (www.frauenselbsthilfe.de, kontakt@frauenselbsthilfe.de)
7. Schildmann J, Vollmann JI: Die Ausbildung kommunikativer Fähigkeiten in der Medizin. Z Palliativmed 2 (2001) 99–106
8. Schulz von Thun F: Miteinander reden. Störungen und Klärungen. Rowohlt Taschenbuch-Verlag, Reinbek (2002)
9. Simon W: Gabals großer Methodenkoffer Grundlagen der Kommunikation. Gabal, Offenbach (2004)
10. Watzlawick P et al: Menschliche Kommunikation, Formen, Störungen, Paradoxien. 10., unveränd. Aufl. Huber, Bern (2000)

KAPITEL

20

Monika Dorfmüller

Prinzipielle Gedanken zur Gesprächsführung

20.1 Generelle Aspekte

Gespräche können sich sehr verschieden in ihren Inhalten, Wertigkeiten und Zielen darstellen. Die Skala reicht vom Smalltalk in seiner Unverbindlichkeit über die Weitergabe von Informationen und das Aufklärungsgespräch bis zum sensiblen Bereich der Sterbebegleitung. Patentrezepte für eine gelungene und effiziente Gesprächsführung gibt es in keinem privaten oder beruflichen Sektor. Alters- und entwicklungspsychologische, soziokulturelle, sozioökonomische und intellektuelle Gegebenheiten spielen eine unübersehbare Rolle. Gespräche in der Medizin haben nicht selten mit – zumindest passageren – einschneidenden Lebensveränderungen zu tun. Unterschiedliche Zielsetzungen eines Gesprächs bedingen differente Formen des Gesprächs, modifizierte Strukturen. Je nach Inhalten variieren auch die Anforderungen an ein Gespräch, eine Gesprächsführung. Beziehungs- und Vertrauensaufbau, also ein in Entwicklung stehender Prozess, sind conditio sine qua non. Diese Gesprächsqualität verlangt auch, sich in die emotionale Situation des Gegenübers einzufühlen. Faktische, kognitive und emotionale Kriterien stehen nicht selten im Verbund. Gesprächsführung sollte sich neben anderen Kriterien an Flexibilität, nicht an rigiden Schemata orientieren.

20.2 Gesprächsführung in der Medizin

Im Kontext dieser Ausführungen ist auf die Kapitel 4, 5, 6, 19, 21, 25 und 28 hinzuweisen.

Zahlreiche Gespräche entstehen in der Praxis, im teilstationären und stationären Bereich im Verlauf eines Tages. Dabei ergeben sich Unterschiede, ob sie während des vollen Betriebs nicht selten unter Zeitdruck oder in den ruhigeren Stunden des Abends, am Wochenende oder in der Nacht stattfinden. In der Dunkelheit, insbesondere in den Herbst- und Wintermonaten, erreichen sie nicht selten eine ganz besondere Dimension. Krankenschwestern und Krankenpfleger, die ihren Nachtdienst versehen, erleben diese – nicht selten von Angst, Unruhe und Spannung charakterisierten – Gespräche hautnah.

Dietzfelbinger (> Kap. 28) beschreibt detailliert die Dimensionen der Gesprächsführung nach Carl R. Rogers [9]: „positive Wertschätzung (Akzeptanz), Selbstkongruenz und Echtheit sowie Empathie (einfühlendes Verstehen)".

Die Gesprächsführung verlangt von allen am Patienten und seinen Angehörigen tätigen Professionen einschließlich der Seelsorger aller Glaubensgemeinschaften die Fähigkeit und Motivation zum aktiven Zuhören und zu gegenseitiger Verständigung, was im Einzelfall reichlich Geduld, Kraft, Selbstdisziplin und Selbstbeobachtung erfordert.

! WICHTIG

Das aktive, geschulte Zuhören einschließlich Wahrnehmung der nonverbalen Äußerungen, der Körpersprache des Gegenübers, gilt als eine effiziente Gesprächsmethode.

Zuhören verlangt auch Einfühlen in die subjektive Realität des Patienten, seine individuellen Lebensumstände und muss bewusst von eigenen Erfahrungen, Vorstellungen, Gefühlen und Lebensmaximen getrennt werden.

Erstgespräch

Ein Erstgespräch, der Gesprächseinstieg ist von sensibler Natur, da eine Verständigungs- und Vertrauensbasis erst behutsam aufgebaut werden muss. Es stellt sicher ein Phänomen der Medizin dar, einem nicht selten bislang fremden Menschen seine Gesundheit und Krankheit, Diagnostik und Therapie, Pflege, Intimitäten seines Körpers und seiner Seele, seine Identität anzuvertrauen und sozusagen einen Vertrauensvorschuss einzubringen. Der Patient hat häufig Scham und Scheu zu überwinden – insbesondere in heiklen Untersuchungssituationen, bei der Entblößung seines Körpers, bei sensiblen Fragestellungen – und will seinen Selbstwert erhalten.

Dörner [3] schreibt von der „ärztlichen Haltung der Erstbegegnung“ und wie zu dieser Haltung zu finden ist.

Die Gesprächserwartungen des Patienten, relevanten Bezugspersonen, Ärzten und sonstigen beteiligten Professionen können nachhaltig differieren. Wesentlich dabei ist, einen „gemeinsamen Nenner“, einen Konsens zu finden.

Auch auf den Einfluss von objektiven und/oder subjektiven Schuldgefühlen in der Gesprächssituation mit Patienten und deren Angehörigen ist hinzuweisen. Schuldgefühle vermögen die Informationsaufnahme und die Informationsverarbeitung zu stören, einzuschränken. Auf der Sachebene allein ist ihnen nur fragmentarisch zu begegnen.

Der einzelne Patient, seine Persönlichkeit, seine Vorerfahrungen, seine aktuelle Situation bei Verdachtsdiagnose oder gesicherter Diagnose verlangen unterschiedliche Möglichkeiten des Zugangs zu ihm.

Visitengespräch

Nicht selten ergibt sich eine asymmetrische Beziehung zwischen dem im Bett liegenden Kranken, der stehenden und nicht selten als dominant erlebten Visitengruppe, zwischen Laien und Experten. Sicher ist jedoch, dass die Visite und die dabei stattfindende Kommunikation nicht selten die einzige tägliche Kontaktaufnahme zwischen Arzt und Patient darstellen, die sich meist nur auf Minuten erstreckt. Die Interaktionssituation ist häufig erschwert, Anordnungen während der Visite werden immer wieder ohne vorheriges Gespräch und entsprechende Information des Patienten getätigt.

Zeitliche, zum Teil auch strukturelle Unterschiede zeigen sich zwischen Visiten in operativen und konservativen medizinischen Disziplinen.

Über Chefvisiten und deren teilweise als Ritual erlebte Abläufe klagen Patienten nicht selten. Sie fühlen sich einerseits aufgewertet, dass der Chefarzt mit seiner Position, Kompetenz und Erfahrung sich ihrer annimmt. Andererseits ähneln solche Visiten mitunter „Flugvisiten“ mit knapper und unbefriedigender Kommunikation und einer allzu großen Gruppe Menschen in weißen Kitteln.

Weder die „normale“, tägliche Visite noch eine große Visite sind geeignet, mit dem Patienten gravierende Befunde und Entscheidungen zu besprechen, wobei Mitpatienten im gleichen Zimmer schon aus Gründen der Schweigepflicht nicht Zeuge werden dürfen.

Empfehlenswert ist es, dass sich Kranke (auch Angehörige) ohne äußeren wie inneren Druck einer Visite im Vorfeld Notizen mit Fragen aufschreiben, die teilweise während einer Visite, häufig aber auch im Einzelgespräch thematisiert werden können. Andererseits aber sollten die betroffenen Patienten ermutigt werden, aus der Eigenverantwortung für ihre Krankheit ihre Lebensplanung zu artikulieren, selbst Fragen zu stellen, Zweifel und Ängste offen einzubringen.

Gesprächsrahmen

Im Stehen oder zwischen Tür und Angel sollten weder mit dem Patienten noch mit seinen Angehörigen in der Regel ernsthafte Gespräche oder Beratungen durchgeführt werden.

Findet das Gespräch im Krankenzimmer des Patienten statt, so sollte sich der Arzt nach Möglichkeit behutsam auf das Bett setzen, wobei er eine gewisse räumliche Distanz zum Patienten einhalten sollte. Durch Hochstellen des Kopfteils des Bettes kann eine Konstellation auf gleicher Höhe hergestellt werden. Ansonsten empfiehlt sich ein ruhiger, ansprechender Raum, wobei weder ein großer Schreibtisch oder Tisch eine trennende Barriere bilden sollten. Die Sitzposition bewährt sich über Eck. Der direkte Blickkontakt kann nicht immer aufrechterhalten werden. In belastenden Situationen kann der Patient trotz guter

Gesprächsbasis seinen Blick zur Seite oder nach unten wenden.

Eine schriftliche Fixierung der Gesprächsnotizen, der Anamnesedaten kann unter Umständen sofort in den PC erfolgen. Der Arzt muss im Konsens mit dem Patienten nach den Gegebenheiten entscheiden, in welcher Form er seine Unterlagen führt. Bei der Sitzordnung über Eck kann durchaus die Position des Rechners so gewählt werden, dass gelegentliche Eingaben die Kommunikation und Gesprächsführung nicht ernsthaft beeinträchtigen.

Zu vermeiden sind Störungen durch Dritte, durch gehäuftes Anklopfen, Telefonklingeln oder laufende Apparaturen.

Ein verbindlicher zeitlicher Rahmen sollte mit wenigen Ausnahmen festgelegt werden. Qualität der Gesprächsführung geht vor Quantität und einer Überfülle teilweise überfordernder Informationen.

20.3 Prinzipielle Gedanken zur Gesprächsführung

Die Gratwanderung zwischen Nähe und notwendiger Distanz ist nicht immer einfach zu bewältigen.

Die momentane Verfassung der Patienten sowohl in somatischer wie psychosozialer Hinsicht ist in der Gesprächsführung von vornherein in Betracht zu ziehen.

! WICHTIG

Belastungssituationen mit Anspannung und Angst, Unsicherheit und Hilflosigkeit, mangelnder eigener Handlungskompetenz reduzieren bei jedem Menschen die Aufnahme-, Konzentrations- und Merkfähigkeit. So werden wesentliche Passagen eines Gesprächs nicht selten aus den genannten Gründen ausgeblendet, der Patient zeigt sich später nicht ausreichend informiert, überrascht, überrollt.

Fragen verändern sich im Verlauf der Erkrankung. Komplexe Therapien, insbesondere im Rahmen der Onkologie, bedingen beim Patienten und seinen Bezugspersonen ein erhöhtes Informations- und Gesprächsbedürfnis.

Das Einholen einer zweiten Meinung ist ein legitimer Schritt der Patienten, um Ängste, Unsicherheit und Hilflosigkeit zu reduzieren. Im Rahmen der angestrebten partizipativen Entscheidungsfindung kann das Einholen einer zweiten Meinung als wichtige Komponente gesehen werden.

Widersprüchliche Gesprächsinhalte der einzelnen Professionen, unter den einzelnen Berufsgruppen, mitunter nur eine andere Wortwahl für gleiche Gegebenheiten oder bei einer Befundübermittlung können bereits zu erheblichen Unsicherheiten, zu Skepsis bis zum Behandlungsabbruch führen.

Im Rahmen der Gesprächsführung gelten wichtige Fragen den subjektiven Entstehungshypothesen und Krankheitstheorien der einzelnen Patienten, wobei teilweise auch subjektive Schuldzuweisungen im privaten, beruflichen oder ärztlichen Sektor erfolgen.

Kenntnis- und Wissensstand des Patienten generell über seinen Körper, seinen aktuellen Zustand und seine Anamnese sind unter anderem auch abhängig von seiner Informiertheit, von der Altersstufe, seinem Wissen über operative Eingriffe, Behandlungsabläufe usw.

Im Gesprächsverlauf können wir mitunter von Seiten der Patienten beziehungsweise des Arztes unvermutete Themenwechsel oder plötzlich knappe, ausweichende Antworten beobachten. Dahinter verbirgt sich meist ein „heikler Bereich", der behutsam angegangen werden muss.

Generell ist es wichtig, nach Möglichkeit das Gespräch in einzelne übersichtliche Themenblöcke aufzugliedern und jeweils nach einem Abschnitt Verständnisfragen zu stellen, eine vorläufige, verständliche Zusammenfassung zu geben oder vom Patienten zu erfragen.

Der Gebrauch von Fremdworten jedweder Art, insbesondere aus dem medizinischen Bereich, verbietet sich gegenüber dem Patienten. Er selbst hat nicht immer den Mut, eine unverständliche Definition zu hinterfragen, geniert sich und bleibt partiell uninformiert.

Eine Einengung des Patienten durch *Suggestiv- und geschlossene Fragen* sollte vermieden werden. Gleiches gilt für gehäufte Unterbrechungen des Patienten und für „wachsweiche" Antworten, die mehr Verunsicherung und Demotivation als Klarheit erbringen.

! WICHTIG

Spezifisch auf den Prüfstand gestellt werden Kommunikation und Gesprächsführung, wenn sich bei einer chronischen Erkrankung eine Verschlechterung oder Komplikation einstellt, bei einer malignen Erkrankung ein Rezidiv, ein Progress diagnostiziert werden muss. In diesen Situationen können depressive Reaktionen, Ängste und Bedrohungserlebnisse die Beziehung erschweren und machen die Patienten ungemein psychisch vulnerabel und skeptisch.

In der hausärztlichen Leitlinie „Hausärztliche Gesprächsführung der Leitliniengruppe Hessen“ [7] werden „fünf Phasen des strukturierten Beratungsgesprächs“ aufgelistet: „Gesprächseinstieg, Situationsanalyse, Argumentationsphase, Entscheidungsfindung, Abschluss.“ Dabei komme „den ersten beiden Phasen besondere Bedeutung zu. Sie schaffen den Boden für eine vertrauensvolle Gesprächsatmosphäre, festigen die Beziehungsebene. Der Gesprächspartner öffnet sich und wird zugänglich für den eigentlichen Informationsaustausch.“

20.4 Kriseninterventionen

Wie Dorfmüller [5] darstellt, geht es hier nicht um „Kriseninterventionen bei psychiatrischen Patienten, nicht um den Einsatz von Kriseninterventionsteams“.

Krise „bedeutet hier nicht allein Selbstwertkrise und Selbstwertverlust z.B. in Zusammenhang mit einer verstümmelnden Operation oder der Anlage eines Anus praeter, beim Auftreten der Krankheit generell, sondern das Überschreiten einer Belastbarkeits- und Kompensationsgrenze mit unmittelbar erkennbarem und verschlüsseltem Symptom, eine Lebenskrise. Damit verbunden können Depressionen, Ängste in all ihren Gesichtern sowie Trauer- und Schockreaktionen sein.“ Im Rahmen einer Krisenbewältigung sollte eine medikamentöse Behandlung keine selbstverständliche Antwort sein, sondern sollte Psychopharmakotherapie nur in besonders gelagerten Situationen akute oder kurzfristige zusätzliche Hilfe bieten. Bei einer Sedierung besteht die Gefahr, dass Konflikte, Ängste, depressive Reaktionen nicht der Anbahnung einer Bewältigung zugeführt werden, sondern sich aufstauen, später ihren Weg unter Umständen verstärkt bahnen oder entsprechende Symptome bewirken.

Krisen treten häufig unerwartet und unberechenbar auf, können bedrohlichen Charakter annehmen.

Krisenzustände führen nicht selten auch zu einer geschärften Sensibilität, was besondere Einfühlsamkeit im Gespräch von Seiten aller beteiligten Berufsgruppen erfordert.

Wesentlich ist es, eine subjektiv erlebte, häufig auch objektive Krise ernst zu nehmen in ihrer Wertigkeit für den Patienten. Gleichzeitig ist die Frage der persönlichen Ressourcen, die Wertigkeit des persönlichen social support zu klären. Schuth [11] stellt für die Krisenintervention durch den behandelnden Gynäkologen bei krebserkrankten Frauen folgende sechs Kriterien dar, die in Abfolge und Akzentsetzung individuell angepasst werden müssen:

- Krisenanlass verstehen („benannte, gewichtete Belastungsbereiche“)
- Gemeinsame Krisendefinition erarbeiten
- Gefühle dürfen und sollen ausgedrückt werden
- Coping-Analyse („Überprüfung und Erweiterung der Bewältigungsstrategien“)
- Modifikation bisheriger Bewältigungsstrategien und Suche nach neuen Lösungen
- Rückblick und Bilanz.

20.5 Stichpunktartige Hinweise für das Aufklärungsgespräch aus psychologischer Sicht

Aufklärungsgespräche – insbesondere in der Onkologie – gehören zu den sensibelsten Aufgaben im Bereich der Gesprächsführung.

- Orientierung an aktuellen Situationen und am aktuellen Informationsbedürfnis der Patienten
- Überschaubare kognitive Strukturen schaffen
  - Verständliche Sprache
  - Berücksichtigung faktischer, kognitiver, emotionaler und juristischer Kriterien
  - Vertrauen, Kompetenz, Empathie als Basis

  - Berücksichtigung von Ängsten, depressiven Reaktionen und damit Wahrnehmungsblockaden
  - Wesentliche Inhalte der Aufklärungsgespräche je nach kurativer oder palliativer Ausgangssituation, bei Wechsel der Therapieoptionen
  - Verständnisfragen, kein checklistenartiges Abfragen
- Abwehrmechanismen und Verdrängung sind in diesem Kontext meist nicht pathologisch, sondern in der Schock- und Bedrohungssituation möglich und normal
- Spezifika: *Krankheitsprogress und Metastasierung*
- Wechsel von kurativen zu palliativen Behandlungsmaßnahmen
- Scheitern der bisherigen Bewältigungsbemühungen
- Gegenüber Erstmanifestation erheblich verschlechterte Prognose
- Teils extreme Ambivalenzen und enorme Anforderungen an die psychischen Verarbeitungsmöglichkeiten
- Flucht nach vorne durch Konsultation zahlreicher Ärzte oder Ärztewechsel
- Ambivalenzen zwischen Hoffnung und Angst
- Bewältigungsaufgabe und demgegenüber das zur Verfügung stehende reduzierte Bewältigungspotenzial
- Reduzierte eigene Kontrollüberzeugungen
- „Vermeintliches Heilungsversprechen" der Ärzte wird nicht erfüllt
- Hinter Aggressionen der Patienten oder Angehörigen verbergen sich in diesem Kontext nicht selten Lebensbilanzen, Ängste, Unsicherheiten, Spannung, Frustration, Schuldgefühle.
- Spezifische Situation bei Kindern und Jugendlichen sowohl hinsichtlich einer möglichen eigenen Erkrankung bzw. der malignen Erkrankung eines Familienmitglieds
- Die vielschichtige Qualität von entscheidungsrelevanten Aufklärungsgesprächen sowohl bei Patienten wie Angehörigen bildet einen der wesentlichen Faktoren des Copings mit einer Erkrankung, deren Konsequenzen und des Einbauens in die individuelle Biografie.

! WICHTIG

Erwartungen an Ärzte, an das ärztliche Gespräch und ganz spezifisch an Aufklärungsgespräche sind häufig hoch gespannt. Gesprächsrealitäten und Vertrauensaufbau müssen sich an zahlreichen individuellen und generellen Notwendigkeiten orientieren. Nach Möglichkeit fraktionierte Aufklärungsgespräche mit ausreichendem Zeitfenster zum Reflektieren.

20.6 Aufklärungsgespräch und psychotraumatologische Aspekte

Schumacher [10] schreibt, dass „der Stressor, die eigentliche Belastung also, von Patient zu Patient variiert und sich aus unterschiedlichsten Ereignissen zusammensetzt, die im Verlauf von Erkrankung und Therapie auftreten". Die Autorin erwähnt dabei auch die unterschiedliche Wahrnehmung der Belastungen.

Theml [12] spricht im gleichen Band von „traumatisierenden Informationen in der Onkologie". Er differenziert nach folgenden Kriterien: „Unklare und verdächtige Primärbefunde, Information nach Diagnosestellung mit sicherer biografischer Relevanz, Information nach Diagnosestellung mit fraglicher biografischer Relevanz, Informationen in Nachsorge und Verlauf."

Fischer und Riedesser [6] stellen als psychotraumatologisches Problem unter dem Oberbegriff „Lebensbedrohliche Erkrankungen als Faktor psychischer Traumatisierungen" unter anderem die Diagnosemitteilung dar. Das trifft nach ihren Worten in spezifischem Maße zu, wenn die Mitteilung bei einer „infausten Prognose überfallsartig und unempathisch" ausfällt und eine potenziell traumatische Situation für Patienten bedeutet. Zu den Komponenten der Traumaprävention gehört deshalb nach Fischer und Riedesser [6] „die Diagnosemitteilung in geeigneter Form". Der erwähnte Onkologe Theml [12] führt aus, „dass auch in der sanftesten Aufklärung eine potenzielle Traumatisierung enthalten ist, da die Informationsvermittlung über eine schwere lebensbedrohliche Erkrankung oder auch nur einen Verdacht alle Traumatisierungskriterien zu erfüllen scheint". Besondere Aufmerksamkeit muss jenen Patienten gewidmet werden, die aus ihrer individuellen Biografie bereits frühere Traumatisierungen mitbringen, also insbesondere eine vorbestehende posttraumatische Belastungsstörung Typ I oder II (frühere sequenzielle Traumatisierungen).

Die Prävalenz einer posttraumatischen Belastungsstörung (PTBS) bei Krebserkrankten ist nicht höher als bei anderen schweren Traumata anzusetzen, also bei etwa 14% der Normalpopulation.

! WICHTIG

Psychotraumatologische Aspekte sind im Rahmen der vielschichtigen Aufklärung bei onkologischen Patienten zu berücksichtigen.

LITERATUR

1. Burghofer K, Lackner CK, Jauch KW: Empathie in der Chirurgie. Chirurg 78 (2007) 552–560
2. Buddeberg C, Laederach K, Buddeberg-Fischer B: Das ärztliche Gespräch – die ärztliche Untersuchung. In: Buddeberg, W (Hrsg.): Psychosoziale Medizin. 2. Aufl. Springer, Berlin Heidelberg New York (1998)
3. Dörner K: Der gute Arzt. Schattauer, Stuttgart (2003)
4. Dorfmüller M: Die ärztliche Sprechstunde. Ecomed Verlagsgesellschaft, Landsberg (2001)
5. Dorfmüller M: Psychosoziale Aspekte des Mammakarzinoms und das Aufklärungsgespräch bei onkologischen Patientinnen aus psychologischer Sicht. In: Wischnik A: Kompendium Gynäkologie und Geburtshilfe,10. Ergänzungslieferung. Ecomed Verlagsgesellschaft, Landsberg (2006)
6. Fischer G, Riedesser P: Lehrbuch der Psychotraumatologie, 3. Aufl. UTB, Stuttgart (2003)
7. Hausärztliche Leitlinie: Hausärztliche Gesprächsführung, Leitliniengruppe Hessen Version 19.03.2008. http://www.leitlinien.de/leitlinienanbieter/deutsch/pdf/hessengespräch (letzter Zugriff 20.06.08)
8. Härter M, Loh A, Spies C: Gemeinsam entscheiden – erfolgreich behandeln. Deutscher Ärzte-Verlag, Köln (2005)
9. Rogers CR: Die klientenzentrierte Gesprächs-Psychotherapie. Fischer Taschenbuch-Verlag Frankfurt am Main (1991)
10. Schumacher A: Posttraumatic Stress Disorder bei Krebspatienten. In: Kleining B, Schumacher A: Psychotraumatologie in der Onkologie. Dapo-Jahrbuch. Pabst Science Publishers, Lengerich Berlin (2001)
11. Schuth W: Psychosomatische Aspekte in der gynäkologischen Onkologie. In: Baltzer J, Meerpohl HG, Bahnsen J: Praxis der gynäkologischen Onkologie, Thieme, Stuttgart (2000)
12. Theml H: Traumatisierende Informationen in der Onkologie. In: Kleining B, Schumacher A: Psychotraumatologie in der Onkologie. Dapo-Jahrbuch. Pabst Science Publishers, Lengerich Berlin (2001)

KAPITEL

21

Monika Dorfmüller

Gefährliche Fallstricke und deren Prävention

21.1 Ursachen und Formen von Fallstricken

Fallstricke vermögen harmloser Art und Manifestation, durchschaubar und entwirrbar sein. Fallstricke können aber, insbesondere wenn sie sich bündeln und Synergieeffekte ausüben, Kommunikation, Gesprächsführung, Behandlungsoptionen, Therapietreue und die Zufriedenheit aller Beteiligten tangieren und damit gefährliche und hinderliche Effekte ausüben.

! WICHTIG

Ursachen und Konsequenzen von Fallstricken sind kommunikativ-sozialer, emotionaler und kognitiver Art.

Sie spielen nicht nur in der Kommunikation und im Gespräch zwischen Arzt-Patient, Schwester-Pfleger-Patient eine Rolle, sondern in den Interaktionen mit allen beteiligten Berufsgruppen.

Fallstricke können ihren *Ausgang* nehmen vom Patienten, seinen Bezugspersonen, von Arzt, Schwester, Pfleger, Arzthelferin und allen am Patienten handelnden Professionen. Auch strukturelle Gegebenheiten und entsprechende spezifische Organisationsformen, subjektiv unerfreuliche, unter Umständen beängstigende Vorerfahrungen mit dem medizinischen System und Vorerfahrungen mit einzelnen Berufsgruppen und deren Vertretern werden im Einzelfall als Hypothek eingebracht.

Durch Konflikte und fachliche Divergenzen innerhalb des Teams einer Praxis, einer Ambulanz oder Abteilung, Rehabilitationsklinik und spezifisch im interdisziplinären Verbund können Fallstricke entstehen.

Nicht selten kombinieren sich einzelne genannte Faktoren, „verfilzen" sich und sind dadurch nur bedingt zu analysieren und zu beheben.

Fallstricke entstehen gehäuft in Zusammenhang mit der heterogenen Gruppe der „schwierigen" Patienten.

21.2 Der „schwierige" Patient

Die Charakterisierung, mitunter Stigmatisierung als „schwierig" muss kritisch hinterfragt und gegebenenfalls entsprechend revidiert werden. Insbesondere bei den Übergabegesprächen im Bereich der Pflege oder der Ärzteschaft erfolgen immer wieder vorschnelle Charakterisierungen eines Patienten oder seiner Angehörigen als „schwierig", werden derart weitergegeben und stören die Interaktionen nachhaltig.

Schwierig kann beinhalten, dass sich ein Patient hilflos, ängstlich, uninformiert, machtlos, überfordert, gar verzweifelt fühlt und seine Bewältigungspotenziale – zumindest passager – an Grenzen gelangen, keinen ernsthaften Rückhalt mehr vermitteln können. Ähnliches kann für den social support des Patienten gelten, insbesondere wenn dieser wenig tragfähig und wenig vernetzt ist.

Unbequemes, unangepasstes Verhalten eines Patienten kann bei ehrlichem Hinterfragen im Einzelfall durchaus ein richtiges und im guten Sinn „kämpferisches" Verhalten in Antwort auf bestimmte Konstellationen und Belastungsfaktoren darstellen. Aber „schwieriges" Verhalten kostet Zeit und Kraft im Umgang, steigert das Belastungsausmaß der professionellen Helfer. In Situationen mit reichlichen Stressfaktoren können sich dadurch überschießende, überzogene Reaktionen einstellen.

Ohne jede Rangordnung sollen einige „schwierige" Verhaltensweisen, deren mögliche Hintergründe und Umgangsstrategien skizziert werden.

Dorfmüller [2] definiert wie folgt: „Hier bietet sich ein breites Spektrum von Erscheinungsformen und möglichen Ursachen. Im Einzelfalle können Patienten für einen Arzt, eine Schwester, eine Arzthelferin, einen Psychologen, eine Physiotherapeuten usw. ‚schwierig' und mühsam werden." Wie bereits erwähnt, werden derartige Charakteristiken häufiger ohne Hinterfragen weitergegeben und relativ rasch ein Stempel auf einen Patienten oder seine Angehörigen, gültig für ein gesamtes Team, aufgedrückt.

Dorfmüller schreibt weiter: „Ein Patient kann dann als schwierig empfunden werden, wenn wir gerade in einer schwierigen Situation oder entsprechender Stimmung sind, im Team, auf der Station, in der Praxis Konflikte, Überarbeitung, Zeitdruck herrschen, Infrastrukturen die Situation komplizieren."

- Als schwierig können sich Patienten erweisen, bei denen ein mühsamer Weg über die Verdachtsdiagnose zur Diagnose gegangen werden muss (z. B. bei einer Suche nach dem Primärtumor).
- Nach aktuellen wissenschaftlichen Studien leidet jeder vierte Patient eines Hausarztes an Angstbeschwerden, sind Angststörungen in der Bevölkerung verbreitet. Diese Patienten können sich als „schwierig" erweisen, ebenso wie Patienten mit anamnestisch fassbarer chronischer Schmerzsymptomatik.
- Ein Patient kann „mühsam werden", wenn sein behandelnder Arzt Übertragungsreaktionen nicht wahrgenommen und seine Interaktionen nicht verändert hat.
- Laute, sich deutlich, mitunter fordernd und sogar aggressiv artikulierende Patienten fordern Zuwendung, können lästig und unbequem werden.
- Eine Sondersituation kann resultieren, wenn Patient oder Angehörige die fachliche Kompetenz eines Arztes anzweifeln. Eine derartige Situation postuliert klare Analysen, klare Informationen und klare Entscheidungen, die unbedingt sachlich dominiert sein sollten.
- Patienten mit spezifischer Anspruchshaltung gegenüber Ärzten, einem Team, gegenüber einer Praxis- oder Klinikorganisation müssen ebenfalls von der sachlichen Ebene her „gebändigt" werden.
- Auf Drohungen mit der Presse sollen zumindest nach außen hin keine Affekte gezeigt und möglichst ruhig und sachlich reagiert werden, ohne in eine gefährliche Verteidigungshaltung zu geraten. Meist zeigt sich die Situation anschließend entschärft.
- Für den Umgang mit ängstlich-gehemmten Patienten gelten die Kriterien, die bereits generell für Kommunikation und Gesprächsführung dargestellt wurden.
- Hinter Aggressionen verbergen sich nicht selten unbefriedigende Lebensbilanzen, Ängste, Unsicherheiten, Spannung, Frust, Schuldgefühle. Letztlich gelten die Aggressionen meist nicht den Personen, an die sie aktuell adressiert sind. Sie vermögen jedoch die Helfer – gerade in angespannten Situationen – zu verletzen, zu provozieren und das Klima nachhaltig zu irritieren. In den Reaktionen ist es wichtig, sich nicht provozieren zu lassen, das Repertoire realistisch-pragmatischer Hilfen einzusetzen, klare Entscheidungen zu treffen und Grenzen zu setzen. Andererseits können aber durchaus auch von „unserer" Seite Ursachen für aggressive Reaktionen bestehen.
- Patienten mit anamnestisch oder aktuell erhöhtem Alkoholkonsum bis zum Abusus, mit Medikamenten- und/oder Drogenabusus per se als schwierig einzustufen, würde sie unmittelbar stigmatisieren und eine Kommunikation beeinträchtigen. Klare Grenzen und Vereinbarungen sind indiziert, der Aufbau der Compliance nicht selten erschwert mit nur vordergründiger Motivation und Therapietreue.

Auf ➤ Kapitel 4 ist im unmittelbaren Bezug zu verweisen.

21.3 Mögliche Fallstricke

FALLBEISPIEL

Ein Patient fühlt sich subjektiv/objektiv nicht ausreichend informiert, verdrängt unter Umständen eine anstehende gravierende Diagnose wie einen malignen Tumor, eine Leukämie. Beim Arzt wird wenig nachgefragt. Der Patient vermutet zudem, dass ihm wesentliche Befunde und Prognosen derzeit verschwiegen werden. Patienten finden rasch heraus, wer zum Beispiel noch Schwesternschülerin ist, sich vielleicht bei Aufklärungsmodalitäten, Schweigepflicht usw. noch nicht so gut auskennt. Oder aber eine Schwester, ein Pfleger, ein sehr junger Arzt zeichnen sich durch besondere Warmherzigkeit aus. Speziell an diese Personengruppe wendet sich die eingangs genannte Patientengruppe, versucht sie zu verbindlichen Antworten zu drängen oder will sie einbinden in ihre Verdrängungsmechanismen.

FALLBEISPIEL

Eine 40-jährige Patientin fragt nicht nach den Resultaten der Kontrolluntersuchung eines Mammakarzinoms und ihrer individuellen Prognose. Aber sie fragt nach, ob sie eine in sechs Monaten gebuchte weite Reise stornieren solle. Oder ob sie im nächsten Jahr ihren Schwerbehindertenausweis noch einmal verlängern solle.

Fragen mit potenziellen Fallstricken werden gerne auch an die Berufsgruppen gerichtet, die nicht unmittelbar mit der Diagnostik, sondern bevorzugt mit therapeutischen Maßnahmen zu tun haben bzw. sich etwa wie Psychologe, Sozialpädagoge oder Seelsorger etwas „extraterritorialer" in der Patientenversorgung bewegen.

Buddeberg, Laederach und Buddeberg-Fischer [1] beschreiben „Schwachpunkte der Gesprächsführung", die durchaus zu Fallstricken mutieren können: „Unterbrechen von Schilderungen des Patienten, mangelnde Strukturierung des Gesprächs, Einengung des Patienten in seinen Möglichkeiten, sich zu äußern, durch Suggestiv- und geschlossene Fragen, nicht eingehen auf emotionale Äußerungen des Patienten, unklare und missverständliche Erklärungen zu Untersuchungsbefunden, Krankheitsdiagnosen und therapeutischen Empfehlungen."

Die eigene Haltung und die Haltung gegenüber dem Gesprächspartner, eigene Vorerfahrungen, Einstellungen und Gefühle sowie des Gegenübers können eine Quelle für Fallstricke beinhalten. Kommunikationsaufbau, Patienteninformationen, Konfliktbewältigung tragen in sich auch Potenzen für Fallstricke.

Jeder Patient mit seiner Krankengeschichte, jeder Angehörige, jedes Teammitglied bringt seine individuellen Merkmale ein, die in einer breiten Skala von Ungeschicklichkeiten bis zu Fallstricken Effekte ausüben.

- Mangelnde Wahrnehmung der subjektiven (insbesondere emotionalen) und objektiven Befindlichkeiten einschließlich nonverbaler Botschaften bei Patient, Angehörigen und Behandlungsteam
- Konflikte, Einwände, Zweifel – auch wahrnehmbar über die Körpersprache – nicht aufnehmen und ansprechen bzw. hinterfragen in ihrer Wertigkeit
- Hinter Rückzug, Hemmungen, Vorwürfen, Aggressionen oder Streitigkeiten verbergen sich nicht selten Ängste, Unsicherheiten, Enttäuschungen, Hilflosigkeit („Ohnmachtserleben"), Kommunikations- und Informationsdefizite, Überbringung von Teilwahrheiten oder geschönten Fakten.
- Konflikten kann besser mit Deeskalation als mit Affekten begegnet werden.
- Mangelnde Berücksichtigung möglicher negativer Vorerfahrungen mit dem Medizinsystem, mit früheren diagnostischen oder therapeutischen Maßnahmen
- Sprachliche, kulturelle und intellektuelle Barrieren
- Mangelnde oder reduzierte Krankheits- und Realitätseinsicht bei Patienten oder deren Angehörigen
- Kritik und Zweifel als persönlich-fachliche Kränkung einstufen oder mit Überheblichkeit und Abwehr reagieren
- Mögliche Behandlungsfehler oder Verdachtsmomente darauf werden nicht einer kritischen Analyse zugeführt, Patient oder Angehörigen nicht das entsprechende Gehör geschenkt.
- Überforderung der Behandler durch übersteigerte, teilweise irreale Hoffnungen und Erwartungshaltung („Heilung"), Urteilsschwankungen sowohl auf dem fachlichen wie sozial-emotionalen Sektor
- Fallstricke durch Patienten oder Angehörige, die agieren, Teammitglieder gegeneinander ausspielen, Unterstellungen, Teil- und Unwahrheiten einbringen
- Unzureichende Strukturierung oder Manipulation von Gesprächen oder mangelnde bestätigende Äußerungen im Gespräch von Seiten der Behandler
- Angst- und Überforderungsblockaden mit reduzierter Aufnahmefähigkeit und sprachliche Missverständnisse werden nicht berücksichtigt.

- Lösungen – insbesondere bei Konflikten – nicht ausreichend auf Sachebene zu finden versuchen
- Komplimente und Schmeicheleien als Zeichen besonderer Compliance und tragfähiger Kommunikation zu beurteilen
- Bevorzugung einzelner Patienten
- Fallstricke können sich auch auftun bei eingeschränktem Vertrauensaufbau, bei eingeschränkt entscheidungsfähigen Patienten
- Den angepassten, ruhigen, wenig redenden und wenig fragenden Patienten als besonders therapietreuen, informierten und zufriedenen Gesprächspartner einstufen
- Würde und Kompetenz des Patienten nicht ausreichend achten
- Fallstricke können sich ergeben, wenn Lebensstil, Erleben, Denken des jeweiligen Patienten nicht entsprechend berücksichtigt, Selbstwert und Identität nicht ernst genommen werden oder er sich in einer Konfliktsituation vorschnell abgefertigt fühlt.

21.4 Prävention von Fallstricken

Im Kontext sei verwiesen auf die ➢ Kapitel 6, 19, 20 und 28.

Allgemeine Präventionsmaßnahmen

- Ausreichende fachliche Kompetenz inklusive kommunikativer Kompetenz
- Herstellung eines positiv-tragfähigen Arbeitsbündnisses (Compliance)
- Qualitätskontrollen
- In besonders gelagerten Einzelfällen kann das verantwortungsbewusste „Abgeben" eines Patienten und seiner relevanten Bezugspersonen an einen unbefangeneren Kollegen indiziert sein.

Störungsquellen beim Helfer

- Eingeschränkte Kompetenz und Überforderung
- Eigene Ängste und Bedrohungserlebnisse
- Mangelnde Fähigkeit zur Abgrenzung und Ablösung
- Schuldgefühle
- Unbewusste Assoziationen
- Fehlende Möglichkeit, die eigene Kompetenz der Patienten zu stärken und zugleich eine Vertrauensbasis zu bewahren.

Prävention von Fallstricken

- Fachliche Aus- und Weiterbildung
- Selbstreflexion (auch über die eigene Motivation zum helfenden Beruf) und Selbstwahrnehmung
- Teilnahme an Balint-Gruppen, Supervisionen, Durchführung von Fallbesprechungen und Teamgesprächen und ähnliche Maßnahmen
- Realistische eigene Berufsziele
- Klärung möglicher eigener Konflikte aus Biografie und privater Aktualsituation, die Ursache oder Verstärker für berufliche Konflikte darstellen können.
- Pflege der Psychohygiene und Achtsamkeit für die eigene Person, gezielter Einsatz von Ressourcen
- Stressanalyse und Stressreduktion
- Gegenpole im privaten Sektor
- Pflege des interdisziplinären Dialogs
- Sinnvoll-effektive Vernetzungen und Nutzen von Synergieeffekten
- Präventive Maßnahmen, kritische Früherkennung und Therapie eines Burn-out-Syndroms im helfenden Beruf.

! WICHTIG

Fallstricke können bei einer Vielzahl von Anforderungen nicht völlig vermieden werden. Unter Patienten, deren Angehörigen und unter den Mitgliedern der helfenden Berufe, allen handelnden Personen befinden sich Menschen mit Vorzügen, Schwächen und Fehlern.
Durch entsprechende Kompetenz und kritische Analysen der komplexen Ursachen von Fallstricken können sie reduziert, teilweise durch präventive Maßnahmen vermieden werden. Dies dient auch als Schutz für alle Beteiligten, da die Arzt-Pflege-Patienten-Beziehung sich zwischen den Polen rechtlicher Grundlagen und „Vertrauen" bewegt.

LITERATUR

Siehe auch Literaturverzeichnis Kapitel 20

1. Buddeberg C, Laederach K, Buddeberg-Fischer B: Das ärztliche Gespräch – die ärztliche Untersuchung. Kapitel 12 in: Buddeberg, Willi (Hrsg): Psychosoziale Medizin. 2. Aufl. Springer, Berlin Heidelberg New York (1998)
2. Dorfmüller M: Das ärztliche Gespräch aus medizin-psychologischer Sicht. In: Dorfmüller, M (Hrsg): Die ärztliche Sprechstunde. Ecomed Verlagsgesellschaft, Landsberg (2001)
3. Kutscher PP, Seßler H: Kommunikation – Erfolgsfaktor in der Medizin. Springer, Berlin Heidelberg New York (2007)

KAPITEL 22

Yvonne Petersen

Beziehungskonflikte am Ende des Lebens – Lösungsansätze mit Hilfe der Bindungstheorie

22.1 Einführung

Neurophysiologische Erkenntnisse zeigen, dass in jedem Menschen Systeme existieren, die Beziehungen ermöglichen, Bindungen entwickeln und bei Beziehungsverlusten körperlich-seelische Reaktionen hervorrufen. Diese Systeme bestehen von Geburt an. Das Neugeborene ist auf Zuwendung angewiesen, um sich in Hinblick auf seine **Beziehungsfähigkeit und Kooperationsbereitschaft** gesund zu entwickeln. Seine genetisch bereitgestellten Systeme müssen genutzt werden, um Beziehung zu „erlernen".

Werden in der Kindheit und Jugend gute **Beziehungserfahrungen** gemacht, wirkt sich dies positiv auf die spätere Beziehungsfähigkeit der betroffenen Menschen aus. Umgekehrt können fehlende oder schlechte Beziehungserfahrungen in der Kindheit fatale Folgen auf die Beziehungsfähigkeit dieser Menschen haben.

Der Begriff „Beziehung" trägt das Wort „Zug" in sich. „Ziehen" beschreibt eine Spannung zwischen 2 Polen, die miteinander „verbunden" sind. Wir sprechen von guten Beziehungen, von schwierigen oder komplizierten Beziehungen, auch von schlechten Beziehungen – es geht dabei um ein **Spannungsmuster,** das eine zwischenmenschliche **Ver-Bindung** beschreibt. In der Arbeit mit Schwerkranken und ihren Familien spüren wir die Bindungs- und Beziehungsverhältnisse innerhalb des Familiensystems.

Wie entstehen Beziehungen in unserem Leben? Schon im Mutterleib entsteht eine ganz besondere Beziehung zur Mutter. Hierfür verwenden wir den Begriff **„Bindung"** („Attachment"). Wir sprechen von der Mutter und dem Vater als den wichtigsten Bindungspersonen. Um diese Bindung, die unsere Beziehungen prägt bis in den Tod und die in der Begleitung von Sterbenden wahrnehmbar ist, geht es in diesem Beitrag.

22.2 Bindungstheorie

Begründer der „Bindungstheorie" (1969) ist der Psychoanalytiker John Bowlby (1907–1990). Durch M. Ainsworth und andere [1, 4, 5] wurde die Bindungstheorie zur Lehre ausgebaut. Sie wird in der psychotherapeutischen Praxis angewandt [3].

Definition

In jedem Menschen gibt es ein biologisch angelegtes Bindungssystem als „gesunde Komponente unserer Instinktausrüstung". Es wird aktiviert, wenn Gefahr von außen oder innen (z.B. körperliche Schmerzen, Krankheit) droht. Kann diese Gefahr nicht aus eigenem Vermögen behoben werden, wird das „Bindungsverhalten" ausgelöst. Ein hilfloses Kleinkind wendet sich dann instinktiv an seine Mutter oder seinen Vater („Bindungspersonen"), um Schutz und Hilfe zu suchen. Für das Kind sind die Bindungsperson und die Bindung an sie lebenserhaltend. Ein Kind kann ohne Schutz von Älteren und Weiseren nicht überleben, denn Verlassenwerden bedeutet den Tod. Es werden also von Geburt an Verhaltensweisen entwickelt, welche den Schutz und die Nähe zur **schützenden Person** gewährleisten.

Eine Bindung entwickelt sich aus wiederholten **Interaktionen** mit Personen, die beständig und zuverlässig schützen, versorgen und beruhigen. Sie ist auf die Schutzgebenden (z.B. Mutter und Vater) ausgerichtet und passt sich deren Verhalten an. Die Bindungspersonen werden zum „sicheren Hafen" für das Kind.

Das **Bedürfnis nach Schutz** begleitet durch das ganze Leben. Auch bei Erwachsenen wird in höchster Gefahr von außen oder innen das in der frühen Kindheit ausgebildete Bindungssystem aktiviert und löst schutzsuchendes Bindungsverhalten aus.

Ein spezifisches Bindungsmuster wird bereits im ersten Lebensjahr ausgebildet, wenn auch nicht festgelegt. Die **Bindungsmuster** reifen im Laufe des Lebens durch neue Beziehungserfahrungen. Sie sind als Grundmuster in allen stark emotionalen Gefahrensituationen erkennbar, so z.B. auch in der existenziellen Trennungsgefahr im Sterbeprozess [6].

Die Bindungsforschung kennt **4 Bindungsmuster** (sicher, unsicher-vermeidend, unsicher-ambivalent, desorganisiert). Diese haben jeweils ihre spezifische Bedeutung bei der Betreuung Sterbender und deren Angehöriger. Es handelt sich dabei nicht um Pathologien. Wir alle sind spezifisch gebunden. In der Arbeit mit Sterbenden lassen sich mit Hilfe der Bindungstheorie die Bindungsmuster gut erkennen, die Beziehungen zwischen den Angehörigen werden klarer. Der schwerkranke Mensch kann in seiner Ganzheit, vom Beginn seines Lebens bis in den Sterbeprozess und als Teil seiner Familie, besser verstanden werden. Es geht um bestmögliche Hilfestellungen im Sterbeprozess und behutsame Begleitung beim Auftreten von Nöten und Konflikten.

Das sichere Bindungsmuster

Die Bindungsperson (z.B. die Mutter) reagiert auf die Signale des Kindes zuverlässig, ihr feinfühliges Verhalten ist für das Kind vorhersehbar. Sie reagiert gleichermaßen auf positive, neutrale und negative Gefühle. Sie ist für das Kind gut, stark und weise. Negative Gefühle wie Schmerz, Angst und Trauer können gegenüber der Mutter offen gezeigt werden, in der erfahrungsgemäß sicheren Zuversicht, dass sie das Leid beenden kann. Die Mutter wird bei Leid aufgesucht, sie bietet den zuverlässigen, sicheren Hort.

In der Entwicklung lernt das Kind, dass Schmerz und Herzleid zwar nicht vermeidbar, aber überwindbar sind. Es fühlt sich angenommen, so wie es ist. Es zeigt später ein klares Selbstbewusstsein. In schwierigen Lebenssituationen kann es Gefühle offen kommunizieren. Es wird mit schwierigen Lebenssituationen leichter fertig.

Palliativbegleitung von Menschen mit sicherem Bindungsmuster

Die Schwerkranken und ihre Angehörigen können schwierige, bedrohliche Situationen offen ansprechen. Negative Gefühle wie Trauer, Verzweiflung und Wut können angemessen vermittelt werden und sind für die Betreuenden gut nachvollziehbar. Hilfe wird gerne angenommen. Die Kooperation mit den Schwerkranken ist für das Palliativteam befriedigend. Die Familienmitglieder sind präsent, der Umgang mit dem Patienten ist liebevoll und empathisch.

Kindheit

Beim Erzählen der Kindheitsgeschichte ist die Erinnerungsfähigkeit offen und klar. Die Menschen können ihr Schicksal auf emotional lebendige Weise schildern. Konflikte werden mit angemessenen Gefühlen berichtet und im Zusammenhang gesehen. Die Erinnerung an die Eltern ist liebevoll, aber nicht unkritisch.

Familie

Die Familie des Schwerkranken zeigt sich ebenso offen und kooperativ. Medizinisch-pflegerische Probleme können gemeinsam gelöst werden. Die Angehörigen begleiten den Kranken zuverlässig, lassen aber auch Freiraum, um allein zu sein. Die Atmosphäre um den Schwerkranken ist ruhig. Gefühle werden offen gezeigt.

Hilfsangebote

In der Begleitung genügen unterstützende Tätigkeiten medizinisch-pflegerischer Art, Gespräche mit Angehörigen und Freunden sowie Hilfe beim Strukturieren der verbleibenden Lebenszeit.

Patienten mit sicherem Bindungsmuster benötigen selten die Unterstützung einer Palliativstation. Sie können mit Unterstützung des Hausarztes und der Familie gut ambulant begleitet werden.

Auf eine Falldarstellung kann hier verzichtet werden.

Das unsicher-(gefühls-)vermeidende Bindungsmuster

Die Bezugsperson (Mutter) reagiert in Situationen, in denen das Kind Hilfe und Schutz sucht, unvorhersehbar und unangemessen. Der Wunsch des Kindes nach körperlicher Nähe und Schutz wird zurückgewiesen, z.B. wenn der Säugling schreit, kommt die Mutter nicht, um ihn zu beruhigen, sondern lässt ihn schreien. Wenn das Kleinkind sich wehgetan hat, nimmt sie es nicht tröstend und liebevoll in den Arm, sondern antwortet auf das Anlehnungsbedürfnis des Kindes mit Ärger und körperlicher Zurückweisung.

Die Mutter schätzt es, wenn das Kind nicht an ihrem Rockzipfel hängt (ein „pflegeleichtes Kind"). Es wird meist schon früh einem Leistungs- und Verantwortungsdruck ausgesetzt. Um angemessene Zuwendung, Lob und Anerkennung zu erhalten, entwickelt das Kind sensible Antennen, um die momentane Befindlichkeit der Mutter zu erfassen und sich daraufhin gerichtet zu verhalten. Die eigene Bedürftigkeit und Befindlichkeit bleiben dahinter zurück. Die Erfahrung von Zurückweisung in Momenten von Not bleibt. Es wird eine Strategie entwickelt, bei der negative, schmerzhafte Gefühle heruntergespielt und Anlässe, bei denen das Bindungsverhalten zur Schutzsuche aktiviert werden könnte, vermieden werden. Es entsteht ein gefühlsvermeidendes, unsicheres Bindungsmuster. Das Kind lernt als Lebensstrategie, schwierige Situationen aus eigener Kraft zu lösen. Diese Menschen haben oft das Gefühl, von der Mutter niemals in den Arm genommen worden zu sein.

Palliativbegleitung von Menschen mit unsicher-vermeidendem Bindungsmuster

Der Kontakt zwischen Angehörigen und Patient wirkt spröde, emotionslos, eher distanziert, funktional und neutral. Körperliche Berührungen finden wenig statt. Die Angehörigen stehen am Bettende oder sitzen entfernt. Der Patient selbst scheint zurückgezogen. Die Atmosphäre ist nüchtern und kühl. Worte des Bedauerns werden kaum geäußert. Die Unterhaltung verläuft wortkarg. Die Krankheit wird eher verleugnet, Gefühle von Trauer, Angst oder Ärger werden kaum gezeigt oder heruntergespielt. Fragen zur Krankheit und der kommenden Zeit betreffen eher das medizinische Tun als Alternativen, die verbleibende Zeit zu erleben.

Die große innere Not lässt sich in der Beobachtung wahrnehmen, z.B. große, angstvoll fixierende Augen oder körperliche Unruhe als Ausdruck innerer Spannung sowie bei der Schilderung von traurigen Erlebnissen Wegdrehen oder Schließen der Augen. Die Angst, Gefühle zu zeigen, scheint riesig zu sein.

Kindheit

Beim Erzählen der Kindheit ist die Erinnerung lückenhaft. Eltern und deren Erziehungsmethoden werden idealisiert (z.B. „Ohrfeigen hat es bei uns gegeben, aber das hat noch niemandem geschadet.") Bei genauerem Hinterfragen wird von fehlender Unterstützung eines oder beider Elternteile berichtet. In ihrem Leben setzen die Patienten alles daran, unabhängig zu sein. Die gewählten Partnerschaften sind auf gutes Funktionieren ausgerichtet. Wärme und körperliche Nähe sind weniger wichtig.

Familie

Die Familie wirkt emotional distanziert. Hilfe und Begleitung beschränken sich auf periphere Handlungen – es wird immer etwas getan und organisiert. Oder die Angehörigen wirken passiv und hilflos – sie können nichts tun. Meist suchen die Angehörigen wenig oder gar keinen Kontakt zum Palliativteam.

Viele Patienten leben ohne ein funktionierendes familiäres Umfeld. Sie versorgen sich selbst, die Kinder kümmern sich wenig oder gar nicht oder sollen „geschont" werden. Um Hilfe zu bitten, ist den Patienten unmöglich, die Kinder „haben Wichtigeres zu tun".

Das Palliativteam fühlt sich durch das abweisende Verhalten oft hilflos und ärgerlich. Es ist schwierig, einen emotionalen Kontakt zum Patienten und zur Familie aufzubauen. Die frühere Erfahrung von emotionaler Zurückweisung in Momenten der Not hat bei dem Patienten dazu geführt, Situationen von Abhängigkeit zu vermeiden. Er hat nicht „gelernt“, um Hilfe zu bitten. In der jetzigen Extremsituation der Abhängigkeit droht die Strategie der Vermeidung zu brechen.

Hilfsangebote

Durch sichere, konstante, vorhersehbare Präsenz erleben Patient und Angehörige, dass es möglich ist, zu bitten und dass die Suche nach Anlehnung und Fürsorge nicht mit Zurückweisung bestraft wird. Das Palliativteam kann durch ein „sicheres Bindungsangebot“ die frühere Erfahrung korrigieren. Patient und Angehörige erleben, dass Gefühle angenommen und verstanden werden, dass in traurigen Momenten getröstet und Ärger ausgehalten wird. So kann die Familie lernen, Nähe und Gefühle miteinander zu teilen.

FALLBEISPIEL

Frau M. war 72 Jahre alt, sie litt unter einem metastasierenden Mammakarzinom. Der Aufnahmegrund waren Knochenschmerzen und Atemnot.
Laut Angaben des Hausarztes hatte Frau M. alle medizinisch vertretbaren Chemotherapien in der Hoffnung auf Heilung gefordert. Die letzte Chemotherapie musste wegen Verschlechterung ihres Zustandes abgebrochen werden. Sie hatte sich zur palliativen Symptombehandlung entschlossen, in der Hoffnung, „aufgebaut" zu werden, um dann die Chemotherapie weiterzuführen. Sie lebte allein zuhause, war schon lange geschieden, einen Pflegedienst hatte sie verweigert. Bis zuletzt hatte sie alles selbst gemacht. Eine Tochter hatte sich um die Mutter ein wenig gekümmert, die andere Tochter lebte in den USA.
Beim Betreten des Zimmers stand die Patientin vor dem Schrank und räumte mit sichtbarer Atemnot ihre Kleidung ein. Es war still im Raum. Eine jüngere Frau stand mit hängenden Armen daneben und sah ihr zu. „Guten Tag Frau Doktor, einen Moment, ich muss noch einräumen, meine Tochter kann das nicht", begrüßte mich die Patientin. Ich bemerkte, wie sie sich an den Arm fasste und leise stöhnte.
Die Patientin setzte sich unter sichtlichen Schmerzen und fragte mich: „Was kann ich für Sie tun?" Ich spiegelte ihr meine Beobachtung und sagte: „Ich sehe Ihnen Ihre Schmerzen und ihre Luftnot an – darf ich etwas für Sie tun?" Sie erschrak sichtlich: „Sie sollen mich wieder aufpäppeln, damit ich wieder Chemo machen kann und endlich gesund werde. Meine Tochter schafft das nicht mehr zuhause, sie hat genug zu tun und ich will sie nicht belasten." Die Tochter reagierte nicht, sondern wandte den Blick ab. Es entstand eine bedrückende Stille im Raum.
Es war schwierig, mit der Patientin eine Therapie zu erarbeiten. Sie spielte ihre Atemnot herunter, die Frage nach Körperschwäche beantwortete sie mit Beschreibungen ihrer häuslichen Aktivitäten, die Schmerzen seien gar nicht so schlimm. Überhaupt wolle sie hier nur „aufgebaut" und nicht mit Medikamenten behandelt werden. Pflegehilfe ließ sie nicht zu. Emotionale Signale wie Trauer oder Ärger über ihren Zustand konnten wir nicht beobachten.
In einem Gespräch schilderte mir die Tochter, wie wütend sie oft auf die Mutter sei, die jede Hilfe ablehne. Gleichzeitig signalisiere sie ihr, wie unfähig sie sei, das Richtige zu tun. So sei die Mutter immer gewesen, hart und ohne Wärme. Deswegen habe sie auch keine Freunde.
Wir gingen auf Wünsche der Patientin ein, bestätigten sie in ihrer Entscheidung, alles allein zu tun, schilderten ihr aber immer wieder unsere mitfühlende Besorgnis über den sichtbar schlechten Zustand.
Nach einer schlechten Nacht mit massiver Atemnot lies mich die Patientin holen. Sie wirkte panisch-atemnötig und forderte sofortige Hilfe. Wir reagierten schnell und erfolgreich. Von jetzt an begann die Patientin, uns mehr zu vertrauen. Wir durften eine symptomorientierte Therapie und kleinere Pflegehilfen beginnen, Frau M. fühlte sich damit wohler und kräftiger. Jetzt erst konnte sie Gespräche über ihre Symptome vorsichtig zulassen, allerdings verleugnete sie weiterhin die Schwere der Erkrankung. Immer wieder stellte sie dieselbe Frage: „Was kann man noch tun? Welche Chemo, welche Reha, welche Physiotherapie hilft mir, gesund zu werden?" Dabei waren ihre Augen ängstlich groß und ließen mich während solcher Fragen nicht los. Ich begann, ihr die Beobachtung ihrer Angst vorsichtig zu spiegeln. Ihre größte Angst war die vor totaler Abhängigkeit. „Ich musste immer unabhängig sein. Ich habe schon früh gelernt, dass ich mich nur auf mich selbst verlassen kann. Meine Mutter verlangte von mir schon früh große Verantwortung, gelobt hat sie mich dafür nie. Auch gestreichelt nicht. Mein Vater war nie für uns da. Ich war so alleine." In diesem Moment begann sie zu weinen, ich durfte sie vorsichtig in den Arm nehmen und halten. Das war für sie, nach ihren Worten, eine neue Erfahrung.
Von diesem Moment an änderte sich ihr Verhalten uns und auch der Tochter gegenüber. Sie konnte mehr körperliche Pflege, Einreibungen und Atemtherapie zulassen. Die Tochter war oft bei ihr, die Beziehung zwischen den beiden war emotionaler und gelöster.
Kurze Zeit später verschlechterte sich der Allgemeinzustand der Patientin. Sie verstarb friedlich im Beisein ihrer Tochter.

Das unsicher-ambivalente Bindungsmuster

Die Bindungsperson (Mutter) reagiert unvorhersehbar und unangemessen auf Situationen, in denen das Kind Hilfe sucht. Einmal reagiert sie prompt und übersteigert, dann wieder scheint sie die Notsignale des Kindes nicht zu bemerken. Die Zuwendung der Mutter ist ambivalent und abhängig von ihrer eigenen momentanen Befindlichkeit. Das Kind kann sich nicht auf die Zuwendung verlassen, der „sichere Hafen" erscheint gefährdet. In der Folge vermeidet das Kind angstvoll die Trennung von der Mutter. Emotionale Verunsicherung und anhaltende Trennungsängste sind die Folge. Autonomiebestrebungen werden von der Mutter aus Angst vor Trennung unterbunden, sogar durch Liebesentzug bestraft. Die Lösung aus dem Elternhaus erfolgt spät, wenn überhaupt. Das Kind kann dem Einfluss manchmal nur durch Abbruch des Kontakts entgehen. Die Beziehung bleibt ambivalent zwischen großer Liebe und tiefer, oft unbewusster Wut.

Palliativbegleitung von Menschen mit unsicher-ambivalentem Bindungsmuster

Die Stimmung im Raum ist geprägt von Unruhe und Erregung. Zwischen Angehörigen und Patienten besteht eine übergroße, fast klammernde Nähe. Gefühle von erregter Trauer und Angst sind zu bemerken. Der Patient wird viel angefasst, gestreichelt – man hat das Gefühl, er darf keine Ruhe finden. Oft ist es zunächst kaum möglich, sich auf den Patienten und seine Probleme und Wünsche zu konzentrieren, da die Angehörigen den Dialog unterbrechen, den Patienten nicht zu Wort kommen lassen und an seiner statt ihre Sichtweise der Dinge beschreiben. Der Patient wirkt resigniert, zieht sich zurück, schließt die Augen. Oft dauert eine Bestandsaufnahme der tatsächlichen Probleme des Patienten einige Zeit.

Kindheit

Der Patient erzählt überschwänglich in allen Einzelheiten von einer wunderschönen Kindheit. Der enge Familienzusammenhang oder die Familientradition spielt eine große Rolle. Die Aussagen wirken übertrieben und schwärmerisch. Gleichzeitig kann von belastender Abhängigkeit von einem Elternteil gesprochen werden, die eine Ablösung aus dem Elternhaus verhinderte und in der eigenen Partnerschaft Probleme brachte. Als Partner werden Menschen mit unsicherem Bindungsmuster gewählt. Die jetzige Trennungssituation wird als Katastrophe mit großen Ängsten erlebt.

Familie

Die Angehörigen sind überbesorgt, sehr ängstlich und klammernd. Es finden täglich lange, inhaltlich ähnliche Gespräche statt, die von Angst geprägt sind. Der drohende Verlust des Patienten wird als dramatisch und unvorstellbar erlebt. Die Beziehungen innerhalb der Familien sind unklar. Es gibt Unstimmigkeiten, was die „ideale Betreuung" oder weitere Versorgung des Patienten anbelangt. Die Wünsche der Angehörigen sind ambivalent: Auf der einen Seite möchten sie in ununterbrochener Präsenz alles für den Patienten tun – sie „opfern" sich. Gleichzeitig vermitteln sie auf der anderen Seite eine totale Überforderung und wirken verärgert über die Zumutung einer weiteren Versorgung.

Auch die Patienten geben Doppelbotschaften. Sie äußern z.B. den Wunsch, so bald wie möglich zu sterben, im gleichen Atemzug fordern sie eine lebensverlängernde Chemotherapie.

Hilfsangebote

Aufgabe des Palliativteams ist es, klare Strategien mit den Patienten und ihren Angehörigen zu entwickeln. Dazu ist es wichtig, den Kranken in den Mittelpunkt des Geschehens zu rücken, seine Wünsche in der letzten Lebenszeit zu erahnen und seine Autonomie zu stärken. Der Patient kann so in der verbleibenden Lebenszeit noch einmal eigene Erfahrungen machen sowie Selbstständigkeit mit gleichzeitiger Wertschätzung und Unterstützung erleben.

Gleichzeitig ist es wichtig, die Angehörigen in ihrem Engagement wertzuschätzen und in die weitere

Betreuung einzubeziehen. Patienten und Angehörige müssen durch „sichere Bindungspersonen“ mit sicherem Bindungsverhalten betreut werden. Klare Strategien helfen, alle Familienmitglieder in die Versorgung und Betreuung einzubinden, gleichzeitig aber die Eigenständigkeit des Patienten zu respektieren. Dies führt zu einer emotionalen Beruhigung im Familiensystem und zu einem beruhigten Sterbeprozess.

FALLBEISPIEL

Herr K. war ein 59-jähriger Patient mit einem weit fortgeschrittenen Bronchialkarzinom. Grund für die Aufnahme waren Schmerzen und eine zunehmende tumorbedingte Querschnittsymptomatik.

Der Hausarzt hatte beschrieben, dass die Familie mit der häuslichen Situation überfordert sei, die Frau mute sich zu viel zu, einen Pflegedienst wünsche sie nicht. Es gebe 3 Kinder, die sich auch sehr um den Vater kümmern würden. Die medizinischen Möglichkeiten seien ausgeschöpft. Die häusliche Situation drohe zu entgleisen, seit die Parese zunehme.

Bei Betreten des Patientenzimmers herrschte eine große Unruhe. Eine Frau hielt den Patienten umschlungen und weinte, 2 jüngere Frauen saßen auf dem Patientenbett. Alle berührten den Patienten.

Ich stellte mich vor und versuchte, den Patienten zu begrüßen, doch die ältere Frau gab mir ihre Hand. „Ich bin die Ehefrau, bitte helfen sie meinem Mann. Das sind unsere Töchter, wir sind immer für ihn da." Alle begannen zu weinen.

Ich versuchte, mich auf den Patienten zu konzentrieren, der mit geschlossenen Augen im Bett lag. Ich wendete mich ihm zu und stellte mich vor. Er nahm meine Hand und hielt sie. Ich bat die Angehörigen, sich zu setzen.

Als die Ehefrau versuchte, die Gesprächsführung zu übernehmen, weil ihr Mann ja sowieso nicht mehr reden könne, wandte ich mich an ihn: „Ihre Frau hat sehr viel für Sie getan und weiß sicher gut Bescheid. Um Ihre Situation aber besser verstehen zu können, fände ich es wichtig, dass Sie selbst antworten. Sie sind der Patient." Und an die Ehefrau gerichtet sagte ich: „Ihre Beobachtungen sind mir enorm wichtig. Ich darf Sie nachher dazu fragen?"

Der Patient öffnete die Augen. Er schien erleichtert über meine Eindeutigkeit. Nach einigem Hin und Her hatten wir die Symptome erarbeitet und einen Therapieplan erstellt. Die Ehefrau und die Töchter waren zwar etwas irritiert über die „Zentrierung" auf den Vater, konnten aber auch an dem Gespräch teilhaben und fühlten sich dadurch ebenfalls wertgeschätzt. Immer wieder weinte die Ehefrau oder eine der Töchter. Sie streichelten den Patienten mit oft heftigen Berührungen. Ich beobachtete seitens des Patienten abwehrende Gesten mit der Hand.

Die Begleitung von Herrn M. blieb zunächst schwierig für das Team. Es kamen täglich viele Angehörige, die ohne Respekt vor dem zunehmend schwachen Patienten ihre Besuche machten. Erst mit unserer Unterstützung wagte Herr M., einen Plan zu erstellen, der ihm die Entscheidung überließ, wer wann kommen durfte.

Die Ehefrau und die Töchter suchten fast täglich mit ähnlichen, ängstlichen Fragen das Gespräch mit Ärzten und Pflegeteam. Die Fragen kreisten um den Zustand und die Entlassung nach Hause, allerdings nur, wenn er wieder laufen könne. Gleichzeitig signalisierte die Ehefrau unerträgliche Rückenschmerzen, die fast tägliche Arztbesuche notwendig machten. Ich bestätigte ihr Engagement, für ihren Ehemann in solch aufopfernder Weise zu sorgen, signalisierte ihr aber meinerseits auch unsere Unterstützung bei der weiteren Versorgung. Das schien sie sehr zu beruhigen, die drängenden Gespräche wurden weniger. Wir bemerkten, dass Töchter und Ehefrau ruhiger am Bett des Vaters saßen und körperliche Berührungen sinnvoller, z.B. in Form von körperlichen Einreibungen oder Hilfe bei der Pflege, durchführten. Der Patient fühlte sich wohler, nach seinen Worten „geborgen".

Aus seiner Lebensgeschichte erfuhr ich von einer „wunderbaren, herrlichen Kindheit", sie seien, wie auch jetzt seine Familie, ein „Familienclan" gewesen. Alles sei innerhalb der Familie gelöst worden, nie sei etwas nach draußen gedrungen. Seine Familie habe wie Pech und Schwefel zusammengehalten, so wie auch jetzt seine eigene Familie. Allerdings habe es Schwierigkeiten gegeben, eine zur Familie passende Partnerin zu finden, niemand sei seinen Eltern recht gewesen.

Er sei erst mit 30 Jahren mit einem Krach ausgezogen, die Ehe mit seiner Frau habe zu einem jahrelangen Bruch mit seiner Familie geführt. Jetzt sei aber alles wieder klar.

Nach vielen Gesprächen über die Schwierigkeit einer häuslichen Versorgung bei der Querschnittsymptomatik und immer wieder auftretenden Schmerzen entschied sich Herr M. für die weitere Versorgung in einem Hospiz. Auf seinen Wunsch teilte ich der Familie seine Entscheidung mit. Die Familie reagierte zwar mit starker Trauer, vertraute uns aber, die richtige Entscheidung getroffen zu haben.

Herr M. konnte in ein Hospiz verlegt werden. Wir erfuhren, dass er dort nach einigen Wochen ruhig im Kreis seiner Familie verstarb.

Das „desorganisierte" Bindungsmuster

Kam es in der frühen Kindheit zu schweren Traumata, die mit der Bindungsperson (Mutter) zu tun hatten, wird das Bindungsverhalten des Kindes vehement gestört. Wendet die Mutter körperliche oder seelische Gewalt an, so versagen alle Bindungsstrategien des Säuglings oder Kleinkindes. Es entsteht ein Dilemma. Der „sichere Hort" ist gleichzeitig die Angstquelle. Der Säugling kann keine wie auch immer gearteten Bindungsstrategien entwickeln. Es kommt zum „desorganisierten Bindungsverhalten". Oft entstehen daraus später schwere Persönlichkeitsstörungen.

Palliativbegleitung von Menschen mit desorganisiertem Bindungsmuster

Die Desorganisation wird im Sterbeprozess verstärkt, sodass es nicht nur zu kurzen Phasen von Verhaltensauffälligkeiten kommt, sondern das gesamte Verhalten chaotisch erscheint. Die vorherrschenden Emotionen sind zunächst nicht einzuordnen. Sie reichen von Angst und Panik bis hin zu depressivem oder aggressivem Verhalten. Das Gespräch ist schwierig, man beobachtet plötzliche Satz- und Gedankensprünge, konfuse Angaben über Symptome und Krankheit, begleitet von plötzlichem Schweigen. Die Patienten sind für das Palliativteam eine große Herausforderung. Sie neigen zu Kontrollverlust und sind in ihrem Verhalten nie vorhersehbar.

Kindheit

Biographische Erlebnisse werden nicht oder erst nach Aufbau einer Vertrauensbasis thematisiert. Oft wird von frühen traumatischen Erlebnissen berichtet: Verlust früher Bezugspersonen, Aufwachsen in Heimen, Gewalt in der Familie. Immer wieder kann man sexuellen Missbrauch erahnen. Bei Patienten der älteren Generation spielen Flucht und Vertreibung im Krieg und Kriegserlebnisse eine große Rolle. Beim Nachfragen muss man sehr behutsam vorgehen, um die alten Ängste nicht wieder auszulösen. Es treten sonst Re-Traumatisierungen in Form von psychoseähnlichen Angst- und Panikreaktionen auf, die ein weiteres Nachfragen verbieten.

Familie

Das schwierige Bindungsmuster des Patienten spiegelt sich im familiären Umfeld wider. Die Beziehungen sind verstrickt oder zerstritten, manchmal mit hochaggressiver Komponente, gelegentlich mit Suchthintergrund. Psychiatrische Krankheiten sind keine Seltenheit.

Hilfsangebote

Das Palliativteam kann Patienten und Angehörigen helfen, die verstrickte Situation, soweit möglich, zu klären. Dazu gehören Gesprächsangebote und konkrete Hilfen, z.B. bei sozialen Problemen.

Nur eine klare, sichere, vorhersehbare, kontinuierliche Begleitung durch das Palliativteam gibt dem Patienten die Chance einer korrigierenden Lebenserfahrung. Das Team ist die Ersatzerfahrung der feinfühligen Mutter, die auf die Bedürfnisse des Kindes aufmerksam und verlässlich reagiert. Das Team ist auch Ersatzerfahrung des sicher haltenden, weisen und starken Vaters. Freundlichkeit, Strenge und klare Grenzen ermöglichen dem Patienten, sich sicher zu fühlen.

Es erfordert einen konstanten Austausch im Team (Supervision), um die Sicherheit zu erhalten und diesem schwer zu ertragenden Patienten in der Sterbebegleitung gerecht zu werden.

FALLBEISPIEL

Frau B. war eine 69-jährige Patientin mit einem metastasierten Pankreaskarzinom. Schon die Anmeldung ließ eine komplizierte Patientin erwarten. So hatte sie sich geweigert, einen Pflegedienst oder sonstige Hilfe zuzulassen. Laut Angaben des Hausarztes, der sie erst vor kurzem zum ersten Mal gesehen hatte, war ihre Wohnung verwahrlost. Nur wegen heftigster Schmerzen sei er zu ihr eingelassen worden. Sie habe einer stationären Aufnahme bei uns zugestimmt, wolle aber sofort wieder nach Hause gehen.
Zweimal sagte die Patientin ab, wurde dann aber als Schmerznotfall bei uns aufgenommen.

Auf dem Stuhl saß eine sichtlich schmerzgequälte, verwahrloste, voll bekleidete Patientin. Sie empfing mich mit den Worten: „Ich gehe sofort wieder nach Hause, geben Sie mir eine Spritze." Ich setzte mich ein Stück weit weg von ihr, stellte mich vor und wartete. Die Atmosphäre war voller Spannung und Aggression. Ich sagte, ich würde ihren Wunsch respektieren, wollte ihr aber einige Fragen zu den Schmerzen stellen, um ihr dann angemessen helfen zu können. Sie bejahte. Die Fragen nach Beginn, Lokalisation und Stärke der Schmerzen beantwortet sie konfus, sprang immer wieder mit den Angaben, verstummte mitten im Satz. Als ich vorsichtig die Diagnose einer Krebserkrankung andeutete, geriet sie in eine Art Trancezustand. Erst eine erneute heftige Schmerzattacke veranlasste sie, zu sagen: „Machen Sie, was sie wollen, aber helfen Sie mir." Ich durfte ihr noch im Sitzen – sie weigerte sich, ins Bett zu gehen – eine entsprechende Schmerzbehandlung anbieten. Kurze Zeit später ging es ihr ein wenig besser. Eine körperliche Untersuchung lehnte sie ab, ich respektierte ihren Wunsch. Eine Pflegekraft durfte sie entkleiden und vorsichtig ins Bett legen.
Am kommenden Tag war sie schmerzfrei. Sie wirkte geordneter. Ein wenig Körperpflege hatte sie zugelassen. Meine Frage nach ihrem Befinden beantwortete sie mit Kopfnicken. Dann begann sie, mir zu erzählen, was ihr in der letzten Zeit zugestoßen sei. Dabei sprach sie in Schimpftiraden über die Ärzte in der Klinik, die sie schlecht behandelt hätten, ihre Stimme wurde hoch und schrill. Dann wechselte ihre Stimmung rasch, und sie begann, die Schwestern hier mit verschwörerischer, gedämpfter Stimme zu loben und mich, die ihr so gut geholfen hatte. Ich sei ein Engel. Von Entlassung war nicht mehr die Rede. Wir stellten fest, dass sie versuchte, unser Team durch Bündnisbildung mit „Lieblingsschwestern"zu spalten. Eine Supervision half uns, die Teamsicherheit zu erhalten.

Konstante, aber klar begrenzte liebevolle Zuwendung half Frau B. nach einigen Ausbrüchen von Enttäuschung und Wut, sich bei uns zunehmend wohl zu fühlen. Sie konnte körperliche Zuwendung wie Pflege, Atemtherapie und Einreibungen sichtlich genießen.
Fragen nach der Erkrankung und ihrer Geschichte vermieden wir zunächst bewusst, aus Sorge vor einer psychischen Dekompensation.
Auf die Frage nach Freunden oder Angehörigen verstummte sie sofort. Erst nach Tagen, als sie sich bei uns offensichtlich zunehmend sicher fühlte, erzählte sie auf Nachfrage stockend, dass ihre gesamte Familie im KZ umgekommen sei. Nur sie sei gerettet worden und in einem Heim groß geworden. Bei diesen Worten verstummte sie plötzlich und starrte wie in Trance vor sich hin. Ich berührte sie spontan, sie wehrte nicht ab. Fragen nach dem Heim stellte ich nicht, aus Sorge vor einer schweren Re-Traumatisierung. Sie krümmte sich wie ein Embryo zusammen und drehte sich wortlos zur Seite. Ich ließ meine Hand noch einige Zeit still auf ihrem Rücken liegen. In dieser Nacht begann sie, zu halluzinieren und schien panisch vor Angst. Eine sofortige neuroleptische und anxiolytische Behandlung half.
Wir haben ihren weiteren Lebensverlauf nicht mehr thematisiert. Ihr Zustand verschlechterte sich, Angehörige oder Freunde konnten wir nicht ausfindig machen. In der Betreuung merkten wir aber, dass sie zunehmend entspannter und zugewandter wurde und jede Berührung genoss. Sie verstarb wenig später auf unserer Station.

22

22.3 Fazit

Die Kenntnis und die Beachtung der 4 Bindungsmuster sind eine Hilfe bei der Begleitung von Schwerstkranken und ihren Angehörigen. Es gibt Mischformen, das Leben ist ein guter Lehrmeister, und manche Muster haben sich im Laufe des Lebens gewandelt. Jeder Kranke hat seine eigene, einzigartige Geschichte. Nötig ist ein behutsames Einfühlungsvermögen, aber auch Klarheit für die erforderlichen nächsten Schritte. Es bleibt in der Sterbephase nicht viel Zeit zur Aufarbeitung seelischer Probleme, zur Versöhnung oder zum Abschiednehmen.

LITERATUR

1. Ainsworth M, Blehar M, Waters E, Wall S: Patterns of Attachement: A psychological study of the strange situation. Lawrence Erlbaum, Hillsdale/NJ (1978)
2. Bowlby J: Attachement and loss. Vol. 1, Attachement. Hogarth, London (1969); deusch: Bindung. Kindler, München (1975)
3. Brisch, KH: Bindungsstörungen. Von der Bindungstheorie zur Therapie. Klett-Cotta, Stuttgart (1999)
4. Grossmann K, Grossmann KE (Hrsg.): Bindung und menschliche Entwicklung: John Bowlby, Mary Ainsworth und die Grundlagen der Bindungstheorie. Klett-Cotta, Stuttgart (2003)
5. Grossmann K, Grossmann KE: Bindungen – das Gefüge psychischer Sicherheit. Klett-Cotta, Stuttgart (2004)
6. Petersen Y, Köhler L: Die Bindungstheorie als Basis psychotherapeutischer Interventionen in der Terminalphase: Forum Psychoanalyse. Springer, Heidelberg (2005)

KAPITEL

23

Monika Dorfmüller

Die Einflüsse der Massenmedien auf Kommunikation und Informationsbedürfnis

23.1 Informationsbedürfnisse von Patient und Angehörigen

Gesunde wie Kranke haben das berechtigte Bedürfnis, über Möglichkeiten der Gesundheitsvorsorge, über diagnostische und therapeutische Fragen, Symptome und Prognosen von Erkrankungen, über Pflege, bei der Suche nach dem kompetenten Arzt oder einer qualifizierten Klinik, auch über mögliche Behandlungsfehler, über Medikamente, deren Risiken und Nebenwirkungen sachkundig und nach aktuellem wissenschaftlichen Qualitätsstandard verständlich informiert zu werden. Die Informationsbedürfnisse von Kranken und deren Angehörigen in ihrer unmittelbaren Betroffenheit differieren verständlicherweise von denen gesunder Menschen. Differenzierungen ergeben sich auch bei jüngeren oder älteren Menschen sowohl von der Altersstufe als auch von ihren Fähigkeiten, mit den neuen Medien umzugehen. Kranke sind teilweise auch am Austausch mit anderen Betroffenen unter erwünschter Anonymität im Internet interessiert.

Ein komplexes Problem stellt eine Überfülle an guten und schlechten Informationen in den Massenmedien dar, aus denen kommerzielle Einflüsse und Hintergründe, mehr oder minder verdeckte Werbung verlässlich identifiziert werden müssen. Wichtig ist auch die Transparenz der Informationen.

Sachliche oder reißerische Medienberichte über Ärzte- und Pflegemangel, Behandlungsfehler, Diktat des Sparens unter dem Oberbegriff der Gesundheitsökonomie können verunsichern, sogar Ängste erzeugen. Unseriöse Berichte wie etwa über den „Krebsdurchbruch", über neue „Wundermedikamente" usw. führen zu trügerischen Erwartungen oder tiefgehenden Enttäuschungen und Resignation.

23.2 Der Einfluss der Massenmedien auf die Patientenkompetenz

Medien sind Träger von Gesundheitsinformationen – auch „Krankheitsinformationen". Die Vermittlung an den Patienten ist nicht unkompliziert, häufig oberflächlich und vordergründig. Informationen müssen kanalisiert werden, wie bereits erwähnt. Nicht jeder Patient kann als mündiger Nutzer des Gesundheitswesens fungieren. Seriöse Massenmedien können im Bereich der Medizin zur Unterstützung des mündigen Patienten, zur partizipativen Entscheidungsfindung, zur Unterstützung der Patientenrechte, der Eigenverantwortlichkeit und Selbsthilfe und zur Ermutigung zum Einholen einer zweiten Meinung beitragen.

Ein weiterer Aspekt:
Kommunikations- und Vertrauensmängel in der Beziehung Arzt-Patient, Apotheker-Patient, auch mit den anderen Berufsgruppen vermögen zu Hilflosigkeit und Enttäuschung, zu Ärger zu führen und öffnen Ohren und Herzen für jede Art von Medienberichterstattung und das Internet, zu deren überlegt-kritischem oder naiv-unkritischen Gebrauch.

! WICHTIG

Kompetent informierte Patienten und deren Angehörige geben mit individuellen Varianten und Grenzen bei gravierenden Erkrankungen reduzierte Hilflosigkeit und Angst, verbesserte Sicherheit und Handlungskompetenz an. Die Effektivität von Behandlungsmaßnahmen, Kooperation, Compliance und Therapietreue, die Lebensqualität können dadurch spürbar verbessert werden.

23.3 Das Spektrum der Massenmedien

Internet

Das Internet bietet heute Patient und Angehörigen breite, fachlich jedoch unkontrollierte Informationen. Bei der Diagnosestellung einer chronischen, insbesondere einer malignen Erkrankung und deren Progredienz fühlen sich Patienten und deren Angehörige (je nach Art ihrer Beziehung zu den Betroffenen) besonders hilflos, spüren Ängste und Bedrohungserlebnisse und suchen rational wie irrational nach hilfreichen Auswegen, diagnostischen und insbesondere therapeutischen Angeboten, treten gehäuft die Flucht nach vorn an.

In diesen Konstellationen werden insbesondere von den Angehörigen, dem Patienten selbst, den behandelnden Ärzten oder sonstigen Behandlern einschlägige PC-Ausdrucke in die Hand gelegt, was die Grundlage für konstruktiven Dialog, für Beratungen bilden kann. Gefährlicher wirkt es sich aus, wenn aufgrund vielschichtiger Kommunikations- und Vertrauensbarrieren mit den behandelnden Fachleuten diese Unterlagen letzteren nicht zur Kenntnis gegeben werden und sich Patient und/oder Angehörige auf eigene Faust um echte oder vermeintliche Hilfe bemühen.

FALLBEISPIEL

Während der Operation eines 65-jährigen Patienten zeigt sich ein inoperables Sigmakarzinom. Auch Radio- oder Chemotherapie sind nicht indiziert. Herr N. hat ein aktiv-erfolgreiches berufliches Leben hinter sich und ist auch gewohnt, innerhalb des Familienverbandes als Oberhaupt zu fungieren. Durch die fortgeschrittene maligne Erkrankung kommt es innerhalb des Familienverbandes zum Rollentausch. Eine der Töchter des Patienten fühlt sich nach Information über den Operationsverlauf bzw. über die Prognose bei ihrem Vater tief verunsichert, verängstigt, fürchtet den Verlust des Vaters und überträgt auf Mutter und Schwester ihre Emotionen. In einer Flucht nach vorne fragt sie über Internet alle infrage kommenden Adressen, Literatur, Behandlungsmethoden ab und legt dem Vater dicke Bündel von PC-Ausdrucken auf das Bett, will forcierte Unterstützung suchen und überfordert ihn, sich selbst, die übrige Familie nachhaltig.

Der Patient selbst und die Familie werden durchgehend psychoonkologisch mitbetreut. Der Patient äußert im Einzelgespräch, dass er sich durch die zahlreichen Internetinformationen restlos verunsichert fühle, auch in seiner Kommunikation mit den behandelnden Ärzten, Schwestern und Pflegern. Ganz behutsam gelingt es in der Folge, die behandelnden Chirurgen über diese Aktionen zu informieren und zusammen mit ihnen kompetente, verständliche Literatur und seriöse Adressen auszufiltern und wieder ein Stück Struktur in die nachvollziehbare Hilflosigkeit der gesamten Familie zu bringen.

Das Internet bietet fast unerschöpfliche, nicht selten unseriöse Informationen bis zur Scharlatanerie. Bevorzugt jüngere Patienten, aber auch sich hilflos erlebende Angehörige bemühen sich auf diesem Weg um Informationen. Dies gilt sowohl für den ambulanten wie den stationären Bereich. Angehörige können auch für Familienmitglieder das Internet nutzen, wenn letztere keinen Zugang zu diesem Medium haben oder nicht über die entsprechende Vorbildung verfügen.

Der Arzt kann bei entsprechender Konstellation einem Patienten oder Angehörigen auch seriöse Quellen im Internet zeitsparend benennen, damit diese sich informieren, Fragen notieren und sich sicherer fühlen. So kann in der angespannten Situation unseres Gesundheitssystems mehr Zeit für die so wesentliche „sprechende Medizin“ in Praxis und Klinik bleiben.

TV-Berichterstattung

Medizinjournalismus kann sich in sehr unterschiedlicher Qualität darstellen.

Dorfmüller [3] schreibt dazu: „Das dargebotene farbige Bild im Fernsehen wirkt meist eindringlicher als allein das gesprochene oder gedruckte Wort. Auch in seriösen Sendeanstalten, in seriösen Zeitungen und Zeitschriften werden zum Teil aus Platz- und Zeitgründen Schnitte in Filme, in Statements von kompetenten Fachleuten gemacht, ein unvollständiges, unter Umständen allzu hoffnungsvolles oder düsteres Bild gezeichnet. Selbst in seriösen Sendern kann es passieren, dass selbsternannte oder einseitig vorgehende Fachleute hin bis zu Scharlatanen unkritisch zu Wort kommen.“

Serien mit fiktionalen Inhalten beispielsweise über Krankenhäuser, Arztpraxen, deren Teams und Patienten, deren Erkrankungen oder Unfallfolgen bringen intendierte und nichtintendierte Informationseffekte für die Zuseher. Der Alltagsrealität in den genannten Institutionen, bei allen Beteiligten werden diese Darstellungen häufig weniger gerecht, erzeugen Illusionen, Verunsicherungen, Fehleinschätzungen.

Printmedien

Sie sind nicht zu verwechseln mit Aufklärungsbögen oder seriösen Aufklärungsbroschüren, die im Kontext des Arztgesprächs durchaus ihren Stellenwert besitzen.

Bücher zu den entsprechenden medizinischen Themen (Sachbücher für Laien, persönliche Erfahrungsberichte) können unterschiedliche Qualität bieten, sollten kritisch gelesen und im Einzelfall auch dem behandelnden Arzt gezeigt werden.

Zunehmend Aufmerksamkeit richten Patient und dessen Angehörige auf die Darstellung von Ärzterankings in Magazinen, die reine Positivlisten darstellen. Bei Ärztekammern und zahlreichen Ärzten sind sie inhaltlich umstritten, wird der Vorwurf der Unwissenschaftlichkeit erhoben.

Eine „vielschichtige" Rolle spielen Publikationen in der Yellow Press, die meist nur plakativ-einseitige, wissenschaftlich nicht fundierte oder gar falsche Informationen weitergeben, deren Stellenwert Betroffene wie deren Angehörige häufig nicht adäquat einschätzen können.

23.4 Differenzierung guter und schlechter Informationen im Internet

Professor Dr. Marie-Luise Dierks [5], Leiterin der Patientenuniversität an der Medizinischen Hochschule Hannover, gab bei einer Podiumsdiskussion der Süddeutschen Zeitung am 24.06.08 folgende Ratschläge:

„Achten sie ganz genau darauf, von wem die Internetseite erstellt worden ist. Suchen Sie das Impressum – es muss auf jeder Seite stehen; je besser es versteckt ist, desto größere Vorsicht ist geboten. Schauen Sie nach, wann die Seite zum letzten Mal aktualisiert wurde – je aktueller, desto besser."

„Je unabhängiger der Anbieter, desto seriöser sind die Informationen. Also ist bei Informationen von Pharmafirmen eher Skepsis angebracht als zum Beispiel bei Internetangeboten von Universitäten und Forschungsinstituten. Die Patientenuniversität an der Medizinischen Hochschule Hannover erstellt derzeit eine Liste von nach objektiven Kriterien überprüfter Internetseiten."

Bei der gleichen Veranstaltung warnte der Internist Professor Dr. O.A. Müller [5] vor „zu großen Erwartungen an das Internet. Das Internet darf keinesfalls die direkte Information zwischen Arzt und Patient ersetzen, sondern nur ergänzen." Dass dies auch Patienten so empfinden, belegt eine aktuelle Studie. Demnach bevorzugen die meisten Patienten trotz aller Informationsmöglichkeiten das persönliche Gespräch mit dem Arzt.

Für die Medizinberichterstattung im Hörfunk gelten ähnliche Kriterien in Bezug auf Seriosität der Informationen.

23.5 Konsequenzen seriöser Information in der Medizin

Berücksichtigt werden muss, dass sich Differenzierungen im Rahmen der Patienteninformation ergeben durch die jeweilige schulische Bildung, den sozioökonomischen Status und durch Geschlechtsspezifika. Als wesentliches Kriterium hinzu tritt die Art der Erkrankung, deren diagnostische und therapeutische Optionen, Prognose, Lebenserwartung und Lebensqualität, was im Besonderen für die Hämato-Onkologie gilt. Zusätzlich bringt ein erheblicher Teil von Frauen und Männern bereits aus der Schulzeit elementare Wissensdefizite über Körperfunktionen, Wertigkeit von Körperorganen, die Biologie generell mit, was das Filtern von kompetenten Informationen erschwert.

Dierks [5] betont, „dass die Qualität von Informationen, insbesondere was die Seriosität, Zugänglichkeit und Verständlichkeit anbetrifft, immer noch als verbesserungswürdig gilt, was zahlreiche Untersuchungen der letzten Jahre zeigten. Vor allem besteht ein Mangel an deutschsprachigen evidenz-basierten Informationen, die für Patienten und ihre Angehörigen in verlässlicher Weise zur Verfügung stehen. [...]Daneben sollten die Nutzer selbst qualifiziert werden, um die Qualität von Informationen bewerten zu können."

! WICHTIG

Seriöse Medienberichterstattung kann die Patientenkompetenz, das Informationsbedürfnis und die Kommunikation unter allen Beteiligten effektiv unterstützen. Werden diese Informationsbedürfnisse von Patient und Angehörigen durch den Arzt und das übrige professionelle Team ernst genommen, kann daraus ein sinnvoller Dialog entstehen. Informationsvermittlung durch Berichterstattung in den verschiedenen Massenmedien ist heute ein ernst zu nehmender Faktor, der veränderte Informations- und Kommunikationsstrukturen im Rahmen der existenziellen Themen Gesundheit und Krankheit bei sinnvoll-kritischer Haltung entstehen lässt.

LITERATUR

1. Bleicher J, Lampert C: Gesundheit und Krankheit als Themen der Medien-und Kommunikationswissenschaft. In: Abstracts für das Themenheft „Gesundheit in den Medien" M&K 3–4/2003. Hans-Bredow-Institut für Medienforschung an der Universität Hamburg. http://www.hans-bredow-institut.de/publikationen/muk/abs033–4d.htm (letzter Zugriff 20.06.08)
2. Dierks ML, Seidel G: Empowerment in der unabhängigen Patienten- und Verbraucherberatung – die Einschätzung der Ratsuchenden? In: Matzik S (Hrsg): Zukunftsaufgabe Gesundheitsberatung – Strategien für Gesundheitsberufe, Perspektiven für Patienten und Verbraucher. Hans Jacobs Verlag, Düsseldorf (2007) 77–101
3. Dorfmüller M: Das Angehörigen-Gespräch aus medizinpsychologischer Sicht. In: Dorfmüller M (Hrsg): Die ärztliche Sprechstunde. Ecomed Verlagsgesellschaft, Landsberg (2001)
4. Sänger S, Dierks ML: Kritische Betrachtung von Gesundheitsinformationen für medizinische Laien. In: Kunz R, Ollenschläger G, Raspe H, Jonitz G, Donner-Banzhoff N (Hrsg): Lehrbuch evidenzbasierte Medizin in Klinik und Praxis. Deutscher Ärzteverlag, Köln (2007) 217–230
5. Kerbel B: Gut informiert – weniger hilflos. Süddeutsche Zeitung, München (2008), Nr.152, Seite 9. Bericht über eine Podiumsdiskussion des Gesundheitsforums der SZ vom 24.06.08 unter dem Titel „Fragen Sie Ihren Arzt oder Apotheker – Patienteninformation 2008"

INTERNETSEITEN

www.patienten-universitaet.de
(Internetportal der Patientenuniversität der Medizinischen Hochschule Hannover)
www.gesundheitsinformation.de
www.patienten-information.de

IV Methodisches in der Psychoonkologie

KAPITEL

24

Monika Dorfmüller

Die drei „Z": Zeit, Zuwendung und Zärtlichkeit inklusive Sexualität

Auf die ➢ Kapitel 4, 5, 6, 12, 13, 14, 19, 20, 29, 37, 38, 40, 48, 52 und 58 ist im Kontext zu verweisen.

24.1 Zeit, Zuwendung, Zärtlichkeit inklusive Sexualität als menschliche Grundbedürfnisse

Zuwendung und Zärtlichkeit bieten von frühester Kindheit an unverzichtbare menschliche Erfahrungen. Im positiven wie negativen Sinn prägen sie ein ganzes Menschenleben in vielschichtigen Facetten. Zuwendung und Zärtlichkeit stillen auch das Grundbedürfnis von Kind, Jugendlichem und Erwachsenem nach Beachtung.

Hinsichtlich Zärtlichkeit und Zuwendung, auch Sexualität, kommt der Haut als kostbarem größten Körperorgan besondere Wertigkeit in ihrer Verbindung zur Umwelt zu. Haut bedeutet Abgrenzung, persönliche Integrität, physischen wie psychischen Schutz. Haut fungiert als Schmerz- und Temperaturorgan, vermittelt über Rezeptoren vielschichtige Wahrnehmungen an das zentrale Nervensystem. Stigmatisierungen der Haut, Narbenstigmatisierungen bedeuten Entstellungen im weitesten Sinn des Wortes.

Zuwendung, Zärtlichkeit und Sexualität haben mit Dialog, Kommunikation und Interaktion zu tun. Es zeigt sich eine breitgefächerte persönliche Skala von Bedürfnissen, Hoffnungen, Fantasien und Träumen. Der Mensch in seiner Ganzheit auf der physischen wie psychischen Ebene, sein Wohlbefinden, seine Lebensqualität, Offenheit und Vertrauen sind tangiert.

Zeit und Zeiterleben des Menschen

Das Phänomen Zeit differenziert sich in Zeitwahrnehmung, Zeitperspektive und Zeitbeurteilung. Zeitwissen umfasst objektiv-quantitative Parameter, Vorgaben wie Termine, Fristen, Arbeitszeiten. Unsere heutige Gesellschaft charakterisieren wir in etlichen Dimensionen auch als Beschleunigungsgesellschaft.

Subjektives und objektives Zeiterleben einschließlich Erinnerungen besitzt auch qualitative Komponenten. Faktoren wie Zeitknappheit, Hetze, Druck, aber auch Übermaß von Zeit, Langeweile, Langsamkeit spielen eine Rolle. Entwicklungspsychologische Aspekte im Zeiterleben von der Kindheit bis in das Alter hinein üben einen unübersehbaren Einfluss aus.

Zeit und Zuwendung in Korrelation

Das vielschichtige Phänomen Zeit kann quantitativ und/oder qualitativ eingeordnet werden.

„Zeit haben, sich Zeit nehmen" steht auch für den Dialog mit einem Menschen, einer Gruppe, für die verschiedenen Formen und Bereiche menschlicher Zuwendung. Zeit kann zu einem kostbaren Gut werden. Dies trifft spezifisch für Patienten mit hämato-onkologischen Erkrankungen, verstärkt im palliativen Bereich zu. Zeit haben bedeutet auch, sich Zeit nehmen, Prioritäten setzen, sich abgrenzen, realistische Strukturen insbesondere administrativ-organisatorischer Art schaffen. Zeit genügt jedoch im Dialog mit Patienten und deren Angehörigen nicht allein, sondern muss auf einer vertrauensvollen Basis, Empathie, Realismus, sachlich-kompetenter Information und Aufklärung beruhen, mit einer gewissen Ruhe in der häufig hektischen Alltagssituation in Klinik, Ambulanz und Praxis. Zeit nehmen bedeutet, die Bedürfnisse des Gegenübers wahrzunehmen und zu berücksichtigen.

Bei guter fachlicher wie emotional-sozialer Kompetenz des Arztes werden meist auch Zeitlimitierungen und damit Gesprächsbegrenzungen von den Patienten akzeptiert. Dies gilt verstärkt, wenn weitere Gesprächsmöglichkeiten angeboten, in der Folge verlässlich eingehalten werden.

Diese Regeln gelten sowohl für die Pädiatrie wie für den Erwachsenensektor. Den medizinischen Professionen wird immer wieder vorgeworfen, dass sie sich zu stark auf medizinisch-technische Abläufe konzentrieren. Der teilweise überfordernde Zeitdruck wird zwar von vielen Patienten und deren Bezugspersonen wahrgenommen, ändert aber nichts am fundamentalen Bedürfnis nach Zeit und Zuwendung in subjektiven Krisensituationen.

Zeit und Vergänglichkeit in der Wahrnehmung des Patienten mit hämato-onkologischen Erkrankungen

Objektiver und auch affektiver Teil der Zeitwahrnehmung erreichen beim Patienten mit einer hämato-onkologischen Erkrankung eine spezifische Dimension. Die Manifestation der malignen Erkrankung in den verschiedenen Lebensphasen mit ihren jeweils verschiedenen Erwartungen an das Leben spielt eine erhebliche Rolle. Zeitwahrnehmung von Patienten, ihren Angehörigen und ihren Behandlern differiert in zahlreichen Aspekten.

Der Kranke nutzt seine Zeit sehr achtsam, versucht Entscheidungen zügig zu treffen und notwendige Veränderungen einzuleiten. Eine kurative oder palliative Behandlungskonstellation, insbesondere in einer explizit palliativen Lebenssituation verlangt weitere Differenzierungen in Bezug auf Drängen der Zeit, mühsame Akzeptanz und Geduld, Endlichkeit und Vergänglichkeit. Nicht selten ist mit der Behandlung bzw. deren Effektivität auch die Hoffnung auf einen Neubeginn und reichlich Zeit, eine „Heilung" im weitesten Sinn verbunden. Die verbleibende Lebensspanne, „eine zugespitzte Zeit", die Verweildauer auf dieser Welt und damit die Überlebenszeit rücken in den Vordergrund. Fragen der Patienten und ihrer Bezugspersonen nach präzisen Angaben über die verbleibende Lebensspanne können von den Ärzten verantwortungsbewusst nur mit Hinweisen auf mediane Werte der Lebenserwartung bei dieser oder jener Ausgangsposition beantwortet werden. Lebensverlängerung und „Zeitgewinn" bergen vielschichtige Ambivalenzen in sich, hängen eng zusammen mit Lebensqualität und Menschenwürde beim Patienten mit malignen Erkrankungen.

Die individuelle Wahrnehmung von Zeit und Vergänglichkeit, auch in ihren affektiven Anteilen beim maligne Erkrankten, steht im Kontext einer Akzeptanz oder Ablehnung der Unsterblichkeit der Seele, des Glaubens an das Jenseits, seiner Zweifel, seiner Verankerung im Glauben, die nicht kausal in Zusammenhang mit der Zugehörigkeit zu einer Glaubensgemeinschaft stehen muss.

Die maligne Erkrankung stellt eine fundamentale Lebenszäsur dar, eine Umbruchs- und Bedrohungssituation. Mehr oder minder ausgeprägte Ängste bis zu Todesängsten, belastende Fantasien, Entscheidungsdruck erfordern diagnostische und therapeutische Maßnahmen und Umgangsstrategien. Langzeitüberlebende und ihr soziales Umfeld sind meist dankbar für die gewonnene Lebensspanne und Zukunftsperspektiven, stehen aber auch in ganz spezifischem Maße unter Spannung. Sie vermögen das „Gespenst" der malignen Erkrankung und prognostische Fragen kaum aus ihrem Leben und aus ihrer Lebensqualität zu streichen.

Maligne Erkrankung – Alter – Gemeinsamkeiten

Bei beiden Lebenseinschnitten stellt sich die Frage nach der individuellen Lebensbilanz. War es ein gelebtes, weitgehend zufriedenes bisheriges Leben oder zeigen sich gravierende subjektive und/oder objektive Defizite beim onkologisch Erkrankten oder beim alten Menschen? Es verschärfen sich mögliche Konflikte und Frustrationen, wenn beide Fakten – maligne Erkrankung und Alter – zusammentreffen und sich potenzieren.

Die Skala der Bedürfnisse ist subjektiv verschieden breit und akzentuiert, ebenso wie Hoffnungen und Enttäuschungen, die sich in jeder Lebensbilanz ergeben. *Zeitwahrnehmung* beim onkologischen Patienten wie beim alten Menschen zeigen Merkmale zwischen Verlangsamung und Hast, der „davonfliegenden Zeit".

Der Patient mit maligner Erkrankung, seine Affinität zur Vergänglichkeit

Der Kranke erlebt krankheits- und behandlungsbedingte Ängste, primär vor Rezidiven und einem möglichen Progress. Je jünger der Patient ist, umso mehr kann er fundamental in seiner Berufsausübung, Lebensplanung einschließlich Familienplanung beeinträchtigt werden. Leben jüngere Kinder im Familienverband des Kranken, kann sich die Situation umso belastender und fordernder gestalten. Eine vielschichtige Nähe zu Vergänglichkeit und Endlichkeit des Lebens kann dem Kranken auch durch Schwäche, soziale Isolierung, Abhängigkeit, durch möglicherweise fehlende Zärtlichkeit und Zuwendung verdeutlicht werden. Ähnliches gilt für eine insuffizient behandelte, quälende Schmerzsymptomatik.

In unserer Gesellschaft, in den Medien wird Schönheits-, Jugend- und Leistungskult überproportional propagiert. Unübersehbar sind auch Anti-Aging-Parolen mit dem vermeintlichen Ziel einer „Zeitlosigkeit". Für den Tumorkranken ergeben sich generell und individuell zusätzliche Qualitätskriterien: die Erhaltung der eigenen Identität und Würde, von Selbstwert und Außenakzeptanz, von weitestgehender Autonomie und Entscheidungsfähigkeit, von Kontrollmöglichkeiten, sozialer Akzeptanz und Integration.

Die Anerkenntnis der Endlichkeit des Menschen generell und insbesondere bei der malignen Erkrankung ist ein schmerzliches, wehmütiges und kompliziertes Unterfangen, das sich nur in einem stufenweisen Entwicklungsprozess ermöglichen lässt. Endlichkeit bedeutet auch Auseinandersetzung mit Abschiednehmen, Trennung, Verlust und Trauer sowohl für den Patienten als auch seine relevanten Bezugspersonen. Die Realisierung der Endlichkeit beinhaltet aber auch immer wieder Hilflosigkeit, Gefühle des Ausgeliefertseins und Ähnliches.

FALLBEISPIEL

Der 52-jährige Patient leidet an einem fortgeschrittenen Bronchialkarzinom, die Krankheitsanamnese läuft über drei Jahre. Er erscheint wöchentlich zur Chemotherapie in der Klinik. Seine individuelle Lebensbilanz, die sozioökonomische wie psychische Aktualsituation stellen sich kompliziert dar. Dem Behandlungsteam inklusive der klinischen Psychologin stellt er forcierte, teilweise ausgeprägt aggressive, auch vorwurfsvolle Fragen nach seiner verbleibenden Lebenszeit, der Lebenserwartung. Er intrigiert zwischen den einzelnen Behandlern, was immer wieder Konflikte provoziert. Eines Tages greift er während des Wartens auf seine Chemotherapie die Psychologin harsch an, glaubt an Organisationsfehler und mangelnde Empathie für sein Schicksal. Die Psychologin kennt ihn über konstante psychoonkologische Mitbehandlung von Anfang an; eine relativ tragfähige Basis besteht zwischen ihr und dem Patienten. Der Patient klagt in der Folge der Psychologin gegenüber, dass seine Lebensqualität durch die Krankheit als solche und die regelmäßigen Krankenhausbehandlungen enorm belastet sei. Das Behandlungsteam würde ihm durch die Notwendigkeit der Behandlung und das „ewige Warten im Krankhaus" kostbare Lebenszeit zur Befriedigung wesentlicher Lebensbedürfnisse und für verbleibende Aufgaben „rauben".

! WICHTIG

Lebenszeit erreicht für Patienten mit hämato-onkologischen Erkrankungen – wie auch bei anderen gravierenden, insbesondere unheilbaren Erkrankungen – eine subjektiv und objektiv besonders geartete Dimension. Dies gilt insbesondere, wenn keine kurative Ausgangssituation mehr besteht. Bereits einige zusätzliche Monate, Leben mit der Familie, vielleicht mit jüngeren Kindern, im Arbeitsleben, die Chance für Klärungen und Entscheidungen können einen großen individuellen Gewinn bedeuten. Die medizinische Betreuung muss sich an den Bedürfnissen des Patienten orientieren. Lebensverlängerung mit dem Preis deutlich reduzierter, schlechter Lebensqualität muss im Einzelfall sorgfältig diskutiert werden.

24.2 Zuwendung, Zärtlichkeit, Nähe

Bedürfnisse nach Zärtlichkeit, Nähe, Zuwendung, nach geschlechtlicher Identität umfassen einen fundamentalen Anteil menschlicher Gefühle und Geborgenheit.

Vorurteile und Tabus, derartige Wünsche und Bedürfnisse sollten angesichts existenzieller Bedrohung durch die maligne Erkrankung und Angst zugunsten der „Besinnung auf die wahren Werte" zurückstehen, sind als naiv und wenig einfühlsam einzustufen.

Publikationen zu diesem vielschichtigen Thema nehmen erfreulicherweise zu. Onkologische Patienten und ihre Partner sind meist erleichtert, wenn diese Fragen in entsprechendem Rahmen behutsam angesprochen werden. Das subjektive Befinden, die Lebensqualität, der Lebensmut und die Lebenskraft werden dadurch meist positiv beeinflusst. Freude am eigenen Körper, an Hautkontakten und Berührungen gehört in diesen Rahmen. Auch das beherzte Artikulieren körperlich-sexueller Bedürfnisse, das Übernehmen einer aktiveren Rolle in allen Beziehungen, die in Zusammenhang mit menschlicher Nähe stehen, ist anzuraten. Es sind aber auch Gefühle der Scham zu berücksichtigen, die bei Patienten mit malignen Erkrankungen eine Rolle spielen und mit erheblichen Hemmungen, Scheu vor Entblößung, Berührung und Ähnlichem korrelieren können.

Gerade wenn der Körper im weitesten Sinn des Wortes verletzt wurde und wird, möglicherweise eine Alopezie besteht, die körperliche und psychosoziale Identität angegriffen wurde, ist die Suche nach Ausgleich ein zentrales Anliegen. Schon eine Umarmung, eine Berührung der Hand, ein Streicheln bedeuten unendlich viel. Diese Aspekte spielen innerhalb der Familie, mit dem Partner, aber auch im Rahmen der Arzt-Patienten-Beziehung, im Rahmen von Untersuchungen, bei pflegerischen Maßnahmen eine wichtige Rolle. Dabei geht es um einen ausgesprochen sensiblen Bereich, in dem Grenzen sorgsam gewahrt werden müssen, auch innerhalb einer vertrauten Partnerschaft. Zuwendung und Zärtlichkeit sollten nicht nur von Offenheit, sondern nach Möglichkeit auch von Freude begleitet sein. Humor, ein gemeinsames Lachen oder ein sanftes Lächeln sind Kostbarkeiten.

Trotz aller individuellen Unterschiede im Erleben und Verhalten von Frauen und Männern, trotz aller Unterschiede der Biografie und der aktuellen Situation, ist die Sehnsucht nach Nähe ein fundamentales Bedürfnis der Menschen und gewinnt in der Krankheit meist unabhängig von Alter und Umständen eine besondere Wertigkeit.

Zuwendung, Zärtlichkeit und Nähe vermögen von der familiären Seite, aus dem Freundeskreis, dem sozialen Umfeld der Patienten und auch im professionellen Sektor nur diejenigen Menschen zu schenken, die selbst entsprechend sozialisiert wurden bzw. als Erwachsene ohne Scheu, Hemmungen oder Abwehr diese subtilen Bereiche des Lebens genießen können.

Zuwendung, Zärtlichkeit und Nähe stehen in enger Korrelation mit Geborgenheit, ebenfalls einem existenziellen Grundbedürfnis, und wiederum mit Vertrauen.

Neurobiologen, Psychologen, Soziologen, Philosophen und Theologen beschäftigen sich unter anderem mit Fragen des menschlichen Zusammenlebens. Sie sprechen davon, dass der Mensch darauf angelegt ist, Zuwendung zu erhalten.

Einschränkungen

Psychische Störungen, die sich entweder bereits aus der Anamnese des Patienten ergeben, noch existent sind oder aber als Komorbiditäten im Verlauf der onkologischen Erkrankung auftreten. Pia Heußner (in ➢ Kap. 37) teilt mit, dass „mindestens ein Viertel aller Krebspatienten im Verlauf der Erkrankung an einer klinisch relevanten psychischen Störung leiden. Hierunter finden sich neben den krebsunabhängigen, prämorbiden psychischen Erkrankungen vor allen Dingen psychosozialer Distress, Anpassungsstörungen, Depressionen, Angststörungen und Delirien."

Die genannten Störungsbilder können Zuwendung, Nähe, Zärtlichkeit und Sexualität erschweren, komplizieren, bedürfen der Aufmerksamkeit und eines besonderen Umgangs.

24.3 Sexualität und maligne Erkrankung

Zettl [10] stellt einem instruktiven Artikel die Frage voraus: „Wie bedeutsam ist für Krebspatienten das Thema Sexualität?"

Während zunächst im Rahmen der Diagnosestellung und der therapeutischen Maßnahmen, im Rahmen von Ängsten, depressiven Reaktionen, Bedrohungserlebnissen die Bewältigung der Krankheit und ihrer vielschichtigen Konsequenzen dominant ist, „werden mit der Rückkehr in die ‚Normalität‘, in den Lebensalltag jedoch auch diese Bedürfnisse vielleicht wieder wichtig“. Zettl schreibt weiter: „Wie bedeutsam ist das Sexuelle eigentlich, welche Rolle spielt es für die Lebensqualität und die Zufriedenheit mit der Partnerschaft und wie groß ist der Leidensdruck, der durch krankheits- und therapiebedingte Einschränkung entsteht?“ Zettl charakterisiert die Sexualisierung unserer heutigen Umwelt und demgegenüber die „karge Alltagsrealität“. Als konkretes Fazit stellt er dar: „Möglicherweise geht es auch Patientinnen bei der Beratung zu sexuellen Fragen mehr um das Wiedererleben bestimmter Empfindungen und Gefühle, während es den Patienten eher um die Wiederherstellung sexueller Funktion geht.“

Zettl [11] differenziert in einem Vortrag zum Thema „Krebspatientin und Sexualität“ Ursachen sexueller Störungen (z. B. Fatigue-Syndrom, anatomische Schädigung von Sexualorganen, Schmerzen, Nebenwirkungen von Medikamenten, krebs- oder behandlungsbedingte Infertilität, seelische und psychosoziale Faktoren), auch die Wechselwirkungen unterschiedlicher Ursachen und die individuelle Bedeutung der Sexualität. Auch in dieser Arbeit betont er die Wertigkeit des „sexuellen Erlebens vor der Krebserkrankung“ sowie „begleitende psychische und psychosomatische Störungen“.

Eine ausgezeichnete Broschüre des Norwegischen Krebsverein wurde ins Deutsche übersetzt und bietet breitspektrale, gut verständliche Informationen und damit realistische Unterstützung für Patient, Partner und weitere Angehörige, auch Fachleute.

Einleitend finden sich in diesem Printmedium [12] folgende Hinweise: „Was wir sagen wollen ist, dass die Krankheit so wenig wie möglich ausschlaggebend für das Sexualleben sein soll. Gleichzeitig ist es wichtig, für notwendige Veränderungen offen zu sein, sei es die Anwendung von Hilfsmitteln, neue Stellungen für den Geschlechtsverkehr oder vielleicht ganz neue Arten des Zusammenseins. Die Sexualität ist ein sehr wichtiger Teil des Menschen, deshalb bedeutet auch ein gutes und abgeklärtes Verhältnis zu diesem Teil des Daseins sehr viel, sowohl für die physische als auch für die psychische Gesundheit. Dies gilt, ob man sich nun dazu entschließt, diese Seite auszuleben oder auch nicht, denn man soll sich selbstverständlich nicht dazu gezwungen fühlen, sexuell aktiv zu sein, wenn es einem unnatürlich vorkommt. Einige wählen die Enthaltsamkeit. Dies ist eine legitime Entscheidung, Krebspatient oder nicht. Oft ist es so, dass man es für gegeben hält, dass die Sexualität verschwindet je älter man wird. Für einige trifft dies zu, für viele ist aber ein aktives Sexualleben auch im hohen Alter etwas ganz Natürliches.“

Zudem finden sich in dieser Broschüre folgende wichtige Hinweise: „Die entscheidenden Hindernisse für ein weiterhin gutes Sexualleben befinden sich im Kopf der Krebspatienten und vielleicht in dem des Partners. Wer mit den eigenen inneren Sperren fertig wird, wird in der Regel die sexuelle Lust wiedererlangen. Und sollte man physisch nicht in der Lage sein, so zu funktionieren wie früher, ist es wichtig daran zu denken, dass in Wirklichkeit nur ein geringer Teil der Sexualität an die Geschlechtsorgane geknüpft ist. Mit ein wenig Wissen, Zeit und Geduld – und nicht zuletzt mehr Offenheit – ist es möglich, den Weg zu einem guten und erfüllten Sexualleben zu finden.“

Zärtlichkeit und Sexualität können auch bei fortschreitender Tumorerkrankung durchaus ein relevantes Thema sein. Fortbildungen, Programme der Akademien für Palliativmedizin, Palliativpflege und Hospizarbeit bieten heute durchaus auch diese sensiblen Themen an. Ziel ist es, den Fragen und Wünschen von Patienten und Angehörigen sicher zu begegnen.

Grischke [8] beschreibt in einer Arbeit zur „Beeinflussung der Sexualität durch Therapiemaßnahmen bei gynäkologischen Malignomen“ auch das Mammakarzinom. Die Autorin differenziert nach der Wahl einer Chemotherapie (Dosisdichte der Therapie oder konventionelles Therapieverfahren) sowie des operativen Vorgehens (Brust erhaltende Therapie, ablatives Vorgehen oder ablatives Vorgehen mit Rekonstruktion), nach endokrinen Therapieformen wie Ovarialablation sowie dem Einsatz von Östrogen entziehenden Maßnahmen unter anderem durch Antiöstrogene oder den Einsatz von Aromatasehemmern.

Studien bei Frauen mit Brust erhaltender Therapie verglichen mit Patientinnen nach Mastektomie oder einer Mastektomie mit Rekonstruktion zeigen nach Grischke die geringste Einschränkung der Sexualität. Weiter berichtet sie, „wesentlicher allerdings als das operative Vorgehen bezüglich der Lebensqualität scheint das Alter der Patientin zu sein und die Wahl der adjuvanten Behandlung“. Instruktiv ist der Hinweis, dass „Patientinnen mit einem ablativen Vorgehen eine wesentlich höhere Rate an traumatisch bedingtem Stress und situativer Beeinträchtigung angeben im Vergleich zu Brust erhaltend operierten Patientinnen“.

Auch diese Autorin betont die Dringlichkeit eingehender und verständlicher Beratungen (mit entsprechenden Therapieangeboten) über mögliche Langzeitnebenwirkungen. Burghofer und Jauch [2] schreiben in einer Arbeit „Nach der Stomaanlage leidet auch die Sexualität“, dass „eine Rektumkarzinomoperation mit Anlage eines Anus praeter deutliche Spuren im Körperbild und in der Sexualität hinterlässt, was für Patienten beiderlei Geschlechts gilt. Während sich Frauen durch das Stoma vor allen Dingen in ihrer Attraktivität gemindert fühlen, sehen Männer ihre Virilität bedroht. Im ärztlichen Aufklärungsgespräch und in der Tumornachsorge wird dieses Thema bislang zu wenig berücksichtigt; vor allem bei den Patientinnen scheint es ein Tabu zu sein.“ In der Publikation von Burghofer und Jauch [3] „Sexualität und Körperbild von Patienten mit Rektumkarzinom“ wird referiert, dass „Stomaträger deutlich unzufriedener mit ihrem Körper sind. [...] Drei Monate nach der Operation ist die Sexualität bei beiden Geschlechtern deutlich beeinträchtigt. Bei den Männern mehren sich Erektions- und Orgasmusstörungen. Im weiteren Verlauf nimmt das sexuelle Interesse insbesondere bei Frauen wieder zu, das Ausmaß des sexuellen Genusses stagniert hingegen auf geringem Niveau. Männer berichten weiterhin über Erektions- und Orgasmusstörungen. [...] Ein Stoma wirkt sich sechs Monate postoperativ zudem mindernd auf die Sexualität aus.“ Auch Burghofer und Jauch [3] insistieren, dass diese Fakten im ärztlichen Aufklärungsgespräch und in der Tumornachsorge stärker berücksichtigt werden müssen.

Die ausgezeichnete Broschüre „Männliche Sexualität bei Krebs“, herausgegeben von der Krebsliga Schweiz [13], liegt vor. Dem Inhaltsverzeichnis entnehmen wir stichpunktartig folgende Hinweise: „Männliche Sexualität, Paarbeziehung und Sexualität, häufige Fragen zu Krebs, Sexualität und Vaterschaft“. Weiter behandelt werden „Die häufigsten Probleme“, komplettiert wird durch „Ein Wort an ihre Partnerin“. Auch diese Broschüre ist umfassend geeignet für betroffene Männer, deren Partnerinnen und für Fachleute.

Generell ist zu sagen, dass allmählich – gerade für Patientinnen und Patienten – aufschlussreiche Broschüren vorliegen, die zahlreiche Ratschläge für heterosexuelle Partnerschaften enthalten. Es fehlen jedoch weitgehend Hinweise für gleichgeschlechtliche Paare.

24.4 Krebskranke Frauen und Männer ohne Partner

Die Ausgangsposition stellt sich hier grundsätzlich unterschiedlich dar. Unterschiedliche Biografie, Altersstufe, persönliche Bedürfnisse, die Stabilität des sozialen Netzes, die spezifische Art der Tumorerkrankung (z. B. Vulva- oder Mammakarzinom, Prostatakarzinom), die therapeutischen Konsequenzen bilden einen Komplex. Die Sorge, aufgrund der Erkrankung über keine Chance mehr zu verfügen, einen neuen Partner zu finden, ist nachvollziehbar. Die andere Besorgnis ist, wann und in welcher Form man einer neuen Partnerin, einem neuen Partner die maligne Erkrankung offenbart, diese sich unter Umständen auf die Information hin zurückziehen, man sich selbst tief verletzt fühlt, Scheu und Hemmungen, sozialer Rückzug sich vertiefen.

Verstärkt werden Unsicherheiten und Befürchtungen, wenn die Operations- und Behandlungsfolgen explizit sichtbar und spürbar sind.

24.5 Karzinome der weiblichen/männlichen Geschlechtsorgane – individuelle Bedürfnisse hinsichtlich Information und Beratung

Operations- und Behandlungsfolgen können fundamental sowohl in das körperliche wie in das psychosoziale Leben der Betroffenen eingreifen.

Ohne Rangordnung seien einige prägnante Punkte genannt: Veränderungen im Hormonhaushalt, künstlich hervorgerufenes Klimakterium bzw. verfrühte Wechseljahre, Verlust der Fruchtbarkeit und damit fundamentale Einschnitte in die persönliche Lebens- und Familienplanung, Impotenz, Erektionsstörungen, zumindest passager verminderte Libido, Verletzung erogener Zonen durch operative Eingriffe, Stomaversorgung (wobei die passagere Stomaanlage unkomplizierter zu tolerieren ist als eine definitive), Katheterisierung nach Anlage einer Neoblase bei Blasenkarzinom und weiteres.

Diese genannten Verletzungen, Veränderungen des Körpers, Narbenbildungen stehen – zumindest für einen mehr oder minder längeren Zeitraum – im Kontext seelischer Wunden. Dies trifft insbesondere zu, wenn Patienten mit malignen Erkrankungen maladaptive Coping- und Interaktionsmuster zeigen oder das Problem dysfunktionaler Familienverhältnisse besteht.

> **! WICHTIG**
> Kompetente und einfühlsame sexualmedizinische Beratung sollte, angepasst an die Bedürfnisse der jeweiligen Patienten, bereits vor der Behandlung, insbesondere vor operativen Eingriffen, ihren Anfang nehmen.

In den Rahmen gehören auch Ängste von Angehörigen, Freunden oder Arbeitskollegen hinsichtlich der „Ansteckungsgefahr“ durch Krebs, die nicht besteht. Ähnliches gilt auch für sachliche Informationen über Nähe, über Intimkontakte während der Durchführung von chemo- oder strahlentherapeutischen Zyklen. Ein Gespräch mit dem Partner, der dabei ohne Hemmungen und Rücksicht sprechen kann, empfiehlt sich im Einzelfall nachhaltig. Aber auch gemeinsame Gespräche mit Partnern oder weiteren Familienangehörigen können indiziert sein.

Gleiches gilt für die Information über Zusammenhänge zwischen Partnerschaft, Nähe, Sexualität und dem belastenden Fatigue-Syndrom.

24.6 Die Sicht der Patienten

Zettl [11] schreibt: „Für viele Paare ändert sich die Bedeutung der Sexualität in verschiedenen Lebensabschnitten und Phasen einer Partnerschaft. Befragungen zeigen, dass mit zunehmender Dauer einer Partnerschaft die Bedeutung der Sexualität in den Hintergrund tritt und andere Aspekte an Bedeutung gewinnen.“ Zettl führt weiter aus: „Auch wenn es durch eine Krebserkrankung und deren Folgen für ein Paar nicht mehr möglich ist, bisher vertraute Formen der Sexualität zu leben, muss dies nicht zwangsläufig zu schwerwiegenden Belastungen oder dem Scheitern einer Partnerschaft führen.“ Wehmut um den Verlust „von erotischer oder sexueller Potenz, von vertrauten und lustvollen Formen der sexuellen Befriedigung oder sogar von Körperteilen“ ist ein weiterer Aspekt.

> **! WICHTIG**
> Störungen des body image, des Selbstbildnisses, Gefühle reduzierter Attraktivität und Funktionsfähigkeit, Stigmatisierungen, Einschränkungen der geschlechtlichen wie persönlichen Identität, des Selbstwerts verlangen mit individuellen Varianten und Grenzen einen mehr oder minder langen Zeitrahmen der Verarbeitung. Sie bedeuten letztlich weder für Mann noch Frau ein „Aus“ oder eine permanente Beeinträchtigung ihrer Lebensqualität. Es existieren zahlreiche andere Facetten einer Persönlichkeit und einer Lebensführung. Zuwendung, Zärtlichkeit und Nähe, Begegnungen besitzen weiterhin ihren hohen Stellenwert.
> Offene, vertrauensvolle Gespräche zwischen den Partnern sind von grundlegender Bedeutung. Daneben muss Geduld für allmähliche Entwicklungen und Akzeptanz von Veränderungen geübt werden.

LITERATUR

1. Broeckmann S (Hrsg): Zeitwahrnehmung und Zeitperspektiven in der Psychoonkologie. Pabst Science Publishers, Lengerich (2005)
2. Burghofer K, Jauch KW: Nach der Stomaanlage leidet auch die Sexualität. MMW18 148. Jg (2006) 36–37
3. Burghofer K, Jauch KW: Sexualität und Körperbild von Patienten mit Rektumkarzinom. MMW-Fortschr.Med.Originalien II 148. Jg (2006) 57–62
4. DKG (Dt. Krebsgesellschaft e.V.) Forum,18. Jg Heft 3: Krebs und Sexualität (2003), Frankfurt
5. Dorfmüller M: Plastische Chirurgie. Grundlagenbeitrag aus der Sicht der Psychologie. In: Zeitschrift für medizinische Ethik, 52. Jg, Heft 2 (2006) 155–167
6. Dorfmüller M: Psychosoziale Aspekte des Mammakarzinoms und das Aufklärungsgespräch aus psychologischer Sicht. In: Wischnik A (Hrsg): Kompendium Gynäkologie und Geburtshilfe, 10. Erg.–Lfg. Ecomed Verlagsgesellschaft, Landsberg (06/2006) III-6.2 1–32
7. Gerdes N: Der Sturz aus der normalen Wirklichkeit und die Suche nach dem Sinn. In: Dt. Arbeitsgemeinschaft für Psychoonkologie (Hrsg.): Ergebnisbericht der 2. Jahrestagung der deutschen Arbeitsgemeinschaft für Psychoonkologie, Bad Herrenalb (1984) 28–56
8. Grischke EM: Beeinflussung der Sexualität durch Therapiemaßnahmen bei gynäkologischen Malignomen. Forum DKG 18 (2003) 31–32
9. Riehl-Emde A, Hänny G, Willi J: Was Paare zusammenhält. Empirische Untersuchung zu den Gründen für und gegen Trennung bei Paaren in fester Partnerschaft. In: Psychotherapeut 39 (1994) 17–24
10. Zettl S: Wie bedeutsam ist für Krebspatienten das Thema Sexualität? In : Forum DKG 18 (2003) 24–27
11. Zettl S: Krebspatientinnen und Sexualität. http://www.stefan-zettl.de/vortragzwei.html (letzter Zugriff 1.07.08)

BROSCHÜREN

12. Krebs und Sexualität. Zu beziehen über NeoCorp AG, D-2362 Weilheim. info@neocorp.de
13. Männliche Sexualität bei Krebs. Herausgeberin Krebsliga Schweiz, Postfach 8219, CH 3001 Bern info@swisscancer.ch www.swisscancer.ch

KAPITEL

25

Hermann Dietzfelbinger

Ärztliche Aufklärungsgespräche in der Hämatoonkologie

! WICHTIG

Die Aufklärung des Tumorpatienten stellt für den Arzt eine besondere Herausforderung dar. Sie gehört zu seinen schwierigsten Aufgaben, für die er eine besondere Feinfühligkeit aufbringen muss. Je erfahrener der Arzt ist, desto besser wird er dieser Aufgabe gerecht werden können [5].

25.1 Für und wider die Wahrheitspflicht des Arztes

In der Frage der Wahrheitspflicht des Arztes hat in den letzten Jahrzehnten ein entscheidender Wandel stattgefunden. Vor 40 Jahren wurden die Patienten noch bewusst im Unklaren gelassen. Man wollte ihnen nicht schaden, sondern sie mit der **„gnädigen und barmherzigen Notlüge"** schonen. Als Grund wurde die antizipierte Überreaktion der Patienten bis hin zum Suizid angeführt. Darüber hinaus wollte man dem Patienten noch eine „schöne, weil ahnungslose Lebensphase" ermöglichen.

Argumente gegen die Aufklärung des Patienten

In der Literatur wurde immer wieder gegen eine **offene Aufklärung** argumentiert. Jaspers behauptete bereits 1954: „Der Kranke will es nicht wissen. Falls er das Gegenteil sagt, begehrt er Beruhigung, nicht Wahrheit" [1, 6, 8]. August Bier konstatierte: „Der Kranke will nicht die Wahrheit, sondern nur die gute Wahrheit wissen" [8]. Auch Hoff war gegen die Diagnosemitteilung und vertrat 1975 die Ansicht, dass der Arzt „nicht das Recht habe, die letzte Hoffnung eines Kranken zu zerstören, er gibt ihm damit den Tod [1, 6, 8].

Als **Beleg gegen die Aufklärung** wird gerne das Schicksal des Dichters Theodor Storm angeführt. Ihm war die Diagnose eines fortgeschrittenen Magenkarzinoms mitgeteilt worden, woraufhin er alle Lebenskraft verlor und die Arbeit einstellte. Er bat dann seinen Bruder, der Arzt war, zu einer anderen Diagnose zu kommen. Der Bruder sprach von einer Verwechslung der Befunde. Theodor Storm nahm die Arbeit wieder auf und schrieb in seinem Todesjahr 1888 noch die große Novelle vom Schimmelreiter [10].

Keine der beiden gegensätzlichen und im Grunde ideologisch angehauchten **Extrempositionen** – weder die schonungslos forcierte Aufklärung aller Patienten mit der Begründung ihrer vollkommenen Autonomie noch die grundsätzliche Ablehnung von Informationsvermittlung – kann befriedigen.

Wir tun uns heute leichter, von der „Notlüge" Abstand zu nehmen, weil wir auch den schwerkranken Krebspatienten viel mehr wirksame und sinnvolle Hilfe anbieten können als noch vor wenigen Jahren. Uns steht in der Onkologie heute eine größere Palette von **Behandlungsmaßnahmen** zu Verfügung, die von palliativen Maßnahmen bis zur Heilung reichen.

Argumente für die Aufklärung des Patienten

Vorwissen des Patienten

! WICHTIG

Heute ist unbestritten, dass dem Patienten die Wahrheit nicht mehr vorenthalten werden darf.

Die meisten Patienten wollen viel und detaillierte **Information**. Ohnehin kommen dem Patienten bei den aufwendigen diagnostischen Prozeduren mehr oder weniger deutliche Vorahnungen, dass es sich bei ihm nicht gerade um eine harmlose Erkrankung handelt. Oft erfährt er die Diagnose im Klinikapparat von ganz anderer Seite als von seinem betreuenden Arzt. Bis zu 90% der Patienten wissen bereits schon vor dem Gespräch mit dem aufklärenden Arzt ziemlich genau über ihre Diagnose Bescheid. Betretenes Schweigen oder widersprüchliche Aussagen von Ärzten oder Angehörigen verunsichern den Patienten, stören sein Vertrauen ganz empfindlich und erfüllen ihn mit Misstrauen.

Die **Vermittlung von Information** erfolgt niemals ausschließlich über die Sprache. Die nonverbale Kommunikation ist ein ganz wesentlicher Bestandteil des ärztlichen Aufklärungsgesprächs. Krebspatienten erzählen immer wieder, dass sie sich der Krebsdiagnose schon vor der eigentlichen ärztlichen Aufklärung sicher waren. Sie hatten die Diagnose „Krebs“ vom Gesicht des Arztes während der Visite oder bei einer zufälligen Begegnung auf dem Krankenhausflur abgelesen. Häufig wird unterschätzt, dass Menschen, die mit einer möglicherweise lebensbedrohlichen Erkrankung konfrontiert sind, anscheinend eine große Sensibilität für die Authentizität (Echtheit, Glaubwürdigkeit, Zuverlässigkeit) ihrer Mitmenschen, insbesondere ihrer Ärzte, entwickeln [6].

Autonomie des Patienten

Der Patient ist als **autonomes, selbstbestimmendes Individuum** derjenige, der zwar kompetent beraten wird, der aber doch selbst entscheidet, in welche Richtung Diagnostik und Therapie verlaufen sollen. Er allein ist der „Sultan seiner Existenz“ (Robert Musil in seiner Novelle „Grigia“). Dagegen ist der Arzt nur bedingt fähig, sich in die Lage des Patienten zu versetzen. Das bedeutet, dass letztlich nur der informierte Patient die schweren Entscheidungen zusammen mit dem Arzt treffen kann.

Neuere Studien widerlegen, dass Patienten durch sachgemäße Aufklärung Schaden erleiden. Gelegentlich treten gut nachvollziehbare **depressive Reaktionen** auf, die meist nur vorübergehend sind. Die Suizidrate ist bei Patienten, die über ihre unheilbare Krankheit aufgeklärt sind, nicht höher als in der übrigen Bevölkerung.

Schwerwiegende Folgen einer ungenügenden Aufklärung

Wird dem Patienten dagegen die Aufklärung vorenthalten, ist dies ein Affront gegen sein Selbstbestimmungsrecht. Denn das Wissen um die unmittelbare Bedrohtheit führt zu einer **Änderung des Lebenskonzepts.** So kann eine geschönte Prognose den Patienten daran hindern, Dinge in die Wege zu leiten, die er getan hätte, wenn er um den Ernst seiner Lage gewusst hätte. Eine ungenügende Aufklärung kann so für den Patienten schlimmstenfalls ein „Diebstahl an seinem Leben“ sein [6].

Unterlassung der Aufklärung bedeutet, dass mit dem Patienten über die Schwere der Krankheit mit tödlicher Bedrohung gar nicht offen gesprochen werden kann. Es droht die Gefahr, dass er mit seinen Sorgen und Nöten alleingelassen wird. Auch Teilwahrheiten treiben den Patienten in Angst und Isolation, vor allem dann, wenn andere die ganze Wahrheit wissen. Dabei geht das ganze Trachten und Streben des Patienten dahin, unvermindert in die Gemeinschaft einbezogen zu sein. Kranke fürchten den **sozialen Tod** oft mehr als den physischen [3, 6].

Wo eine existenziell so wichtige Sache wie die Bedrohtheit durch den Tod bewusst verschwiegen und dann doch im Verlauf der Erkrankung unversehens offensichtlich wird, kann das **Vertrauen zwischen Arzt und Patient** als zentral wichtiges Element der Arzt-Patienten-Beziehung zerbrechen. Wo der Patient bereits von der Schwere seiner Krankheit weiß, kann das ausweichende Verhalten anderer als unerträglich empfunden werden. Dies hat Tolstoi an einer Stelle so beschrieben: „Das, was ihn am meisten quälte, war die Lüge – jene aus irgendeinem Grunde von allen verbreitete Lüge, dass er nur krank sei und keineswegs auf den Tod darniederläge und dass er sich nur ruhig verhalten und sich kurieren lassen müsse, damit etwas sehr Schönes dabei herauskomme“ [8–10].

25.2 Hemmnisse aufseiten des Arztes bei der Aufklärung von Tumorpatienten

Lieber gute als schlechte Nachrichten

Es ist angenehmer, gute Nachrichten zu überbringen als schlechte. Der Überbringer einer guten Nachricht wird als kompetenter und netter Arzt gelobt, während sich ein Patient mit einem gegenteiligen Befund, dem man sich ungleich mehr zugewandt hat, allerorts über den behandelnden Arzt beschwert. Sehr subtil scheint es einen Mechanismus der **Identifikation** des Inhalts einer Nachricht mit ihrem Überbringer zu geben, und in manchen früheren Kulturen wurde der Bote mit der Nachricht von der Niederlage einer Schlacht getötet [10].

Manche Ärzte haben das Gefühl, als „Überbringer der Hiobsbotschaft" selbst „Mitverursacher" von Leid zu sein. Hätte der Arzt nicht doch die Erkrankung verhindern können? Dieses **„metaphysische Schuldgefühl"** (Begriff nach H. Thielicke) ist angesichts der manchmal sehr emotionalen Reaktionen von Patienten auf ihre Krebsdiagnose nachvollziehbar, allerdings für den betroffenen Arzt fatal, da es nicht nur seine Kompetenz schmälert, sondern auch das eigene Lebensgefühl unterminiert. Auch sprachlich ist die strenge Trennung eines empathischen Mitgefühls vom Ausdruck einer „Mitschuld" nur schwer möglich. Die Formulierung „Es tut mir leid, aber es liegen Metastasen vor" („I am sorry") zielt ungewollt in beide Richtungen [6, 10].

Nie ganz vorhersehbare unmittelbare Reaktion des Patienten

Es ist unangenehm, wenn der Eindruck entsteht, dass nach einem Gespräch ein zuvor zufriedener Patient nun verstört und depressiv ist. Gelegentlich mag der Arzt auch befürchten, dass eine deutliche **Suizidgefährdung** des Patienten in Zusammenhang mit der Vermittlung der Diagnose gegeben ist. Dies ist jedoch, wie bereits oben dargelegt, nicht der Fall [10].

Scheu vor Situationen, mit denen man nicht vertraut ist

Die **ärztliche Gesprächsführung** wird in der Ausbildung nicht oder nur wenig gelehrt. Besonders schwierige Gespräche werden häufig von den an Dienstjahren Jüngsten geführt [3, 10]. Fallowfield hat etwas überspitzt darauf hingewiesen, dass Polizeibeamte in ihrer Ausbildung mehr über die Art der Vermittlung schlechter Nachrichten lernen als Medizinstudenten [6, 10].

Persönliche Belastung des Arztes

Der Arzt wird mit seiner eigenen **Sterblichkeit** konfrontiert [3, 6, 10]. Er muss erkennen, dass auch der Hochleistungsmedizin Grenzen gesetzt sind. Zu einer guten Aufklärungskompetenz gehört deshalb auch die Reflexion: das Wahrnehmen und das Bearbeiten eigener Ängste und Befürchtungen. Erst dadurch kann die jeweilige Realität des Patienten wahrgenommen und von ärztlicher Seite adäquat darauf reagiert werden. Daher spielt auch die Haltung des aufklärenden Arztes zum Thema „Sterben und Tod" eine wichtige Rolle.

25.3 Art und Weise, wie die Diagnose einer lebensbedrohlichen Erkrankung vermittelt wird

> **! WICHTIG**
> Inzwischen ist allgemein anerkannt, dass es vor allem auf die Art und Weise der Mitteilung ankommt, ob und wie eine Wahrheit vom Patienten getragen werden kann.

Aufklärung – mehr als die Mitteilung von Fakten

Sprechen und Handeln

Beim Aufklärungsgespräch stellt sich die Situation für die Beteiligten grundsätzlich unterschiedlich dar. Der Arzt ist „bei der Arbeit", der Patient dagegen befindet sich in einer Extremsituation. Für den Arzt bedeutet das Aufklärungsgespräch ein **strukturiertes Gespräch.** Es umfasst in der Regel [6]:

- Ziel der Behandlung (Befund und Wirkung der Behandlung),
- Ablauf der Behandlung (Therapieplanung, Zeitplan),
- akute Nebenwirkungen,
- langfristige Spätfolgen,
- Nachsorgeuntersuchungen,
- Verhaltensregeln.

Während der Arzt diese Gliederungspunkte „abarbeiten" muss, beschäftigen den Patienten möglicherweise ganz andere **Themen,** beispielsweise:

- Wie konnte das geschehen?
- Muss ich nun sterben?
- Bin ich bisher falsch behandelt worden?
- Was wird aus meiner Frau und unseren Kindern?
- Werde ich meine Arbeit behalten, wenn ich länger ausfalle?
- Wie wird es weitergehen?
- Was hat das für Folgen?

Bei derartig verschiedenen Erlebniswelten von Arzt und Patient sind **Kommunikationsprobleme** unausweichlich. Nicht alle aufklärenden Ärzte werden sich dieser Unterschiede in den persönlichen „Wirklichkeiten" bewusst [6].

Erkundung von Theorien und Bildern des Patienten über Krebs

Die Aufklärungssituation erfordert vom aufklärenden Arzt ein großes Maß an **Einfühlungsvermögen und Flexibilität.** Für den Arzt kann es in seiner Beziehung zum Patienten sehr fruchtbar sein, die Vorerfahrungen mit anderen Krebspatienten sowie die Laientheorien und die inneren Bilder über Krebserkrankungen sowie die damit verbundenen Ängste und Abwehrmechanismen seines Patienten zu kennen. Allerdings wird im Aufklärungsgespräch so gut wie nie danach gefragt [6].

Selbstkongruenz

Aufklärung bedeutet Informationsvermittlung. Dennoch ist die Information nicht das Entscheidende bei der Aufklärung [3]. Wesentlich ist die gleichzeitig vermittelte **emotionale Unterstützung** bei der Verarbeitung der Information. Krebskranke haben in besonderem Maße das Bedürfnis, sich über ihre Situation und die Möglichkeiten der weiteren Entwicklung zu orientieren. Sie sind in hohem Maße für das Verhalten ihrer Bezugspersonen sensibilisiert, insbesondere für das Verhalten ihrer Ärzte [10]. Wer die „nackte Wahrheit" gegenüber dem Patienten aufzählt, mag zwar Richtiges reden und doch den ärztlichen Auftrag weit verfehlen. Die Frage nach der Wahrheit ist eine Frage nach der Qualität einer Begegnung zwischen Menschen. Ein Kriterium ist das Moment der Selbstkongruenz, jene Übereinstimmung einer innerlichen Haltung mit allem äußeren Tun und Sagen [10]. Das Vertrauen in ihre behandelnden Ärzte steht bei Krebspatienten in ihrer Diagnose- und Krankheitsbewältigung an erster Stelle. Es ist der Dreh- und Angelpunkt bei der Kooperation zwischen Arzt und Patienten sowie für die Bewältigung der Krebstherapie und der Angst absolut unentbehrlich [6].

Aufklärung als Prozess

Aufklärung ist kein einmaliges Mitteilungsgeschehen, sondern Ausgangspunkt einer gemeinsam zu gehenden Wegstrecke. Sie sollte grundsätzlich als ein Prozess verstanden werden, denn es geht um eine **schrittweise Informationsvermittlung** [6, 10].

Der Patient in der Onkologie benötigt Zeit, um die Aufklärung zu verarbeiten [6, 9–11]. Dieser Vorgang vollzieht sich in unterschiedlichen **Phasen,** die in wechselnder Abfolge von Affekten begleitet werden. Scheinbar widersprüchliche Gefühle wie Aggression und Anklage, Hilfesuche, Nicht-wahrhaben-Wollen, Zuversicht oder Depression können sich in raschem Wechsel einstellen (z.B. Phasen des Sterbenden nach Kübler-Ross) [6, 10, 11]. Ein Arzt sollte auf diese Reaktionen eingestellt sein, sie nicht als Angriff auf seine Person verstehen und alle möglichen Unterstützungsangebote anbieten, auch in Zusammenarbeit mit dem psychosozialen Dienst [6, 10, 11].

Signalisieren, dass man als Arzt weiter verfügbar ist

Aufklärung sollte am besten durch den **betreuenden Arzt** und nicht durch einen anderen, z.B. einen Konsiliararzt, erfolgen. Es sollte signalisiert werden, dass der Arzt sich nun angesichts dieser Diagnose nicht zurückziehen will, sondern weiterhin zur Verfügung steht. Er ist während des Gesprächs wirklich da und lässt sich von außen nicht unterbrechen. Das Gespräch findet in einem ruhigen Raum statt und nicht etwa während der Visite coram publico stehend am Bett. Im Gespräch sollte der Arzt dem Patienten die Möglichkeit geben, seinen Gefühlen freien Lauf zu lassen sowie seine Betroffenheit und seine Ängste zu artikulieren.

Fallowfield meinte, es könne nicht recht sein, wenn im Gespräch mit einem Bankangestellten über einen Kleinkredit mehr Ungestörtheit und Vertraulichkeit gegeben sei als im ärztlichen Gespräch über eine Erkrankung, die zum Tod führt [10]. Obwohl am Abend möglicherweise mehr Ruhe herrscht, empfiehlt es sich, diese Gespräche besser vormittags zu führen, weil dann der Arzt später weiterhin erreichbar ist. Es sollten neue **Perspektiven** in kleinen konkreten Schritten, weitere diagnostische und therapeutische bzw. palliative Maßnahmen sowie Pläne für die Zukunft besprochen werden, um zu signalisieren und die Hoffnung zu nähren, dass es weitergeht und der Arzt unvermindert interessiert ist [10].

Langsamer Übergang des Bewusstwerdens vom Gesunden zum Kranken – Geschwindigkeitsbestimmung durch den Patienten [10]

Bei der Frage „Wie lange habe ich noch zu leben?" ist es hilfreich, erst einmal den **Stand der Information** des Patienten zu eruieren und ihn dort abzuholen, wo er steht: „Sie kommen von Dr. X. Was hat er mit Ihnen besprochen?" Oder: „Was haben Sie für Vorstellungen über Ihre Krankheit?" Kommen dann Fragen nach genaueren prognostischen Daten, sollte der Arzt erst herausfinden, wie ernst es dem Patienten ist, das heißt vor allem, welche Ängste wohl hinter seinen Fragen stehen, und zunächst etwas ausweichend, aber wahrheitsgemäß antworten. Er kann dann auf den speziellen Verlauf der Krankheit sowie auf Probleme der Statistik im Allgemeinen und auf die individuelle Situation des Kranken im Besonderen eingehen. Bei weiter insistierenden Fragen hat der Patient jedoch ein Recht auf Antwort [4–8, 10].

Verdrängung als legitime Strategie

Wenn der Patient andererseits ein Nicht-wissen-Wollen und bei erfolgter Aufklärung ein Verdrängen-Wollen signalisiert, ist dies zu akzeptieren. Niemand soll gegen seinen Willen umfassend oder immer wieder neu mit der Diagnose konfrontiert werden (wie beispielsweise Theodor Storm). Verdrängung ist eine legitime Strategie. Sie ist sogar auch dann erfolgreich, wenn Patienten die Wahrheit erfahren [6, 10]. Die Psychotherapeutin Roth Cohn hat den Begriff der **„selektiven Authentizität"** geprägt: „Alles, was Du sagst, soll stimmen, aber nicht alles, was stimmt, sollst Du sagen!" Paul Sporken sprach von der Wahrheit, die nicht wie ein unüberwindlicher Block vor den Patienten gestellt wird, sondern vielmehr wie sichtbare Stücke an den Wegrand, die der Patient aufheben kann, von denen er aber auch wegschauen kann, wenn es ihm unerträglich ist [10].

Im Rahmen des Verantwortbaren eher Betonung von Günstigem als von Ungünstigem [10]

Wichtig ist die **Wahl der Worte.** Grundsätzlich erscheinen positiv formulierte Aussagen geeigneter als negative Formulierungen, z.B. sollte man nicht sagen „der Tumor spricht oft auf die Chemotherapie nicht an", sondern „der Tumor wird häufig deutlich kleiner, wenn wir auch nicht sicher sein können, dass er ganz verschwindet" [10].

Das Wissen um eine Krebsdiagnose schließt **Hoffnung** keineswegs aus. Hoffnung ist in allen Phasen einer Krebserkrankung zu beobachten. Sie dient der Angstabwehr. Sie scheint eine emotionale menschliche Grundhaltung zu sein, die so viele Facetten haben kann wie das Leben selbst [6].

LITERATUR

1. Dietzfelbinger M: Die ärztliche Wahrheitspflicht nach der medizinischen und juristischen Literatur von 1924 bis 1969. Inaugural-Dissertation, Marburg (1972)
2. Kleeberg UR: Die Führung des Krebskranken und seine Behandlung. In: Schmoll HJ, Höffgen K, Possinger K. (Hrsg.): Kompendium internistische Onkologie, 4. Aufl. Springer, Heidelberg (2006) 2399–2414
3. Köhle K. Aufklärung von Patienten im fortgeschrittenen Krebsstadium. MMW 126 (1984) 214–219
4. Loprinzi C: Doc, how much time do I have? J Clin Oncol 21 (2003) 5s–7s
5. Molls M, Müller R-P, Seegenschmiedt MH, Kamprad F: Leitlinien in der Radioonkologie. Aufklärung in der Radioonkologie, Rahmenbedingungen und praktische Durchführung. www.radonc.med.tu-muenchen.de/A3.pdf (letzter Zugriff: 25.03.2008)
6. Schlömer-Doll U, Doll D: Information und emotionale Unterstützung. Dtsch Ärztebl 97 (2000) A3076–A3081
7. Shapira L, Eisenberg PD, MacDonald N, Mumber PM, Loprinz C: A revisitation of „Doc, how much time do I have?" J Clin Oncol 21 (2003) 8s–11s
8. Steiner W: Zur Problematik der Aufklärung von Tumorpatienten. Onkologie 22 (1999) 432–435
9. Tolstoi L: Der Tod des Iwan Iljitsch. Reclam, Stuttgart (1981)
10. Volkenandt M: Zur ärztlichen Aufklärung von Patienten mit malignen Melanomen. Akt Dermatol 21 (1995) 182–187
11. Wiesing U: Aufklärung von Tumorpatienten. Dtsch Ärztebl 98 (2001) A1366

KAPITEL

26

Hermann Dietzfelbinger

Aufklärung über Behandlungsschritte, Kontrolluntersuchungen und Nachsorge

Ein gutes Vertrauensverhältnis in der Beziehung zwischen Arzt und Patient schafft günstige Voraussetzungen für die Aufklärung über Behandlungsschritte, Kontrolluntersuchungen und Nachsorge einer Krebserkrankung. Diese Basis wird dem Patienten eine entscheidende Hilfe und Unterstützung bei der Bewältigung der jetzt auf ihn zukommenden und bedrängenden psychoonkologischen Belastungen sein. Schon bei dem Erstaufklärungsgespräch über die Diagnose können mögliche Therapien, ein erhoffter Therapieerfolg sowie Auswirkungen der Krankheit auf die weitere Lebensführung (Beruf, Familie, Freizeit) und auf die zukünftige Lebensqualität erläutert werden.

26.1 Äußerer Rahmen

Für das Aufklärungsgespräch sollte man bestmögliche äußere Rahmenbedingungen anstreben.

Dazu gehören nach Ptacek et al. [5, 7] folgende Bedingungen (➢ Kap. 25):

- Ruhiger, angenehmer Ort
- angemessener Zeitrahmen
- wenn vom Patienten gewünscht, auch Begleitung von Angehörigen
- ungünstige oder bedrohliche Faktoren dergestalt mitteilen, dass der Arzt nahe bei dem Patienten sitzt
- den Patienten langsam auf schlechte Nachrichten vorbereiten
- Kenntnisstand des Patienten erfragen
- die Nachrichten auf bedachte und mitsorgende Art mitteilen
- Anerkennung und Empathie für den Patienten zeigen
- einfache Sprache ohne Fachjargon benutzen, jedoch ohne Euphemismus
- sich an das Tempo des Patienten anpassen und sich Zeit für Unterbrechungen lassen
- auf die Reaktionen des Patienten horchen sowie emotionale Äußerungen und Fragen zulassen
- Situation der angepassten Hoffnung vermitteln, jedoch später nicht einhaltbare Versprechungen vermeiden
- schließlich wichtigste Informationsinhalte zusammenfassen

26.2 Diagnoseschock – Therapieangebot – Hoffnung

! WICHTIG

Die meisten Patienten erleben die Eröffnung der Diagnose als Schock [2, 6]. Dennoch sind emotionale Zusammenbrüche und Verzweiflungsreaktionen selten. Die Suizidrate nach Diagnosemitteilung steigt nicht an. Jeder siebte bis zehnte Patient äußert Suizidphantasien. Diese Gedanken haben häufig eine Schutzfunktion, da niemand ständig in dem Bewusstsein einer tödlichen Bedrohung leben kann. Wichtig ist, derartigen Todesvorstellungen nicht auszuweichen. Über Suizidphantasien zu sprechen, erleichtert die Patienten und erhöht die Suizidgefahr nicht. Dem Patienten sollte zugestanden werden, dass wir seinen Selbsttötungswillen verstehen können, wenngleich wir ihm dabei nicht helfen. Insgesamt sind Suizide bei Tumorpatienten nicht häufiger als in der Normalbevölkerung [2].
Allein die Tatsache, dass der Arzt dem Krebspatienten im Anschluss an die Mitteilung und Aufklärung seiner schlimmen Diagnose eine oder mehrere Therapieformen anbieten kann, stellt einen entscheidenden Hoffnungsträger für die weitere kurzfristige oder sogar langfristige Lebensplanung dar. Dabei ist es für den Arzt sehr wohl zulässig, hoffnungsvollere Aspekte des weiteren Vorgehens hervorzuheben und so den Patienten in die Lage zu versetzen, wieder Hoffnung zu schöpfen und „Licht am Ende des Tunnels" zu sehen (➢ Kap. 25).

26.3 Behandlungsschritte

Die Aufklärung über Behandlungsschritte, die sich möglichst direkt an die diagnostische Primäraufklärung anschließen sollte, sollte idealerweise durch den Arzt erfolgen, der die therapeutischen Maßnahmen tatsächlich durchführt. Voraufklärungen erübrigen diese Aufklärung durch den Therapeuten nicht. Am überschaubarsten ist die Therapieaufklärung, wenn sie sich auf den unmittelbar anstehenden Behandlungsschritt konzentriert. Naturgemäß ist der Aufklärungsprozess über Therapiemaßnahmen umso ausführlicher und intensiver, je eingreifender die Therapieverfahren sind. Oft ist es für den Patienten beruhigend, dass die Therapie heute in den meisten Fällen ambulant erfolgen kann [6].

! WICHTIG

Je nach Art und Stadium der Krebserkrankung **vier unterschiedliche Behandlungsansätze** [7]:

- Der **kurative Ansatz** bedeutet, dass nach heutigem medizinischem Wissensstand gute bis sehr gute Voraussetzungen gegeben sind, die vorliegende Krankheit mit einer hohen oder sicheren Wahrscheinlichkeit völlig auszuheilen. Um z.B. bei heilbaren Krebserkrankungen wie akuter Leukämie, M. Hodgkin oder Hodenkarzinom dieses elementare Ziel zu erreichen, wird der Onkologe alles daransetzen, den Patienten von den nebenwirkungsreichen Chemotherapiezyklen zu überzeugen und ihm auf diesem Weg alle Unterstützung in medizinischer, supportiver und psychoonkologischer Hinsicht zuzusichern. So wird z.B. bei Haarausfall infolge Chemotherapie in Aussicht gestellt, dass eine schöne Perücke verordnet wird und die Haare nach Ende der Behandlung wieder umso schöner nachwachsen. Dennoch müssen die negativen und positiven Auswirkungen der Therapie gegeneinander abgewogen, dabei aber das entscheidende Ziel der Heilung besonders hervorgehoben werden. Je größer die Chancen auf eine kurative Behandlung sind, desto geringer werden die Wirkungen des Diagnoseschocks ausfallen und desto eher wird der Patient bereit sein, die Nebenwirkungen der Chemo- und/oder Strahlentherapie oder auch verstümmelnde Eingriffe (z.B. Mammaamputation, Anus praeter o.a.) zu tolerieren.
- **Adjuvanter Ansatz:** Nach erfolgreicher Operation, durch die z.B. beim Brust- oder Darmkrebs der Tumor vollständig entfernt werden konnte, soll dieses erfreuliche Behandlungsergebnis durch eine anschließende adjuvante, d.h. „unterstützende" Chemo- und/oder Strahlentherapie konsolidiert, d.h. abgesichert werden. Hier lässt sich einleuchtend erklären, dass von der inzwischen entfernten Geschwulst Zellen abgeschilfert und über die Lymph- oder Blutgefäße in andere Organe, insbesondere Leber oder Lunge abgewandert sein können, dass sie dort über ein kürzer oder länger dauerndes „Schläferdasein" eines Tages wieder ihr Unwesen in Form eines Rückfalls treiben können. Mit der adjuvanten Chemo- und/oder Strahlentherapie kann dieses Risiko einer solch ungünstigen Krankheitsentwicklung nachweislich gesenkt werden. Wenn dieses Konzept gelingt, hat der Patient alle Chancen auf Heilung. Bei einem Rückfall bestehen zwar weiterhin Behandlungsoptionen, eine Heilung ist dann aber im Allgemeinen leider nicht mehr möglich, weil die Krankheit dann den Übergang in eine systemische Dimension vollzogen hat. In der adjuvanten Behandlung muss dem Patienten klargemacht werden, dass um des Preises der Heilung willen u.U. mehr oder weniger starke Nebenwirkungen in Kauf zu nehmen sind, die man jedoch mit allen supportiven Maßnahmen einzudämmen sucht. Heilung, so darf dem Patienten dann nahegelegt werden, bedeutet für ihn, dass er nach menschlichem Ermessen in Zukunft nicht mehr mit dieser schweren Krankheit konfrontiert werden wird. Der Onkologe ist also je nach Allgemeinzustand und Alter des Patienten zu einer der Situation angepassten Überzeugungsarbeit aufgerufen.
- **Palliativer Ansatz:** Bei Fortschreiten des Tumors oder in unheilbaren Krebsstadien besteht das therapeutische Ziel darin, die Krankheit möglichst einzugrenzen, sie in Schach zu halten und die Auswirkungen zu lindern. Hier steht voll und ganz die Besserung der Lebensqualität im Vor-

dergrund. Das Absetzen einer sich inzwischen als nicht mehr wirksam oder sinnvoll erweisenden „kausalen Chemotherapie" sollte nicht als „Ende der Fahnenstange" oder mit einer Haltung kommentiert werden, die zum Ausdruck bringt, dass man nun bezüglich der therapeutischen Bemühungen „mit seinem Latein am Ende" sei. Vielmehr dürfen wir heute mit Recht hervorheben, dass es außer der Chemotherapie noch zahlreiche andere gute und wirksame Behandlungsmöglichkeiten gibt, mit Hilfe derer es gelingt, das Allgemeinbefinden und die Lebensqualität zu verbessern. „Herr XY, was sollen wir bloß mit Ihnen noch machen?" Mit dieser Frage hat ein Chefarzt einem Sterbenden vor seinem Lebensende noch größeres Leid zugefügt, als ihm wahrscheinlich bewusst geworden ist; denn er hat diesem Patienten in seiner Not kaum mehr Aussicht auf weitere ärztliche Zuwendung gegeben und ihm auch noch diese letzte Hoffnung genommen. Selten habe ich einen Patienten nach einem „Aufklärungsgespräch" so niedergeschlagen erlebt. Dieser Arzt hat nicht bedacht, dass Hoffnung auch bei schlechter Prognose aufrechterhalten werden kann und Lebensqualität für Kranke etwas grundsätzlich Anderes bedeutet als für Gesunde.

- **„Wait and see":** Als weiteren „Behandlungsschritt" gibt es schließlich noch die Option der „abwartend beobachtenden Haltung": Die derzeit eher stabile Krankheitssituation wird eng- oder lockermaschig überwacht, da es unklar oder unwahrscheinlich ist, dass sich in nächster Zeit gravierend nachteilige Auswirkungen einstellen werden. Eine besondere Herausforderung für das Verantwortungsgefühl des Aufklärenden sind die durch Frühdiagnostik zunehmenden Situationen von laboranalytischen Normabweichungen, die – zumindest über viele Jahre – keine sichere Krankheitsrelevanz haben, z.B. monoklonale Gammopathie, chronische lymphatische Leukämie (CLL) im Anfangsstadium (Binet-Stadium A) oder quantitative Zellverschiebungen (Verdacht auf Myelodysplasie, Myeloproliferation). Hier ist es vertretbar, von „Laborabweichungen" zu sprechen, die man im Auge behalten wird. Eine „Watchful-waiting"-Strategie kann für den Patienten allerdings auch zu einer größeren psychischen Belastung werden [7].

! WICHTIG

Wenn mehrere Möglichkeiten zur Wahl stehen, ist es wichtig, dem Patienten Hilfe zuzusagen, unabhängig davon, für welche Therapieoption er sich entscheidet [7]. Wichtig ist die Berücksichtigung von meist stummen Missverständnissen, z.B. dass sich die chemischen Substanzen im Körper anhäufen und alles vergiften. Demgegenüber sollte man ihre völlige Ausscheidung betonen. Große Folgen hat oft die unberechtigte Vorstellung, dass Systemtherapie das gesamte Immunsystem chronisch zerstöre; hier sei auf die rasche und zum Teil überschießende Erholung nach Therapie (auch ohne Zusatztherapie) verwiesen [7].

Diese Aufklärungsgespräche sollten in der Krankenakte dokumentiert werden. Bei Chemotherapie sollte der Patient auch um eine möglichst schriftliche Einwilligungserklärung gebeten werden.

26.4 Kontrolluntersuchung

Kontrolluntersuchungen spielen vor allem beim kurativen und palliativen Behandlungsansatz eine Rolle. Sie dienen zur Klärung der Frage, wie sich die Erkrankung entweder unter der laufenden Therapie oder auch bei alleiniger Beobachtung entwickelt hat. Zwischenanamnese, körperliche Untersuchung und vor allem die technischen Befunde von Labor einschließlich Tumormarker und bildgebenden Verfahren (Ultraschall, Röntgen, CT, Kernspintomographie) liefern hierfür die entscheidenden diagnostischen Informationen. Bei heilbaren Erkrankungen stellen die Ergebnisse („Restaging"-Befunde) lebenswichtige Hinweise auf das erfolgreiche Ansprechen während und nach Abschluss der Behandlung dar. Vor allem in der palliativen Situation deuten Befundverschlechterungen jedoch auf eine Reaktivierung bzw. auf das Fortschreiten der Tumorerkrankung hin. Dann muss im Allgemeinen das Therapiekonzept, z.B. in Form einer Zweit-, Dritt- oder Viertlinien-Chemotherapie, modifiziert werden. Das sind oft Momente, auf die die Patienten mit vielen Ängsten und großen Zweifeln sowie mit der Frage reagieren, ob die bisherige Behandlung überhaupt Erfolg gehabt hat oder nicht.

Für den Arzt ist es in dieser Situation wichtig, sich zu vergegenwärtigen, dass in vielen Fällen diese Wende im Krankheitsverlauf für den Patienten nicht ganz unerwartet eintritt. Insgeheim hat der Patient es u.U. auch aufgrund der ausbleibenden subjektiven Besserung oder gar Verschlechterung seines Allgemeinzustandes längst geahnt. Hier kann im Gespräch auf emotionaler Ebene angeknüpft werden. Die schlechte Nachricht kann der Patient u.U. leichter aufnehmen und bewältigen, wenn der Arzt erst einmal vorsichtig dessen eigene Befundeinschätzung erfragt und diese dann behutsam bestätigt, als wenn er ihn von vornherein scheinbar unvorbereitet mit dieser schlimmen Information konfrontiert (➢ Kap. 25).

Zwischenergebnisse können schwer auffangbare überflüssige Schrecken auslösen. Daher sollten Röntgen-, CT-, Pathologie- und Laborbefunde möglichst nicht einzeln übermittelt, sondern im Rahmen eines zusammenfassend wertenden Aufklärungsgesprächs, gewissermaßen im Sinne einer „aktuellen Bestandsaufnahme", übermittelt werden, auf deren soliderer Basis dann alle Fragen des weiteren therapeutischen Vorgehens besprochen und somit manche Ängste und eventuelle Missverständnisse aufgefangen werden können [7].

! WICHTIG

Nach Diagnose eines Rückfalls kommt es bei dem Patienten zu einer Reaktivierung des bereits bei der Erstdiagnose erlittenen Schocks, der mit dem Gefühl der Ohnmacht und des Scheiterns verbunden ist. Außerdem nehmen depressive Stimmungslagen zu.

Hier ist es wichtig, von vornherein, d.h. eventuell schon bei der Aufklärung zum Zeitpunkt der Erstdiagnose, die Erwartungen in möglichst realistische Bahnen zu lenken, z.B. indem man dem Patienten sagt, diese Krebsart enthält leider Tumorzellen, die erfahrungsgemäß auf die uns heute zur Verfügung stehenden Medikamente nicht besonders gut ansprechen. Deswegen müssen wir die Therapieerfolge in kleineren Schritten beurteilen: Wenn es gelingt, mit dieser Behandlung die Wachstumsgeschwindigkeit dieser Zellen aufzuhalten und zu bremsen, ist ein erster Schritt des Ansprechens getan. Die stabile Krankheitslage („stable disease") stellt einen zweiten Schritt dar, der in dieser Situation als Therapieerfolg gewertet werden muss. Im dritten Schritt, dem Idealfall, kann die Tumorgröße zurückgehen. Bei unheilbaren und fortgeschrittenen Erkrankungen verstehen Patienten diese Situation im Allgemeinen sehr gut. Oft haben sie sich seelisch schon auf die Möglichkeit einer eher ungünstigen Entwicklung ihres Krankheitsbildes vorbereitet und eingestellt. Hier verlaufen die Gespräche oft ähnlich wie auf einer Palliativstation.

26.5 Prognose

Das Gespräch über die Prognose stellt für den Arzt insofern eine besondere Herausforderung dar, als es eine schwierigere, weil komplexere Form der Kommunikation darstellt. Bei der Frage nach der Prognose wird der Arzt in spezieller Weise mit dem Problem der „Wahrhaftigkeit" konfrontiert (➢ Kap. 25). Dadurch ergeben sich für ihn Konflikte zwischen Realismus, Optimismus und Vermeiden [1]. Die Aufklärung ist nach Theml gerade im Hinblick auf die Prognose im Sinne eines Prozesses zu verstehen; denn sie vermittelt dem Patienten Informationen, die für seine künftige Entwicklung von Bedeutung sind. Da jede Information selektiv ist, bedeutet „Wahrhaftigkeit" in der Aufklärung, dass sie sich als therapeutischer Akt versteht, der sich an den existenziellen Bedürfnissen des Patienten orientiert. Diese individuelle Adaptation unterscheidet Aufklärung von reiner Information über die vermeintlich objektive Sachlage (➢ Kap. 25). Jedem Patienten steht auch die neutrale Übermittlung der Befunde zu (➢ Kap. 27). Treten jedoch Patient und Arzt in den Prozess der Aufklärung ein, vollzieht sich darin ein therapeutischer Akt der Interpretation. Dieser Prozess bewegt sich zwischen Verletzung und Verharmlosung [7].

Die meisten Patienten wollen genaue Information über ihre Prognose. Quantitative Aussagen über Zeitdauer oder Prozentwahrscheinlichkeit sind jedoch im medizinischen Alltag kein primäres Gesprächsziel des Arztes; dafür gibt es viele somatische und psychologische Gründe (➢ Kap. 25) [7].

! WICHTIG

Allerdings kann sich der Arzt besonders im Verlauf bei Nachfragen nicht taub stellen, sondern er wird die ihm bekannten Dimensionen empathisch zu kommentieren versuchen, z.B. mit Bemerkungen wie „Heilung ist eher unwahrscheinlich" oder „Die Erwartung liegt eher im Bereich von Monaten als von Jahren". Aber wir wissen – und sagen bei Bedarf –, dass statistische Zeitangaben nicht die große Weite individueller Möglichkeiten treffen [7].

„One can always be honest about one's own uncertainty" (Fallowfield [3]).

26.6 Nachsorge

Auch die Nachsorge stellt eine Kontrolluntersuchung, allerdings meist längere Zeit nach Abschluss der Primärtherapie mit erfolgreicher (Teil-)Remission, dar. Auch dieser Kontrolltermin kann alte Schrecken wieder wachrufen. Die inneren Gespräche sind häufig mit Angst und Furcht behaftet: „Hoffentlich ist alles in Ordnung, nur nicht mehr durch all das hindurchgehen müssen." Je mehr gute Nachrichten ein Patient dann bei der Nachsorge erfährt, desto sicherer wird er sich seines Körpers wieder bewusst und desto mehr nimmt die Angst ab. Oft fällt dem Patienten die Wahrnehmung dieses Termins leichter, wenn Angehörige und Freunde in die Sprechstunde miteinbezogen werden [6].

Der Eintrag in den Tumornachsorgekalender (z.B. auch in Form eines Ausdrucks der aktuellen Befunde) kann hier in mehrfacher Hinsicht gute Dienste leisten: Abgesehen von seiner Bedeutung bezüglich des statistischen Tumorregisters (über die Kalender-Nummer) dienen die aktuellen Befunde einer raschen Informationsübermittlung an den Hausarzt oder an andere betreuende Ärzte. Der Patient kann seinen Tumorkalender selbst einsehen, den Verlauf beobachten und beurteilen sowie bei Unklarheiten beim Arzt nachfragen. Schließlich kann man in den Kalender auch eine Art kalendarischen Nachsorgeplan eintragen, wie ihn die Deutsche Krebsgesellschaft z.B. für das kolorektale Karzinom vorgeschlagen hat. Ein solcher Plan ist ein ganz wesentlicher Beitrag zur Transparenz des weiteren Vorgehens. Er kann so eine wichtige Stütze zur psychischen Stabilisierung des Patienten darstellen. Nun weiß der Patient ziemlich genau, wie es weitergehen wird. Zukunftsängste, wie z.B. das Damoklesschwert eines Rezidivs, lassen sich damit deutlich mindern.

Zur Nachsorge gehört auch die Aufklärung bezüglich einer Rehabilitationskur, die meist schon während der Primärbehandlung in die Wege geleitet wurde. Die Rehabilitation stellt oft eine Zeit der Neuorientierung über die bisherige Lebensführung und auch über die eigene Identität dar. Es kommt zum Austausch mit anderen Leidensgenossen, die ebenso wie der Patient das Ziel haben, die Zeiten der anstrengenden Behandlung hinter sich zu lassen und wieder neue Kräfte zu sammeln [6].

26.7 Sozialmedizinisches und Psychosoziales

In die Nachsorge fällt schließlich auch die Aufklärung und Beratung über sozialmedizinische und psychosoziale Fragen, die in Zusammenarbeit mit dem Hausarzt und dem Sozialdienst zu klären sind. Zu diesen Problemen gehören

- Arbeits- und Berufsunfähigkeit
- vorzeitige Berentung
- Partnerprobleme
- Pflegebedürftigkeit
- Informationen über pflegerische, soziale und finanzielle Unterstützungsmöglichkeiten sowie Rehabilitation einschließlich physikalischer Therapie [4]

LITERATUR

1. Back AL, Arnold R, Tulsky JA: Discussion prognosis. 44th Annual Meeting, 30.05.–03.06.2008, Chicago, ASCO Educational Book, Alexandria, VA, USA (2008) 135–138
2. Behrends R, Gruber U, Hartl L, Kotterik S, Lipp T, Pouget-Schors D, Sellschopp A, Vodermaier A, Vollmer T, Weber S, Wibmer W: Psychoonkologie. In: Heinemann V (Hrsg.): Manual Tumorzentrum München: Supportive Maßnahmen und symptomorientierte Therapie in der Hämatologie und Onkologie. W. Zuckschwerdt Verlag, München, Bern, Wien, New York (2001) 279–297
3. Fallowfield L: Truth sometimes hurts but deceit hurts more. Ann NY Acad Sci 809 (1997) 525–536
4. Mahl G, Kasper C, Weber P: Hausärztliche Betreuung und Nachsorge durch den Internisten/Hämatologen. In: Bartl R, Dietzfelbinger H: Manual Tumorzentrum Mün-

26

chen: Multiples Myelom. 2. Aufl. W. Zuckschwerdt Verlag, München, Wien, New York (2002) 187–190
5. Ptacek JT, Fries EA, Eberhardt TL, Ptacek JJ: Breaking bad news to patients: physicians' perceptions of the process. Support Care Cancer. 7 (1999) 113–120.
6. Rieg-Appleson C: Die psychische Situation und das psychische Erleben von Tumorpatienten während der Krankheitsphasen. In: Sellschopp A, Fegg N, Frick E, Gruber U, Pouget-Schors D, Theml H, Vodermaier A, Vollmer T (Hrsg.): Manual Tumorzentrum München: Psychoonkologie, 2. Aufl. W. Zuckschwerdt Verlag, München, Wien, New York (2005) 2–5
7. Theml H: Aufklärungsprozess in den Phasen des Diagnose- und Krankheitsweges. In: Sellschopp A., Fegg N, Frick E, Gruber U, Pouget-Schors D, Theml H, Vodermaier A, Vollmer T (Hrsg.):. Manual Tumorzentrum München: Psychoonkologie, 2. Aufl. W. Zuckschwerdt Verlag, München, Wien, New York (2005) 23–27

KAPITEL

27 Aufklärung aus juristischer Sicht

Hermann Dietzfelbinger

In den vergangenen 5 Jahrzehnten haben sich im Verhältnis von Patient und Arzt die **Rechte** und die **Verantwortlichkeiten** deutlich geändert. Dazu hat vor allem die zunehmende Zahl gerichtlicher Prozesse beigetragen, die es in letzter Zeit vor allem in den USA zwischen Patient und Arzt gegeben hat [2].

In Deutschland ist in diesem Zusammenhang die berechtigte Forderung nach dem **„mündigen Patienten"** immer lauter geworden. Damit ist gemeint, dass sich der Patient für seine Gesundheit selbst verantwortlich fühlen und dass er mit sich nicht alles blindlings geschehen lassen muss. Er hat die Möglichkeit, den Arzt seines Vertrauens frei zu wählen. Er ist es, der wissen will, was mit ihm geschieht. In seinen eigenen Gesundheitsfragen soll ihm als einem mündigen Patienten eine möglichst aktive Rolle zugestanden werden [1, 9].

Dieses gewandelte Arzt-Patienten-Verhältnis hat dazu geführt, dass der Gesetzgeber zum Zweck der **juristischen Sicherheit** sowohl für den Arzt als auch für den Patienten immer mehr gesetzliche Regelungen und Vorschriften erlassen hat. Wesentliche Grundsätze der ärztlichen Sorgfaltspflicht beziehen sich vor allem auf das Informations- und Aufklärungsgespräch, weil vor Gericht immer häufiger der Vorwurf mangelnder Aufklärung erhoben wurde.

27.1 Jede Behandlungsmaßnahme stellt eine Körperverletzung dar

Jeder, auch der gelungene Heileingriff ist aus strafrechtlicher Sicht eine tatbestandliche Körperverletzung, die eines **Rechtfertigungsgrundes,** vor allem der Einwilligung des Patienten (Informed Consent) nach ausreichender Aufklärung, bedarf; denn nur so kann der Patient die für eine wirksame Einwilligung notwendige Einsicht entwickeln.

27.2 Einwilligung des Patienten (Informed Consent)

Die Bundesärztekammer hat im Jahre 1998 auf dem 91. Deutschen Ärztetag unter Bezug auf §1a der **Berufsordnung für deutsche Ärzte** erklärt: „Der Arzt hat das Selbstbestimmungsrecht des Patienten zu achten. Zur Behandlung bedarf es der Einwilligung des Patienten. Der Einwilligung hat grundsätzlich eine Aufklärung im persönlichen Gespräch vorauszugehen." Die höchstrichterliche Rechtsprechung hat darüber hinaus folgenden Grundsatz festgelegt: „Der Patient muss rechtzeitig wissen, was mit welchen Mitteln und mit welchen Risiken und Folgen geschehen soll."

Nach dem **Arzt-Patienten-Vertrag** ist der Arzt zur Aufklärung verpflichtet. Der Patient hat also ein verbrieftes Recht, das Wesen seiner Krankheit zu erfahren und zu erkennen. Auf dieses Recht kann er sich berufen, wenn er Gefahr laufen sollte, mit Fremdwörtern oder nichtssagenden Erklärungen abgespeist zu werden. Er soll erfahren, wie seine Krankheit voraussichtlich verlaufen wird, und auch, was ihn erwartet, wenn er sich zu einem bestimmten Eingriff oder zu einer empfohlenen Behandlung nicht bereit erklären kann. Die Aufklärung hat zu jeder Zeit sein verfassungsrechtlich verankertes Selbstbestimmungsrecht zu wahren [1].

27.3 Unterscheidung nach therapeutischer, Diagnose-, Verlaufs- und Risikoaufklärung

Demnach darf der Patient eine **umfassende Information** über sämtliche diagnostischen und therapeutischen Maßnahmen sowie über die Art und die Prognose seiner Erkrankung verlangen. Er soll daher den Arzt alles fragen, was er über die Art, den Umfang und die Durchführung der notwendigen ärztlichen Maßnahmen wissen will und muss. Der Arzt muss den Patienten auch darauf hinweisen, dass nach einem diagnostischen oder therapeutischen Eingriff Gefahren auftreten können, z.B. eine Fahruntüchtigkeit nach Kurznarkose oder eine Beeinträchtigung der Konzentrations- und Reaktionsfähigkeit durch akute oder chronische Medikamenteneinnahme.

In der Onkologie muss der Patient über Vor- und Nachteile sowie über Risiken und Nebenwirkungen geplanter Therapien informiert werden (z.B. Operation, Chemo- und/oder Strahlentherapie). Stehen mehrere anerkannte Therapiemöglichkeiten zur Auswahl, muss der Arzt den Patienten über die jeweiligen **Alternativen und Risiken** aufklären, auch wenn er selbst die verfügbaren Methoden nicht als gleichwertig ansieht.

> **! WICHTIG**
> Der Patient muss für sich selbst entscheiden können, welche ärztliche Maßnahme er bevorzugt.

27.4 Aufklärung des Patienten über Erfolgsaussichten einer Behandlungsmaßnahme

Erfolgsgarantien für eine geplante ärztliche Maßnahme kann und braucht der Arzt im Rahmen der Aufklärung juristisch nicht zu übernehmen. Der Arzt schuldet dem Patienten nicht Erfolg im Sinne der Wiederherstellung seiner Gesundheit. Er hat ärztliche Maßnahmen durchzuführen, die dem Patienten nutzen und durch zeitgemäße medizinisch-wissenschaftliche Erkenntnisse begründet sind. Was dem einzelnen Patienten nutzt, ist in der Onkologie nicht immer eindeutig bestimmt und wird auch unter Fachleuten kontrovers diskutiert. Hinzu kommt, dass durch ständige Weiterentwicklung von diagnostischen und therapeutischen Möglichkeiten die Bandbreite dessen, was Patienten zur Besserung ihres Zustandes angeboten werden kann, immer wieder Wandlungen unterworfen ist. Die **wissenschaftlich fundierte Medizin** ist dabei durch die Dynamik im Wissen gekennzeichnet [5].

In einer juristischen Auseinandersetzung muss der Arzt jedoch die ordnungsgemäß durchgeführte Patientenaufklärung, am besten durch **Dokumentation in der Krankenakte,** beweisen.

Die **wichtigsten Grundsätze der ärztlichen Information** seien daher kurz skizziert:

- Erfahrener Arzt: Die Aufklärung des Patienten über medizinische Maßnahmen ist immer von einem erfahrenen Arzt vorzunehmen. Aufklärung durch nicht ärztliches Personal ist unzulässig. Krankenschwestern und andere mitbetreuende Personen können zwar einzelne Fragen des Patienten zur Erkrankung und den vorgesehenen medizinischen Maßnahmen beantworten, der Inhalt der durch den Arzt erfolgten Aufklärung darf dabei aber grundsätzlich nicht verändert werden. Deutet der Patient oder deuten seine Angehörigen Unsicherheit gegenüber den Ausführungen des behandelnden Arztes an, wird dieser – selbstkritisch und einfühlsam in die oft ausweglose Situation des Kranken – bei der Suche nach einer zweiten Meinung (Second Opinion) behilflich sein, ein Prinzip, das in einigen Ländern (z.B. in den angloamerikanischen Ländern) längst etabliert ist [3].
- Angehörige: Diese werden durch die plötzlich hereinbrechende Erkrankung ebenso belastet wie der Patient selbst. Es ist daher verständlich, dass sie in den Prozess der Aufklärung mit einbezogen sein wollen. Dabei ist jedoch zu beachten, dass Angehörige nur mit Einwilligung des Patienten informiert werden dürfen. In keinem Fall ersetzt jedoch die Aufklärung gegenüber den Angehörigen jene gegenüber dem Patienten. Besonderheiten bestehen bei Kindern und Jugendlichen. Hier ist mit den Eltern ausführlich darüber zu sprechen, ob und in welcher Weise das erkrankte Kind über seine Erkrankung informiert werden soll. Als wichtige Regeln der Information gelten:

- Schriftliche Form: Die Aufklärung ist zwar nicht an eine bestimmte Form gebunden. Im Interesse beider Seiten sind jedoch von dem Patienten und dem Arzt unterzeichnete schriftliche Informationen wertvoll. Das Formular kann aber nur das in jedem Fall durchzuführende Aufklärungsgespräch dokumentieren, dieses jedoch niemals ersetzen. Am besten gibt der Arzt dem Patienten eine lesbare Kopie des von beiden und unter Umständen auch von einem Zeugen unterschriebenen Aufklärungsbogens mit. Dies fördert die Transparenz des Aufklärungsvorgangs.
- Verständlichkeit: Die Information muss für den Patienten verständlich sein. Der Patient muss über Art, Bedeutung und Schwere der Behandlung und/oder des Eingriffs informiert werden (z.B. Strahlen- und/oder Chemotherapie). Der Patient muss wissen, was mit ihm geschehen soll. Bei Sprachschwierigkeiten sollte nach Möglichkeit ein Dolmetscher bemüht werden.
- Angemessener Zeitraum zwischen Aufklärung und Eingriff: Dem Patienten muss genügend Zeit verbleiben, seine Entscheidung abzuwägen. Bei akuter Lebensgefahr müssen dafür wenige Minuten genügen. Ist der Eingriff nicht dringlich, muss dem Patienten dagegen mindestens ein ganzer Tag eingeräumt werden – denn es kann z.B. vorkommen, dass der Patient unter einem mehr oder weniger starken Leidensdruck steht und dadurch für den Augenblick in seiner Urteilsfähigkeit beeinträchtigt ist.
- Bewahrung der Entscheidungsfreiheit: Die auf dem Selbstbestimmungsrecht des Patienten fußende Entscheidungsfreiheit muss immer gewahrt bleiben.

27.5 Abhängigkeit des Umfangs der Aufklärungspflicht von Zweck und Dringlichkeit

Die Rechtsprechung stellt an die moderne Medizin hohe Anforderungen, nicht nur im Hinblick auf die Therapie, sondern vor allem auch für diagnostische Verfahren. Der Umfang der ärztlichen Aufklärungspflicht hängt entscheidend von dem Zweck und der Dringlichkeit des diagnostischen oder therapeutischen Eingriffs ab. Je unumgänglicher die ärztliche Maßnahme ist, desto geringer, je weniger dringlich und notwendig der Eingriff ist, desto höher und strenger sind die Anforderungen an die Aufklärung, die dem Arzt abverlangt werden. Neben der Risikoart und der Dringlichkeit des Eingriffs stellt die **Schwere der Maßnahme** (Operation, Chemo- und/oder Strahlentherapie) ein weiteres Kriterium für den Umfang der ärztlichen Aufklärung dar. Je schwerer die Folgen oder je höher die Sterblichkeitsquote, desto eher und eindringlicher muss selbst bei seltenen Risiken deren Aufklärung bejaht werden. Je geringer und kürzer die Beeinträchtigung des Patienten ist, desto niedriger sind die Anforderungen an die Aufklärung [4].

27.6 Aufklärung als Belastung für den Patienten?

Es kann durchaus sein, dass der Patient über den Zustand seiner Krankheit gar nicht so genau Bescheid wissen will. Es könnte sogar ungelegen oder unerwünscht für ihn sein, dass der Arzt ihn aufklären möchte, weil er sich psychisch zu sehr belastet fühlt. Zur **Autonomie des Patienten** gehört eben auch, dass er selbst bestimmen darf, wie weit die Aufklärung gehen soll.

Es gibt durchaus Situationen, in denen Patienten infolge ihrer psychischen oder physischen Verfassung einfach nicht in der Lage sind, über ihr Wohl selbst zu bestimmen. Mancher Kranke mag sich wünschen, man möge ihm die Mitteilung von Behandlungsalternativen und eine darauf gründende Willensentscheidung ersparen, stattdessen möge der behandelnde Arzt das objektiv Beste für ihn tun. In diesem Zusammenhang spricht man gelegentlich – in durchaus positiver Wertung – von einer **Tendenz zum Neo-Paternalismus,** die freilich mit dem geltenden Recht kaum zu vereinbaren ist, fordert dieses doch eine umfassende Aufklärung [7].

! WICHTIG

Dennoch ist allgemein anerkannt, dass die Aufklärungspflicht umso mehr zurücktritt, je stärker den Patienten das Wissen um seine Krankheit psychisch und physisch belasten würde.

Selbstverständlich wird ein guter Arzt feinfühlig solche Anliegen und Wünsche voll und ganz respektieren und gerade dort die **Grenzen einer notwendigen Aufklärung** erkennen. Er muss dem Schwerkranken nicht immer die ganze Wahrheit aufdrängen. Wichtig ist aber, dass das, was er mit dem Patienten bespricht, auch wahrhaftig ist.

Der Strafrechtler H.-L. Schreiber brachte es auf den Punkt: „Im Augenblick würde ich mir wünschen, dass mein Arzt mir die Wahrheit sagen wird, auch wenn sie mir nur düstere Aussichten und ein nahes Ende eröffnet. Ob ich bei dieser Auffassung bleiben werde, wenn ich in den Zustand schwerer Krankheit und eines nahen Todes gerate, bin ich nicht so sicher“ [8].

27.7 Kein „therapeutisches Privileg“, keine „Vernunfthoheit des Arztes“

Der Bundesgerichtshof hat entschieden, dass der Arzt im Zweifel auch unheilbar Kranken ihre Diagnose mitteilen muss. Eine Ausnahme ist lediglich dann zugelassen, wenn „ausreichende Anhaltspunkte dafür vorhanden sind, dass die Aufklärung zu einer ernsten, nicht mehr behebbaren Gesundheitsschädigung führen würde“. Aber auch hier ist an dem **Prinzip der Wahrhaftigkeit** festzuhalten.

Es gibt kein „therapeutisches Privileg“ und keine „Vernunfthoheit des Arztes“ über den Patienten, wonach der Arzt gänzlich von Aufklärung absehen oder gar falsche Aufklärung betreiben darf. Es gibt kein Recht zur **„barmherzigen Notlüge“**. Fehlt die Zustimmung des Patienten infolge eindeutiger Weigerung, sind dem Arzt die Hände gebunden.

27.8 Rechtsfolgen bei fehlerhafter Aufklärung

Erfolgt die Aufklärung des Patienten durch den Arzt gar nicht, falsch oder unzureichend, macht sich der Arzt der **fahrlässigen Körperverletzung** schuldig, selbst wenn kein Behandlungsfehler begangen worden und eine mögliche Verschlechterung des Zustandes als schicksalhaft zu werten ist. Durch die Unterlassung der ärztlichen Aufklärung tritt außerdem eine Verletzung des Behandlungsvertrags ein. Gegebenenfalls liegt dann auch die Beweislast dafür, dass ordnungsgemäß aufgeklärt worden ist, beim Arzt. Kann der Patient nachweisen, dass er nach geeigneter Aufklärung nicht in die ärztliche Maßnahme eingewilligt hätte und ihm dadurch auch die Folgen der Behandlung erspart geblieben wären, entsteht für ihn ein Anspruch auf Schadenersatz und Schmerzensgeld.

27.9 Therapiestudien

Bei der Durchführung von klinischen Studien muss der Patient nach den Richtlinien der **Good Clinical Practice (GCP)** in besonderer Weise über Studienziel, Art der Behandlung sowie über mögliche Nebenwirkungen aufgeklärt werden. Bei der Aufklärung im Rahmen von Therapiestudien ist Folgendes besonders zu beachten [6, 10]:

- Die Notwendigkeit der Studie muss eingehend erläutert werden. Bei mehreren Studienarmen sollte der aufklärende Arzt keine Präferenz erkennen lassen.
- Die Prognose ist zu erläutern, ohne jedoch primär exakte statistische Zahlen zu nennen.
- Verabreichung der Studienmedikation, mögliche Nebenwirkungen und begleitende Kontrolluntersuchungen sind detailliert zu erklären. Die Kooperation mit dem Hausarzt bei der Durchführung der Studie ist zu besprechen.
- Dem Patienten sollte klar sein, dass er seine Entscheidung jederzeit rückgängig machen kann und ihm trotzdem die gleiche aufmerksame ärztliche Fürsorge erhalten bleibt.

Durch Beachtung dieser Grundsätze können gravierende Fehler vermieden werden, die das Arzt-Patienten-Verhältnis in der Tumortherapie beeinträchtigen. Ein gutes Aufklärungsgespräch als Grundlage für die weitere Zusammenarbeit von Arzt und Patient kann auch dem möglichen Empfinden sowie Pressemitteilungen entgegenwirken, dass „der Patient ein Versuchsobjekt" sei. Das Bemühen des Arztes um die **optimale Therapie** wird transparent, und der Patient wird verstehen, dass die Studienplanung in seinem Sinne und im Sinne der zukünftigen Therapieverbesserung angeboten wird.

27.10 Schlussbemerkung

Der ärztlichen Aufklärung kommt somit eine zentrale Bedeutung zu. Sie stellt eine der schwierigsten ärztlichen Aufgaben überhaupt dar. Dabei gehört gerade die Aufklärung von Tumorpatienten zu den sensibelsten und persönlichsten Tätigkeiten des Arztes. Der Patient wird seinem Arzt nur dann vertrauen, wenn er sich in umfassender Weise informiert fühlt. Er erwartet vom Arzt Rat und Hilfe, und er sucht in ihm die Vertrauensperson und nicht den potenziellen Prozessgegner. Die heute bestehenden gesetzlichen Regelungen stellen Versuche dar, im ärztlichen Gespräch zum Wohle des Patienten und zur rechtlichen Sicherheit beider Seiten Hilfestellung zu leisten.

LITERATUR

1. Dietzfelbinger H: Gesund bleiben bis ins hohe Alter. Claudius, München (1998)
2. Dietzfelbinger M: Die ärztliche Wahrheitspflicht nach der medizinischen und juristischen Literatur von 1924 bis 1969. Inaugural-Dissertation, Marburg (1972)
3. Kleeberg UR: Die Führung des Krebskranken und seine Behandlung. In: Schmoll HJ, Höffgen K, Possinger K (Hrsg.): Kompendium internistische Onkologie, 4. Aufl. Springer, Heidelberg (2006) 2399–2414
4. Lenhart U: Strafrechtliche Bedeutung von Aufklärungsmängeln. Hessisches Ärzteblatt 5 (2005) 317–318
5. Molls M, Müller R-P, Seegenschmiedt MH, Kamprad F: Leitlinien in der Radioonkologie. Aufklärung in der Radioonkologie, Rahmenbedingungen und praktische Durchführung. www.radonc.med.tu-muenchen.de/A3.pdf (letzter Zugriff: 25.03.2008)
6. Nashan D, Strittmatter G, Schäfer U, Lehmkuhl J, Frosch PJ: Therapiestudien in der dermatologischen Onkologie. Empfehlungen für das Aufklärungsgespräch mit dem Patienten. Hautarzt 48 (1997) 100–102
7. Rigizahn EF: Das Aufklärungsgespräch bei onkologischen Patientinnen – aus juristischer Sicht. Fortbildungsveranstaltung des Krankenhauses München-Schwabing am 25.09.2002
8. Steiner W: Zur Problematik der Aufklärung von Tumorpatienten. Onkologie 22 (1999) 432–435
9. Volkenandt M: Zur ärztlichen Aufklärung von Patienten mit malignen Melanomen. Akt Dermatol 21 (1995) 182–187
10. Volkenandt M: Das Aufklärungsgespräch mit Patienten über die Teilnahme an randomisierten Therapiestudien. Dtsch med Wschr 127 (2002) 460–462

KAPITEL

28 Patientengespräche sicher und kompetent führen

Hermann Dietzfelbinger

Auf dem Platz vor dem Museum Moderner Kunst in Wien wurden anlässlich einer Ausstellung im Jahre 2005 riesige bunte Quader aufgestellt, auf denen in großen Lettern geschrieben stand:

„KUNST IST KOMMUNIKATION –
KOMMUNIKATION IST KUNST"

Patientengespräche sicher und kompetent zu führen, ist ebenfalls Kommunikation und somit hohe ärztliche Kunst.

„Ein wirkliches Gespräch mit Patienten zu führen, ist eine komplexe Herausforderung an die Persönlichkeit des angehenden Arztes. Sie erschöpft sich nicht im oberflächlichen Erwerb bestimmter Gesprächstechniken, sondern erfordert zuallererst eine Veränderung der Einstellung von einer technik- und leistungsorientierten Medizin hin zur patientenzentrierten Medizin" (Lalouschek 2002) [3, 8].

Dennoch klagen viele Patienten darüber, dass ihnen die Ärzte kaum zuhören und sich oftmals taktlos verhalten. Chronisch Kranken wird bei einer durchschnittlichen Gesprächsdauer von elf Minuten lediglich eine Redezeit von sieben Sekunden eingeräumt. Während eines Behandlungsgesprächs wird ein Patient oft schon nach 18 Sekunden das erste Mal unterbrochen [1]. Nach einer internationalen Studie wurde die Kommunikation zwischen Arzt und Patient als „eines der auffälligsten Defizite in der medizinischen Versorgung" bezeichnet [10].

Daher sollte die Gesprächsausbildung frühzeitig beginnen und zu einem festen Bestandteil der Ausbildung von Medizinstudenten werden. Die Grundlagen für ärztliches Gesprächsverhalten werden im Medizinstudium gelegt [2, 3, 4]. Sicherheit und Kompetenz werden dann in der täglichen Praxis sowie in der ärztlichen Fort- und Weiterbildung erworben [10]. Eine vertrauensvolle Arzt-Patienten-Beziehung stellt die Basis für ein gutes Patientengespräch dar, für die menschliche Zuwendung und aufrichtige Anteilnahme erforderlich sind. 70–80% der Diagnosen können mit einer sorgfältigen Anamnese und körperlichen Untersuchung gestellt werden. Ärzte und Patienten sollten sowohl über Beschwerden und Symptome einer jeweiligen Krankheit als auch über das jeweilig subjektive Erleben sprechen [2, 3, 4, 10, 12].

Beispiele verschiedener Formen des ärztlichen Gesprächs sind z.B. Informationsgespräche, Aufklärungsgespräche, Visitengespräche, Aufnahmegespräche, Entlassungsgespräche oder Beratungsgespräche. Die am häufigsten angewandte Form der ärztlichen Kommunikation mit dem Patienten ist die Anamnese (griech. „Anamnesis" = Erinnerung); das Anamnesegespräch hat vornehmlich ein diagnostisches Motiv [2, 3, 4].

Das Ziel des ärztlichen Gesprächs besteht darin, einen medizinisch, psychologisch und oft juristisch bedeutsamen Konsens zwischen Arzt und Patient herzustellen, der als Grundlage für ein Arbeitsbündnis dienen kann [13]. Darüber hinaus sollen Informationen gesammelt und die Compliance des Patienten gesichert werden [2, 3, 4].

28.1 Klienten-(patientenzentrierte) Gesprächsführung nach Carl R. Rogers

Die Erkenntnisse der modernen Gesprächsführung gehen im Wesentlichen auf die Gesprächstherapie des amerikanischen Psychotherapeuten Carl R. Rogers (1902–1987) zurück:

Partner und somit Hauptperson im ärztlichen Gespräch ist der Patient. Wo eine patientenzentrierte Haltung praktiziert wird, entwickelt sich ein Klima des Verstehens, das Mut macht und realistische Einschätzungen ermöglicht. Gefühle sollen frei ausgedrückt werden, auch wenn sie negativ sind. Diese Einstellung ermöglicht es, dem Patienten ein Gefühl der Einzigartigkeit zu geben und sein Leben bedeutungsvoll zu machen.

Die Gesprächsführung nach Rogers ist weniger eine Methode als vielmehr eine Art Weltanschauung. Seine Annahmen beruhen auf einem optimistischen Weltbild: Der Mensch ist gut und hat eine Tendenz zur Selbstverwirklichung sowie zu Wachstum, Gesundheit und Anpassung. Manchmal wird der Mensch an Wachstum und Selbstverwirklichung gehindert, dann muss man die geeigneten Bedingungen wiederherstellen, damit er sich wieder selbst verwirklichen kann. Diese Gesprächsführung bewährt sich im Allgemeinen in jeder Situation.

Im Umgang mit Patienten ist sie besonders sinnvoll bei
- emotionalen Konflikten
- Unsicherheit
- Patienten mit geringem Selbstwertgefühl
- ängstlichen und gehemmten Patienten

Die Gesprächsführung nach Carl R. Rogers beinhaltet folgende drei Dimensionen [2, 3, 4]:
- Positive Wertschätzung
- Selbstkongruenz und Echtheit
- Empathie

Positive Wertschätzung

Positive Wertschätzung heißt, dass ein Therapeut den Patienten akzeptiert und respektiert und diese grundsätzliche Zuwendung nicht von Bedingungen abhängig macht. Der Arzt ist dem Patienten gegenüber grundsätzlich positiv eingestellt. Es sollte eine emotionale Wärme vermittelt werden. Das bedeutet nicht, dass wir alles gutheißen oder gut finden: es bedeutet, dass der andere Mensch als eigenständiges Individuum geachtet und akzeptiert wird, wie er ist.
- Ein niedriges Ausmaß an positiver Wertschätzung bedeutet, dass der Arzt seinen Patienten oder das, was dieser sagt und fühlt, überwiegend ablehnt, negativ beurteilt, kritisiert oder missbilligt.
- Ein hohes Ausmaß an positiver, nicht an Bedingungen gebundener Wertschätzung eines Therapeuten bewirkt, dass der Patient sich in der Gegenwart des Arztes wohlfühlt, in seiner Selbstachtung unterstützt und bestätigt wird, weniger Bedrohungs- und Angstgefühle erlebt, eine vertrauensvollere Beziehung zum Arzt aufnimmt und den Mut findet, Eigeninitiative zu entwickeln [3].

Selbstkongruenz und Echtheit

Selbstkongruenz (= Übereinstimmung mit sich selbst) und **Echtheit** sind wichtige Voraussetzungen für jeden, der diese Gesprächsform anwendet, d.h.: Beide Gesprächspartner sollten ganz sie selbst sein und sich nicht verleugnen. Der Arzt sollte sich selbst und seine Gefühle akzeptieren und keine Fassade aufsetzen. Er sollte nicht mit seinem Gefühl herausplatzen, sondern sein Gefühl sachlich ansprechen. Selbstkongruenz wird vom Gesprächspartner so wahrgenommen, dass sein Gegenüber wirklich meint, was er sagt, oder ist, was er darstellt. Fassadenhaftigkeit, rollenhaftes Verhalten oder gespielte Gefühle und Reaktionen sind das Gegenteil von Echtheit. Selbstkongruenz ist eine Voraussetzung dafür, dass der Patient ernst nimmt, was der Arzt sagt. Die Unsicherheit gegenüber der Position des Arztes wird verringert. Der Patient kann mehr Vertrauen fassen. Erlebt der Patient den Arzt in seinem Verhalten als unecht, wird er Zuspruch mit dem Satz diskreditieren: „Der muss das ja so sagen." Offenheit und Selbstkongruenz können auch dazu verhelfen, dass der Patient dem Arzt gegenüber freier wird [3].

Empathie

Empathie (= einfühlendes Verstehen) ist ein präzises, einfühlendes Verstehen des Anderen. Dem Patienten gegenüber werden Wertschätzung, positive Zuwendung und Akzeptanz vermittelt. Eine der Vermittlung des Bemühens um Empathie dienliche Technik ist das aktive verständnisvolle Zuhören (➤ Kap. 28.2). Bei einem hohen Maß an Empathie kann der Arzt die Gefühle und Sichtweisen des Patienten wahrnehmen oder sich vorstellen und dieses Verstehen auch dem Patienten gegenüber ausdrücken. Er kann Ereignisse und Sachverhalte vom Standpunkt des Patienten aus sehen und nachfühlen und ihm dies auch verständlich und einfach mitteilen. Man sollte versuchen, das Erleben des Anderen so vollständig und genau nachzuvollziehen, als ob es das eigene wäre, aber dabei nicht die „Als-ob-Haltung" verlassen. Man sollte mitfühlen, aber nicht mitleiden. Ein hohes Maß an Empathie führt dazu, dass Patienten sich verstanden und nicht mehr alleingelassen fühlen. Sie werden kooperativer und in die Lage versetzt, sich mit sich selbst und ihrer Umwelt offen auseinanderzusetzen. Sie zeigen generell weniger Angst. Empathie bewirkt auch, dass Patienten zu sich selbst und ihren Problemen Distanz gewinnen und so leichter zu einer Neuorientierung kommen können [3].

28.2 Stufen der Gesprächsführung

Wir unterscheiden drei Stufen in der Gesprächsführung:

- **Stufe I:** Aktives verständnisvolles Zuhören
- **Stufe II:** Paraphrasieren
- **Stufe III:** Verbalisieren emotionaler Erlebnisinhalte

28.2.1 Aktives verständnisvolles Zuhören

Nach Geisler [7] ist aktives, geschultes Zuhören die wichtigste ärztliche Fähigkeit in Zusammenhang mit dem Patientengespräch. Zuhören ist schwieriger als Sprechen. Damit sind Geduld, Konzentration, analytisches Denken, Gespür für „Zwischentöne" und Disziplin erforderlich. Das Gegenüber sollte das Gefühl haben, dass der betreffende Arzt wirklich zuhört.

Aktives Zuhören ist an vier Voraussetzungen gebunden:

- Interesse
- Bereitschaft, zuzuhören
- Fähigkeit, zuzuhören
- völlig präsent sein

Aktives Zuhören kann als Gesprachsführungstechnik verstanden werden. Aktives Zuhören (engl. „attending behaviour") ist somit ein aktiver Bestandteil des Gesprächs. Es ist als zum Sprechen komplementär anzusehen. Für Speierer [3, 11] gehört neben Empathie, Aufgreifen und Ansprechen der Gefühle des Patienten insbesondere aktives Zuhören zu den drei Formen der Rückmeldung im patientenorientierten Gespräch. Er verweist darauf, dass der Arzt mit dieser Form Inhalte des Patientenberichts aufgreift und so mitteilen kann, was er verstanden hat [2, 3, 4, 6].

So vermitteln wir dem Patienten das Gefühl:

- Ich werde verstanden
- Ich werde nicht bewertet, sondern akzeptierend angehört
- Mein Arzt ist an meinen Gedanken und Gefühlen interessiert

Bestandteile des „aktiven Zuhörens":

- Gesprächsbereitschaft signalisieren durch offene Angebote oder Vorschläge wie „Gibt es etwas, über das Sie mit mir sprechen wollen?" oder „Ich bin bereit, Ihnen zuzuhören."
- Aufmerksamkeit und Anteilnahme signalisieren, z.B. durch zugewandte Körperhaltung, freundlichen Blickkontakt, Gesten mit der Hand oder Kopfnicken als Aufforderung, fortzufahren, oder durch bestätigende Äußerungen wie „Ja", „Hm", „Aha", „Und weiter", „Oh" usw. sowie offen endende Bemerkungen („Fahren Sie fort ..."), u.U. auch abwartendes verständnisvolles Schweigen.

28.2.2 Paraphrasieren

Paraphrasieren bedeutet: Eigenes Verständnis des Gesagten dem Gesprächspartner zurückmelden, durch wortwörtliche oder umschreibende Wiedergabe, kurze Zusammenfassungen, die das Gesagte „auf den Punkt" bringen, wiederholen, nachfragen, strukturieren, wiederholendes „Echo" (Patient: „Der Schmerz ist in meinem Rücken ...", Arzt: „Ihrem Rücken ..."), bei „Vielrednern" Gespräch auf wesentliche Informationen lenken, Zielsetzungen des Gesprächs im Auge behalten.

Dabei soll überprüft werden, ob alles richtig verstanden wurde. Der Patient hat die Möglichkeit, Gedanken und Gefühle noch deutlicher wahrzunehmen und auszudrücken. Wichtig ist, dass Schwerpunkte gelegt werden, entweder auf die Gefühle oder die Gedanken oder aber auf die differenzierte Darstellung der äußeren Sachinhalte. Das Paraphrasieren sollte immer im richtigen Maß und nicht übertrieben geschehen, um nicht abwehrende Gefühle aufkommen zu lassen [2, 3, 4, 6].

Verbalisieren emotionaler Erlebnisinhalte

Hierbei werden nicht der gesamte Inhalt des Gesagten wiederholt, sondern hauptsächlich die Gefühle, die hinter der Aussage stecken. Der Arzt teilt mit, welches Gefühl er herausgehört hat und spiegelt dieses wider. Hilfreich ist diese Methode nur, wenn die Atmosphäre entspannt und akzeptierend ist, sonst könnte sie beim Gesprächspartner Angstgefühle auslösen. Wenn bei dem Patienten eine Abwehrhaltung zu spüren ist, sollte der Arzt wieder auf Stufe I und II zurückkehren [2, 3, 4, 6].

28.3 Antworten und Reaktionen

Die Antworten des Arztes sollten möglichst kurz und mit einer direkten Ansprache des Patienten in einer bildhaften, lebendigen, dem Alltag des Patienten entnommenen Sprache formuliert werden, dabei aber nicht wertend, sondern spiegelnd und vertiefend ankommen. Man sollte also möglichst keine vorschnellen Urteile, Wertungen und Ratschläge abgeben, sondern vielmehr den Gesprächspartner ermuntern, selbständig Lösungsmöglichkeiten für seine Probleme zu erwägen, und ihm selbst die Entscheidung überlassen, welche Lösung für seine Situation die richtige ist. In manchen Situationen ist es besser, das Gespräch vorläufig zu beenden, ohne auf eine Entscheidung zu drängen. Dann kann man Bereitschaft zeigen, in einem weiteren Gespräch allenfalls auf diesen Punkt nochmals zurückzukommen [2, 3, 4, 6].

28.4 Weitere Gesprächsdimensionen

Zu den **weiteren Gesprächsdimensionen** können auch folgende gezählt werden (nach Buschmann-Steinhage, in Wilker et al. 1994 [2, 3, 4, 13]):

- **Direktivität:** Bei der Direktivität handelt es sich um eine bipolare Dimension der Gesprächsführung.
  - Arztzentrierter (direktiver) Pol: Die Steuerung (Inhalt und Verlauf) des Gesprächs geht in erster Linie von dem jeweiligen Arzt aus
  - Patientenzentrierter (nondirektiver) Pol: Der Patient kann aufgrund des Arztverhaltens Gegenstand und Ablauf der Konsultation im Wesentlichen mitbestimmen
- **Informationsvermittlung:** Dieser Begriff kennzeichnet das Ausmaß und die Art der ärztlichen Information, sodass der Patient diese verstehen kann. Es geht dabei sowohl um die Verständlichkeit als auch um die Menge der Informationen. Wesentlich scheint zu sein, dass der Arzt von sich aus bereit ist, den Patienten zu informieren.

28.5 Fehler der Gesprächsführung

Häufigste Fehler der Gesprächsführung (nach Buddeberg) [2–5]:

- Das Gespräch wird zu eng oder zu weit geführt
- Das Gespräch ist einseitig auf Symptombefragung ausgerichtet (Anamnesebogen!!)
- Der Arzt manipuliert das Gespräch durch Unterbrechen, Themenwechsel oder überraschendes Beenden
- Der Arzt strukturiert zu wenig und lässt den Patienten abschweifen
- Der Arzt zeigt ein falsches Rollenverständnis
- Die Kommunikation ist ungeeignet
- Der Arzt sieht während des Gesprächs verstohlen zur Uhr
- Es werden vorwiegend geschlossene und Suggestivfragen gestellt
- Der Arzt unterbricht oft oder kann Pausen nicht aushalten

- Der Arzt verwirrt den Patienten durch unverständliche Fachausdrücke, lange Aussagen, lange Pausen oder abrupten Themenwechsel
- Der Arzt gibt vorschnelle Urteile, Wertungen und Ratschläge ab

Nichtbeachtung nonverbaler Mitteilungen des Patienten: Kommunikation besteht zu 93% aus nonverbalem Anteil (55% Körpersprache, 38% Tonalität) und lediglich zu 7% aus Sprachinhalt [1]. Wenn die Stimme „Ja" sagt, der Körper jedoch „Nein" ausdrückt, wird der Patient das Nein wahrnehmen [9]. Somit liegt der weitaus größere Reiz eines Gesprächs auf der unbewussten Ebene. Auf der Inhalts- oder Beziehungsebene werden emotionale Informationen gesammelt, die einen großen Spielraum für Spekulation, Attribution und Interpretation lassen [1].

28.6 Ausblick

Die Kunst, gute und effektive Patientengespräche zu führen, in denen sich der Patient verstanden fühlt, ist also bei ernstem Bemühen durchaus erlernbar: Der Arzt sollte nicht nur mit dem notwendigen Wissen versorgt werden, sondern auch ausreichend Gelegenheit erhalten, diese Kunst zu üben. Wenn man bedenkt, dass besonders in der Hämatoonkologie Patientengespräche zu den wichtigsten und oft zeitintensivsten Tätigkeiten des Arztes gehören, ist es nur zu begrüßen, dass die Gesprächsausbildung heute in den Studienplänen der Medizin immer mehr Beachtung findet [2, 3, 4, 10, 12].

LITERATUR

1. Adam A: Das Patienten-Gespräch: Ärztliche Kardinalfehler. Dtsch Ärztebl 101 (2004) A-1288/B-1068/C-1032
2. Brenner J, Weber M: Ärztliche Gesprächsführung. (01.07.2004) http://www.bourbonbrothers.de/projects/psycho/arztgespraech-skript.pdf (letzter Zugriff 26.06.2008)
3. Brenner J, Weber M: Ärztliche Gesprächsführung. http://www.uni-mainz.de/FB/Medizin/medpsych/aktuelles01_Dateien/%C4rztliche%20Gespr%E4chsf%FChrung.pdf (letzter Zugriff 26.06.2008)
4. Brenner J, Weber M: Ärztliche Gesprächsführung. Referat, Powerpoint-Datei. http://www.bourbonbrothers.de/projects/psycho/arztgespraech-praesentation.ppt
5. Buddeberg C, Willi J: Psychosoziale Medizin. Springer, Heidelberg (1998)
6. Dahmer H, Dahmer J: Gesprächsführung. Eine praktische Anleitung. Georg Thieme-Verlag, Stuttgart, New York (1982)
7. Geisler L: Arzt und Patient – Begegnung im Gespräch. 4. Aufl., pmi-Verlag, Frankfurt/M. (2002)
8. Lalouschek J. Ärztliche Gesprächsausbildung. Eine diskursanalytische Studie zu Formen des ärztlichen Gesprächs. Verlag für Gesprächsforschung, Radolfszell (2002)
9. Lange A. Gesprächsführung. Es geht um Respekt und Akzeptanz. Dtsch Ärztebl 104 (2007) 91
10. Limberg W. Sorgenkind Arzt-Patienten-Gespräch. http://healthcare.monster.de/13744_de-DE_p1.asp (letzter Zugriff 26.06.2008)
11. Speierer GW: Das patientenorientierte Gespräch. Baustein einer personenzentrierten Medizin. Tobler-Verlag, Altstätten, Schweiz (1991)
12. Wilk C: Ärztliche Gesprächsführung lernen. Zentraler Bestandteil des Studiums an der Universität Innsbruck. Artikel 09.01.2007. http://www.thieme.de/viamedici/studienort_innsbruck/tipps/gespraechsfuehrung.html (letzter Zugriff 26.06.2008)
13. Wilker F-W, Bischoff C, Novak P: Medizinische Psychologie und Medizinische Soziologie. 2. Aufl.. Urban & Schwarzenberg, München (1994)

KAPITEL 29

Monika Dorfmüller

Abgrenzung und umfassende psychosoziale Betreuung von Tumorpatienten

29.1 Abgrenzung – prinzipielle Gedanken

Abgrenzung ist ein vielschichtiger und vielzitierter Begriff, besitzt ihre Schnittstellen mit dem breitgefächerten Feld menschlicher Zuwendung, Kommunikation und Interaktion. Abgrenzung korreliert mit körperlich-seelisch-geistiger Individualität, mit Selbst- und Fremdwahrnehmung, mit kognitiven und affektiven Reaktionen, mit der persönlichen Biografie, persönlichen Wünschen, Bedürfnissen, Perspektiven.

Je klarer die eigene Position und der eigene Selbstwert definiert sind, desto unkomplizierter können Abgrenzungen erfolgen. Abgrenzung kann geschehen zwischen zwei Menschen, zwischen einem Individuum und einer kleineren oder größeren Gruppe oder unter Gruppen.

Abgrenzung – entwicklungspsychologische Aspekte

Abgrenzung, Differenzierung von Ich und Du, stellt einen Entwicklungsprozess dar, der mit Bindungen, Ablösungen und zunehmender Gewinnung von Ich-Identität verbunden ist.

Kinder und Jugendliche müssen in ihren verschiedenen sozialen Lebens- und Entwicklungskontexten gesehen werden.

Säuglinge und Kleinkinder befinden sich in ausgeprägter, vielseitiger Abhängigkeit von der Familie, den Erwachsenen. Individuationsgrad und Abgrenzung sind noch wenig ausgeprägt. Ab Schulalter gewinnen Mädchen und Jungen mit individuellen Varianten deutlich mehr Eigenständigkeit.

Präpubertierende und Pubertierende verfügen über eine verschieden ausgeprägte, doch definierte Handlungskompetenz, eigene Verantwortungen und Abgrenzungen und meist über ausreichend soziale Erfahrungen.

Gute intellektuelle Kompetenz, auch gutes Aussehen verstärken neben anderen Komponenten das Selbstbewusstsein und das Selbstwertgefühl von Kindern und Jugendlichen und verbessern die Chancen notwendiger Abgrenzungen in zahlreichen Lebensbereichen.

Abgrenzung spielt sich auf vielerlei Ebenen vom privaten bis in den beruflichen Sektor ab. Abgrenzung muss nicht kollidieren mit der Wahrnehmung der Bedürfnisse des Du auf verbaler und/oder nonverbaler Ebene, mit Empathie.

Abgrenzung birgt auch Störungsanfälligkeiten in sich, kostet zur rechten Zeit entsprechenden Menschen und Situationen gegenüber Kraft, Mut, Selbstreflexion, bedingt Trennungen, Schnitte, Wehmut.

Abgrenzung gelingt keinesfalls immer konkret, effizient und für beide Seiten akzeptabel, sondern immer wieder nur partiell oder überhaupt nicht. So existieren beispielsweise symbiotische Beziehungen zwischen Partnern, Eltern und Kindern, die im weitesten Sinn des Wortes hinderlich, aber schwer auflösbar sind.

Abgrenzung im Kontext der Onkologie und Psychoonkologie

Die Ausgangspositionen und Perspektiven von Patient, Angehörigen und Behandlern differieren natürlicherweise.

In den helfenden Berufen – also auch in der Onkologie und Psychoonkologie – können sich Probleme und Konflikte durch mangelnde Abgrenzungen zwischen Patienten, Angehörigen und professionellen Helfern ergeben. Dies gilt insbesondere für ein „überbordendes Helfersyndrom“, bei einem Burn-out-Syndrom.

Eine maligne Erkrankung in kurativer wie palliativer oder explizit palliativer Ausgangssituation bedingt eine spezifische „Bedürftigkeit", Nähe, Mitgefühl, Abhängigkeiten. Manche Patienten wollen Eigenverantwortlichkeit und Selbstständigkeit abgeben, in Entscheidungsprozesse nur bedingt einbezogen werden, regredieren im Einzelfall. Ihre Abgrenzungsmotivation kann durch verständliche Informationen, klare Absprachen und Teilung von Verantwortungen gestärkt werden. Auch Angehörige gehören sinnvollerweise konsequent in diese Prozesse einbezogen.

Abgrenzung verlangt insbesondere von Arzt, Schwestern und Pflegern ein definiertes, möglichst partnerschaftliches Rollenverständnis ohne Dominanzen, ohne angemaßte Autorität und Asymmetrien, flexibel der jeweiligen Konstellation angepasst.

29.2 Aktuelle Aspekte der psychosozialen Betreuung von Tumorpatienten

Das Spektrum von Belastungen, emotionale Reaktionen und die Kriterien der Lebensqualität verändern sich im Verlauf der malignen Erkrankung mit individuellen Unterschieden. Fakt ist, dass die psychosoziale Betreuung dieser Patienten und ihrer Angehörigen bis heute weder flächendeckend gewährleistet noch ausreichend vernetzt ist. Nicht selten „fallen" Betroffene nach bzw. zwischen den stationären oder ambulanten Behandlungen in ein psychisches und soziales, auch physisches Loch und fühlen sich ebenso wie ihre Angehörigen alleingelassen.

Günstig erweist sich, dass durch die Disease-Management-Programme bei Brustkrebs auch gesetzlich die Notwendigkeit der psychosozialen Unterstützung festgeschrieben wurde. Dennoch darf keinesfalls unerwähnt bleiben, dass namhafte deutsche Onkologen das DMP bei Mammakarzinom mehr oder minder nachhaltig bzw. scharf kritisieren. Ihre Argumente sind fundiert und glaubhaft. Sie richten sich nicht gegen die Psychoonkologie bei dieser malignen Erkrankung. Zertifizierte Zentren existieren sowohl für das Mammakarzinom als auch für Darmkarzinome. Weitere Zentren für Prostata- und Lungenkarzinome, Sarkome und Hirntumoren sind im Entstehen und werden durch Einsatz der Arbeitsgruppen der dapo (Arbeitsgemeinschaft für psychosoziale Onkologie) und PSO (Psychosoziale Onkologie) verpflichtet, psychoonkologische Angebote vorzuhalten.

Die für die Disease-Management-Programme geforderten strukturierten Behandlungsangebote können wegen knapper Ressourcen und Schließung von Krebsberatungsstellen derzeit noch gar nicht alle realisiert werden, wie Doris Pouget-Schors bei einer Tagung der Evangelischen Akademie in Tutzing unter dem Thema „Gesundheit – ein Marktprodukt?" am 24.04.08 kritisch feststellte.

! WICHTIG

Die Ergebnisse einer Tumorbehandlung, insbesondere was den Umgang mit der malignen Erkrankung und den behandlungsbedingten Zusatzbelastungen, das psychische Befinden, soziale Aktivitäten, die Entwicklung von Lebensperspektiven und die Lebensqualität betrifft, werden durch psychosoziale Hilfen mit hohem Evidenzgrad verbessert.

Psychoonkologie wird heute synonym gesetzt mit psychosozialer Onkologie. Unabdingbar damit verbunden ist die interdisziplinäre Kooperation, die eine Vielzahl von Berufsgruppen umfasst.

Neben den behandelnden Ärzten in Klinik, Ambulanz oder Praxis sind zu nennen Schwestern und Pfleger, Physiotherapeuten, Musik-, Gestalt-, Kunst- und Atemtherapeuten, Sozialpädagogen und last but not least Psychotherapeuten (spezifisch Psychoonkologen) und Seelsorger aller Glaubensgemeinschaften. Komplettierend zu nennen sind die entsprechenden Selbsthilfegruppen (➤ auch Kap. 62).

Auf *zwei besonders sensible Bereiche* im Rahmen der psychosozialen Betreuung von Tumorpatienten ist hinzuweisen:

- Der pädiatrische Bereich mit Kindern und Jugendlichen, ihrer differenzierten Entwicklungsdynamik
- Ältere Tumorpatienten.

Wie schon in Kapitel 5 näher beschrieben, stellen ältere Tumorpatienten eine sehr heterogene Patientengruppe mit unterschiedlichen Altersveränderungen und deren möglicher Ausprägung dar. Besondere

Herausforderungen bei dieser Patientengruppe resultieren aus kognitiven Einschränkungen, Demenzen und/oder Depressionen, insgesamt einer Multimorbidität. Ältere bzw. alte Frauen und Männer sind bei einer malignen Erkrankung und den zusätzlichen genannten möglichen Einschränkungen verstärkt auf psychosoziale Interventionen angewiesen. Nicht selten ist das Netz ihrer sozialen Unterstützung wenig tragfähig, sodass ein verlässliches, supportives Netzwerk geschaffen werden muss.

Schmerzdiagnostik und Schmerztherapie aus psychologischer Sicht im Rahmen der psychosozialen Betreuung von Patienten mit hämatoonkologischen Erkrankungen

Ein physiologisch vollständiges Schmerzwahrnehmungs- und Schmerzverarbeitungssystem existiert bereits beim Frühgeborenen. Schmerzperzeption und Schmerzmanifestation zeigen entwicklungspsychologische Veränderungen. Bei der Aufrechterhaltung und Verstärkung von Akutschmerzen, bei der Entstehung des Schmerzgedächtnisses, bei chronischen Schmerzen und im individuellen Schmerzempfinden spielen neben körperlichen (sensorischen) auch kognitive, emotionale und soziale Komponenten eine unübersehbare Rolle. Auch seelische Verwundungen, zum Beispiel durch einen Trauerfall, eine Trennung, einen Verlust können als Schmerzen auf dem Umweg über den Körper artikuliert werden oder als Verstärker wirken.

Der subjektive Leidensdruck, die individuelle Schmerztoleranz und individuelle Lebensqualität der Patienten bilden entscheidende Kriterien. Schmerz ist ernsthaft anzuerkennen und kompetent zu behandeln. Auf die besonderen soziokulturellen und religiösen Hintergründe und Bedürfnisse von Migranten im Bereich der Diagnostik und Behandlung des Schmerzes ist dringend hinzuweisen.

! WICHTIG

Schmerzerleben ist ein Geschehen aus biologischen, psychologischen und sozialen Faktoren. Auch die Umgangsstrategien mit Schmerz sind unterschiedlich. Der Komplexität des Schmerzes werden heute strukturierte, multimodale Therapiekonzepte nach bio-psycho-sozialem Modell interdisziplinär gerecht. Ein individuell angepasstes, bedarfsgerechtes Schmerzregime und Analgetikaschema führen zu Angst- und Schmerzreduktion, insbesondere im Bereich der Palliativmedizin.

Religiöse oder kulturgeschichtliche Verharmlosungen oder gar Verklärung des Schmerzes sind indiskutabel, insbesondere bei fortgeschrittener maligner Erkrankung.

Physischer und psychosozialer Schmerz werden in den gleichen Hirnarealen verarbeitet. Schmerz führt zu Veränderungen der Hirnstrukturen. Psychologische Interventionen wirken sich auf das Gehirn aus.

Schmerz besitzt wesentlich auch einen *Beziehungsaspekt*, mit biografischen und aktuellen Wurzeln, beinhaltet einen Dialog, kann Appellcharakter annehmen und verstärkte Zuwendung, eine Sonderrolle auslösen. Dies gilt spezifisch, wenn das aktuelle Leben und eine subjektiv enttäuschende Lebensbilanz bzw. „schmerzliche Lebenserfahrungen" diese Zuwendung nicht bieten konnten.

Geschlechtssensible Unterschiede zeigen sich mit individuellen Varianten in unterschiedlicher Körper- und Krankheitswahrnehmung, Schmerzempfindlichkeit und unterschiedlichen Umgangsstrategien mit dem Schmerz bei Frau und Mann.

Von psychologischer Seite spielen biografische Eckdaten, die sozio-ökonomische und psychosoziale Aktualsituation, die jeweilige Alters- und Entwicklungsstufe, unter Umständen ein krisenhafter Lebensabschnitt unabhängig von der malignen Erkrankung eine wesentliche Rolle. Besonders erwähnenswert sind posttraumatische Belastungssyndrome in der Biografie, vorausgegangene Unfälle oder Erkrankungen mit Schmerzerfahrungen, insbesondere auch bisherige insuffiziente Schmerzregime.

Das Netzwerk präexistenter, aktuell existierender, stabiler, unsicherer oder fehlender familiärer oder freundschaftlicher Beziehungen stellt eine Komponente möglicher Schmerzreduktion oder potenzieller Schmerzverstärkung dar.

Unzureichende, inkompetente Akutschmerztherapie, auch das Ignorieren psychosozialer Belastungsfaktoren, kann zur Schmerzchronifizierung und zu zusätzlichen funktionellen Störungen führen. Die Auswirkungen auf die Schmerzbehandlung bei einer fortgeschrittenen malignen Erkrankung, Synergieeffekte mit den Vorerfahrungen sind evident.

Schmerzverstärker

Ängste, Spannung inklusive Erwartungsspannung, Stress inklusive psychosozialer Stressoren, depressive Reaktionen, aversive Reize mit Tonuserhöhung, Leid, Trauer, Gefühle der Isolation, der Abhängigkeit und unterdrückte Aggressionen können mit individuellen Varianten und biografischen Elementen als Schmerzverstärker eingeordnet werden.

Wertigkeit der Kommunikation im Rahmen der Schmerzbehandlung

Im gesamten Bereich interdisziplinärer Schmerztherapie sind Kommunikation und Interaktionen mit dem geplagten Patienten auf solider Vertrauensbasis von eminenter Bedeutung. Das bedeutet auch die Herstellung einer tragfähigen Beziehung. In den Rahmen der Kommunikation in diesem Kontext gehören auch Fragen der einfühlsam-verständlichen Aufklärung im Zusammenhang mit der Schmerzdiagnostik, mit diagnostischen und therapeutischen Optionen. Dabei ist zu betonen, dass das Ertragen von Schmerzen bei zahlreichen Patienten mit hämato-onkologischen Erkrankungen kein unabänderliches Schicksal darstellt.

Therapeutische Angebote

Wegen der Komplexität des Schmerzes, den verschiedenen Ursachen, Erscheinungsformen und Ausgangspositionen ist differenziertes therapeutisches Vorgehen erforderlich.

Aus psychologischer Sicht bewähren sich Üben und Anwendung von Entspannungstechniken, Imagination, Meditation, Hypnotherapie, Atemübungen und Musiktherapie.

Beim Tumorpatienten in der expliziten Palliativphase werden psychologische Krisenintervention, Entspannungsübungen, der Dialog, das Gespräch sowohl beim betroffenen Patienten als auch bei seinen relevanten Bezugspersonen im Vordergrund der psychologischen Schmerzbehandlung stehen. Hier geht es um einfühlsame Zuwendung, Einordnen auch schmerzlicher Lebenserfahrungen in die persönliche Biografie. Ergänzend und wertvoll dazu kann spirituelle Begleitung sein, auf jeden Fall die Einbeziehung spiritueller Aspekte in das gesamte Behandlungskonzept des Schmerzes.

Umfassende psychosoziale Betreuung

Sie beginnt bereits mit der Verdachtsdiagnose einer malignen Erkrankung und zieht sich durch die mannigfachen Phasen wie gesicherte Diagnostik, Aufklärung, Behandlung, Nachsorge, Rehabilitation und mögliche Rezidive, Progredienz hindurch. Die Lebenssituation der betroffenen Patienten und ihrer relevanten Bezugspersonen verändert sich zumindest passager prinzipiell mit einem individuell unterschiedlich akzentuierten Belastungskomplex. In Korrelation dazu stehen Art und Ausmaß gewünschter bzw. erhaltener psychosozialer Unterstützung. Professionelle soziale Hilfen können bei den Sozialdiensten der Kliniken, den Krankenkassen und den Krebsberatungsstellen erhalten werden und betreffen beispielsweise Familienhilfe, Anschlussheilbehandlung, Rehabilitationsmaßnahmen. Auch über Berufsverbände und Gewerkschaften können fundierte Informationen eingeholt werden.

Noch einmal erwähnt wird die Unterstützung durch Selbsthilfegruppen, die auf ehrenamtlicher Basis arbeiten.

Eine Sondersituation resultiert in einer explizit palliativen Situation. Wie Roller (➤ auch Kap. 41–45) und Schmitt (➤ auch Kap. 47) betonen, ist jetzt die interdisziplinäre Kooperation besonders gefragt, um vielschichtige Problemstellungen und Anforderungen wahrzunehmen und realistische Lösungen kompetent anzubieten. Erwartungen von Patient und Angehörigen und dem professionellen Team können mehr oder minder ausgeprägt differieren. Nicht selten verbergen sich dahinter psychosoziale Defizite des bisherigen Lebens, die in einer beschränkten Lebensspanne kompensiert werden sollten. Hier einen gangbaren Kompromiss zu finden, bedarf hoher Kompetenz und Einfühlsamkeit.

! WICHTIG

Umfassende psychosoziale Betreuung von Patienten mit malignen Erkrankungen und deren wesentlichen Bezugspersonen muss interdisziplinär erfolgen und sich nach zahlreichen krankheits- und behandlungsbedingten sowie psychosozialen Gegebenheiten und Bedürfnissen richten. Sie ist – insbesondere bei zunehmender Inzidenz von malignen Erkrankungen – im Rahmen des gesamten Behandlungskomplexes unverzichtbar.

LITERATUR

1. Bowlby J: Frühe Bindung und kindliche Entwicklung. 5. Aufl. Ernst Reinhardt Verlag, München (2005)
2. Ciaramella A, Poli P: Assessment of depression among cancer patients: The role of pain, cancer type und treatment. Psycho-Oncology 10 (2001) 156–165
3. Dorfmüller M (Hrsg): Die ärztliche Sprechstunde. Ecomed Verlagsgesellschaft, Landsberg (2001)
4. Dorfmüller M: Psychosoziale Aspekte des Mammakarzinoms und das Aufklärungsgespräch bei onkologischen Patientinnen aus psychologischer Sicht. In: Wischnik A: Kompendium Gynäkologie und Geburtshilfe, 10. Ergänzungslieferung . Ecomed Verlagsgesellschaft, Landsberg (2006)
5. Dornes M: Die emotionale Welt des Kindes. Fischer, Frankfurt am Main (2000)
6. Finke J: Empathie und Interaktion. 2. Aufl. Thieme, Stuttgart New York (2003)
7. Herzog C, Egle UT: Psychologische Aspekte bei Malignomschmerz. In: Egle UT, Hoffmann SO (Hrsg.): Der Schmerzkranke. Schattauer, Stuttgart (1993) 590–601
8. Kerekjarto M, Schug S: Psychosoziale Betreuung von Tumorpatienten im ambulanten und stationären Bereich. Aktuelle Onkologie 37. Zuckschwerdt, München-Bern-Wien (1987)
9. Larbig W, Fallert B, de Maddalena H: Tumorschmerz. Interdisziplinäre palliative Therapiekonzepte. Schattauer, Stuttgart (1999)
10. Tschuschke V: Psychoonkologie. Psychologische Aspekte der Entstehung und Bewältigung von Krebs. 2. Aufl. Schattauer, Stuttgart (2006)
11. Hölzel D, Engel J, Schubert-Fritschle G: Disease-Management-Programm Brustkrebs: Schlusswort. Dtsch Arztebl 49 (2004) A-3324. http://www.aerzteblatt.de/v4/archiv/artikel.asp?id=44588 (letzter Zugriff 29.07.08)
12. Schaude H: Disease-Management-Programm Brustkrebs: Ökonomischer Unsinn. Dtsch Arztebl 49 (2004) A-3320 / B-2811 / C-2662. http://www.aerzteblatt.de/v4/archiv/artikel.asp?id=44582 (letzter Zugriff 29.07.08)

KAPITEL

30 Formen von Krankheitsverarbeitung und Reduktion von emotionalem Stress

Monika Dorfmüller

30.1 Das vielschichtige Spektrum der Krankheitsverarbeitung

Einflüsse auf die Krankheitsbewältigung

- Art (auch Lokalisation) der malignen Erkrankung
- Stadium der malignen Erkrankung
- Prognose – Überlebenszeit – Rezidivrate
- Art und Ausmaß der Behandlungsmaßnahmen
- Lebensveränderungen (passager, definitiv)
- Komorbiditäten, insbesondere psychischer Art (Depressionen, Anpassungs-, Angst- und Persönlichkeitsstörungen)
- Somatische wie psychosoziale Anamnese
- Bisher praktizierte Lebens- und Konfliktbewältigungsstrategien
- Soziokulturelle, schulisch-berufliche und ökonomische Aktualsituation
- Geschlechtsdifferenzierungen
- Soziale und spirituelle Ressourcen.

Individuelle Krankheitsbewältigung

In diesem Kontext ist auf den Begriff *Resilienz* als einer intrapersonalen Schutzressource hinzuweisen.

Das Glossar der Online-Plattform für Sozialwesen [2] definiert wie folgt: „In der Psychologie wird mit Resilienz die Stärke eines Menschen bezeichnet, Lebenskrisen wie schwere Krankheiten, lange Arbeitslosigkeit, Verlust von nahestehenden Menschen oder ähnliches ohne anhaltende Beeinträchtigung durchzustehen… Auch die erfolgreiche Überwindung von Traumata ist ein Zeichen von Resilienz. Wesentliche Faktoren, die Resilienz begünstigen, sind das soziale Umfeld der Betroffenen, ihre biologische Vitalität und ihre mehr oder weniger aktive Einstellung zu Problemen (interne Kontrollüberzeugung, der Glaube, dass man Probleme durch eigenes Bemühen lösen kann)."

> **! WICHTIG**
>
> Es ist immer wieder überraschend, wie verschiedenartig einzelne Patienten (auch ihre Angehörigen) mit einem ungewissen Schwebezustand, mit der existenziellen Krise, der Bedrohungssituation, mit Prognosen und enormen, teilweise grenzwertigen physischen wie psychosozialen Belastungen umgehen und wie sie tragfähige und belastbare „Normalität", Neuorientierung und notwendige Veränderungen erreichen können.

Zu den Voraussetzungen der *Krankheitsbewältigung* gehört auch die individuelle Therapiemotivation, insbesondere die individuelle Einschätzung der malignen Erkrankung, der Lebenszäsur für den Patienten, die identisch oder unterschiedlich zwischen ihm und seinen relevanten Bezugspersonen und dem Behandlungsteam ausfallen kann. Eine Faktorenanalyse der unterschiedlichen Einschätzung ist im Einzelfall dringend indiziert.

Ähnliches gilt auch für die Behandlungserwartungen, die nachhaltig differieren können.

Anteile der Krankheitsbewältigung können sich auch als Verdrängung und Verleugnen manifestieren. Diese sind nicht als pathologische Parameter einzustufen, solange sie nicht aus mangelnder Realitäts- und Krankheitseinsicht zu einem selbstschädigenden Therapieabbruch oder primärer Ablehnung einer Therapie führen.

Maligne Erkrankungen können im Einzelfall bei entsprechenden Konstellationen auch im Sinne von andauernden regressiven Verhaltensweisen „verarbeitet" werden oder eine Sonderrolle, tiefes Mitleid (auch Mitleiden), beanspruchen. Eine andere spezifische Art von „Krankheitsverarbeitung“ kann im Sinne einer Schuldzuweisung geschehen. Die Schuldzuweisung kann vom Kranken selbst im Sinne einer Projektion beispielsweise auf den Partner, ein Kind, die Kinder usw. erfolgen oder von gesunden Bezugspersonen auf den Kranken gerichtet sein. Besonders belastend wird sich eine Situation gestalten, wenn der Kranke sich aus tiefgreifenden Motiven heraus selbst Schuld an seiner Erkrankung zuweist.

FALLBEISPIEL

Eine 55-jährige Patientin leidet seit drei Jahren an einem Kolonkarzinom, das zunächst postoperativ gut auf die entsprechenden Behandlungen anspricht, zwischen den Behandlungszyklen eine erfreuliche Lebensqualität und Lebensführung im Kreise der Familie und verlässlicher Freunde, mit Aktivitäten und weitgehender „Normalität" ermöglicht. Die Patientin ist im christlichen Glauben verankert, erfährt dadurch zusätzlichen Halt und Orientierung. In couragierter Form geht sie mit der malignen Erkrankung und den behandlungsbedingten Zusatzbelastungen um. Nach etwa zwei Jahren kommt es zu einem markanten Progress der Erkrankung und einem tiefen Einschnitt in Lebensführung und insbesondere Lebenserwartung. Zahlreiche Komplikationen wechseln sich ab inklusive einer pathologischen Fraktur des rechten Schenkelhalses nach einem banalen Sturz. Der recht dominante und autoritäre Ehemann, die beiden warmherzigen und zugänglichen Töchter und deren Ehemänner erleben sich als hilflos, fühlen sich mit dem Wissen um die Notwendigkeit eines baldigen Abschieds von der Ehefrau bzw. der Mutter überfordert. Teilweise treten sie mit Aktionismus die Flucht nach vorne an und überfordern damit die Kranke. Der Ehemann wirft in dieser Situation seiner kranken Frau vor, sich nicht genügend auf die Angebote der Psychoonkologie, insbesondere auf Entspannungstechniken und „positives Denken" eingelassen zu haben. Er weist ihr daher eine erhebliche Mitschuld am raschen Fortschreiten der malignen Erkrankung und damit der Belastung ihrer Angehörigen zu. Die Patientin war weitgehend während der Klinikaufenthalte und bei Kontrolluntersuchungen intensiv psychoonkologisch mitbetreut worden, sodass eine vertrauensvolle Beziehung zwischen ihr und der Psychoonkologin bestand. Der Ehemann entzog sich im Gegensatz zu den kooperativen Töchtern jedweder psychoonkologischen Intervention. Mit der Patientin selbst und den Töchtern konnte der Vorwurf ihrer „Mitschuld" offen thematisiert und weitgehend entschärft werden. Durch ihre eigene Haltung konnten die beiden Töchter sekundär etwas Einfluss auf ihren Vater nehmen. Für die Patientin trat eine sichtliche Erleichterung ein.

In der Krankheitsbewältigung erweist sich mit individuellen Varianten besonders kompliziert die Erstdiagnosestellung bei bereits fortgeschrittener maligner Erkrankung und entsprechender Prognose. Quälend und belastend kann sich auch eine langwierige Suche nach dem Primärtumor, nach seiner „Identifizierung“ auswirken.

Krankheitsbewältigung und Wertigkeit des sozialen Netzes

Patienten klagen nicht selten zum Zeitpunkt der Diagnosestellung der malignen Erkrankung und im Behandlungsverlauf über mangelnde oder reduzierte soziale Kontakte. Fast gleichzeitig geben sie auf gezieltes Nachfragen an, sich aus zeitlichen und/oder emotionalen Gründen nie ernsthaft um tragfähige Kontakte zu Nachbarn, Bekannten und Freunden bemüht zu haben, für diese Bezüge mit Geben und Nehmen keine Valenzen übrig gehabt bzw. sie nicht als eine wesentliche Komponente der Lebensführung und Lebensqualität erachtet zu haben.

Nur behutsam und teilweise nur sehr bedingt kann diesen Patienten der Zusammenhang mit ihrer Biografie, ihrer Vergangenheit und der Aktualsituation nahegebracht werden, können die Realitäten ausgelotet und tragbare Lösungen (teilweise Teillösungen) und Kompensationen mithilfe des gesamten interdisziplinären Teams erarbeitet werden.

! WICHTIG

Eine andersgeartete Situation resultiert bei dem häufig zu beobachtenden sozialen Rückzug der Patienten bei vorhandenem Bekannten- und Freundeskreis insbesondere während der Behandlungsphasen und durch die Auswirkungen des Fatigue-Syndroms. Hier sind die offene Artikulation der Bedürfnisse des Patienten, sein aktiver Anteil im Rahmen der Kommunikation und Kontaktpflege gegenüber Freunden und Bekannten gefragt, nicht das enttäuschte Warten („Die lassen mich im Stich") und weiterer, teilweise vorwurfsvoller Rückzug. Besonderer Einfühlsamkeit bedürfen in diesem Kontext Kinder und Jugendliche.

FALLBEISPIEL

Eine 60-jährige, langjährig verheiratete Frau verliert ihren Mann innerhalb von Wochen durch ein metastasiertes Pankreaskarzinom. Die Ehepartner haben einen verheirateten Sohn, der entfernt vom Wohnort der Eltern lebt und arbeitet, zu dem ebenso wie zur Schwiegertochter eine warmherzige Beziehung besteht. Patient und Ehefrau leben abgeschieden auf dem Land in einem eigenen Haus. Sie beide haben sich selbst „genügt"; ein Freundeskreis bestand insbesondere auf Wunsch des nun verstorbenen Mannes nicht. In einer nachhaltigen Trauer um den geliebten Mann vermisst die Witwe verlässliche Freunde, erkennt, dass die „Abschottung" zu Zeiten der Ehe nicht hilfreich war und ist. Circa sechs Wochen nach dem Tod des Mannes besucht sie eine Nachbarin. Die Witwe weint und erntet dafür von ihrem Besuch die wenig tröstliche Antwort: „Ihr Mann ist doch schon sechs Wochen tot und da muss man zur Tagesordnung übergehen." Die Witwe befindet sich inzwischen in einer Trauertherapie.

In Zusammenhang mit dem gesamten Kapitel ergeben sich wesentliche Querverweise zu den Inhalten der ➢ Kapitel 9, 10, 11, 19, 20, 22, 38, 40 und 51.

30.2 Reduktion von emotionalem Stress

Wechselwirkung zwischen somatischen und psychosozialen Stressoren

Zwischen somatischen und psychosozialen Stressoren, zwischen psychischen Prozessen, endokrinem System und Immunsystem bestehen gesicherte Wechselwirkungen. Ausgeprägte somatische Belastungen durch die maligne Erkrankung als solche und durch die Behandlungsmaßnahmen führen zu nachhaltigen Einflüssen auf die psychosoziale Verfassung des Patienten, auch seiner relevanten Bezugspersonen. Psychische Befindlichkeitsstörungen, insbesondere die behandlungsbedürftigen psychischen Störungen, wirken sich wiederum auf die somatische Verfassung des Patienten, auch die Ausprägung von Nebenwirkungen beispielsweise einer Chemotherapie, die Ausprägung einer Schmerzsymptomatik usw. aus.

Nicht zu übersehen ist auch der Einfluss angstbetonter Erwartungsspannung vor und während Untersuchungen (insbesondere vor Kontrolluntersuchungen), vor operativen Eingriffen, vor Aufklärungsgesprächen und Ähnlichem.

Chronischer emotionaler Stress (Distress) – Möglichkeiten der Reduktion

- Psychoonkologische Basiskompetenz der behandelnden Ärzte, Schwestern, Pfleger und sonstigen professionellen Helfer
- Kriterien des psychoonkologischen Interventionsbedarfs beachten
- Screening-Instrumente zur Klärung des Behandlungsbedarfs (➢ Kap. 10 und 11)
- Kompetente Kommunikation und Interaktion, insbesondere beziehungsfördernde Kommunikation (➢ Kap. 19, 20 und 21), „Wege aus der Wortlosigkeit", der eigenen Angst
- Berücksichtigung einer ganzheitlichen Sicht des Patienten, nicht nur der somatisch-naturwissenschaftlichen Parameter – gelebte Gegenwart
- Reduktion von behandlungsbezogener Angst durch fundierte, einfühlsam-verständliche Informationen mit Nachfragemöglichkeiten
- Reduzierung von seelisch bedingten Körperbeschwerden
- Verbesserung der Akzeptanz eines veränderten Körperbildes bzw. der Veränderungen infolge physischer Einschränkungen (wichtige Ressource: konstante, verbliebene Eigenschaften der Persönlichkeit)
- Klärung „übersehener" Bedürfnisse des Patienten
- Partner- und Angehörigengespräche
- Spirituelle Übungen als Präventionsstrategie gegen Stressempfindungen und Stressreaktionen.

! WICHTIG

Kritische Lebensereignisse und damit verbundene massive chronische Belastungen wie bei einer malignen Erkrankung führen zu ausgeprägten Stressreaktionen. Stressreaktionen führen zur Verstärkung körperlicher Symptome. Die Analyse von Stressfaktoren und die verschiedenen Möglichkeiten der Stressreduktion bilden einen wesentlichen Faktor der Onkologie und spezifisch der Psychoonkologie.

LITERATUR

1. Buddeberg C (Hrsg.): Psychosoziale Medizin. 3. Aufl. (2004). Springer, Berlin
2. Glossar – Begriffsdefinitionen für das Sozialwesen von A – Z. Infostelle Online-Plattform für Sozialwesen. http://www.infostelle.ch/user_content/editor/files/glossar.pdf/glossar.pdf (letzter Zugriff 20.07.08)
3. Hack C: Psychoonkologie – Halten und Aushalten. Dtsch Ärzteblatt Jg. 103, Heft 6 (2006) A 322–A 326
4. Romer G, Haagen M: Kinder körperlich kranker Eltern. Hogrefe, Göttingen (2007)
5. Schlömer-Doll U, Doll D: Patienten mit Krebs. Information und emotionale Unterstützung. Dtsch Ärzteblatt Jg.97, Heft 46 (2000) B 2597–B 2600
6. Stiefel F (Hrsg.): Communication in Cancer Care. Springer, Berlin (2006)

KAPITEL

31 Psychoonkologie und Esoterik

Herbert W. Kappauf

Esoterische Geisteshaltungen und Praktiken zeigen sich im onkologischen Behandlungsalltag mit sehr verschiedenen Facetten – auf Patientenseite, aber auch bei Therapeuten, wie in nachfolgenden Beispielen veranschaulicht werden soll.

FALLBEISPIEL 1

Frau S. ist 64 Jahre alt und leidet seit fast 2 Jahren an einer inzwischen fortgeschrittenen, vor allem ossär metastasierenden Brustkrebserkrankung. Daneben ist sie durch eine atypische Parkinson-Erkrankung deutlich beeinträchtigt. Nachdem sie bisher wohnortnah in einem großen Krankenhaus onkologisch behandelt worden ist, stellt sie sich jetzt erstmals zur Fortführung einer Bisphosphonattherapie vor. Sie möchte explizit keine Chemotherapie und auch keine Strahlentherapie. Mehrere Bekannte seien an „der Chemotherapie oder Bestrahlung verstorben". Schmerzen im Bereich des Oberarms erklärt sie als „Regelungsschmerz bei der Heilung". Denn sie wisse, dass sie „eine Heilung geschenkt bekomme". Eine Krankheitsprogredienz wäre für sie „inakzeptabel". Hinsichtlich der Krebserkrankung sei sie bisher regelmäßig – soweit es ihre engen finanziellen Möglichkeiten zuließen – zu einem Heiler nach Tirol gefahren. Jetzt sei ihr dies körperlich kaum mehr möglich. Sie bestelle deshalb von ihm telefonisch eine Fernheilung, wenn sie sich sehr schlecht fühle. Sie bemerke dann jeweils sofort eine Besserung, sie spüre, wie der Körper durchströmt werde. Die Patientin kommt jeweils unter großer physischer Anstrengung nach einem längeren Anfahrtsweg in die Praxis. Sie hört sich aufmerksam meine onkologischen Beurteilungen und Therapievorschläge an, ist aber sehr dankbar, dass ihre abweichende Krankheitssichtweise und ihr Krankheitsverhalten akzeptiert werden. In eine unumgänglich werdende Bluttransfusion willigt sie schließlich ein, bittet aber darum, die Blutbeutel vor der Transfusion „besprechen" zu dürfen. Eine weitere Krankheitsprogredienz und eine Verschlechterung ihres Allgemeinzustandes erklärt sie damit, dass sie das letzte Mal aus Versehen eine „kalte" statt einer „warmen" Fernheilung bekommen habe. Sie habe aber zur Korrektur bereits die „richtige" Fernheilung bestellt. Wenige Monate später ruft Frau S. an, um mitzuteilen, dass sie sich jetzt wohnortnah in einem Hospiz befinde. Sie könne vonseiten ihres Kräftezustandes nicht mehr in die Praxis kommen, es sei ihr aber ein Bedürfnis, sich für die Betreuung zu bedanken.

FALLBEISPIEL 2

Die 59-jährige Frau B. stellt sich erstmals in der Praxis vor. Sie hat eineinhalb Jahre zuvor nach der Operation eines Mammakarzinoms trotz eines Hochrisikobefundes für ein Rezidiv die vorgeschlagene adjuvante Strahlen- und Chemotherapie abgelehnt. Jetzt liegen neben einem Lokalrezidiv Knochenmetastasen und schmerzhafte metastatische Lymphknotenvergrößerungen vor. Ihr sei seit etwa einem halben Jahr klar gewesen, dass wieder ein Tumor vorliege. Sie habe bei ihrer Hausärztin eine Misteltherapie begonnen, und diese habe ihr die Weiterbehandlung in einer anthroposophischen Klinik in der Schweiz angeraten. Jetzt möchte sie „den Krebs durch eine ‚Breuss-Kur' aushungern". Zu den Heilungssitzungen des „Bruno-Gröning-Freundeskreis" sei sie jetzt nicht mehr gegangen, da sie dort schmerzbedingt ihre Arme nicht mehr habe hochhalten können. Nach einem eingehenden Gespräch lässt sich Frau B. auf eine intensive Chemotherapie ein. In der Tagesklinik gibt sie anfangs Mitpatienten, die neben ihr eine Chemotherapie erhalten, fast euphorisch zu verstehen, dass bei ihr keine Haare ausfallen würden. Sie habe das durch „Energieleitung" unter Kontrolle.
Dazu dienten auch Halbedelsteine, die sie während der Chemotherapieinfusionen in den Händen halte. Außerdem habe sie Kontakt zu ihrem Schutzengel. Flaumfedern, die sie „zufällig" finde, seien jeweils seine Zeichen für sie. Auch durch eine komplette Alopezie verändert sich die vordergründig euphorische Stimmungslage nicht. Die Chemotherapie wird an sich sehr gut vertragen und führt zu einer raschen Schmerzfreiheit sowie zur kompletten Rückbildung der Tumormanifestationen. Die Patientin fragt jetzt nach einer psychotherapeutischen Unterstützung. Sie benötige aber einen Psychoonkologen oder eine Psychoonkologin, der oder die Erfahrung mit einer „Rückführungstherapie" habe.

FALLBEISPIEL 3

Der Chefarzt einer großen, von den allgemeinen Kostenträgern anerkannten psychosomatisch orientierten Rehabilitationsklinik, in der auch stationäre Rehabilitationsmaßnahmen für Patienten mit onkologischen Erkrankungen durchgeführt werden, führt mich durch seine Klinik: Stolz zeigt er mir die Veränderungen, die er kürzlich durchgesetzt habe. Er habe alle Räume der Klinik von einem Experten „energetisch" untersuchen lassen. Aufgrund dieser Analyse habe er in allen Räumen von den Wänden gegenüber dem jeweiligen Hauptfenster die Möbel entfernen und dort jeweils ein Bild von Wasserfällen anbringen lassen. Dadurch seien jetzt „energetisch günstige" Voraussetzungen für das therapeutische Arbeiten geschaffen.

FALLBEISPIEL 4

Herr W. ist 69 Jahre alt, jünger wirkend und sympathisch und kommt zur onkologischen Beratung nach Operation eines lokal weit fortgeschrittenen Kolonkarzinoms. Trotz eines mit ihm offen besprochenen extrem hohen Metastasierungsrisikos entscheidet er sich gegen die vorgeschlagene adjuvante Chemotherapie. Sechs Monate später ist eine Metastasierung manifest. Herr W. lehnt jetzt auch eine palliative Chemotherapie ab: Es „bringe" ihm nichts, eventuell ein bis 2 Jahre länger zu leben. Durch Pleurapunktionen und eine Schmerztherapie ist er für einige Monate gut stabilisiert, dann ist die Krankheit unübersehbar progredient. „Ich bin der Reinkarnation näher, vielleicht noch 3 Wochen, vielleicht noch etwas länger", sagt er ruhig. „Mit meinen Schmerzen habe ich mich ausgesöhnt." Er fühle sich besser, seitdem er die Schmerzmedikamente reduziert habe. Denn bei völliger Schmerzfreiheit habe er „weit weniger Bewusstheit" verspürt und auch weniger „die guten Geister", die um ihn seien und ihm helfen würden. Herr W. möchte zu Hause sterben und bespricht mit mir eine Patientenverfügung. Er verstirbt 6 Wochen später friedlich zu Hause im Kreis seiner Familie.

31.1 Definition und historisches Verständnis

Der Begriff „Esoterik" leitet sich ab vom altgriechischem „esoterós" (das Innere) und ist somit etymologisch nicht klar definiert. In der Tat ist der Wortgebrauch extrem heterogen. Er bezieht sich auf ein Spektrum unterschiedlichster, sich oft gegenseitig ausschließender Konzepte, Praktiken und Weltanschauungen, die lediglich eines gemeinsam haben: das Postulat von Phänomenen und einer verborgenen Wahrheit, die sich dem konventionell wissenschaftlichen Erkenntnisgewinn entziehen und die auch nicht in den vorherrschenden Lehren der großen Religionen abgebildet sind.

Esoterik wurde ursprünglich als Wissenschaft des Geheimen oder des metaphysisch Verborgenen verstanden, als Gegenpol zur Exoterik , dem „öffentlichen Wissen". Somit haben sich geschichtlich in der westlichen Denktradition gerade herausragende Geister damit versucht, das „öffentliche Wissen" zu überschreiten: von Pythagoras mit der von ihm gegründeten Geheimbruderschaft und Platon sowie andere „ewige" Philosophen über die christlichen Gnostiker und Mystiker sowie über Hildegard von Bingen und Paracelsus, Kopernikus, Galilei, Newton oder Giordano Bruno bis zu neuzeitlichen Theosophen und „New-Age"-Denkern wie Fritjof Capra.

Kopernikus, Galilei und Newton haben sich als Wissenschaftler und Denker selbstverständlich mit kosmologischen Entwürfen und Astrologie beschäftigt. Für Paracelsus war Medizin ohne Astrologie undenkbar, da der Makrokosmos im menschlichen Organismus abgebildet sei. Während einige esoterische Strömungen befruchtend in die christliche Orthodoxie integriert wurden, gerieten andere Denker wie Giordano Bruno wegen ihrer Beschäftigung mit esoterischen Konzepten mit der kirchlichen Deutungs- und Erkenntnishoheit in tödlichen Konflikt. Der Begriff „Esoterik" war damals noch nicht geprägt.

Mit der Renaissance wurde das westliche Denken nicht nur von den klassischen Denkern Griechenlands und Ägyptens beeinflusst, sondern auch von deren antiken Mythologien. Eingang fanden auch die jüdische Kabbala, die islamische Sufi-Mystik und fernöstliche kosmologische Deutungen. Fast gleichzeitig kulminierte jedoch in der christlich-patriarchalischen Kultur eine massenhysterische Angst vor magischen Frauenkräften in einen sadistischen, scheiterhaufenlodernden Hexenwahn, der sich mit seiner pseudowissenschaftlichen Beweisführung paradoxerweise einem Okkultismus und Dämonismus bis in die Moderne festschrieb.

Mit dem Geist des Humanismus und der Aufklärung formierten sich Geheimbruderschaften, Logen und Orden mit ihren Ritualen des Erkenntnisgewinns. Aber auch das Tarot und verschiedene Formen von Orakeln stammen aus dieser Zeit. Im vergangenen Jahrhundert gewannen im westlichen Kulturkreis neben der Anthroposophie besonders esoterische Strömungen und Lebenshilfen an Breitenwirkung, die sich auf unterschiedliche östliche Philosophien und Erkenntnispraktiken beziehen oder auf diverse ethnokulturelle Konzepte spiritueller und kosmischer Energie [3].

Ein geschichtliches Verständnis von Esoterik ist deshalb hilfreich, weil sich in ihren unterschiedlichsten Welt- und Menschenbildern oder losgelösten Lifestyle-Praktiken Elemente aus unterschiedlichen Traditionen und Epochen der Menschheit wiederfinden, die in der Regel neu selektiert und synthetisiert wurden. „Dreh- und Angelpunkt aller esoterischen Traditionen", so der Esoterikforscher von Stuckrad, „sind Erkenntnisansprüche, die auf das ‚Eigentliche' oder das absolute Wissen abheben und die Modi, dieses Wissen verfügbar zu machen ..." [4].

Gilt diese Aussage aber nicht auch für die großen Religionen oder die „Scientific Community"? Für die monotheistischen Religionen ist die absolute Erkenntnis Gott vorbehalten und der Versuch, sie zu erreichen, Blasphemie – in der Bibel bedeutete das verbotene Pflücken einer Frucht vom „Baum der Erkenntnis" den ersten Sündenfall und die Vertreibung aus dem Paradies. Somit erfährt Esoterik von christlichen Kirchen in der Regel eine ablehnend-negative Bewertung, meist im Sinne von seichter Spiritualität, Irr- oder Aberglauben. In der Wissenschaft ist die negative Attribuierung nicht anders. Hier gibt es zwar durchaus auch Vertreter mit Allmachtsfantasien, die mit dem konsequenten Beschreiten des wissenschaftlichen Weges eine Annäherung an absolutes Wissen suggerieren; wissenschaftstheoretisch ist jedoch mit der wissenschaftlichen Methode eine absolute Wahrheit nicht zu erreichen, weil sich die Wissenschaftlichkeit einer Theorie gerade an ihrer Widerlegbarkeit erweist [2].

31.2 Esoterische Richtungen

Die meisten esoterischen Richtungen postulieren mit unterschiedlichen Entwürfen eine unsterbliche Seele, deren kosmologische Bestimmung und Teilhabe an einer kosmologischen Weisheit durch einen bestimmten Weg erreicht werden kann. Das Spektrum esoterischer Praktiken überschneidet sich einerseits durchaus mit spirituellen Praktiken der großen Religionen, und andererseits boomt ein „Supermarkt" der geistigen Wege sowie der Energetik und der Lebenshilfe, wobei die Angebote weitgehend losgelöst von ihrem traditionellen Kontext gerade durch Attribute des Geheimnisvollen oder Exotischen attraktiv sind, aber deshalb auch schnellen Modetrends unterliegen: „gestern Yoga, heute Reiki, morgen Kabbala". Spiritistische, astrologische, alchemistische, ufologische, satanistische, meditative, folkloristische und schamanistische Praktiken finden sich neben Postulaten von Edelsteinkräften sowie Erkenntnis- und Entscheidungshilfen durch Kartenlegen und telepathische Kontaktaufnahme mit höheren Wesen per „Channeling". In einer technisierten Welt paaren sich manche dieser Praktiken mit einer Technologiefaszination, beispielsweise computergestützte Horoskopanalysen oder elektronische Messung der „energetischen Aufladung" einzunehmender Medikamente.

„Wunder" in esoterischen Strömungen unterscheiden sich vom Wunderverständnis christlicher Religionen. Es handelt sich mehr um „Zauber". „Das ‚Wunder' des Zaubers geschieht nicht im Widerspruch zur Natur, sondern gemäß und mittels der Natur, über deren Potenzen einzelne Menschen virtuos verfügen, weil sie in die Natur eine nicht jedem und jeder zugängliche Einsicht haben" [1].

31.3 Konzepte von Medizin und Lebensberatung in der Esoterik

Esoterische Welt- und Menschenbilder beinhalten notwendigerweise Medizinkonzepte – wie bei der Anthroposophie. Andere esoterische Konzepte und Praktiken sind häufig an Formen therapeutischer Interventionen und Lebensberatung angelehnt oder nehmen in Anspruch, Therapiemethoden zu sein: von Edelstein-, Aroma- oder Bachblütentherapie über Reiki bis zum Geistheilen. Diese Therapiemethoden werden auch bei Patienten mit existenziell bedrohlichen Krankheiten wie Krebs angewendet, sei es zur Kontrolle der Tumorerkrankung selbst oder häufiger zur Besserung der damit verbundenen psychosozialen Belastung, also als „psychoonkologischer" Therapieansatz. Damit ist es sinnvoll, als psychoonkologisch tätiger Therapeut die eigene **Beziehung zur Esoterik zu reflektieren:**

- Welche weltanschaulichen oder philosophischen Sichtweisen prägen die eigene therapeutische Haltung?
- Gehören esoterische Methoden zum eigenen oder empfohlenen Behandlungsinstrumentarium? Sind sie Teil der eigenen Weltsicht, und wie stark bestehen dahingehende Überzeugungs- oder Missionierungsimpulse?
- Stützen esoterische Methoden eigene therapeutische Allmachtsfantasien, die der Abwehr von therapeutischen Ohnmachtsgefühlen bei der Konfrontation mit einer palliativen Patientensituation dienen?
- Wie werden esoterische Konzepte den Patienten präsentiert? Transparent sollte sein, inwieweit die Methoden bei der jeweiligen Zielsetzung evidenzbasiert sind.

31.4 Fazit

Die eigene Haltung zu esoterischen Konzepten zu reflektieren, ist auch deshalb wichtig, weil sie durchaus die onkologische Behandlungsqualität beeinflussen kann. Viele esoterische Ansätze – und damit ihre Anhänger – erfahren ja als „irrational" in einer wissenschaftlich orientierten Medizin häufig Ablehnung. Diese erlebte Ablehnung „erleichtert" Patienten, die hinsichtlich einer vorgeschlagenen Krebsbehandlung ambivalent sind, die Entscheidung: meist, indem sie die vorgeschlagene sinnvolle Behandlung ablehnen.

Viele esoterische Methoden geben einerseits Patienten ein Gefühl von Kontrolle, reduzieren also – zumindest kurzfristig – Angst in einer bedrohlichen Lebenssituation. Andererseits bieten sie sich dazu an, Ängste zu inszenieren, indem diese durch eine Vielzahl esoterischer Praktiken agierend kaschiert werden.

In meiner onkologischen und psychoonkologischen Praxis hat es sich bewährt, esoterische Konzepte als Wirklichkeitskonstruktionen nicht vorschnell inhaltlich zu bewerten, sondern hinsichtlich ihrer Funktion und Funktionalität in der onkologischen Krankheitsauseinandersetzung zu reflektieren.

> **! WICHTIG**
> Patientenverhalten ist immer auch als ein mehr oder weniger tauglicher Versuch der Krankheitsbewältigung zu sehen.

Esoterische Konzepte auf Patientenseite weisen immer darauf hin, dass Spiritualität im weitesten Sinne in der aktuellen Krankheitsauseinandersetzung eine Bedeutung hat. Damit sind sie für die wissenschaftlich fundierte psychoonkologische Begleitung wichtige thematische Beziehungsangebote.

LITERATUR

1. Ebertz MN: „Das Rosenwunder der heiligen Elisabeth erscheint uns sinnvoll". Zauber und Wunder in der Soziologie Max Webers. In: Ritter WH, Albrecht M (Hrsg.): Zeichen und Wunder. Vandenhoek & Ruprecht, Göttingen (2007) 185–202
2. Evers D: Wunder und Naturgesetze. In: Ritter WH, Albrecht M (Hrsg.): Zeichen und Wunder. Vandenhoek & Ruprecht, Göttingen (2007) 66–87
3. Frietsch W, Dahlke R: Newtons Geheimnis. Wissenschaft und Esoterik – Zwei Seiten einer Medaille. Scientia Nova, Gaggenau (2006)
4. von Stuckrad K: Was ist Esoterik? – Kleine Geschichte des geheimen Wissens. C.H. Beck, München (2004)

V Therapieverfahren in der Psychoonkologie

KAPITEL

32

Carola Riedner

Behandlungsziele generell und individuell

Grundsätzlich sollte für alle Krebspatienten ein **psychoonkologisches Behandlungsangebot** bestehen, und zwar mit dem generellen und individuellen Behandlungsziel, der Belastungssituation des Krebspatienten gerecht zu werden.

Den Begriff **psychosozialer Distress** zur Beschreibung der individuellen Belastung von Patienten und Angehörigen führte J. Holland in die Psychoonkologie ein. Im deutschen Sprachraum setzt sich der Begriff „Distress" langsam durch, häufig wird er noch ausschließlich in der semantischen Abgrenzung zum „Eustress" gesehen. Mit seiner Hilfe können Begriffe wie „emotionale", „psychologische" oder „psychiatrische Probleme" vermieden werden, die allesamt stigmatisierend wirken [6]. Über den Grad an Distress kann der generelle, aber auch der individuelle Behandlungsbedarf des jeweiligen Patienten erhoben werden.

Distress ist eine zunächst normale Reaktion auf Krebs, charakterisiert durch Traurigkeit, Sorgen und Angst. Aber diese normale Reaktion kann sich steigern, sich verselbstständigen und zu **abnormen Symptomen** führen, beispielsweise Panikattacken, körperlichen Angstreaktionen in Form von permanentem Kribbeln, Atemnot oder Druck auf der Brust. Hier sollte als Spezialist ein Psychoonkologe hinzugezogen werden, um feststellen zu können, wie die Symptome zu bewerten sind und ob sie von der primären Krebserkrankung herrühren oder auf die sekundäre Distress-Reaktion zurückzuführen sind. Je nachdem ist zu entscheiden, wie das individuelle Behandlungsziel aussehen kann [4].

Holland propagiert die Einführung des sog. **Distress-Thermometers,** eines einfachen Messinstruments, das – vergleichbar den visuellen Analogskalen für die Erfassung der subjektiven Schmerzstärke – in ihrer Arbeitsgruppe am Memorial Sloan-Kettering Cancer Center in New York als Screening-Methode erarbeitet wurde. Es liegt inzwischen eine validierte deutsche Version von A. Mehnert vor [5] (➤ Abb. 58.1). Bei einem Cut-off-Wert von > 5 für den Grad der subjektiven Belastung ist das Ziel dieses Screenings die Identifikation derjenigen Patienten, die aktuell einer psychoonkologischen Unterstützung und Begleitung bedürfen.

! WICHTIG

Die generellen und individuellen Behandlungsziele sollen darin bestehen, Lebensqualität zu erhalten oder diese überhaupt neu herzustellen und das Auftreten schwerwiegender psychiatrischer Krankheitsbilder wie Angststörungen und Depressionen rechtzeitig zu erfassen und zu behandeln [4].

Mit der Forderung nach weltweiter Anerkennung von psychosozialem Distress als sechstes **Vitalzeichen** nach Puls, Blutdruck, Temperatur, Atmung und Schmerz wird versucht, die ganzheitliche Wahrnehmung und Versorgung von Tumorpatienten beispielhaft zu fördern [1–3].

32.1 Distress durch einzelne Behandlungsarten

Für die einzelnen Behandlungsarten der Krebserkrankung sind ganz spezielle psychosoziale Belastungen zu beobachten. Hier sollte das generelle Behandlungsziel darin bestehen, diesem speziellen Distress durch **individuelle Angebote** gerecht zu werden.

Bei operativen Eingriffen spielt die **Beziehung zum Chirurgen** eine eminent wichtige Rolle. Ist durch die erste Begegnung ein Vertrauensverhältnis entstanden, können eigene subjektive Heilphantasien mit der Person des Operateurs verknüpft werden, andernfalls schwingen eher negative Assoziationen durch die Begegnung mit dem Chirurgen mit. Weiterhin spielt die gedankliche Vorwegnahme der

Operation eine Rolle, da Erinnerungen an frühere Operationen reaktiviert werden können. Die Angst vor der Operation selbst oder die Angst vor der Anästhesie beeinflusst das Wohlbefinden und möglicherweise den Krankheitsverlauf, ebenso die Furcht vor postoperativen Schmerzen oder vor der Rückkehr in den häuslichen Alltag. Diese Sachverhalte im Aufklärungsgespräch mit dem Chirurgen thematisieren zu dürfen, wäre für die Patienten sehr hilfreich.

Als **Nebenwirkungen der Chemotherapie** (z.B. Ifosfamid, Hormontherapeutika, Kortison) mit zum Teil erheblichen psychosozialen Auswirkungen sind Stimmungsschwankungen, Reizbarkeit und Konzentrationsschwierigkeiten zu nennen. Manche Patienten beschreiben ihr Empfinden als eine Achterbahn der Gefühle, denn jeder Tag sei völlig anders, und sogar während eines Tages gebe es große Veränderungen der Gefühlslage. Diese emotionale Instabilität verunsichert oft sehr im Umgang mit Familienmitgliedern. Häufig treten Schlafstörungen auf, sowohl Ein- als auch Durchschlafstörungen. Die erhöhte Müdigkeit, die während des Tages erlebt wird, kann dadurch, aber auch unabhängig davon zu verstehen sein. Darüber hinaus können Schlafstörungen Ausdruck eines Fatigue-Syndroms und/oder einer Depression sein.

Psychosoziale Nebenwirkungen durch die **Bestrahlung** sind vor allem permanente Müdigkeit und die Konfrontation mit den technischen Begleiterscheinungen (allein im Raum, großen Geräten ausgesetzt, Tragen von Gesichtsmasken). Häufiger als die oben beschriebenen Stimmungsschwankungen werden Phobien vor engen Räumen, Aufflackern beängstigender Erinnerungen sowie eine allgemein ansteigende Ängstlichkeit beobachtet.

32.2 Psychoonkologische Interventionen

Die vorhandenen Angebote, um das generelle Behandlungsziel der Distress-Reduktion zu erreichen, sind vielfältig. Es können hier nur einige der Möglichkeiten erwähnt werden. Naheliegend ist die Möglichkeit der **Psychotherapie** als tiefenpsychologisch fundierte, supportive oder analytische Einzeltherapie oder als Gruppentherapie, etwa in Form von Selbsthilfegruppen, geleitet oder ungeleitet, gemischt mit Angehörigen oder ohne diese als reine Patientengruppen. Auch die Seelsorge gehört in diesen Bereich und nimmt einen wichtigen Stellenwert ein, besonders bei spirituellen Krisen und Sinnfragen.

Weitere Angebote liegen im **kreativen Bereich:** Musik-, Gestaltungs-, Tanz- oder Maltherapie. Der Bereich der **symptomorientierten Verfahren** wächst ständig. Immer andere Methoden werden unter Patienten modern und von einzelnen Therapeuten favorisiert.

Nicht zu vernachlässigen in ihrer Bedeutung und Wirkung ist eine **Psychopharmakotherapie** zur Behandlung von Schlafstörungen, Angst, Depressionen, Zwangsneurosen oder Verwirrtheitszuständen. Vor allem bei Angststörungen ist die **Verhaltenstherapie** sehr bedeutsam. Die akute Krisenintervention, Paar- und Familiengespräche sowie Patientenschulungen leisten einen wichtigen, effektiven Beitrag zur Distress-Reduktion.

ÜBERSICHT

Therapeutische Angebote

- Gesprächstherapie
- Psychotherapie (Einzeltherapie, analytische Therapie, tiefenpsychologisch fundierte Therapie)
- Supportive Einzelgespräche
- Krisenintervention
- Verhaltenstherapie
- Gruppentherapie/Selbsthilfegruppen (geleitet, ungeleitet)
- Patientenschulungen, psychoedukative Gruppeninterventionen
- Paar- und Familiengespräche
- Seelsorge
- Kreative Therapien: Musik-, Gestaltungs-, Tanz-, Maltherapie
- Symptomorientierte Verfahren: Progressive Muskelentspannung nach Jacobson, Atemtherapie, Yoga, Hypnose, Meditation, Geleitete Imagination, Autogenes Training, körperliche Bewegung
- Psychopharmaka

LITERATUR

1. Bultz BD, Carlson LE: Emotional distress: the sixth vital sign – future directions in cancer care. Psycho-Oncology Vol. 15, No. 2 (2006) 93–95, http://dx.doi.org/10.1002/pon.1022
2. Carlson LE, Bultz BD: Cancer distress screening. Needs, models and methods. J Psychosom Res 55 (2003) 403–409
3. Holland J: Guidelines. Vortrag auf dem 7. World Congress of Psycho-Oncology, 25.–28.08.2004, Kopenhagen (2004)
4. Heußner P, Riedner C: Psycho-sozialer Distress als Begleitsymptom der Krebserkrankung. Dtsch Med Wschr 130 (2005) 2155–2157
5. Mehnert A, Müller D, Lehmann C, Koch U: Die deutsche Version des NCCN Distress-Thermometers. Z Psychol Psychother 54 (2006) 213–223
6. Zabora J, Brintzenhofeszoc K, Curbow B, Hooker C, Piantadosi S: The prevalence of psychological distress by cancer sites. Psycho-Oncology Vol. 10, No. 1 (2001) 19–28, http://dx.doi.org/10.1002/1099-1611(200101/02)10:1::AID-PON501>3.0.Co;2–6

KAPITEL

33 Qualitätssicherung in der Psychoonkologie

Torsten Schmitz, Joachim Weis und Peter Herschbach

Gerade die Psychoonkologie benötigt definierte Qualitätsstandards, die sich am Stand der Forschung orientieren, weil hier die Grenzen zu Esoterik und Mythenbildung oft fließend sind. Die Umsetzung in der Praxis erfordert Maßnahmen der systematischen Qualitätssicherung, unter anderem so genannte Leitlinien. Die angestrebte hohe Qualität der psychoonkologischen Versorgung trägt zu Vertrauen und Akzeptanz in Bevölkerung und Ärzteschaft bei.

33.1 Qualitätsmanagement

Der Gesetzgeber verpflichtet medizinische Versorgungseinrichtungen heutzutage, interne Qualitätsmanagementsysteme aufzubauen. Diese sollen aus einer übergeordneten Qualitätssteuergruppe („QM-Beauftragter") und dezentralen Arbeitsgruppen auf Bereichsebene („Qualitätszirkel") bestehen. Das Ziel besteht in einer ständigen Verbesserungsentwicklung der Struktur-, Prozess- und Ergebnisqualität sowie in der Erkennung auftretender Fehler und deren systematischer Behebung.

Parallel dazu gewinnt die Zertifizierung des Qualitätsmanagements durch akkreditierte, externe Zertifizierungseinrichtungen immer mehr an Bedeutung (z.B. Zertifizierung von Brustzentren).

33.2 Leitlinien

Ein weiteres Mittel, um Qualitätsstandards in der Behandlung zu realisieren, sind Leitlinien. Leitlinien für Diagnostik und Therapie definieren Behandlungsstandards [18]. Es handelt sich um wissenschaftlich begründete, praxisorientierte Handlungsempfehlungen und Entscheidungshilfen mit dem Ziel, das kontinuierlich zunehmende und sich verändernde medizinische Wissen zu bewerten, gegensätzliche Standpunkte zu klären sowie unter Abwägung von Nutzen und Schaden das jeweilige Vorgehen der Wahl zu definieren. Zielgrößen sind neben Morbidität und Mortalität auch Patientenzufriedenheit und Lebensqualität [1].
In der Praxis haben Leitlinien den Zweck, einen Handlungskorridor für die ärztlichen Entscheidungen vorzugeben, der die bestmögliche Therapie ermöglichen soll. Wo individuelle Fälle dies erfordern, ist es möglich bzw. sogar erwünscht, abweichend von den Vorgaben zu handeln.

! WICHTIG
Abweichungen müssen begründet und dokumentiert werden.

Die Arbeitsgemeinschaft der Wissenschaftlichen Medizinischen Fachgesellschaften (AWMF) befasst sich mit der Entwicklung solcher Leitlinien, deren qualitativer Überprüfung und deren Implementierung in die Versorgungspraxis. Dabei besteht das Ziel darin, den Konsens über Diagnostik und Therapie für die Praxis anwendbar zu machen, Lobbyismen und Fächeregoismen zu eliminieren, die Praktikabilität und die Finanzierbarkeit zu klären sowie das für Patienten und Ärzte zu tragende Restrisiko zu beschreiben und in der Rechtsetzung und -sprechung zu berücksichtigen [16]. Die Erarbeitung von Leitlinien folgt einem **3-stufigen Prozess** [1]:

- **Stufe 1**: Die Leitlinie wird im informellen Konsens einer repräsentativ zusammengesetzten Expertengruppe erarbeitet.
- **Stufe 2**: Eine vorhandene S1-Leitlinie wird in einem strukturierten Konsensusverfahren (nominaler Gruppenprozess, Konsensus- oder Delphi-

Konferenz) beraten und als S2-Leitlinie verabschiedet.
- **Stufe 3**: Auf der Basis einer S2-Leitlinie wird die neue Leitlinie um 5 weitere Komponenten erweitert: Logik, Konsens, Evidenzbasierung, Entscheidungsanalyse und Outcome-Analyse. Dabei werden systematisch Daten aus randomisiert-kontrollierten Studien einbezogen. S3-Leitlinien sind somit die höchste Stufe der Leitlinienentwicklung. Durch die Kombination aus Evidenzbasiertheit und Expertenkonsens erhalten sie eine hohe wissenschaftliche Legitimation, sowohl bezüglich der Methode als auch im Hinblick auf die Umsetzung in der Praxis.

33.3 Leitlinien in der Psychoonkologie

Die Bedeutungssteigerung ärztlicher Leitlinien in den vergangenen 10 Jahren hat auch verstärkte Bemühungen der nationalen und internationalen psychoonkologischen Fachgesellschaften bewirkt. Als **Leitlinien internationaler Institutionen** herausgegeben sind bislang:
- National Psychosocial Oncology Standards for Canada der CAPO (1999)
- Psychosocial Practice Guidelines der australischen NHMRC (2003)
- Distress-Treatment Guidelines for Patients des US-amerikanischen NCCN (2004)
- Improving Supportive and Palliative Care for Adults with Cancer des NICE (Großbritannien; National Institute for Clinical Excellence, 2004)
- Guidelines for Psychosocial Support Service der BPOS (Großbritannien; unveröffentlicht)

In Deutschland sind Standardvorgaben für die psychoonkologische Beratung und Behandlung lediglich in den integrativen Leitlinien zu verschiedenen Tumordiagnosen enthalten. Diese organspezifischen Leitlinien werden von der Deutschen Krebsgesellschaft (DKG) in Kooperation mit der AWMF erstellt. Die Psychoonkologie ist durch die Mitwirkung der Arbeitsgemeinschaft für Psychoonkologie (PSO) der Deutschen Krebsgesellschaft in dem entsprechenden Gremium der DKG (ISTO) vertreten. Die Inhalte werden mit der dapo (Deutsche Arbeitsgemeinschaft für psychosoziale Onkologie) abgestimmt.

Bisher wurden die folgenden **Leitlinien für einzelne Versorgungs-Settings sowie organspezifische Leitlinien** erarbeitet:
- S1-Leitlinie für ambulante psychosoziale Krebsberatungsstellen [4]
- S3-Leitlinie Brustkrebs (DKG, 2004)
- S2-Leitlinie Ovarialkarzinom [15]

Derzeit sind weitere **interdisziplinäre Leitlinien unter Beteiligung der PSO in Erarbeitung:**
- S1-Leitlinie Peniskarzinom
- S2-Leitlinie Zervixkarzinom
- S2-Leitlinie Gliom
- S2-Leitlinie Bronchialkarzinom

Eigenständige und einheitliche psychoonkologische Leitlinien, die fächerübergreifend relevant sind, existieren zurzeit in Deutschland nicht. Dieses Ziel wird jedoch seit 2002 erarbeitet. Eine Arbeitsgruppe, bestehend aus Vertretern verschiedener psychosozialer Fachgesellschaften, hat inzwischen eine entsprechende Konsensvorlage erstellt. Ein erster Antrag für die Erstellung einer S3-Leitlinie zur psychoonkologischen Beratung und Betreuung bei Mammakarzinom wurde bei der Deutschen Krebshilfe eingereicht, jedoch noch nicht bewilligt. Im diesem Förderantrag werden die Inhalte der Leitlinie präzisiert.

ÜBERSICHT

Gliederungspunkte der Leitlinie für die psychoonkologische Versorgung
(Förderantrag der Leitlinieninitiative von Weis, Koch und Neises; 2005)

1. **Definition und Grundprinzipien der Psychoonkologie**
   - Aufgabenbereiche
   - Ziele
   - Strukturelle und organisationale Voraussetzungen (Versorgungsbereiche: akut, Rehabilitation, ambulante Nachsorge)
2. **Grundprinzipien der psychoonkologischen Versorgung**
   - Räumliche und personelle Erfordernisse (Stellenschlüssel)
   - Information
   - Kooperation
   - Integration
3. **Psychische Komorbidität**
   - Problemlagen

- Krankheitsverarbeitung
- Psychische Störungen (Prävalenz, ICD-Codierung)
- Vulnerabilitätsfaktoren
- Funktionsstörungen (ICF)

4. **Diagnostik**
   - Aufgaben und Besonderheiten
   - Bereiche der Abklärung
   - Verfahren
   - Bedarf, Zuweisung, Zuweisungssteuerung
5. **Psychoonkologische Interventionen**
   - Einführung in Konzepte und allgemeine Grundlagen
   - Einzelinterventionen inklusive Indikationsstellung
   - Einzelinterventionen (Therapie, Beratung, Krisenintervention):
     - Entspannungsverfahren (Autogenes Training, Progressive Muskelrelaxation nach Jacobson)
     - imaginative Verfahren (kognitiv-behaviorale Therapie, gelenkte Imagination, Hypnotherapie)
     - Gruppentherapien (psychoedukativ, supportiv-expresssiv)
     - Kunsttherapie
     - Paar-/Familientherapie
     - Sozialberatung
     - Seelsorge
     - Internet-Chat (Expert-guided)
6. **Qualitätssicherung**
   - Dokumentation
   - Berichtswesen
   - Überprüfung der Ergebnisqualität
   - Weiterbildung:
     - psychosoziale Basiskompetenzen für medizinische Berufsgruppen
     - Qualifikation für psychoonkologisch tätige Berufsgruppen
     - Supervision
7. **Umsetzung und Evaluierung der Leitlinien (nach Vorgaben der AWMF)**
   - Evaluation der Implementierung der Leitlinie
   - Qualitätsindikatoren für das Ergebnis der Umsetzung der Leitlinie

Zusätzlich zu den bisher genannten Qualitätssteuerungsinstrumenten wurden Empfehlungen für die psychoonkologische Beratung und Behandlung im Akutkrankenhaus erarbeitet [10], außerdem Qualitätskriterien für die psychoonkologische Betreuung von Brustkrebspatientinnen im Rahmen des Disease-Management-Programms „Mammakarzinom". Außerdem existieren allgemeine – also nicht psychoonkologiespezifische – Empfehlungen für Konsiliar- und Liaisondienste in der psychosomatischen und psychotherapeutischen Medizin in Krankenhäusern der Akutversorgung [5].

33.4 Zusammenfassung und Ausblick

Im interdisziplinären Konsens festgeschriebene und an den Befunden der aktuellen Forschung orientierte Leitlinien sowie definierte Qualitätssicherungsmaßnahmen innerhalb der Versorgungseinrichtungen können dazu beitragen, den bedürftigen Krebspatienten und deren Angehörigen eine hochwertige und wirksame Unterstützung bei der Krankheitsbewältigung anzubieten.

Die psychologische Behandlung von Krebskranken sollte flächendeckend zu einem integralen Bestandteil der Krebsbehandlung werden. Sie muss an überprüfbaren Leitlinien ausgerichtet sein, die Aussagen zur Grundqualifikation bzw. zur Fortbildung der Psychoonkologen beinhalten sowie zur räumlichen und personellen Ausstattung in den unterschiedlichen Versorgungseinrichtungen. Von großer Bedeutung ist die Definition von Belastung, Betreuungsbedarf (Indikationsstellung) und Zuweisungswegen. Art, Umfang und Ergebnis der therapeutischen Interventionen müssen evaluiert und dokumentiert werden. Schließlich ist eine kontinuierliche Qualifizierung und Supervision der Mitarbeiter sicherzustellen [22].

LITERATUR

1. Arbeitsgemeinschaft der Wissenschaftlichen Medizinischen Fachgesellschaften: Leitlinienmanual. AWMF/ÄZQ (2001). www.awmf-online.de
2. Bultz B, Carlson L: Emotional Distress: The sixth vital sign – future directions in cancer care. Psycho-Oncology 15 (2006) 93–95
3. Canadian Association for Psychosocial Oncology: National Psychosocial Oncology Standards for Canada. CAPO (1999). www.capo.ca
4. Deutsche Arbeitsgemeinschaft für psychosoziale Onkologie: Leitlinien für ambulante psychosoziale Krebsberatungsstellen. Dapo (2004). www.dapo-ev.de/leitlinien_beratungsstellen_juni2004.pdf
5. Deutsche Gesellschaft für Psychotherapeutische Medizin, Deutsche Gesellschaft für Psychoanalyse, Psychotherapie, Psychosomatik und Tiefenpsychologie (DGPT) des Deutschen Kollegiums für Psychosomatische Medi-

zin (DKPM) und der Allgemeinen Ärztlichen Gesellschaft für Psychotherapie (AÄGP): Konsiliar- und Liaisondienste in der Psychosomatischen und Psychotherapeutischen Medizin (psmCL) in Krankenhäusern der Akutversorgung. AWMF (2000). http://www.uni-duesseldorf.de/awmf/ll-na/051-021.htm
6. Garbe C, Bamberg M: Die Rolle des Informationszentrums für Standards in der Onkologie (ISTO) in der Entwicklung onkologischer Leitlinien. Forum Deutsche Krebsgesellschaft 5 (2006) 35–39
7. Gemeinsamer Bundesausschuss: Vereinbarung gemäß § 137 Abs. 1 Satz 3 Nr. 1 SGB V über die grundsätzlichen Anforderungen an ein einrichtungsinternes Qualitätsmanagement für nach § 108 SGB V zugelassene Krankenhäuser (2005). www.g-ba.de/informationen/richtlinien/39/
8. Heimpel H: Leitlinien in der ärztlichen Praxis: Probleme der Implementation. Forum Deutsche Krebsgesellschaft 5 (2006) 44–48
9. Kolkmann F-W, Seyfahrth-Metzger I, Stobrawa F: Leitfaden Qualitätsmanagement im deutschen Krankenhaus. Zuckschwerdt, München (2001)
10. Mehnert A, Petersen C, Koch U: Empfehlungen zur psychoonkologischen Versorgung im Akutkrankenhaus. Z Med Psychol 2 (2003) 81–84
11. National Comprehensive Cancer Network: Distress Treatment Guidelines. American Cancer Society (2004). www.cancer.org/downloads/CRI/NCCN_distress_05.pdf
12. NHMCR, National Breast Cancer Centre, National Cancer Control Initiative: Clinical practice guidelines for the psychosocial care of adults with cancer. Australian Government (2003). www.nhmrc.gov.au
13. Praetorius F: Leitlinien im Spannungsfeld von Handlungsfreiheit, Unabhängigkeit und Regularisierung. Forum Deutsche Krebsgesellschaft 5 (2006) 52–57
14. Prescher A: Entwicklung von S2- und S3-Leitlinien bis 2008. Forum Deutsche Krebsgesellschaft 5 (2006) 28
15. Schmalfeld B, du Bois A, Burges A et al.: Diagnostik und Therapie maligner Ovarialtumoren 2005: Die Empfehlungen der Kommission Ovar der AGO. Zentralblatt Gynäkologie 128 (2006) 11–17
16. Selbmann H-K, Kopp I: Leitlinien im Gesundheitswesen: Kompetenzen und Zuständigkeiten der AWMF. Forum Deutsche Krebsgesellschaft 5 (2006) 39–42
17. Thielking-Wagner G: Qualitätsstandards in der Psychoonkologie. Berlin (2005). http://opus.kobv.de/tuberlin/volltexte/2006/1234
18. Turner J, Zapart S, Pedersen K, Rankin N, Luxford K, Fletscher J: Clinical Practice guidelines for the psychosocial care of adults with cancer. Psycho-Oncology 14 (2005) 159–173
19. Weis J, Blettner, G, Schwarz R: Psychoonkologische Versorgung in Deutschland. Qualität und Quantität. Z Psychosom Med Psychoth 46 (2000) 4–17
20. Weis J, Mehnert A, Koch U: Entwicklung von Leitlinien und Behandlungsstandards für die Psychoonkologie. Forum Deutsche Krebsgesellschaft 4 (2003) 30–32
21. Weis J: Leitlinien und Qualitätssicherung in der Psychoonkologie. In: Schumacher A, Broeckmann S (Hrsg.): Diagnostik und Behandlungsziele in der Psychoonkologie. Dapo Jahrbuch. Pabst Science Publishers, Lengerich (2004) 84–92
22. Weis J, Schumacher A, Blettner G et al.: Psychoonkologie: Konzepte und Aufgaben einer jungen Fachdisziplin. Onkologe 13 (2007) 185–194

KAPITEL

34 Psychoonkologische Informationen in Arztbriefen und Befundberichten

Hermann Dietzfelbinger

34.1 Aufgaben des Arztbriefs und des Befundberichtes

In einer älteren praktischen Anleitung zum Schreiben von Arztbriefen heißt es, dass der Arztbrief als Mittel zur schriftlichen Verständigung von Arzt zu Arzt drei wesentliche Aufgaben zu erfüllen hat:

1. Informationsübermittlung an den Empfänger
2. Epikrise
3. Geistige Schulung des Briefautors

Bereits in der Anrede kommt die kollegiale Verbundenheit zum Ausdruck. Das Ziel des Arztbriefs sollte sein, das Krankheitsbild des Patienten möglichst genau wiederzugeben. Der junge Arzt macht beim Schreiben des Arztbriefs eine geistige Schulung durch, weil er dazu angehalten wird, dieses Schriftstück nicht nur glasklar zu strukturieren, sondern auch auf der Basis ärztlich-naturwissenschaftlicher Erkenntnisse aufzubauen. Damit schult er sein medizinisches Denken.

Uexküll hebt dabei sinngemäß hervor, dass sowohl wegen der Komplexität des Krankheitsbildes als auch wegen der Einzigartigkeit jedes einzelnen Patienten auch eine noch so detaillierte Darstellung immer fragmentarisch bleiben muss und dem Patienten nie gerecht werden kann [5]. Würden zehn hervorragende Ärzte unabhängig voneinander über den gleichen Fall einen Bericht schreiben, würden diese Briefe in Auffassung und Gestaltung weit voneinander abweichen, und dennoch kann jeder dieser Briefe „richtig" sein. Ärztliche Berichte könnten sich je nach Erfahrung und Ausbildung des Arztes unterscheiden wie Bilder einer Ausstellung. In früheren Anleitungen ist sogar fast poetisch von einem „zwischenärztlichen brieflichen Gespräch" oder gar von der „Kunst des Arztbriefschreibens" die Rede, die übrigens auch heute noch, wenn sie denn praktiziert wird, durchaus gewürdigt wird. Es ist bemerkenswert, dass es zu dem Thema Arztbrief nahezu keine Literatur gibt, obwohl jeder Arzt sich tagtäglich mit dieser Materie schreibend beschäftigt [1, 4].

34.2 Moderne Arztbriefschreibung und Berichterstattung

Arztbriefschreibung und Befundberichterstattung werden im modernen hektischen Klinik- und Praxisalltag durch Probleme der knappen Ressourcen von Zeit und Personal bestimmt. Vor diesem Hintergrund stellt die Integration psychoonkologischer Informationen in Arztbriefen und Befundberichten als Bestandteil patientenzentrierter onkologischer Behandlungskonzepte eine zusätzliche Herausforderung dar.

Die moderne Arztbriefschreibung wäre heute ohne EDV nicht mehr denkbar. Im Rahmen ausgeklügelter und komplexer Patienteninformationssysteme, wie sie inzwischen in Klinik und Praxis zur Verfügung stehen, sind modernste Textverarbeitungsprogramme integriert. Durch Textbausteine sowie vorprogrammierte Masken und Schablonen lässt sich aus dem vorhandenen klinischen Datenmaterial gleichsam per Knopfdruck in Windeseile ein bereits vollständig strukturierter Arztbriefentwurf hervorzaubern, der oft nur noch weniger inhaltlicher und formaler Korrekturen bedarf. Je mehr es dabei gelingt, abseits von allem Schablonenhaften dem Bericht einen individuellen Anstrich zu verleihen, so als ob er gerade einzigartig über diesen Patienten und insbesondere für diesen einen Adressaten (also sowohl patienten- als auch hausarztzentriert) verfasst worden wäre, desto wahrscheinlicher wird es, dass der Hausarzt diesen Brief sich auch interessiert und aufmerksam zu Gemüte führen wird. Eine elegante, flüssige und angenehme Sprache, ob im Telegrammstil oder in Prosa, schadet dabei keinesfalls und erleichtert unzweifelhaft den Lesefluss bis hin zum Lesegenuss. Neben professionellem Layout hat sich die Leserschaft zunehmend an fehlerfreie Schriftstücke gewöhnt, wie sie mit moderner automatischer Rechtschreibkorrektur heute unschwer angefertigt werden können.

Wenn es darüber hinaus gelingt, für diese Arbeiten herkömmliche Sekretärinnen zu professionellen Büromanagerinnen auszubilden, dann hat man sich durch modernes Management erhebliche Erleichterungen geschaffen: Die Empfänger, d.h. in der Hauptsache die weiterbehandelnden Hausärzte, erhalten rasch kompetente und für sie wesentliche Informationen. Im Arztzimmer stauen sich keine Stöße von Krankenakten mehr, über die noch Arztbriefe verfasst werden müssen. Erfolgserlebnisse machen sich breit. Es herrscht auf allen Seiten Zufriedenheit und hohe Motivation.

Sprachcomputer haben sich allenfalls in der Radiologie bei vielen gleichgearteten Befunden bewährt. In frei zu formulierenden Texten zeigt sich, dass die Sprachautomaten noch nicht genügend ausgereift sind, weil neben mühsamer Diktattechnik vor allem u. U. schwerwiegende Sinnentstellungen empfindlich stören.

Die kürzlich eingeführte „Berichtspflicht" verführt häufig zu inhaltsleeren Formularbriefen und konterkariert die eingangs gerühmte „Kunst des Arztbriefschreibens".

34.3 Integration von psychoonkologischen Informationen in den Arztbrief

34

Heute konzentrieren sich die Inhalte von Arztbriefen in Klinik und Praxis in den meisten Fällen auf rein medizinische, d.h. körperliche Aspekte und Fakten bezüglich der Erkrankung des Patienten. Interessant sind dabei in der Hämatoonkologie vor allem Laborbefunde, Ergebnisse technischer Untersuchungen (z.B. Endoskopie, bildgebende Verfahren, Histologie), Stadieneinteilung und Behandlungsmaßnahmen (wie Operation, Chemo- und/oder Strahlentherapie).

Dabei kommt es darauf an, sich so kurz und bündig wie möglich zu fassen sowie exakte Daten möglichst vollständig und auch leicht lesbar vorzulegen, weil sonst der Empfänger auch in einer „papierlosen" Praxis in der Papierflut zu ersticken droht.

Bei der Behandlung von Krebspatienten hat das Konstrukt der gesundheitsbezogenen Lebensqualität (➤ Kap. 12) immer mehr an Bedeutung gewonnen. Damit hat die Sensibilität für die Notwendigkeit der Berichterstattung auch auf diesem Gebiet zugenommen.

So leuchtet unschwer ein, dass für den Hausarzt die Übermittlung wesentlicher psychoonkologischer Informationen für die Weiterbetreuung seiner Patienten von großer klinischer Relevanz ist. Es ist für ihn wichtig zu erfahren, inwieweit der Patient über sein Krankheitsbild aufgeklärt ist, wie sein subjektives Befinden in psychischer, somatischer und sozialer Hinsicht ist, wie es also um seine häusliche Versorgung und Betreuung und um die organisatorischen Voraussetzungen des zukünftigen Verlaufs (Rehabilitation, Nachsorge) bestellt ist.

Platz für psychoonkologische Informationen am ehesten in der Epikrise

In einem hämatologisch-onkologischen Arztbrief hätten psychoonkologische Informationen, wenn sie denn überhaupt erwähnt werden, ihren Platz am ehesten im letzten Abschnitt des Berichts, in dem Beurteilung, Epikrise und Therapie dargelegt werden.

Daher ist es an dieser Stelle sinnvoll, sich erstens Gedanken über Sinn und Zweck der Epikrise zu machen und zweitens, sich darüber klar zu werden, welche Details an psychoonkologischen Informationen in einen Arztbrief bzw. Befundbericht aufgenommen werden sollen.

- In der Epikrise berichtet der Briefautor über seine Einschätzung des Krankheitsbildes sowie über die diagnostischen und therapeutischen Bemühungen. Je mehr es ihm gelingt, in der Epikrise neben pathophysiologischen und prognos-

tischen Aspekten sein medizinisches Vorgehen bezüglich Indikation, Diagnose und Therapie zu erläutern und zu begründen, desto verständlicher und interessanter wird sein Bericht. Dabei verfasst er ein abschließendes Urteil über das Krankheitsbild des von ihm betreuten Patienten. Er legt die Summe aller seiner Bemühungen um den Patienten nieder. Das Ergebnis ist schließlich so etwas wie ein Rechenschaftsbericht, in dem sich aufgrund der dargelegten Diskussion sein medizinisches Denken widerspiegelt. Diese medizinisch-geistige Auseinandersetzung wird beim Leser immer gut ankommen.
Weil jeder Krankheitsfall anders gelagert ist, lernt auch der erfahrene Arzt in jedem Arztbrief dazu, weil er jedes Mal von Neuem dazu angehalten wird, die Probleme und den Ablauf der Erkrankung des Patienten vor seinen Augen noch einmal Revue passieren zu lassen und zu überdenken.
Durch diesen Lerneffekt wird das Arztbriefschreiben trotz aller Belastung immer wieder interessant. Daher spricht man mit Recht von der „Kunst des Arztbriefschreibens". Daraus lässt sich unschwer folgern, dass der Arztbrief so etwas wie die Visitenkarte einer Klinik oder Praxis darstellt. Denn sie spiegelt gewissermaßen das Innenleben der geistigen Werkstatt dieser medizinischen Einrichtung wider.

- In der Epikrise, in der die o.g. Diskussion und Disputation stattfindet, stößt der Briefautor vor allem in der Hämatologie und Onkologie immer wieder auf Probleme der Psychoonkologie. Die Frage, welche psychoonkologischen Informationen in einen Arztbrief bzw. Befundbericht aufgenommen werden sollten, sollte unter dem Gesichtspunkt der patientenzentrierten gesamtonkologischen Behandlung beantwortet werden: Dazu gehört alles, was für den Hausarzt zur bestmöglichen psychoonkologischen Weiterbetreuung wichtig und relevant ist, d.h. was zur Verbesserung und Optimierung der Lebensqualität im Rahmen der onkologischen Erkrankung der Patienten beitragen kann.

Psychoonkologische Inhalte in Arztbriefen und Befundberichten

Natürlich ist es nicht in jedem Arztbrief der Hämatoonkologie erforderlich, auf die Aspekte der Psychoonkologie einzugehen, vor allem dann nicht, wenn bekannt ist, dass der Hausarzt in die häuslichen Verhältnisse des Patienten viel besser eingeweiht ist als das Klinik- oder Praxispersonal. Entscheidend ist, dass die Sensibilität und Achtsamkeit vorhanden sind, mit deren Hilfe erkannt wird, wo es ratsam ist, über psychoonkologische Aspekte wie Aufklärungsstatus, psychischen Befund, Möglichkeiten der Verbesserung der Lebensqualität, Pflegeeinstufung, Reha, Nachsorge usw. zu berichten.

Auch im psychoonkologischen Bereich hat der Datenschutz seine volle Gültigkeit. Die Autonomie des Patienten muss gewahrt werden, d.h. für die Weitergaben persönlicher Daten, vor allem wenn sie intime Bereiche betreffen, bedarf es unbedingt der Einwilligung des Patienten.

34.4 Pragmatisches Vorgehen bei der Berichterstattung über psychoonkologische Informationen

Für die klinische Praxis wird man der Berichterstattung über psychoonkologische Informationen am ehesten in drei eskalierenden Stufen von Aufwand und Intensität gerecht werden können:

- **1. Stufe:**
  In der ersten Stufe sind Informationen zur Absicherung der psychosozialen Minimalbedürfnisse ausreichend, wie sie in jedem onkologischen Reha-Antrag abgefragt werden: Ist der Patient über seine onkologische Diagnose aufgeklärt? Kann er sich zu Hause alleine versorgen? Ist er geh- und reisefähig? Ist eine Begleitung nötig?
- **2. Stufe:**
  In einer 2. Stufe werden für den weiterbetreuenden Hausarzt möglichst relevante zusätzliche psychoonkologische Details weitergegeben, z.B. wie der Patient mit seiner Krebsdiagnose umzu-

gehen versucht, ob Verdrängungsmechanismen bestehen, die man ruhig gewähren lassen will, wie es um seine psychosoziale Lage bestellt ist, wie das Verhältnis zu seinen Angehörigen ist, welche Maßnahmen zur Verbesserung der Lebensqualität getroffen werden können (z.B. Therapie von Fatigue und Schmerz), ob eine Rehabilitation oder ob Hilfsmittel (Rollstuhl oder Roller) organisiert wurden u. a. Eventuell kann auch angedeutet werden, von welcher subjektiven Krebstheorie der Patient ausgeht und wie über Fragen von Sinn und Zweck seiner Krankheit gesprochen wurde (Spiritualität). Manchmal sind die Übergänge zur Palliativmedizin fließend. Diese Informationen sind für den Hausarzt wichtig, weil sich damit Fehlinformationen und Missverständnisse im Umgang mit dem Patienten vermeiden lassen. Der Patient fühlt sich am besten geborgen, wenn auf dem Boden gemeinsamer Informationen allseits mit einer Sprache gesprochen wird.

- **3. Stufe:**
  Eine ausführliche psychoonkologische Berichterstattung kann nur im Rahmen von Konsiliardiensten durch professionelle Psychoonkologen verfasst werden. Diese Möglichkeiten bestehen im Allgemeinen nur in größeren Institutionen wie z.B. Brust-, Darm- oder anderen Organzentren oder im Rahmen von Forschungsprojekten an großen Kliniken, die über ein professionelles psychoonkologisches Team verfügen.
  Koller und Lorenz berichten z.B. über ein psychoonkologisches Forschungsprojekt bei Brustkrebspatientinnen [3]. Ihre auf vorgegebenen Scores beruhenden psychoonkologischen Untersuchungsergebnisse werden in einem Lebensqualitätsprofil graphisch aufgezeichnet und für die behandelnden Ärzte in einem Lebensqualitätsgutachten als konsiliarische Empfehlung für die Verbesserung der Therapie aufbereitet. Das Ziel besteht darin, die Patientinnen mit starken und sehr starken Beschwerden durch entsprechende Maßnahmen wie Schmerzbehandlung, Physiotherapie, Psychotherapie, soziale Beratung und Rehabilitation sowie körperliche Fitness (Ernährung und Sport) in den „grünen Bereich" oberhalb eines festgesetzten Scores von 50 zu bringen [3].

Herschbach und Mitarbeiter haben das Forschungsprojekt der **psychoonkologischen Basisdokumentation** (PO-Bado) entwickelt [2]. Es handelt sich dabei um eine Fremdeinschätzungsskala, mit deren Hilfe das subjektive Befinden von Tumorpatienten beschrieben werden kann. Das Erleben der Patienten wird im Hinblick auf somatische, soziale und psychische Belastungen (12 Items) auf einer fünfstufigen Skala eingeschätzt. Langfristig soll die Nomenklatur der PO-Bado zur Vereinheitlichung und Transparenz psychoonkologischer Begriffsbildung in der onkologischen Forschung und Praxis beitragen. Sie sollte Bestandteil jeder onkologischen Anamnese werden. Dies könnte – insbesondere im Hinblick auf Indikationsfragen und die Bewertung von Therapiemaßnahmen – die Versorgungsqualität verbessern. Diese Initiative mündete in ein Forschungsprojekt zur Entwicklung einer psychoonkologischen Basisdokumentation (PO-Bado), die seit 2001 von der Deutschen Krebshilfe gefördert wird [2].

34.5 Zusammenfassung

Zusammenfassend haben sich in den letzten Jahrzehnten in der Arztbriefschreibung wesentliche Elemente geändert: Die Anzahl aufgeführter naturwissenschaftlicher Daten ist mit steigenden klinischen Untersuchungsmethoden erheblich angewachsen. Inzwischen ist eine weitgehende Automatisation der Arztbriefschreibung mit Hilfe der modernen EDV etabliert. Nachdem in Hämatologie und Onkologie sowohl die Psychoonkologie als auch die Palliativmedizin eine zunehmende Bedeutung erlangt haben, findet auch in der heutigen Arztbriefschreibung die Berichterstattung über psychoonkologische Aspekte, die vor allem die Verbesserung der Lebensqualität zum Ziel hat, immer mehr Beachtung.

LITERATUR

1. Heckl RW: Der Arztbrief: eine praktische Anleitung. Georg Thieme Verlag, Stuttgart, 1983
2. Herschbach P, Brandl T, Knight L, Keller M: Einheitliche Beschreibung des subjektiven Befindens von Krebspatienten: Entwicklung einer psychoonkologischen Basisdo-

kumentation (PO-Bado). Dtsch Arztebl 101 (2004) A 799–802
3. Koller M, Lorenz W: Konzeptuelle Grundlagen. FORUM DKG 4/04, 45–47
4. Neumann-Mangoldt P: Der Arztbrief: eine Fibel zum praktischen Gebrauch, 2. Aufl. Urban & Schwarzenberg, München, Berlin, Wien (1970)
5. Uexküll T. von: Geleitwort. In: Neumann-Mangoldt P: Der Arztbrief: eine Fibel zum praktischen Gebrauch, 2. Aufl. Urban & Schwarzenberg, München, Berlin, Wien (1970)

KAPITEL 35

Bernhard Weber, Ralf Wilkowski und Klaus Lang

Psychosoziale Aspekte der Chemo- und Strahlentherapie, Chirurgie und Hyperthermie

Durch psychosoziale Therapiebegleitung können **Belastungen im Rahmen einer Tumortherapie** vermindert werden [5]. Trotzdem werden auch heute noch nicht alle zur Verfügung stehenden Möglichkeiten genutzt [1]. Die Mehrzahl der Patienten hat zwischen Verdachtsdiagnose, Diagnosesicherung und Therapie nur ein kurzes Zeitintervall. In dieser kurzen Spanne findet die Aufklärung über die notwendigen Therapieverfahren, die möglichen Therapiealternativen sowie die entsprechenden Nebenwirkungen statt. Je nach individuellen Vorerfahrungen persönlicher Art oder im Familien- bzw. Bekanntenkreis ergibt sich daraus ein komplexes kognitiv-emotionales Bild mit unterschiedlichen Ausprägungen von Schock, Aufnahmefähigkeit und Verständnis, Ablehnung, Verwirrung, Angst oder Depression. Ohnehin ist es für den Arzt schwer zu erkennen, was wirklich im Patienten vor sich geht [4, 11]. Der zunehmende Anteil älterer Patienten, die grundsätzlich die gleichen Chancen auf Therapiewirkung haben wie jüngere [9], erfordert ein hohes Maß an Flexibilität und Geduld bei der Aufklärung. Teilweise komplexe Therapieschemata seitens der Medizin treffen immer wieder auf eingeschränkte kognitive Fähigkeiten bei beginnender Demenz [3]. Adjuvante und neoadjuvante Therapiekonzepte sind generell schwerer zu vermitteln und benötigen eine intensivere Aufklärung als palliative Maßnahmen. Die komplexe medizinische Versorgung kann sogar auch innerhalb einer Klinik und Abteilung zu einem häufigen Arztwechsel führen. Patienten und Angehörige sind dadurch zusätzlich gefordert und teilweise auch überfordert. Die Festlegung der Therapie, die zunehmend in interdisziplinären Tumorkonferenzen erfolgt, ist dem unmittelbaren Arzt-Patienten-Verhältnis entzogen. Zum Teil werden bereits sogenannte Case Manager eingesetzt, um Abläufe und Inhalte für den Patienten transparent zu halten (z.B. Universitätsfrauenklinik Heidelberg). Der niedergelassene Onkologe ist für diese Aufgabe prädestiniert. Für einen Teil der Patienten sind Selbsthilfegruppen eine wichtige Unterstützung.

! WICHTIG

Bei Zeitmangel können Informationsbroschüren [2] ein Gespräch vorbereiten oder ergänzen, aber niemals ersetzen.

Die **Chemotherapie** ruft sehr unterschiedliche Gefühle und Reaktionen hervor. Die Sorge über mögliche Nebenwirkungen ist weit verbreitet und nicht nur historisch berechtigt. Da der Katalog der möglichen Nebenwirkungen sehr lang ist, kann vorab eine Klärung darüber sinnvoll sein, wie intensiv und detailliert aufgeklärt werden soll. Im Einzelfall kann so vermieden werden, dass durch sehr seltene, aber eindrucksvolle Nebenwirkungen unnötige Verunsicherung entsteht. Unberührt davon bleibt die Pflicht, auf Wunsch umfassend aufzuklären. Individuelle Kenntnisse der Erwartungen des Patienten, z.B. in Bezug auf Übelkeit, und entsprechende frühere Erfahrungen wie Reisekrankheit und Schwangerschaftserbrechen müssen thematisiert und in das Konzept der Begleittherapie eingebaut werden. Dabei sind neben medikamentösen Ressourcen auch patientenbezogene Techniken (z.B. autogenes Training) und soziale Netzwerke (Freunde und Familie) bis hin zu professioneller Hilfe (Psychoonkologe) zu nutzen. Persönliche Einstellungen wie die Angst vor entstellendem Haarausfall können Therapieentscheidungen stark beeinflussen und sollten entsprechend ernst genommen werden. Von gut gemeinten Beruhigungsversuchen („Die Haare kommen doch wieder“) sollte abgesehen werden, da sich die Patienten dadurch in ihrem Erleben wenig ernst genommen fühlen. Viele Patienten – insbesondere Frauen – realisieren mit dem Haarausfall nochmals deutlich das Ausmaß ihrer Erkrankung, sodass der Alopezie häufig die gleiche emotionale Bedeutung zukommt wie dem Diagnoseschock. Gerade weil solche Patientinnen in der Regel von der Heftigkeit ihrer eigenen Gefühlsreaktion irritiert werden, profitieren sie von kurz gefassten, einfühlenden Worten („Ich kann nachvollziehen, dass Ihnen der Haarausfall zu schaffen macht"), womit ihnen die Adäquatheit ihrer Gefühle rückgemeldet wird. Als ganz praktische Unterstützungsmaßnahme kann auf Perücken, Kopftücher und Schminkseminare hingewiesen werden. Von großer Bedeutung sind zudem dauerhafte Folgen der Therapie wie Polyneuropathien, die zum Teil lebenslang anhalten können. Die Anamnese des Lebensumfeldes muss in diesen Fällen auch tägliche Verrichtungen und Hobbys erfassen, damit der Patient, falls die gestörte Sensibilität eintritt und anhält, nicht unvorbereitet und ungewollt massive Einschränkungen seiner Lebensführung hinnehmen muss. Ein Teil der eingesetzten Medikamente hat direkte Folgen auf die Psyche. So wird häufig Kortison im Rahmen der Antiemese eingesetzt, zu dessen typischen Nebenwirkungen aber Unruhe, Schlaflosigkeit (häufig) sowie affektive Psychosen und Depressionen (selten) gehören. Wesensveränderungen bis hin zur Psychose werden auch durch Interferon, Vincaalkaloide, Procarbacin und Ifosfamid ausgelöst. Diese Nebenwirkungen müssen von neu aufgetretenen Hirnmetastasen, Elektrolytverschiebungen (ältere Patienten) und eventuell gleichzeitig auftretenden psychiatrischen Erkrankungen abgegrenzt werden.

Die zentrale Rolle der **Strahlentherapie** in der modernen Tumortherapie ergibt sich aus der hohen Wirksamkeit und den immer besseren Methoden, die einen Teil der Nebenwirkungen fast völlig vermeiden. Das Einsatzgebiet reicht von kurativer Primärtherapie bis zu palliativer Schmerztherapie. Häufig ist inzwischen auch der Einsatz in kombinierten Konzepten, z.B. mit Chemotherapie vor und nach der Operation („Sandwich-Technik"), möglich. Die verbesserte Strahlentechnik und die Planung erlauben die Schonung der nicht betroffenen Strukturen wie Haut und Nachbarorgane. Spezielle Verfahren wie die Hochpräzisionsbestrahlung bis hin zur sogenannten Radiochirurgie ermöglichen höchste Wirksamkeit bei geringen Nebenwirkungen. Auf der anderen Seite besteht eine zum Teil erhebliche Skepsis in Bezug auf die schädlichen Wirkungen. Die Angst ist dabei besonders zu Beginn der Therapie am Größten [8]. Nebenwirkungen wie „Verbrennung" oder „Verstrahlung", besonders bei höherer Fraktionierung, werden befürchtet. Die Patienten können sich unter der Zahl der einzelnen Fraktionen wesentlich mehr vorstellen als unter der applizierten Dosis („Ich wurde 30-mal bestrahlt"). Eine hohe Zahl an Einzelfraktionen erhöht die Sicherheit und die Wirksamkeit der Bestrahlung, erfordert aber auch eine hohe Zahl an ambulanten Terminen oder im Einzelfall einen langen stationären Aufenthalt mit entsprechender Belastung von Patient und sozialem Umfeld mit häufigen Fahrten bzw. Besuchen. Insbesondere ältere Patienten benötigen mehr Unterstützung im Umfeld, gegebenenfalls auch durch soziale Dienste, Nachbarschaftshilfe und Familie, um Unterernährung, Isolation und Hilflosigkeit vorzubeugen. Die notwendige Großtechnologie in nüchterner Umgebung, zum Teil Bunker im 3. Untergeschoss mit deutlich sichtbaren Schutzmaßnahmen für Außenstehende, verstärkt eine bestehende Angst. Hier sind Aufklärung und Begleitung besonders gefragt. Supportive und psychoedukative Interventionen haben sich hier als hilfreich erwiesen [6]. Bestrahlungen im Hals- und Gesichtsbereich haben auch heute noch zum Teil erhebliche Nebenwirkungen im Bereich der Schleimhäute. Trotz konsequenter Schleimhautpflege wird die Kommunikation durch Mundtrockenheit und Mundschleimhautentzündung immer wieder derart beeinträchtigt, dass Patienten Schreibtafeln benötigen. Auch durch Speichelfluss, Schwellungen und Aphonie besteht die Gefahr der Isolation. Müssen schadhafte Zähne vor der Therapie entfernt werden, führt dies zu zusätzlichen Einschränkungen in der Kommunikation sowie zu einer Mangelernährung, die durch Geschmacksstörungen ohnehin droht. Isolation kann in unterschiedlichen Situationen auftreten, z.B. wenn Patienten bei Durchfallneigung infolge Bestrahlung im Enddarmbereich die weite Entfernung von einer adäquaten Toilette fürchten, bei MRSA-Besiedlung (MRSA: methicillinresistenter Staphylococcus aureus), bei Umkehrisolation wegen Neutropenie oder wenn durch die Bestrahlung oberflächlicher zerfallender Tumoren eine entsprechende Geruchsentwicklung hervorgerufen wird.

Hier sind eine konsequente Wundpflege und auch eine antibiotische Therapie mit gewebegängigen Antibiotika angezeigt. Als seltene Langzeitfolge kann eine Lungenfibrose mit entsprechender Atemnot den Aktionsradius erheblich einschränken. Bei Wesensveränderungen durch eine Strahlentherapie des Schädels ist besonders an ein akutes Hirnödem zu denken, das mit Kortison beherrschbar ist. Die Anschlussrehabilitation nach Strahlentherapie ist sinnvoll und frühzeitig anzubieten.

Die **Chirurgie** ist zwar als Methode für Laien am einfachsten zu verstehen, aber umso wichtiger ist es, auf verstümmelnde (z.B. Ablatio mammae) und stark behindernde (z.B. Anus praeter, Dyspareunie, erektile Dysfunktion, Inkontinenz) Folgen frühzeitig und einfühlsam, aber konkret hinzuweisen. Ein Kontakt zu entsprechenden Angeboten wie Stomaschwester oder Selbsthilfegruppe (ILCO [= Vereinigung für Stromaträger; IL steht für Ileum, CO für Colon]) kann schon vor dem Eingriff hilfreich sein. Häufig wird unter dem Eindruck der bedrohlichen Diagnose die Wertigkeit von Behinderungen für ein normales Leben nicht gleich erkannt. Dies gilt ganz speziell bei Eingriffen am oder in unmittelbarer Nähe des Genitales. Wichtig ist auch hier die Unterscheidung zwischen vorübergehenden und langfristigen Einschränkungen. Unterschiedliche Aussagen zu Nebenwirkungen, aber auch zum Ausmaß des Erfolgs („Wir haben alles entfernt"; aber gemeint ist nur der sichtbare Tumor) verunsichern stark und müssen, wenn irgend möglich, vermieden werden. Psychosoziale Interventionen wie psychologisches Gespräch, Kunst- oder Tanztherapie zielen darauf ab, den Verlust von Körperteilen oder -funktionen adäquat zu betrauern und den veränderten Körper aktiv anzunehmen.

Die **Hyperthermie** nimmt insofern eine Sonderstellung ein, als viele Laien an Wirksamkeit und Anwendbarkeit große Erwartungen haben, die derzeit jedoch nicht gerechtfertigt sind. Insbesondere unter den Onkologen herrscht noch große Skepsis, solange keine anerkannten Studien [7, 10] vorliegen. Derzeit ist die Hyperthermie in Einzelfällen und bei ausgewählten Krankheiten ausschließlich in Kombination mit voll dosierter Strahlentherapie oder Chemotherapie in einer Körperregion möglich. Die Hoffnung einer milden Therapie, die quasi universell einsetzbar ist, erfüllt sich somit nicht. Derzeit wird ein genaues Temperaturmonitoring der Tumorregion bei einer Therapiezeit von einer Stunde bei Temperaturen von 42–43 °C gefordert. Diese Prozedur bedeutet für den Patienten neben dem Druck durch das mehrere Kilogramm schwere Gerät eine Immobilisierung für eineinhalb Stunden, meist in Rückenlage, und wird zwischen 10- und 16-mal (ein- bis zweimal pro Woche) wiederholt. Engegefühl, Platzangst und Schmerzen sind die häufigsten Abbruchgründe. Zugleich sind diese Faktoren durch psychoonkologische Interventionen (insbesondere Entspannungstraining und Psychoedukation) beeinflussbar, sodass hier im Einzelfall besonderer Bedarf an entsprechender Unterstützung besteht.

Frühzeitige **interdisziplinäre Begleitung** unter Einschaltung aller notwendigen Helfer (Angehörige und Freunde, Psychoonkologen, Diätassistenten, Sozialarbeiter, Stoma- bzw. Wundschwester, Selbsthilfegruppen, Physio- und Sporttherapeuten bei Fatigue) kann heute als Standard in der Betreuung der Patienten angesehen werden.

LITERATUR

1. A prescription for psychosocial cancer care. Lancet 370 (2007) 1522
2. Deutsche Krebshilfe e.V.: Die Blauen Ratgeber z.B. Nr.053: Strahlentherapie: Deutsche Krebshilfe e.V., Bonn (2007)
3. Extermann M, Hurria A: Comprehensive geriatric assessment for older patients with cancer J Clin Oncol 25 (2007) 1824–1831
4. Fallowfield L, Ratcliffe D, Jenkins V, Saul J: Psychiatrics morbidity and its recognition by doctors in patients with cancer. Br J Cancer 84 (2001) 1011–1015
5. Goodwin PJ, Leszcz M, Ennis M et al.: The effect of group psychosocial support on survival in metastatic breast cancer. NEJM 345 (2001) 1719
6. Greer S: Improving quality of life: adjuvant psychological therapy for patients with cancer. Support Care Cancer 3 (1995) 248–151
7. Issels RD, Lindner LH, Wust P et al.: Regional hyperthermia improves response and survival when combined with systemic chemotherapy in the management of locally advanced, high grade soft tissue sarcomas of the extremities, the body wall and the abdomen J Clin Oncol 25 (2007) (Suppl.), ASCO, Abstract 10009
8. Lamzus K, Verres R, Hübener KH: Wie erleben Patienten die Strahlentherapie? Strahlenther Onkol 170 (1994) 162–168

9. Muss HB, Biganzoli L, Sargent DJ, Aapro M: Adjuvant therapy in the elderly: Making the right decision. J Clin Oncol 25 (2007) 1870–1875
10. van der Zee J, Gonzáles Gonzáles D, van Rhoon GC, van Dijk JD, van Dutten WL, Hart AA: Comparison of radiotherapy plus hyperthermia in locally advanced pelvic tumours: a prospective, randomized, multicentre trial. Dutch Deep Hyperthermia Group. Lancet 355 (2000) 1119–1925
11. van Halteren HK: Cancer and psychological distress: frequent companions. Lancet 364 (2004) 824–825

KAPITEL

36 Spektrum der Therapieangebote

Ullrich Mehl

Der **psychoonkologische Behandlungsbedarf** wird in der Fachliteratur und aus klinischer Erfahrung mit etwa 30–40% aller Patienten mit Krebs angegeben. Dem Bedarf folgend, hat sich ein breites Spektrum an Therapieangeboten entwickelt, wobei einige der in der klinischen Arbeit häufig verwendeten und bewährten Verfahren hier erwähnt werden sollen. Aus Platzgründen kann natürlich nicht das gesamte Spektrum der psychoonkologischen Therapieangebote in diesem Kapitel aufgeführt werden.

36.1 Krisenintervention

Als **Krise** bezeichnet man plötzlich auftretende, zeitlich begrenzte seelische Störungen, die als Reaktion auf belastende Lebensereignisse erscheinen, die Gesundheit eines Menschen bedrohen und deshalb sofort Hilfe erfordern [2]. Die Gefahr einer krisenhaften Zuspitzung besteht nicht nur im Zusammenhang mit der Diagnosemitteilung der Krebserkrankung; während des gesamten Krankheitsverlaufs kann es zu krisenhaften Situationen kommen, wobei jede eine Herausforderung an die individuellen Lösungsmöglichkeiten sowie an Anpassungs- und Bewältigungsstrategien des Betroffenen darstellt. Wichtig erscheint dabei die frühzeitige psychoonkologisch-psychotherapeutische Intervention, bevor sich maladaptive Strukturen verfestigen können [9].

Bei Nichtbehandlung erhöht sich bei einigen Patienten die Gefahr, das Vollbild einer **posttraumatischen Belastungsstörung** zu entwickeln. Die Häufigkeit einer posttraumatischen Belastungsstörung wird mit einer mittleren Streubreite von 10–25% angegeben [22]. Betroffene können durch einen Zustand vegetativer Übererregtheit (Hyperarousal) und übermäßiger Schreckhaftigkeit auffallen und klagen oft über Schlaflosigkeit, insbesondere Durchschlafstörungen. Manche wirken „emotional taub“ (Numbing). Einige Patienten berichten zudem von sich aufdrängenden Erinnerungen an das Trauma (Intrusionen) oder von Alpträumen in Bezug auf die Krebserkrankung.

Therapeutisch hilfreich sind hierbei psychoonkologisch erfahrene Behandler mit zusätzlichen Ausbildungen im Bereich der **Psychotraumatologie,** sodass Stabilisierungs- und Distanzierungstechniken (z.B. Screen-Technik) vermittelt werden können. Stabilisierende Übungen, wie z.B. die des „sicheren inneren Ortes“, der „inneren Helfer“ und andere haben sich dabei als besonders effektiv erwiesen. Eine eventuelle Traumabegegnung darf erst nach ausreichender Stabilisierung angegangen werden. Trauerprozess und Neuorientierung können dann folgen.

Im sicheren Rahmen einer psychotherapeutischen Behandlung kann dabei auch EMDR (Eye Movement Desensitization and Reprocessing) hilfreich sein. EMDR wurde von Francine Shapiro für Traumapatienten entwickelt. Frau Shapiro überstand selbst eine Krebserkrankung und entdeckte dabei, dass belastende Gedanken plötzlich für sie leichter wurden, als sie spontan ihre Augen in Sakkaden bewegte. Unter dieser von einem EMDR-Therapeuten geleiteten Therapie kommt es häufig zu Veränderungen der Erinnerungen, und der Durcharbeitungsprozess scheint beschleunigt zu werden [16].

Krisenintervention ist immer **Soforthilfe.** Es muss die Bündnisfähigkeit des Patienten abgeklärt werden sowie ob eine Gefährdung (Suizidalität) vorliegt und ob Sofort- und Schutzmaßnahmen erforderlich sind. Die Art der Interventionsform ist dabei zunächst eher stützend und stabilisierend, später eventuell konfliktzentriert. Das Überwinden der Probleme im Hier und Jetzt steht im Vordergrund [11]. Das psychoonkologische Kriseninterventionsgespräch zeichnet sich durch eine stärkere Strukturierung durch den Behandler und durch seine aktivere Haltung aus.

Einen wesentlichen Indikator für die Stabilität/Instabilität des Patienten stellt der Grad der **Schlafstörung** dar. Dementsprechend ist es in schweren Fällen wesentlich, für ausreichenden Schlaf zu sorgen, beispielsweise kurzfristig durch Tranquilizer, wie z.B. Benzodiazepine, oder Hypnotika, wie z.B. Zopiclon oder Zolpidem. Diese Medikamente sollten jedoch wegen der Gefahr der Abhängigkeitsentwicklung möglichst nur für wenige Tage gegeben werden. Langfristig kann, falls allgemeine schlafunterstützende Maßnahmen nicht ausreichen, zur Behandlung einer ausgeprägten Schlafstörung die Gabe eines Antidepressivums mit schlafunterstützender Komponente sinnvoll sein, z.B. Mirtazapin zur Nacht. Einen Vorteil der regelmäßigen antidepressiven Medikation, die in niedriger Dosis hauptsächlich zur Schlafstabilisierung gegeben wird, stellt die fehlende Abhängigkeitsentwicklung dar.

Typische **Auslösesituationen** für krisenhaftes Verhalten stellen oft die Konfrontation mit der eigenen Sterblichkeit sowie die belastenden Behandlungsprozeduren und Nebenwirkungen im Rahmen von Chemotherapie oder Bestrahlung dar, zudem ein manchmal übermächtiges Gefühl, sich der Erkrankung oder dem „Behandlungsapparat" ausgeliefert zu fühlen, sowie die Zerstörung von Lebensträumen und der Verlust von Zielen.

ÜBERSICHT

Praxisbezug/Kernaussagen zur Krisenintervention:

- rasche Kontaktaufnahme
- Herstellung eines tragfähigen therapeutischen Bündnisses
- Erarbeitung eines aktuellen Krisenmanagements: „Was können Sie für sich zur eigenen Stabilisierung tun?"; „An wen können Sie sich wenden, falls Sie sich selbst nicht mehr ausreichend stabilisieren können?"
- Abklärung von Suizidalität und Sicherung von ausreichender Entspannung und Schlaf
- eventuell Vermittlung zu einem möglichst psychotraumatologisch und psychoonkologisch erfahrenen Fachpsychotherapeuten oder Facharzt

! WICHTIG

Die Bezeichnung „Psychoonkologe" ist leider nur begrenzt aussagekräftig. Es gibt Fortbildungen zum „Psychoonkologen", jedoch können diese Curricula keine umfassende psychotherapeutische Ausbildung ersetzen, sondern diese nur sinnvoll ergänzen. Tschuschke kritisiert zu Recht, dass sich auch „psychotherapeutische Laien" [29] als Psychoonkologen bezeichnen dürfen.

36.2 Tiefenpsychologisch fundierte Psychotherapie

Von besonderer Bedeutung in der tiefenpsychologisch fundierten Psychotherapie ist die Beziehung zwischen Patient und Therapeut. **Vertrauensbildung** und das **Gefühl basaler Sicherheit** werden dadurch gefördert. Es ist wesentlich, den Fokus der Interventionen sehr eng auf die Krebserkrankung und die damit verbundenen emotionalen Konflikte und Probleme zu richten. Exploriert werden müssen allerdings auch diejenigen Aspekte der Vergangenheit und Gegenwart, die für die Patienten die Anpassung an die Erkrankung beeinträchtigen [23]. Besonders fokussiert wird folglich auf die Kernkonflikte in der aktuellen Lebenssituation unter Berücksichtigung der Familiengeschichte [26].

Die Erfahrung zeigt allerdings, dass der Grund für fehlende Mitarbeit/Compliance mancher Patienten mit Unzufriedenheit und Anspannung gegenüber ihrem Behandler/Therapeuten zusammenhängt. Einer der dann herauszuarbeitenden Konflikte kann z.B. **unbewusster Neid** auf den gesunden Therapeuten sein. In solchen Fällen sollte auf die Übertragung fokussiert werden.

Durch die Arbeit mit tiefenpsychologisch oder psychoanalytisch ausgebildeten Ärzten oder Psychologen kann dann an unbewussten Blockaden und der oft damit verbundenen **maladaptiven Abwehr** gearbeitet werden. Ziel ist es, dadurch krankheits- und behandlungsbezogene Vorwürfe, Abhängigkeitsgefühle und verzerrte, unrealistische Erwartungen zu relativieren bzw. aufzulösen. Dabei ist in der Regel keine strikt aufdeckende Vorgehensweise indiziert [20].

Neben der emotionalen Unterstützung geht es vielmehr zunächst um Arbeit an einer erfolgreichen, **flexiblen Abwehr** des Betroffenen. Dies bedeutet mehr Ich-stützende Interventionen als aufdeckendes Arbeiten. Erweist sich die Abwehr jedoch als maladaptiv und werden dadurch wichtige Behandlungen oder die Nachsorge ausgeblendet, so sollte dies thematisiert und bearbeitet werden. Die Ressourcen des sozialen Umfeldes, also Familie, Freunde und Beruf, sollten in der Arbeit mit dem Patienten immer beachtet werden. Weitere wichtige Themen sind die realistische Selbsteinschätzung der Belastbarkeit durch den Patienten und Aspekte des Neuanfangs nach der Krebserkrankung.

Dabei zeigen sich oft wichtige Themen, die die Krankheitsbewältigung des Patienten blockieren können: Einige Patienten neigen zu starrer Verleugnung ihrer realistischen Einbußen durch die Krebserkrankung, z. B. schweres und häufiges Heben bei einer Altenpflegerin trotz Lymphödem und schmerzhaften Schulterbeschwerden nach Mamma-Ablatio, was zu Überforderungen führen kann. Andere Patienten leiden unter verzögerten Trauerreaktionen oder verhalten sich sehr regressiv, bleiben in krankheits- und behandlungsbezogenen Vorwürfen stecken und erwarten von ihrer Umwelt dauerhafte Schonung und Wiedergutmachung für die Krebserkrankung. Die Bedeutung der **subjektiven Krankheitstheorie** des Patienten ist dann von besonderer therapeutischer Wichtigkeit. Falls diese Erwartungen und Affekte und die darunterliegenden Konflikte nicht berücksichtigt und bearbeitet werden, gelingt es diesen Patienten oftmals nicht, ihr Leben wiederaufzunehmen.

Für den psychoonkologisch tätigen Behandler stellt die Arbeit mit Patienten, die sich durch die Krebserkrankung existenziell vom Tod bedroht fühlen, eine große Herausforderung dar, da er mit der eigenen Endlichkeit in Kontakt kommt. Folglich erweist sich **Selbsterfahrung** als notwendige und wertvolle Grundlage. Hierbei zeigt sich insbesondere die sehr umfassende Selbsterfahrung, wie sie bei der langjährigen Ausbildung zum Psychoanalytiker stattfindet, oft als besonders hilfreich.

WICHTIG

Der Therapeut/Behandler sollte über die Fähigkeit verfügen, gefühlsmäßig innerlich mitschwingen und Anteil nehmen zu können [12]. Gefordert ist die Fähigkeit, intensive Nähe zum krebskranken Patienten auszuhalten, aber zugleich auch Grenzen zu respektieren.

36.3 Verhaltenstherapie

Die **verhaltenstherapeutische Diagnostik** umfasst die genaue Betrachtung der zu verändernden Verhaltensmuster (Zielanalyse), der Bedingungen, unter denen dieses Verhalten erworben wurde und momentan aufrechterhalten wird (Problemanalyse), und der therapeutischen Möglichkeiten, um die erwünschten Veränderungen zu erzielen (Therapieplanung) [10].

Hauptsächlich geht es in der Verhaltenstherapie darum, dysfunktionale Grundannahmen und dysfunktionales Verhalten des Patienten auf allen Ebenen – beobachtbares Verhalten, körperliche Reaktionen und Gefühle – zu modifizieren und Ressourcen zu mobilisieren, sodass das Erschließen neuer **Bewältigungsstrategien** möglich wird [6]. Dabei werden besonders die Stabilisierung des Selbstwertgefühls und die Stärkung der sozialen Kompetenz berücksichtigt.

Häufig eingesetzte verhaltenstherapeutische Interventionen bei onkologischen Patienten stellen Konfrontationsverfahren dar, die sich besonders bei der Behandlung von Ängsten als günstig erwiesen haben, wie sie z. B. bei chemo- und strahlentherapeutischen Behandlungen auftreten können. Im Rahmen der systematischen Desensibilisierung wird dabei als erstes ein Zustand der **Entspannung** herzustellen versucht (➤ Abschnitt 36.9).

Im nächsten Schritt wird eine individuelle **Angsthierarchie** erstellt. Unter Entspannung werden dann die einzelnen Items dargeboten, wobei dies sowohl nur in der Vorstellung geübt werden kann als auch zusätzlich durch Aufsuchen der angstauslösenden Situation (z. B. Strahlentherapieabteilung). Die Exposition kann mit der stärksten angstauslösenden Situation beginnen (Reizüberflutung) oder in kleinen Schritten vorbereitet werden (graduierte Exposition), wobei der Autor das letztere Vorgehen bei onkologischen Patienten für geeigneter hält. Die Dauer einer sorgfältig vorbereiteten Exposition ist entscheidend davon abhängig, dass der Patient eine Abnahme seiner Angst erlebt. Bei manchen depressiven Patienten können operante Methoden, wie z. B. die positive Verstärkung und die Selbstverstärkung, eingesetzt werden.

Um die **Kommunikation** der Patienten mit ihren Angehörigen und Ärzten zu fördern, haben sich Rollenspiele als hilfreich erwiesen. Insbesondere im sozialen Kompetenz- bzw. Selbstsicherheitstraining in der Gruppe haben sich das Vorbereiten und das Durchspielen konfliktreicher sozialer Situationen bewährt. Die Möglichkeit, das eigene und das Verhalten anderer umfassender und adäquater wahrzunehmen, wird durch Videofeedback oder durch Spiegeln anderer Gruppenmitglieder oder durch den Therapeuten verstärkt, sodass Verhaltensmodifikationen ausprobiert und erarbeitet werden können.

Die **kognitive Umstrukturierung** kann insbesondere bei Krebspatienten mit depressiver Symptomatik von Nutzen sein, die oft unter einer schuldhaft erlebten subjektiven Krankheitsüberzeugung leiden und zu Übergeneralisierung, willkürlichen Schlussfolgerungen, dichotomem Denken, Personalisierung und selektiver Verallgemeinerung neigen [1]. Bei der kognitiven Umstrukturierung geht es darum, die für den Krebspatienten typischen dysfunktionalen Gedanken zu identifizieren, zu hinterfragen und durch angemessenere zu ersetzen. Da bei manchen Krebskranken keine dysfunktionalen Gedanken vorhanden sind, ist die kognitive Umstrukturierung nicht bei allen Patienten anwendbar.

36.4 Kunst- und Gestaltungstherapie

Obwohl die Kunst- und Gestaltungstherapie ein tiefenpsychologisch orientiertes Verfahren darstellt, wird es bei Krebspatienten – wie im gesamten Bereich der Psychoonkologie üblich – zunächst ressourcenorientiert und Ich-stützend eingesetzt. Die Kunst- und Gestaltungstherapie ist ein handlungs- und erlebnisorientiertes Therapieverfahren, welches das **Ich-Erleben** vertieft und differenziert sowie das Ausdrucks- und Verbalisierungsvermögen fördert. Die Patienten äußern zu Beginn des Gruppenprozesses oft Wünsche nach Ablenkung von den Gedanken an die Krebserkrankung. Sie möchten Erfahrungen mit Mitpatienten austauschen und Neues ausprobieren oder suchen Entspannung und Kontakt zu Mitpatienten. Durch spielerisches Ausprobieren wird vor allem unsicheren und skeptischen Patienten der Einstieg in das bildnerische Gestalten vermittelt, welches die Veranschaulichung innerer Bilder ermöglicht. Beim Malen, Zeichnen und Modellieren können Gefühle, Stimmungen, Phantasien, Erinnerungen und Vorstellungen in Farbe, mit Ton und mit Collagen ausgedrückt werden, oft besser als dies mit Worten zunächst möglich ist [7]. Das entstandene Objekt bildet oftmals die seelische Verfassung des Patienten, seine momentane Lebenssituation sowie Befürchtungen und Wünsche ab.

Orientiert an den Bedürfnissen und der Bereitschaft des jeweiligen Patienten sowie unter Berücksichtigung seiner Abwehr, kann das „Objekt" in der abschließenden Betrachtung – meist Bildbetrachtung – in der Gruppe oder in der Einzeltherapie betrachtet und evtl. nachbesprochen werden. Die Gestaltungstherapie eröffnet Patienten unter Umständen erstaunliche Zugänge zu ihren bis dahin **abgespaltenen Selbstanteilen** und schafft damit verbesserte Voraussetzungen für einen sprachlich-psychotherapeutischen Umgang mit ihrer Problematik [15].

ÜBERSICHT

Praxisbezug / Kernaussagen:
Der Prozess der Krankheitsbewältigung verläuft bei Krebskranken sehr unterschiedlich. Das Gestalten eines Bildes oder einer Tonskulptur und das damit verbundene Auswählen des Materials sowie das Ringen um eine Form können einen ersten Schritt zu einer aktiven Krankheitsbewältigung darstellen. Dabei werden kreative Kräfte freigesetzt und gesunde Persönlichkeitsanteile gestärkt. Aber **Vorsicht mit vorschnellen Deutungen:** Das behutsame Arbeiten mit Bildern gehört in erfahrene Therapeutenhände! Im Laufe des Gestaltungsprozesses gelingt es oftmals, neue Lebensperspektiven zu entwickeln.

36.5 Beschäftigungstherapie

Manche Krebspatienten empfinden die Krebserkrankung nicht nur als körperliche, sondern auch als psychische Schädigung, insbesondere wenn ihnen ein Teil des Körpers entfernt wurde, wie z.B. nach Mamma-Ablatio. Damit verbunden ist oftmals eine ausgeprägte Verunsicherung im Bereich des Selbstwertgefühls. Der kreative Akt des Schaffens und „Herstellens von Objekten" wird von vielen Patienten als tröstend, ermutigend und selbstwertstabilisierend erlebt. Besonders für Patienten, die Vorbehalte oder Ängste bezüglich psychoonkologischer Betreuung haben, oder bei denen durch die Krebserkrankung ein Autonomie-Abhängigkeits-Konflikt aktiviert wurde, stellt die Beschäftigungstherapie einen niederschwelligen Zugang dar. Ein Grund dafür ist unter anderem, dass die Anfangs- und Abschlusszeiten bei dieser Therapieform in manchen Kliniken von den Patienten frei bestimmt werden können (offenes Atelier). Durch die Kombination aus zeitweiser Betreuung durch den Beschäftigungstherapeuten und zusätzliches „unbetreutes offenes Atelier" kann der Grad der Betreuung vom Patienten selbst gesteuert werden. Diese Wahlmöglichkeit stärkt die **Autonomie**, vor allem bei ambivalenten Patienten.

36.6 Arbeit mit geleiteten Imaginationen (Visualisierungsübungen)

Es wird davon ausgegangen, dass wir alle über **imaginative Ressourcen** verfügen, zu denen wir z.B. beim Träumen oder in kreativen künstlerischen Prozessen Zugang bekommen können. Viele Menschen berichten über Bilder, die in ihnen auftauchen, wenn sie malen, musizieren oder Ausdauersport (z.B. Marathon) betreiben. Der Imagination kommt bei der Förderung der Krankheitsverarbeitung und bei der Ressourcenaktivierung besondere Bedeutung zu, da sie sowohl die sprachliche Symbolisierung fördert als auch sprachlose oder tabuisierte Räume erschließt [17].

Imaginative Fähigkeiten können in der Gruppe als Hilfe bei seelischer und geistiger Anspannung und Unruhe eingeübt werden. **Suggestionen** bezüglich einer direkten Beeinflussung des Tumorgeschehens – wie sie durch Carl Simonton vorgeschlagen wurden – sollten kritisch betrachtet werden, da die Vorstellung, dadurch den Tumor direkt beeinflussen zu können, bei vielen Patienten unrealistische Erwartungen weckt und zudem grandiose, omnipotente Heilphantasien schüren kann. Die Folge sind oft Schuldgefühle, die Übungen nicht oft genug oder nicht richtig gemacht zu haben und so für einen eventuell fortschreitenden Verlauf der Erkrankung verantwortlich zu sein.

Viele Patienten fühlen sich weniger hilflos, wenn sie die Fähigkeit erlernen, Imaginationen bei sich selbst durchzuführen. Diesbezügliche Erfahrungen konnte man besonders in der Therapie der **posttraumatischen Belastungsstörung** sammeln. Sich dabei aufdrängende (intrusive) Bilder führen zu einer Labilisierung der psychischen Abwehr. Verwendet werden sollten nur ressourcenorientierte Imaginationsübungen, wie z.B. die Übungen „des sicheren inneren Ortes" oder „der inneren Helfer", da diese oft stabilisierend wirken. Die Erfahrungen aus der Traumatherapie sind nützlich, was die Arbeit an bedrohlichen „Introjekten" angeht, also an verinnerlichten äußeren Stressoren [4]. Um der Hilflosigkeit mancher Krebspatienten entgegenzuwirken, sollten fremdsuggestive Interventionen sehr begrenzt bzw. nur sehr achtsam eingesetzt werden. Die verwendeten imaginativen Motive sollten so breit und offen sein, dass der Patient Zugang zu seinen **eigenen Ressourcen** finden kann.

Als Beispiele für imaginatives Arbeiten seien die katathym-imaginative Psychotherapie [8] und die Arbeit mit Imaginationen [13] im Rahmen der psychodynamisch imaginativen Traumatherapie genannt [14], wobei bei Krebspatienten überwiegend mit Motiven gearbeitet wird, die Stabilisierung und Kraft schöpfen helfen.

ÜBERSICHT

Praxisbezug/Kernaussagen:
Die Abwehr der Patienten sollte in der Psychoonkologie besonders berücksichtigt werden. Dementsprechend sollte kein Patient dazu gedrängt werden, die Augen zu schließen oder sich hinzulegen oder zu imaginieren, wenn er dazu nicht bereit oder zu instabil ist. Ziel des Umgangs mit **ressourcenorientierten Imaginationen** durch einen psychotherapeutisch erfahrenen Therapeuten ist es, belastenden inneren Bildern begegnen und standhalten zu können.

36.7 Psychodrama

Beim Psychodrama geht es um die **äußere Darstellung eines inneren Bildes** (Imagination) mit einfachen szenischen Mitteln. Für den Patienten ergibt sich dabei die Möglichkeit, seinen innerseelischen Zustand mitzuteilen, wahrzunehmen und zu reflektieren und letztlich Veränderungen in Gang zu setzen.

Das Psychodrama kann eingesetzt werden, um unterschiedliche Szenarien durchzuspielen, wie z.B. Angst vor Operationsfolgen, Tod als Folge ärztlicher Eingriffe oder Aussicht auf Heilung. Die psychodramatische Vorwegnahme künftiger Lebensereignisse erweitert das Rollenrepertoire und ermöglicht die Distanzierung und Rückgewinnung von **Kontrollmöglichkeiten** in dem oft als traumatisch erlebten Krankheits- und Behandlungsgeschehen [3].

Beispiele für psychodramatische Techniken sind der Rollentausch und der Rollenwechsel, das Spiegeln und das Bilden einer Skulptur. Die Erklärung dieser einzelnen Techniken sprengt jedoch den hier zur Verfügung stehenden Rahmen. Das Psychodrama stellt eine erlebnis- und situationsnahe Bearbeitungsmöglichkeit dar, im Sinne einer wertvollen Ergänzung zur verbalen psychotherapeutischen Arbeit.

36.8 Musiktherapie

Man unterscheidet die rezeptive von der aktiven Musiktherapie. Im Rahmen der psychoonkologischen Betreuung wird überwiegend die **rezeptive Musiktherapie** eingesetzt. Das Hören von beruhigender Musik zeigt eine positive Beeinflussung physiologischer Stressparameter wie Blutdruck, Puls und Atmung [24].

Es fanden sich Hinweise darauf, dass **„Stresshormone"** durch diese Therapieformen vermindert ausgeschüttet werden und somit das Befinden der Patienten positiv beeinflusst wird. Viele Patienten schildern, dass sie sich durch die Musik entspannter fühlen, weniger Angst empfinden und teilweise auch Schmerz weniger stark wahrnehmen. Diese positiven Effekte können sich Patienten und Behandler zu Nutze machen, unter anderem vor und während der Chemotherapie und der Bestrahlung oder anderen belastender Therapien.

Auch im ambulanten und Rehabilitationsbereich hat sich die Musiktherapie bewährt. Im stabilen Rahmen einer länger laufenden Gruppe oder in Einzelsitzungen kann auch die **aktive Musiktherapie** – Patienten können selbst unter Anleitung mit Musikinstrumenten experimentieren – sehr positiv erlebt werden. Aktive Musiktherapie kann durch die Interaktionen mit anderen Gruppenmitgliedern den Kontakt untereinander wesentlich fördern. Die Improvisationen werden oft als sehr befreiend erlebt; sie können Ich-stärkend wirken, den eigenen Ausdruck fördern und der Phantasie Raum geben. Für einzelne Patienten stellen sie auch eine Möglichkeit dar, ihre innere Spannung und ihre Aggressionen auszudrücken. Dies ist auch der Grund dafür, warum die aktive Musiktherapie seltener und mit Vorsicht bei Krebspatienten einzusetzen ist, da ein Teil der Patienten sich durch diese intensiven Emotionen irritiert und bedroht fühlen könnte.

Bei achtsamer Anwendung werden viele Patienten nach der Musiktherapie als sehr entspannt und dankbar erlebt. Dies deckt sich mit anderen Beobachtungen von Patienten, die hoffnungsvoller und optimistischer bezüglich ihrer Zukunft erlebt wurden [30].

36.9 Entspannungsverfahren

Breite Erfahrung mit Entspannungsverfahren gibt es insbesondere mit dem Autogenen Training, der Progressiven Muskelentspannung nach Jacobson und Qigong.

Autogenes Training

Das Autogene Training [18] wird in der Regel durch suggestives Vorsprechen des Therapeuten am leichtesten erlernt. Dabei werden unter anderem Schwere- und Wärmewahrnehmungen eingeübt („Arme und Beine sind schwer – Arme und Beine sind warm – Ich bin ganz ruhig“ ...), sodass allmählich eine psychovegetative Umstellung erreicht werden kann. Zusätzliche Komponenten (Organübungen) vertiefen die Körperwahrnehmung [15]. Ziel ist es, dass die Patienten lernen, diese durch den Therapeuten induzierten Suggestionen im Sinne von Selbstsuggestionen bzw. Selbsthypnose selbstständig durchzuführen. Manche Patienten können das Autogene Training mit Hilfe eines Tonträgers (z.B. Musikkassette) später leichter selbstständig fortführen.

Progressive Muskelrelaxation nach Jacobson

Dieses Entspannungsverfahren hat wissenschaftlich den zuverlässigsten empirischen Wirksamkeitsnachweis erbracht, insbesondere bei Angst, Anspannung, Kopfschmerzen und Schlafstörungen [5]. Der Patient lernt unter Anleitung, bestimmte Muskelgruppen kurz anzuspannen (für 5–10 Sekunden) und anschließend zu entspannen (etwa 30 Sekunden). Die Aufmerksamkeit wird dabei auf den Entspannungs-Spannungs-Unterschied gerichtet. Durch dieses induzierte Kontrasterleben werden meist frühzeitig erste Entspannungserfahrungen gemacht, was vielen – besonders auch ungeduldigen – Patienten den Einstieg in die Methode erleichtert. Sowohl wissenschaftliche Studien als auch die klinische Erfahrung bestätigen die unterstützende Wirkung, insbesondere bei Chemotherapiebehandlungen sowie bei der Reduktion von Schmerzen und von Anspannungszuständen [27].

Qigong

Qigong stammt aus der chinesischen Medizin. Bei den angeleiteten Übungen werden leichte gelenkschonende Atem-, Körperhaltungs- und Bewegungsübungen durchgeführt. Dieses Verfahren setzt eine gewisse körperliche Mindestbelastbarkeit voraus, sodass es besonders für den Rehabilitations- und den ambulanten Bereich geeignet erscheint. Aus praktischer Erfahrung scheint sich besonders das Idogo Qigong (mit Stab) bei Krebspatienten zu bewähren und zu einer Verbesserung des Gleichgewichts und des Atemvolumens zu führen.

ÜBERSICHT

Praxisbezug/Kernaussagen zu Entspannungsverfahren allgemein:
Alle achtsam vermittelten Entspannungsverfahren haben auf Krebspatienten einen stabilisierenden Effekt, zumal die Patienten erleben, dass sie selbst etwas für sich tun können und sich somit nicht so ohnmächtig und ausgeliefert fühlen müssen. Wichtig ist es, die Patienten darauf hinzuweisen, dass sie selbst entscheiden können, ob sie ihre Augen bei den Übungen geöffnet lassen oder schließen. Manche instabilen oder traumatisierten Patienten brauchen den gestärkten Realitätsbezug bei geöffneten Augen, um ausreichende Kontrolle zu bewahren. Bei solchen Patienten bevorzugt man ein regressionsbegrenzendes Setting im Sitzen, wobei sich die Progressive Muskelentspannung besonders bewährt hat.

36.10 Paar- und Familientherapie

Entsprechend den Erfahrungen der modernen Psychotherapieforschung wird aktuell die Krankheitsverarbeitung nicht mehr als reiner intrapsychischer Mechanismus gesehen, sondern auch als **„systemischer Verarbeitungsprozess“** verstanden, an dem viele verschiedene Menschen in verschiedenen Rollen beteiligt sind [31].

Durch die Krebserkrankung kommt es oftmals im Paar- und Familiensystem zu Belastungen. Der an Krebs Erkrankte muss lernen, die **Patientenrolle** anzunehmen, während die Angehörigen unter Umständen unterstützende Aufgaben übernehmen müssen, ohne den Betroffenen dabei zu übergehen oder gar zu entmündigen. Häufig haben Krebspatienten das Gefühl, ihre Umgebung nicht belasten zu dürfen, was zu einem Rückzug aus allen sozialen Bezugssystemen führen kann. Auch Paar- und Familienkonflikte sowie der Umgang zwischen Krebskranken und ihren Kindern spielen oft eine große Rolle.

Paar- und Familientherapie sollte von diesbezüglich besonders erfahrenen Psychotherapeuten durchgeführt werden, da dabei viele unterschiedliche Aspekte gleichzeitig zu beachten sind. Diese Therapieformen unterstützen den Krebspatienten und helfen dabei, mit seinen Angehörigen Missverständnisse auszuräumen, einen individuell angemessenen Kommunikationsstil zu entwickeln und eine Neuorientierung zu finden. Bei ungünstigen Krankheitsverläufen spielt auch die familientherapeutische **Trauerbegleitung** eine große Rolle. Sinnvoll ist es, dass sich alle Beteiligten einen Kommunikationsstil aneignen, der von vorsichtiger Offenheit geprägt ist und der sich an den Möglichkeiten und der psychischen Stabilität des Krebspatienten orientiert.

Bei gegebener somatischer und psychischer Stabilität ist es wesentlich, die Krebspatienten bei ihrer **Wiedereingliederung in die Arbeitswelt** zu unterstützen. Eine Frühberentung ist oftmals eine finanzielle und psychologische Katastrophe und sollte deswegen in solchen Fällen so lange wie möglich vermieden werden [19].

Kinder krebskranker Patienten haben manchmal mit **magischem Denken** zu tun, das heißt dass sie zuweilen mit der Phantasie kämpfen, durch „böse Wünsche" oder körperliche Attacken die Krebserkrankung im Elternteil verursacht zu haben. Auch hier ist die Art der Kommunikation mit dem Kind abhängig von dessen psychischem Reifegrad und dem Alter. Anregungen zum Umgang mit Themen wie Krankheit und Tod finden sich in speziellen Kinderbüchern [28] und bei erfahrenen Psychotherapeuten.

ÜBERSICHT

Praxisbezug / Kernaussagen:
Es ist ein Kommunikationsstil angebracht, der eher von Offenheit geprägt ist, jedoch die psychische Stabilität und die jeweilige Abwehr des Krebspatienten und seiner Angehörigen berücksichtigt und respektiert.

36.11 Einzel- und Gruppentherapie

Ein **einzeltherapeutisches Setting** ist indiziert, wenn der Patient sehr brüchig wirkt und dazu neigt, die Beschwerden und das Leiden anderer ungefiltert aufzunehmen, sich also nicht ausreichend abgrenzen kann. Auch sozialphobisches Verhalten sowie stark schambesetzte Inhalte oder der ausdrückliche Wunsch des Krebspatienten sprechen in der Regel für eine Einzeltherapie.

Der Gruppenpsychoanalytiker und Psychiater Yalom hat seine langjährigen Erfahrungen mit Krebspatienten sowohl wissenschaftlich [32] als auch in Romanform [33] veröffentlicht. Dabei fanden sich viele **Wirkfaktoren der Gruppenpsychotherapie,** wobei besonders das Erleben der Gruppenzugehörigkeit und das Gefühl des Angenommenwerdens, das Akzeptieren bislang verleugneter Seiten, das Lernen, Gefühle und Kritik äußern zu können, und das Ausprobieren bestimmter Verhaltensweisen als besonders hilfreich erlebt wurden [21]. Den Krebspatienten sollte das Angebot gemacht werden, sich auch nach Ende einer therapeutischen Beratung oder Behandlung bei Problemen wieder an den Therapeuten wenden zu können. Dieses Angebot wirkt meist stabilisierend und beruhigend.

ÜBERSICHT

Praxisbezug / Kernaussagen:
Der Behandler sollte im Rahmen einer umfassenden Selbsterfahrung gelernt haben, sich mit seiner eigenen Sterblichkeit auseinanderzusetzen und mit Gefühlen von Hilflosigkeit, Ohnmacht und existenziellen Ängsten umgehen zu können, wie sie in der Arbeit mit an Krebs erkrankten Patienten oft auftauchen. Um eine Sekundärtraumatisierung von Therapeuten zu vermeiden und eine gute Psychohygiene zu gewährleisten, erscheint eine regelmäßige psychoonkologisch-psychotraumatologische Supervision unerlässlich [25].

LITERATUR

1. Beck AT, Rush AJ, Shaw BF et al.: Kognitive Therapie der Depression. Beltz, Weinheim, Basel (1999)
2. Ermann M: Psychosomatische Medizin und Psychotherapie, 4. Aufl. Kohlhammer, Stuttgart (2004)

3. Frick E, Mehl U: Psychodrama. In: Sellschopp A (Hrsg.): Psychoonkologie. Zuckschwerdt, München, Wien, New York (2005) 63–67
4. Frick E, Weber S: Imagination. In: Sellschopp A (Hrsg.): Psychoonkologie. Zuckschwerdt, München, Wien, New York (2005) 57–62
5. Grawe K et al.: Psychotherapie im Wandel. Hogrefe, Göttingen (1994)
6. Härtel K, Schreiner M: Verhaltenstherapie. In: Sellschopp A (Hrsg.): Psychoonkologie. Zuckschwerdt, München, Wien, New York (2005) 50–56
7. Hagenheimer G, Mehl U, Kohls D: Kunst- und Gestaltungstherapie. In: Sellschopp A (Hrsg.): Psychoonkologie. Zuckschwerdt, München, Wien, New York (2005) 72–74
8. Hartmann M: Die Fenster der Seele öffnen. Zur Katathym-imaginativen Psychotherapie Krebskranker. In: Kottje-Birnbacher L, Sachsse U, Willke E (Hrsg.): Imagination in der Psychotherapie. Huber, Basel, Bern (1997) 168–174
9. Hofmann A: EMDR in der Therapie posttraumatischer Belastungssyndrome. Thieme, Stuttgart (1999)
10. Kanfer FH, Reinecker H, Schmelzer D: Selbstmanagement-Therapie: Ein Lehrbuch für die klinische Praxis. Springer, Berlin (2000)
11. Loscalzo M, Brintzenhofeszoc K: Brief crisis counseling. In: Holland IC (ed.): Psychooncology. Oxford University Press, New York (1998) 662–675
12. Pouget-Schors D: Tiefenpsychologisch fundierte Psychotherapie. In: Sellschopp A (Hrsg.): Psychoonkologie. Zuckschwerdt, München, Wien, New York (2005) 46–49
13. Reddemann L: Imagination als heilsame Kraft. Pfeiffer, Stuttgart (2004)
14. Reddemann L: Psychodynamisch imaginative Traumatherapie. Pfeiffer, Stuttgart (2004)
15. Rudolf G: Psychotherapeutische Medizin und Psychosomatik. Thieme, Stuttgart (2000)
16. Sachsse U: Traumazentrierte Psychotherapie. Schattauer, Stuttgart (2004)
17. Schlömer-Doll U: Entspannung, Imagination und Kreativität. In: Verres R, Klusmann D (Hrsg.): Strahlentherapie im Erleben des Patienten. Barth, Heidelberg, Leipzig (1997) 205–224
18. Schultz JH. Das Autogene Training. Thieme, Stuttgart (1987)
19. Schulz KH, Schulz H, Schulz O et al.: Krebspatienten und ihre Familien. Schattauer, Stuttgart (1998)
20. Schwarz R: Psychotherapeutische Grundlagen der psychosozialen Onkologie. Psychotherapeut 40 (1995) 313–323
21. Senf W, Broda M (Hrsg.): Praxis der Psychotherapie. Thieme, Stuttgart (2000)
22. Smith MY, Redd WH, Peyser C, Vogl D: Post-traumatic stress disorder in cancer: a review. Psychooncology 8 (1999) 521–537
23. Sourkes MS, Massie MJ, Holland IC et al.: Psychotherapeutic issues. In: Holland JC (ed): Psychooncology. Oxford Universities Press, New York (1998) 694–700
24. Spintge R: Musik in Anästhesie und Schmerztherapie. Anästhesiol Intensivmed. Notfallmed Schmerzther 35 (2000) 254–261
25. Stamm H: Sekundäre Traumastörungen. Junfermann, Paderborn (2002)
26. Straker N: Psychodynamic psychotherapy for cancer patients. J Psychother Pract Res 7 (1998) 1–9
27. Syrjala KL: Relaxation and imagery and cognitive behavioral training reduce pain during cancer treatment. Pain 63 (1995) 189–198
28. Tausch-Flamer D: Wenn Kinder nach dem Sterben fragen. Herder, Freiburg (2001)
29. Tschuschke S: Psychoonkologie. Schattauer, Stuttgart (2006)
30. Weber S: Vergessen wo ich bin ... – Musiktherapie mit Krebspatienten während der Chemotherapie. In: Kraus W (Hrsg.): Die Heilkraft der Musik – Einführung in die Musiktherapie. Beck, München (1998) 186–193
31. Wibmer W, Rechenberg-Winter P: Paar- und Familientherapie. In: Sellschopp A (Hrsg.): Psychoonkologie. Zuckschwerdt, München, Wien, New York (2005) 84–87
32. Yalom I: Theory and practice of group psychotherapy. Basic books, New York (1985)
33. Yalom I. Die Reise mit Paula. btb – Goldmann-Verlag, München (2000)

KAPITEL

37 Aspekte der Psychopharmakotherapie in der Onkologie

Pia Heußner

! WICHTIG

Mindestens ein Viertel aller Krebspatienten leidet im Verlauf der Erkrankung an einer klinisch relevanten psychischen Störung. Hierunter finden sich neben den krebsunabhängigen, prämorbiden psychischen Erkrankungen vor allem psychosozialer Disstress, Anpassungsstörungen, Depressionen, Angststörungen und Delirien (> Kap. 9, Kap. 10, Kap. 11).

Die neben die spezialisierte psychoonkologische Begleitung und Intervention gestellte Psychopharmakotherapie Krebskranker stellt unter verschiedenen Gesichtspunkten eine erhebliche Herausforderung dar [3, 6, 8].

37.1 Einfluss auf das Arzt-/Therapeut-Patienten-Verhältnis

Der Einsatz eines Psychopharmakons wirkt sich immer auf die Beziehung zwischen Patient und Arzt oder Therapeut aus. So kann die Verordnung eines „Vehikels" zur Verbesserung des psychischen Befindens auf die **Selbstwert- und Autonomieregulation** des Patienten Einfluss nehmen. Diese Aspekte gilt es in der psychotherapeutischen Begleitung zu thematisieren, zumal sie die Compliance der Patienten und die weitere Bedeutungszuschreibung beeinflussen. So kann die Psychopharmakotherapie mit magischen Allmachtsphantasien oder großen Beeinträchtigungsängsten belegt werden [7]. Diese wiederum variieren die Bewertung von Erfolg und Misserfolg des empfohlenen Medikaments. Andererseits darf die Verordnung eines Antidepressivums oder Sedativums nicht das empathische Gespräch mit dem Patienten ersetzen, in dem sich der Patient mit seinem Arzt oder Therapeuten den Gefühlen der Angst, Wut und Trauer nähern und zuwenden kann.

Unter den besonderen Bedingungen der Onkologie, in denen den Patienten in Situationen existenzieller Bedrohung häufig rasche rationale Entscheidungen von großer Tragweite abverlangt werden, kommt der schnelleren psychopharmakologischen **Symptomlinderung** eine besondere Bedeutung zu: Reduktion affektiver Spannungszustände, Minderung quälender Denkstörungen, Reduktion von Antriebsstörungen. Hierzu ist die ausschließliche Psychotherapie mit ihrem verzögerten, aber länger anhaltenden Effekt weniger geeignet.

37.2 Interaktionen und Multimorbidität

Die Beteiligung verschiedener Organsysteme, die Beeinträchtigung der Stoffwechselfunktionen von Leber und Niere im Rahmen von Nebenwirkungen und Komplikationen sowie die de facto Unkalkulierbarkeit der pharmakologischen Interaktionen (> Tab. 37.1; s. auch nachfolgende Übersicht) in der onkologisch notwendigen Polypharmazie führen bei Ärzten und Patienten zu einer Zurückhaltung, die zu einer **psychopharmakologischen Unterversorgung** zu führen droht.

ÜBERSICHT

Faktoren für ein erhöhtes Risiko für Arzneimittelinteraktionen

- Hohe Proteinbindung
- Cytochrom-P_{450}-abhängiger Metabolismus
- Geringe therapeutische Breite

Unter der gebotenen Vorsicht ist es hingegen möglich, sinnvoll und notwendig, **geeignete Wirkstoffe** auszuwählen. In der Hand des Internisten oder des psychoonkologisch tätigen Arztes empfiehlt es sich, Erfahrungen mit 1–2 Wirkstoffen zu jeder Indika-

Tab. 37.1 Qualitative und quantitative Veränderungen einer pharmakologischen Substanz durch eine zweite Substanz

Parameter	Veränderungen
Pharmakodynamik	• Gleicher Wirkmechanismus • Anderer Wirkmechanismus
Pharmakokinetik	• Absorption • Verteilung • Metabolismus • Exkretion
Wirkungen	• Verstärkung • Abschwächung • Ergänzung • Änderung
Nebenwirkungen	• Verstärkung • Abschwächung • Veränderung

tion zu sammeln, um diese differenziert einsetzen zu können (➢ Tab. 37.2; s. auch nachfolgende Übersicht). Sollten diese Medikamente trotz ausreichender Dosierung nicht zum gewünschten Erfolg führen, ist der psychiatrische Fachkollege gefragt [8].

ÜBERSICHT

Empfehlungen zur Dosierung von Psychopharmaka bei multimorbiden Patienten

- Niedrige Anfangsdosis
- Langsame Dosissteigerung
- Häufig niedrigere Erhaltungsdosis
- Größere Pausen bei Umstellungen
- Vermeidung von Polypharmazie

37.3 Antidepressiva

In der Indikation zur **medikamentösen Depressionsbehandlung in der Onkologie** muss zwischen den passageren adäquaten depressiven Reaktionen im Rahmen der Krankheitsverarbeitung, den Demoralisationssyndromen, der tumorbedingten Fatigue und den echten schweren depressiven Episoden unterschieden werden (➢ Kap. 9, Kap. 10, Kap. 11, Kap. 13). Letztgenannte Depressionen stellen für den Patienten eine quälende, häufig nicht erkannte und behandelbare Zweiterkrankung dar.

Die pharmakologische Behandlung gehört hier jedoch immer nur ergänzend in das Gesamtkonzept der empathisch-akzeptierenden Arzt-Patienten-Beziehung und der psychoonkologischen Interventionen [2, 4–6, 8, 9].

Bei der **Auswahl des geeigneten Antidepressivums** ist primär nach den gewünschten Effekten zwischen aktivierend-nichtsedierend und sedierend-schlafanstoßend zu unterscheiden (vgl. ➢ Tab. 37.2). Unter den genannten Aspekten der Interaktionen und Funktionsbeeinträchtigungen der multimorbiden onkologischen Patienten bieten die modernen Neurotransmitterwiederaufnahmehemmer (selektive Serotonin- und selektive Serotonin-Noradrenalin-Wiederaufnahmehemmer) gegenüber den traditionellen Trizyklika Vorzüge: Sie sind einfacher anzuwenden, nebenwirkungsärmer und sicherer in der Handhabung.

Trotz der notwendigen Vorsicht hinsichtlich Interaktionen, Stoffwechsel und Multimorbidität ist vor den **Folgen einer generellen Niedrigdosierungsstrategie** ebenso zu warnen: Sie führt zu verlängertem Leiden an der Depression, verringerten Ansprechraten, mangelnden Remissionsraten und höheren Rezidivraten [3].

! WICHTIG

Bezüglich des Einsatzes in der Onkologie gilt es also, Wirklatenzen, Dosisanpassungen und Substanzwechsel ebenso zu beachten wie bei den klassischen psychiatrischen Indikationen [2, 3, 5].

Die **Wirklatenz** beträgt bei allen Antidepressiva 2–3 Wochen, auch wenn gerade für Mirtazapin zahlreiche Einzelfallmeldungen des sofortigen Eintritts der schlafanstoßenden Wirkung vorliegen. Nebenwirkungen hingegen können bei allen Substanzen sofort auftreten.

Im Vergleich zu Trizyklika weisen selektive Serotonin- und selektive Serotonin-Noradrenalin-Wiederaufnahmehemmer, welche in suizidaler Absicht eingenommen wurden, einen günstigeren **Letalitätsindex** auf. Trotzdem muss erwogen werden, die zu Beginn der Behandlung nicht selten auftretende ungerichtete Aktivierung, die von den Patienten als Angst und Unruhe empfunden werden kann, durch Ko-Medikation mit einem Benzodiazepin zu behandeln [3, 6].

Tab. 37.2 Beispiele für besonders geeignete Antidepressiva in der Onkologie

Wirkstoffe	Erwünschte Wirkungen	Dosierungen in der Onkologie (mg)	Unerwünschte Wirkungen
Mirtazapin	• sedierend-schlafanstoßend	15–30(–45)	• Gewichtszunahme • Müdigkeit
Citalopram	• aktivierend-nichtsedierend • anxiolytisch	20–40(–60)	• gastrointestinale Nebenwirkungen (initial Übelkeit, Diarrhö) • Verwirrung und initial Unruhe • minimale EKG-Veränderungen
Escitalopram	• aktivierend-nichtsedierend • anxiolytisch	10–20	• gastrointestinale Nebenwirkungen (initial Übelkeit) • Verwirrung und initial Unruhe
Venlafaxin	• aktivierend-nichtsedierend • anxiolytisch	75–150	• Hypertension • Tachykardie • minimale EKG-Veränderungen • Kopfschmerzen

Gerade in dem Verständnis der Depression als psychische Ko-Erkrankung, als „Ausdruck der Belastung durch die Krebserkrankung und -therapie" neigen die Patienten noch häufiger dazu, die erfolgreiche antidepressive Therapie nach Beendigung des stationären Aufenthalts oder der Behandlungsphase abzusetzen. Allerdings gilt auch hier – wie in der psychiatrischen Therapie – das Grundprinzip einer **Langzeitperspektive,** die nach Erreichen der symptomatischen Remission eine Erhaltungstherapie der Depression über 4–9 Monate erfordert.

Johanniskrautpräparate: Diese gehören zu den häufigen selbst verordneten Lifestyle-Substanzen vieler, auch onkologischer Patienten. In adäquaten Dosierungen von 900 mg/Tag (standardisierte Präparationen) sind sie zur Behandlung der leichten bis mittelschweren Depression geeignet [3, 7]. Allerdings zeichnen sie sich durch eine ausgeprägte Cytochrom-P_{450}-Abhängigkeit und das Risiko der Photosensibilisierung aus. Zudem können sie bei Patienten nach einer Radiotherapie zu Recall-Dermatitiden führen. Aus diesen Gründen empfiehlt es sich, onkologische Patienten aktiv zu befragen, ob sie Johanniskraut zu sich nehmen, sowie Nutzen und Risiken gegeneinander abzuwägen.

37.4 Sedativa

Neben dem Einsatz der Sedativa als Begleitsubstanz zu Beginn einer antidepressiven Therapie nehmen mittellang wirksame Benzodiazepine in der Onkologie einen wichtigen Stellenwert zur Behandlung akuter **Spannungs- und Angstzustände** ein. Für viele Patienten erweisen sie sich als ausgesprochen hilfreich, z.B. um für einige Tage in der postakuten Schocksituation nach der Diagnosestellung eine medikamentöse Entlastung zu erreichen (Dosierungsbeispiel: Lorazepam, 1,5–3 mg/Tag per os, auf 3 Einzelgaben verteilt).

Auch vor belastenden Eingriffen oder **Diagnostikmaßnahmen,** vor allem magnetresonanztomographischen Untersuchungen, die aufgrund der Lautstärke und der Enge der Untersuchungsröhre klaustrophobische Ängste oder Panikattacken auslösen können, sind Benzodiazepine sinnvoll.

Selbstverständlich darf das **Suchtpotenzial** dieser Substanzklasse nicht außer Acht gelassen werden. Allerdings liegen zum Einsatz von Opioiden bei Tumorpatienten vergleichbare Ergebnisse vor. Der kurzfristige, situationsangepasste, in das therapeutische Gesamtkonzept eingebettete Einsatz führt nicht zu einer Abhängigkeit, sondern vermeidet eher die traumatische Verarbeitung diagnostischer und therapeutischer Maßnahmen.

In **palliativen Situationen** ist der Aspekt des Abhängigkeitspotenzials per se relativ. So gehören schnell wirksame Benzodiazepine (Lorazepam, 1 mg, z.B. Tavor® expidet) zur Standardbedarfsmedikation für Patienten, die aufgrund der Tumorlokalisation eine akute Dyspnoe befürchten müssen (z.B. bei Bronchialkarzinom) oder zu einer angstgetriggerten Hyperventilation neigen.

Im Rahmen medikamenten- oder tumorbedingter **Delirien** (➢ Kap. 9, Kap. 43 und Kap. 44) sind neben antipsychotisch wirksamen Neuroleptika (z.B. Haloperidol, 2- bis 3-mal 0,5–5 mg/Tag) Benzodiazepine sinnvoll, ggf. auch in sehr hohen Dosierungen (z.B. Midazolam, bis zu 1 mg/Stunde), bei terminaler Agiertheit bis zu 10 mg/Stunde i.v. [1, 8].

Gerade für ältere Patienten mit der Gefahr einer paradoxen Reaktion auf Benzodiazepine bietet sich ein Substanzklassenwechsel auf **niederpotente Neuroleptika** (z.B. Melperon, 50 mg) an, auch als Schlafmedikation. Sie zeichnen sich durch geringe extrapyramidale Nebenwirkungen, aber ein hohes sedierendes Potenzial aus [7, 8].

LITERATUR

1. Bausewein C, Roller S, Voltz R (Hrsg.): Leitfaden Palliativmedizin. Urban und Fischer, München (2004)
2. Brent D, Emslie G, Clarke G. et al.: Switching to another SSRI or to Venlafaxine with or without cognitive behavioral therapy for adolescents with SSRI-resistant depression. The TORDIA Randomized Controlled Trial. JAMA 299 (2008) 901–913
3. Kapfhammer HP: Depressive Störungen. Eine diagnostische und therapeutische Herausforderung auch in der Primärversorgung. Internist (Berl) 48 (2007) 173–186; Quiz: 187–188
4. Kirsch I, Deacon B, Huldo-Medina J, Scoboria A, Moore TJ, Johnson BT et al.: Initial severity and antidepressant benefits: A meta-analysis of data submitted to the Food and Drug Administration. Plos Medicine 5 (2008) 260–268
5. Rodin G, Lloyd N, Katz M, Green E, Mackay JA, Wong RK et al.: The treatment of depression in cancer patients: a systematic review. Support Care Cancer 15 (2007) 123–136
6. Schäfer M: Depressionen bei Tumorpatienten. Best Practice Onkologie 6 (2007) 50–58
7. Schlagmann C, Rentrop M, Mirisch S: Psychopharmakotherapie. Manual Psychoonkologie by TZM und W. Zuckschwerdt, München (2002)
8. Stiefel F: Depression und Verwirrtheit bei Krebs. Im Focus Onkologie 11 (2004) 51–54
9. Wilson KG, Chochinov HM, Skirko MG et al.: Depression and anxiety disorders in palliative cancer care. J Pain Symptom Manage 33 (2007) 118–129

KAPITEL

38

Monika Dorfmüller

Bewältigungsressourcen und die Situation von Krebs betroffener Paare

38.1 Das Spektrum von Bewältigungsressourcen

Patienten mit hämatoonkologischen Erkrankungen haben nicht nur mit der Bedrohung durch die maligne Erkrankung, sondern auch mit einer breiten Skala psychosozialer Belastungen umzugehen, sich anzupassen und eine Neuorientierung zu finden. Das Verhalten ihrer Umgebung spielt eine wesentliche Rolle im Rahmen der emotionalen und praktischen Unterstützung.

Als weitere relevante Kriterien sind zu erwähnen: der Verlauf der Erkrankung, die Art der Behandlungsmaßnahmen, das jeweilige Erkrankungsstadium, der subjektive Leidensdruck und ein dezidierter Therapiewunsch.

Nach Abkehr von den früher häufig propagierten Defizitmodellen im Rahmen der Medizin ist längst das Ressourcenmodell auf physischer, emotional-sozialer und kognitiver Ebene in den Vordergrund getreten. Persönlichkeitspotenziale und ein funktionierendes soziales Netz stehen im Zusammenhang (s. auch ➤ Kap. 29), auch Krankheitsbewältigung und Ressourcenaktivierung.

Denk [10] differenziert in „innere und äußere Ressourcen". Unter „innere Ressourcen bzw. Patientenressourcen" subsumiert die Autorin folgende Punkte:

- Persönliche Ressourcen
- Motivation
- Erfahrung
- Fähigkeiten
- Widerstandskraft
- Wichtigkeit und Wert der eigenen Person
- Gefühl der eigenen Kontrollinstanz und
- Herausforderung durch neue Situationen.

Als „äußere Ressourcen – soziale Ressourcen" – benennt sie:

- Familie, Nachbarn, Freunde
- Arbeitsplatz, Freizeitaktivitäten
- Beratungsstellen, Selbsthilfegruppen
- Ambulante Helfer (z.B. Hospizhelfer)
- Materielle Ressourcen (Eigenvermögen, Versicherung)

und damit die sozio-ökonomische Ausgangsposition. Als weitere Faktoren werden von Denk benannt:

- Kulturelle Ressourcen
- Glaubenssystem, Weltbild
- Religiöse Gemeinschaftsgebundenheit.

Denk [10] schreibt weiter: „Ressourcen und Bewältigungsverhalten stehen in enger Beziehung."

Ein Repertoire belastbarer Ressourcen kann, muss aber nicht regelhaft zu einem konstruktiven Coping beitragen.

Spirituelle Ressourcen

Schwere Unfälle und gravierende, insbesondere chronische und unheilbare Krankheiten werfen elementare Sinn- und Glaubensfragen auf, teilweise alttestamentarisch anmutende Hypothesen von Schuld, Sühne, Strafe und Zweifeln. Spirituelle Bedürfnisse existieren in jedem Menschen, gleich welcher Altersstufe, gleich welcher Herkunft oder Kultur, in individuell modifizierter Form und Ausprägung. Frick (➤ Kap. 18) nennt „Spiritualität eine anthropologische Grundkonstante, das heißt eine Systemeigenschaft des lebendigen Menschen". Weiter schreibt dieser Autor: „Spiritualität kann entweder als Teilaspekt von Lebensqualität, Krankheitsverarbeitung, sozialer Unterstützung und subjektiver Krankheitstheorie aufgefasst und gemessen werden oder als eigenständiges Konstrukt." Laut Frick zeigt eine psychoonkologische Übersichtsarbeit, „dass der Stellenwert von Religiosität und Onkologie noch nicht abschließend beurteilt werden kann". Das

„praktische Fazit: Spiritual Care als interdisziplinäre Aufgabe", die Frick in vier präzise Punkte gliedert.

! WICHTIG

Es hat sich bewährt, behutsam bei onkologischen Patienten und deren Angehörigen spirituelle Aspekte, Fragen und entsprechende Zweifel anzusprechen und spirituelle Ressourcen zu mobilisieren. Dies gilt nicht nur in der explizit palliativen Situation.

Der Vorschlag einer seelsorgerischen Mitbetreuung muss jedoch sorgsam bedacht und vorgebracht werden. Relativ rasch können sonst Ängste und Bedrohungen verstärkt werden, man habe beispielsweise nicht alle Befunde und möglichen Prognosen, die Wahrheit als solche mitgeteilt und der Kranke sieht sich dem raschen Tod geweiht.

FALLBEISPIEL

Einem 25-jährigen Tumorpatienten mit kurativer Ausgangssituation wird differenziert und achtsam die seelsorgerische Mitbetreuung in der Klinik angeboten, da ihn eine Reihe von Sinnfragen beschäftigt. Auf diese Offerte hin schreckt der Patient aus dem Bett hoch und fragt fast panikartig, ob er schon bald sterben müsse und warum man ihn bisher nicht ehrlich den Tatsachen gemäß aufgeklärt habe. Eine Beruhigung kann nach einem weiteren Gespräch mit der Psychoonkologin erzielt werden; der Patient erbittet anschließend den Besuch des Seelsorgers.

Kompetente seelsorgerische Mitbetreuung in der Klinik oder bei einem Seelsorger der eigenen Pfarrei oder Glaubensgemeinschaft vermag eine Stärkung für Patient und Angehörige darstellen. Realistische Hoffnungen, Gefühle von Sicherheit, auch notwendige Klärungen und Ablösungen in nicht selten als hilflos und ausgeliefert erlebten Krisen können von seelsorgerischer Seite nachhaltig unterstützt werden.

Im Kontext ist auf die ➢ Kapitel 41 bis 45, 48, 49, 68, 69, 70 und 71 hinzuweisen.

38.2 Von Krebs betroffene Paare, ihre Belastungsfaktoren und Coping-Ressourcen

Verdachtsdiagnose, gesicherte Diagnose, Behandlung und Prognose einer malignen Erkrankung treffen nicht nur den Patienten selbst, sondern auch seinen Lebenspartner, die Familie, Freunde, Nachbarn und Arbeitskollegen. Soziokulturelle Variablen sind unübersehbar. Eine besonders sensible Situation resultiert bei Komplikationen oder Progredienz der malignen Erkrankung. Das Beziehungsgefüge und das Belastungsausmaß ändern sich auf jeden Fall (s. auch ➢ Kap. 39).

In einer Familie oder Partnerschaft zu leben, bedeutet nicht per se, belastbares Verständnis und fundierte Unterstützung zu finden. Verlässliche, „erprobte" Freunde mit einer etwas deutlicheren emotionalen Distanz zum Patienten können in massiven Belastungs- und Krisensituationen im Einzelfall mehr Rückhalt vermitteln als die unmittelbar betroffenen Partner oder Familien.

Schon prämorbid nicht bewältigte oder verdrängte Konflikte können in einem Synergieeffekt zu massiven Familienbelastungen führen.

Es besteht auch die Chance, dass es angesichts der Krisensituation zu einer Öffnung der Partner, zur Artikulation einer breiten Palette von Gefühlen und Bedürfnissen, von Freude bis zu Enttäuschungen, von Ärger, Wut und Aggression bis zu Fantasien und Hoffnungen kommt. Kommunikation zwischen den Beteiligten ist von essentieller Bedeutung für die Bewältigung der Krankheit und der Behandlungsfolgen, eine Anpassung und Neuorientierung. Die nicht selten zwischen den Partnern und Familienangehörigen praktizierte gegenseitige Schonung führt meist zu Entfremdung, Isolierung und Wehmut.

! WICHTIG

Das Netzwerk präexistenter, aktuell existierender familiärer, freundschaftlicher und sonstiger Beziehungen des jeweiligen Patienten kann sich vielschichtig, auch in Ambivalenzen zwischen Zuneigung und Ablehnung, zwischen Hoffnungen, Enttäuschungen, Defiziten und echter Unterstützung darstellen. Unterstützung beinhaltet emotionale und praktische Aspekte.

Besondere Beachtung müssen die Familien oder Partnerschaften finden, in denen eine Patientin, ein Patient jung oder jünger sind, zahlreiche und berechtigte Erwartungen an das Leben richten, bei denen wesentliche Schritte von Lebens- und Familienplanung noch anstehen oder erst teilweise abgeschlossen sind. Auf das ➤ Kapitel 40 von Heußner sei im Kontext verwiesen.

Eine spezielle, nachhaltig fordernde Problematik ergibt sich bei einem alleinerziehenden, an Kreb erkrankten Erwachsenen und dessen Kind oder Kindern.

A. Zimmermann [23] äußert dazu, dass „für die Angehörigen die Krebserkrankung eines Familienmitgliedes meist eine hohe emotionale Belastung bedeutet, zumal dadurch eigene Fantasien, Vorurteile oder Erfahrungen aktiviert und sie mit Ängsten vor Krankheit und Tod konfrontiert werden. So kommt es bei Ehepartnern von Erkrankten häufiger zu körperlichen Beschwerden und Depressionen als bei Ehepartnern von nicht Erkrankten."

T. Zimmermann und Heinrichs [24] bieten ein fundiertes und umfassendes Kapitel unter dem Thema „Die Bewältigung chronischer gesundheitlicher Probleme und Partnerschaft" und gehen dezidiert auch auf Krebserkrankungen ein. Sie schreiben, „dass auch die emotionalen Belastungen und Anpassungsprobleme bei den Partnern krebskranker Patienten auftreten. Dabei drehen sich die häufigsten Sorgen der Partner zum einen um die Erkrankung selbst, zum anderen um das Überleben der Partner. Bei einer Krebserkrankung, die mit sexuellen Organen verbunden ist, ergeben sich häufig Probleme mit dem Körperbild und der sexuellen Identität."

Vergleiche dazu auch ➤ Kapitel 24.

Weiterhin berichten die Autorinnen Zimmermann und Heinrichs, „dass chronische Erkrankungen häufig zu einer Rollenveränderung (Neubesetzung) in der Familie führen, da der kranke Partner bestimmte Aufgaben und Verantwortungsbereiche temporär oder dauerhaft nicht mehr wahrnehmen kann. Häufig können die neuen Rollen auch außerhalb der geschlechtsspezifischen Aufteilung liegen, zum Beispiel müssen Männer kranker Frauen häufig mehr Tätigkeiten im Haushalt übernehmen oder Frauen kranker Männer eine Arbeitsstelle finden, mit der sie die Familie ernähren können [24]. Der Prozess der Neustrukturierung und der Rollenverteilung kann problemlos verlaufen, aber auch mit Schwierigkeiten wie Depression, Gereiztheit und Unzufriedenheit einhergehen."

Zimmermann und Heinrichs [24] erwähnen einen weiteren, generell in der einschlägigen Fachliteratur berichteten Belastungsfaktor: „Soziale Belastungen durch Einschränkungen in Beruf und Freizeit und damit verbundene finanzielle Einbußen."

Nicht selten droht bei malignen Erkrankungen und in entsprechenden Konstellationen ein mehr oder minder rascher sozialer Abstieg, der rechtzeitige sozialpädagogische Interventionen erfordert.

Zimmermann und Heinrichs stellen zusammenfassend fest, dass „chronische Erkrankungen einen dauerhaften Stressor für die Partnerschaft" bedeuten. „Geringe Kompetenz des Patienten, seine Abhängigkeit von der Unterstützung des Partners, Rollentausch oder -veränderungen sowie weniger Gelegenheiten zu gemeinsamen Aktivitäten verändern den Alltag in einer Beziehung stark." Dies gilt insbesondere für eine fortgeschrittene maligne Erkrankung.

Weiterhin betonen Zimmermann und Heinrichs, dass „für Patienten, die sich in einer festen Partnerschaft befinden, der (Ehe-)Partner die wichtigste Quelle emotionaler und praktischer Unterstützung darstellt".

Wie Heußner in ➤ Kapitel 39 darstellt, sind auch die „Helfer Hilfsbedürftige". Das heißt, dass prinzipiell auch der gesunde Partner, gesunde Familienmitglieder Unterstützung bei der Bewältigung krankheitsbedingter Stressoren benötigen.

Kürzere Krankheitsdauer, ohne deutliche Abhängigkeit des kranken Partners strapaziert die vielfältigen Ressourcen deutlich weniger als eine längere Krankheitsdauer, insbesondere bei progredientem Verlauf, der an und über die Grenzen individueller Bewältigungspotenziale reichen kann.

! WICHTIG

Ein stabiles, Rückhalt gebendes, belastbares soziales Netz führt in der Krisensituation und in der Krisenbewältigung zur emotionalen Stabilisierung. Dysfunktionale Familiensysteme und Partnerschaften können kaum supportiv zur Verfügung stehen. Kinder als „Partner und Tröster" sind überfordert.

Krebserkrankung beider Partner

Ein besonders geartetes, vielschichtiges Belastungsausmaß, das mitunter fast dramatische Züge annehmen kann, ergibt sich bei malignen Erkrankungen beider Partner. Dies gilt selbstverständlich auch für gleichgeschlechtliche Lebensgemeinschaften.

Unterschiede ergeben sich aus dem jeweiligen Zeitfenster: Sind Partnerinnen oder Partner fast gleichzeitig erkrankt oder wird die Diagnose gestellt, wenn der andere sich bereits mitten in der Behandlung befindet.

Diese Konstellationen erfordern von allen Beteiligten, insbesondere vom Behandlungsteam, größtmögliche Aufmerksamkeit und ein breitgefächertes Repertoire und Angebot psychosozialer und spiritueller Betreuung.

Wibmer und Rechenberg-Winter [22] schreiben, dass „Familientherapie Patienten und ihre Familie bei der Neuorientierung unterstützt". Ähnliches gilt für psychoonkologisch orientierte Paartherapie.

FALLBEISPIEL

Eine 45-jährige, kinderlose Patientin wird an einem Ovarialkarzinom operiert, erholt sich rein somatisch gut von dem Eingriff. Dank frühzeitiger Diagnosestellung ist die Prognose hoffnungsvoll. Dem gesamten Team der Klinikstation fällt auf, dass die Patientin düster, angespannt wirkt, sich häufig vorwurfsvoll zu verschiedenen Bereichen äußert. Bei Besuchen ihres Mannes verhält sie sich ausgesprochen ablehnend, kühl und voller Schuldzuweisungen an ihn. Der Psychoonkologin gegenüber äußert sie verbittert, dass ihr Mann an ihrer malignen Erkrankung volle Schuld trage. Fünf Jahre vorher habe er eine kurzfristige intime Beziehung zu einer Arbeitskollegin unterhalten. Die Ehefrau, die Patientin, wurde bald von ihrem Mann über diesen „Seitensprung" informiert, die außereheliche Bindung definitiv beendet. Eine Klärung der Ursachen bzw. der zwischen den Partnern schwelenden Konflikte wurde nie herbeigeführt. Bei der Ehefrau überwogen bereits prämorbid durchweg die Schuldzuweisungen an ihren Mann. Die Situation eskalierte mit der Diagnosestellung der malignen Erkrankung und der Operation, die neben allen anderen Belastungsfaktoren die weibliche Identität nachhaltig irritierte. Von psychologischer Seite fanden Einzelgespräche mit der Patientin und getrennt mit ihrem Mann, aber auch in einer Dreierrunde statt. Beim Ehemann zeigte sich die Motivation zu einer Konfliktbewältigung und dem Versuch einer Neuorientierung. Die Ehefrau blieb jedoch weiter tief gekränkt und vorwurfsvoll und lehnte alle weiterführenden Angebote wie eine Paartherapie strikt ab.

LITERATUR

1. Amir M, Ramati A: Post-traumatic symptoms, emotional stress and quality of life in long-term survivors of breast cancer. A preliminary research. Anxiety Disorders 16 (2002) 191–206
2. Baum A, Andersen BL: Psychosocial interventions for cancer (decade of behavior). American Psychological Association, Washington D.C .(2002)
3. Baumeister SE, Alte D, John U: Inanspruchnahme medizinischer Leistungen: Welche Rolle spielt die soziale Unterstützung? Ergebnisse der Study of Health in Pomerania (SHIP). Das Gesundheitswesen 66 (2004) 175–179
4. Beier KM, Bosinski H, Loewit K: Sexualmedizin. 2. Aufl., Urban & Fischer, München (2005)
5. Bengel J, Beutel M, Broda M, Haag G, Härter M, Lucius-Hoene G, Muthny FA, Potreck-Rose F, Stegie R, Weis J: Chronische Erkrankungen, psychische Belastungen und Krankheitsbewältigung. Psychotherapie, Psychologie, Medizin 53 (2003) 83–96
6. Bucher T, Hornung R, Buddeberg C: Sexualität der zweiten Lebenshälfte. Zeitschrift für Sexualforschung 16 (2003) 249–271
7. Clement U: Systemische Paartherapie. Klett-Cotta, Stuttgart (2004)
8. D'Ardenne P: The couple sharing long-term illness. Sexual and Relationship Therapy 19 (2004) 291–308
9. Dinkel A, Balck F: Krankheit, Rehabilitation und Familie. Praxis Klinische Verhaltenstherapie und Rehabilitation 62 (2003) 116–121
10. Denk A: Ressourcen. In: Manual Psychoonkologie. Tumorzentrum und W. Zuckschwerdt Verlag München (2005) 9–10
11. Dorfmüller M: Psychosoziale Aspekte des Mammakarzinoms und das Aufklärungsgespräch bei onkologischen Patientinnen aus psychologischer Sicht. In: Wischnik A: Kompendium Gynäkologie und Geburtshilfe, 10. Ergänzungslieferung. Ecomed Verlagsgesellschaft, Landsberg (2006) III-6.2, 1–34
12. Fisher R, Weihs K: Can addressing family relationships improve outcomes in chronic disease? Report of the National Working Group on Family-Based Interventions in Chronic Disease. Journal of Familiy Practise 49(2000) 561–566
13. Frick E: Spiritualität: Religion und Glauben. In: Dorfmüller M, Dietzfelbinger H (Hrsg.): Psychoonkologie. Elsevier, Urban & Fischer, München (2009) Kap. 18
14. Hermelink K: Mein wunderschöner Schutzengel. Als Nellys Mama Krebs bekam. Deutsche Brustkrebshilfe e.V. Diametric Verlag, Würzburg (2005)
15. Heußner P: Wie sag ich's meinem Kinde? – spezifische Herausforderungen im Umgang mit den Kindern krebskranker Erwachsener. In: Dorfmüller M, Dietzfelbinger H

(Hrsg.): Psychoonkologie. Elsevier, Urban & Fischer, München (2009) Kap. 40
16. Kepplinger J: Krebskrankheit und Partnerschaft – Eine Übersicht: Partner und Partnerschaft als Ressource für den Patienten. In: Koch U, Weis J (Hrsg): Krankheitsbewältigung bei Krebs und Möglichkeiten der Unterstützung. Schattauer, Stuttgart, New York (1998)
17. Lutz W (Hrsg): Lehrbuch der Paartherapie. UTB 8340. Ernst Reinhardt Verlag, München (2006)
18. Manne S, Ostroff J, Sherman M, Glassman M, Ross S, Goldstein L, Fox K: Buffering effects of family and friend support on associations between partner unsupportive behaviors and coping among women with breast cancer. Journal of Social and Personal Relationships 20 (2003) 771–792
19. Martire LM, Lustig AP, Schulz R, Miller GE, Helgeson VS: Is it beneficial to involve a family member? A meta-analysis of psychosocial interventions for chronic illness. Health Psychology 23 (2004) 599–611
20. Neff LA, Karney BR: Gender Differences in Social Support: A Question of Skill or Responsiveness? Journal of Personality and Social Psychology 88 (2005) 79–90
21. Schönberger C, von Kardoff E: Mit dem kranken Partner leben. Anforderungen, Belastungen und Leistungen von Angehörigen Krebskranker. Leske und Budrich, Opladen (2004)
22. Wibmer W, Rechenberg-Winter P: Paar- und Familientherapie. In: Manual Psychoonkologie. Tumorzentrum und W. Zuckschwerdt Verlag, München (2005) 84–-87
23. Zimmermann A: Krankheitsverarbeitung und psychosoziales Umfeld. In: Manual Psychoonkologie. Tumorzentrum und W. Zuckschwerdt Verlag, München (2005) 11–13
24. Zimmermann T, Heinrichs N: Die Bewältigung chronischer gesundheitlicher Probleme und Partnerschaft. In: Lutz W (Hrsg): Lehrbuch der Paartherapie. UTB 8340. Ernst Reinhardt Verlag, München (2006) 119–143
25. Zimmermann T, Heinrichs N: Seite an Seite – eine gynäkologische Krebserkrankung in der Partnerschaft gemeinsam bewältigen. Hogrefe Verlag, Göttingen (2008)

KAPITEL

39

Pia Heußner

Helfer oder Hilfsbedürftige – Psychoonkologische Aspekte des Umgangs mit Angehörigen

Die Rolle der Angehörigen in der Onkologie ist vielschichtig und so individuell unterschiedlich wie jeder einzelne Mensch und Patient. Behandler sehen sich vor der Herausforderung, Angehörige als Helfer und/oder Hilfsbedürftige zu erleben. Neben dem Anspruch, ihren Bedürfnissen adäquat zu begegnen, geht es auch um die Frage, wie sich die Mitglieder des Familiensystems in der Krankheitsbewältigung gegenseitig unterstützen können. Zahlreiche Untersuchungen belegen, dass ein **stützender Familienverband** maßgeblich zur Lebensqualität von Krebspatienten beitragen und psychosozialen Distress sowie Angst und Depressionen bei Betroffenen und Angehörigen reduzieren kann [1–4]. Im Kontakt mit den Familien und den Betroffenen lassen sich 10 Kernfragen formulieren.

So ist zunächst zu klären, von wem wir sprechen, wenn wir von **Familie und Angehörigen** reden. Nicht automatisch sind Ehepartner, Kinder und Eltern die nahestehendsten Vertrauenspersonen. Aus einer toleranten, wertschätzenden Haltung unseren Patienten gegenüber müssen wir sensibel hinhören, wer uns als Partner oder Angehöriger präsentiert wird. Möglicherweise liegt aktuell eine noch ungeklärte Trennungssituation vor, eine neue noch nicht öffentliche Beziehung ist entstanden, ein gleichgeschlechtlicher Partner ist der engste Vertraute, oder familiäre Konflikte und transgenerationale Krankheitsvorerfahrungen erfordern den sensiblen, differenzierten Umgang mit Informationen.

Frage 1: **Wer sind die nahestehenden Angehörigen?**

Wenn wir erfasst haben, welche Personen vom Patienten als nahestehende Angehörige betrachtet werden, muss die Klärung folgen, wer welche Informationen erhalten kann oder soll und wer die Informationen gibt.

Frage 2: **Wer soll welche Informationen erhalten?**

Möchte der Patient seine Angehörigen alleine „aufklären“ oder wünscht er sich die Unterstützung eines professionellen Helfers bei der Weitergabe der Informationen? Die Beteiligung eines Angehörigen am Aufklärungsgespräch kann womöglich mehrere Funktionen erfüllen: Unterstützung des Patienten und gleichzeitig Information für die Begleitperson durch die behandelnden Ärzte.

Frage 3: **Wer soll die Angehörigen informieren?**

Nicht nur der Patient hat seine Vorstellungen und Wünsche, wer informiert werden soll, sondern auch die Angehörigen selbst haben oft das Bedürfnis nach Informationen, häufig auch nach Exklusivität. Manchen Familienmitgliedern reicht es nicht, die Informationen vom Betroffenen zu hören oder untereinander auszutauschen, sondern sie treten einer nach dem anderen auf die Ärzte zu, um ein Gespräch führen zu können und auf ihre besondere Beziehung hinzuweisen. Auch diesen Verhaltensmustern liegen die unterschiedlichsten Verarbeitungsmechanismen und Konflikte zugrunde, doch ist es dem Behandlungsteam unmöglich, auf alle diese exklusiv einzugehen.

! WICHTIG

Je vielschichtiger und individueller sich eine Familie präsentiert, umso wichtiger ist es deshalb, möglichst zu Beginn der Arzt-Patienten-Beziehung klare Strukturen zu benennen und Absprachen bezüglich des Umgangs mit Informationen zu treffen.

Frage 4: **Wie können die Behandler dem Informationsbedarf der Angehörigen begegnen?**

Neben dem Phänomen des exklusiven Informationsdurstes trifft man aber auch auf das Bedürfnis nach Schutz des Betroffenen durch **Nichtwissen.** Viele Onkologen kennen den Satz der besorgten Partnerin „Bitte sagen Sie meinem Mann nicht, dass er Krebs hat, das wäre zu viel für ihn" und im nächsten Gespräch den Ausspruch „Bitte sagen Sie meiner Frau nicht, dass ich Krebs habe, das würde sie nicht verkraften." Diesem wohlmeinenden **gegenseitigen Schonungsbedürfnis** von Betroffenen und Angehörigen müssen wir behutsam begegnen. Auch wenn diese Tabuisierung der Bedrohung einen Schutzraum öffnen kann und der eigenen gewünschten Verdrängung Spielraum bietet, führt sie auf der anderen Seite zur Isolation der Gesprächspartner. Geht das System der partiellen Informationsweitergabe so weit, dass im Familiensystem jeder einen unterschiedlichen Wissensstand hat, so weiß schließlich niemand mehr, mit wem er was besprechen darf, und jeder bleibt mit seiner Angst allein. Im Extremfall treffen sich Familien, in denen jeder einen eigenen Wissensstand hat, und sprechen nur über Belanglosigkeiten und das Wetter. Begegnen wir also dem Wunsch nach Schonung, so behindern wir notwendige Anpassungsprozesse an die neue Lebenssituation und die Krankheitsverarbeitung.

! WICHTIG

Hilfreicher ist es hier, die Beziehungsstruktur unserer Patienten kennen zu lernen und mit ihnen gemeinsam darauf hinzuarbeiten, dass Kommunikation über die Erkrankung und Auseinandersetzung mit derselben möglich werden.

Ein eher seltenes, aber umso gravierenderes Phänomen sind Familiensysteme, in denen dem Patienten die Krankheitsbewältigung sowie eventuell die Auseinandersetzung mit Progression und dem bevorstehenden Sterben erschwert werden, weil nahestehende Angehörige die unerträgliche Realität verleugnen „müssen" und mit Worten wie „Nun sieh mal nicht so schwarz", „Du darfst nicht so pessimistisch sein" oder „Du musst positiv denken", die Kommunikation behindern.

Frage 5: **Wird die Kommunikation in der Familie durch Abwehrmechanismen wie Verleugnung behindert?**

Hier können die Behandler gefordert sein, zu intervenieren, indem sie verleugnende Angehörige mit der realen Situation und den Bedürfnissen des Patienten konfrontieren.

In den wenigsten Familien oder Beziehungsnetzen stellt das Auftreten einer lebensbedrohlichen Erkrankung eine allererste zu bewältigende Lebenskrise dar, sodass Fragen nach dem bisherigen Problemlöseverhalten und nach bewährten Strategien, auf die im Rahmen der existenziell bedrohlich erlebten Situation zurückgegriffen werden kann, die wichtige Funktion einnehmen, den Betroffenen und den Angehörigen ihre Ressourcen zu vergegenwärtigen.

Frage 6: **Welche Verhaltensmuster wurden in der Vergangenheit zur Krisenbewältigung mit welchem Erfolg eingesetzt?**

Allerdings müssen wir auch darauf gefasst sein, auf **dysfunktionale Familiensysteme** zu treffen, in denen Konflikte bislang mit Abwehr, Schweigen oder Feindseligkeit beantwortet oder destruktiv gelöst wurden. Laut Kissane [2] kommen solche Reaktionsmuster in etwa 15 % der betroffenen Familien vor; 50–60% der Familien hingegen sind in der Lage, in Krisensituationen unterstützend und konfliktlösend zu reagieren.

Frage 7: **In was für einem Familientyp lebt der Patient?**

Da heute viele Krebserkrankungen einen chronischen Verlauf nehmen, bleibt uns und den Betroffenen häufig Zeit, in mehreren Gesprächen über einen längeren Zeitraum die reale Situation genauer darzulegen und zu betrachten, stabilisierende Faktoren zu identifizieren und konstruktive Verarbeitungsmechanismen zu entwickeln.

! WICHTIG

Je mehr sich Patienten und Angehörige mit der Situation überfordert fühlen, umso notwendiger ist es, Aufgaben zu verteilen und externe Hilfsangebote auf ihre Tauglichkeit hin zu überprüfen.

Frage 8: **Wer kann welche Aufgaben übernehmen?**

Allerdings dürfen wir dabei nicht außer Acht lassen, dass nicht alle Menschen in Krisensituationen bereit und in der Lage sind, Hilfen anzunehmen. So scheitern leider viele wohlgemeinte Hilfsangebote daran oder bieten neuen Konfliktstoff.

Wenn die **traditionellen Rollen** innerhalb des Beziehungsgefüges erkrankungsbedingt neu besetzt werden müssen, so stellt dies eine zusätzliche Herausforderung dar.

Frage 9: Welche Rollenverteilung verändert sich durch die Erkrankung?

Wenn plötzlich die Hausfrau und Mutter zusehen muss, wie andere Personen, eventuell gar Fremde, ihren Haushalt verwalten und die Kinder versorgen, oder wenn der Alleinverdiener unversehens zum Krankengeld beziehenden Patienten wird und die Partnerin plötzlich die Mehrfachbelastung von Geldverdienen, Haushaltsführung, Kindererziehung und Krankenbetreuung bewältigen soll, sind Gefühle von Überforderung, aber auch Schuld und Scham zu erwarten.

Hinzu kommt in vielen Fällen eine neu erlebte **Sprachlosigkeit** zwischen den vertrauten Familienmitgliedern ob der Ängste und der neuen Gefühle, gepaart mit dem Eindruck der Hilflosigkeit. Häufig sind die betroffenen Patienten und auch die Angehörigen in der Lage, mit professionellen Helfern zu reflektieren, was sie sich voneinander wünschen, was hilfreich wäre und was derzeit als eher störend oder unangemessen erlebt wird, aber sie wagen nicht, es zu äußern.

Frage 10: Wer weiß, was hilfreich ist?

39.1 Fazit

Eine Krebserkrankung betrifft neben dem Patienten auch seine ganze Familie – aus wem immer sie bestehen mag. Nur die Kenntnis der familiären Strukturen und Strategien ermöglicht uns die gezielte Unterstützung unserer Patienten in der Krankheitsbewältigung. In Einzelfällen können familientherapeutische Interventionen sinnvoll sein, um Sprachlosigkeiten zu überwinden, einen konstruktiven Umgang mit der Krankheitssituation zu ermöglichen und dem Patienten den Support eines funktionierenden psychosozialen Netzes zur Verfügung zu stellen.

LITERATUR

1. Edwards B, Clarke V: The psychological impact of a cancer diagnosis on families: The influence of family functioning and patients' illness characteristics on depression and anxiety. Psycho-Oncology 13 (2004) 562–576
2. Kissane D, Bloch S, Burns WI et al.: Perceptions of family functioning and cancer. Psycho-Oncology 3 (1994) 259–269
3. Kissane D, McKenzie M, Bloch S et al.: Family Focused Grief Therapy: A randomised, controlled trial in palliative care and bereavement. Am J Psychiatry 163 (2006) 1208–1218
4. Kuijer RG, Buunk BP, De Jang GM et al.: Effects of a brief intervention program for patients with cancer and their partners on feelings of inequity, relationship quality and psychological distress. Psycho-Oncology 13 (2004) 321–334

WEITERFÜHRENDE ERFAHRUNGSBERICHTE UND BELLETRISTIK

Peneder P: Wie ein kalter Griff an mein Herz – Tagebuch einer Leukämiekranken. Droemersche Verlagsanstalt, T. Knaur Nachf., München (1996)

Schnurre M: Sprich mit mir, damit ich mich fühle. Wie Krebskranke und Angehörige eine neue Beziehung finden können. Herder, Freiburg (1991)

Schmidt E-E: Oskar und die Dame in Rosa. Fischer TB-Verlag, Frankfurt a.M. (2005)

Zachert I, Zachert C: Wir sehen uns wieder in meinem Paradies. Gustav Lübbe, Bergisch Gladbach (1993)

KAPITEL

40

Pia Heußner

Wie sag ich's meinem Kinde? Umgang mit Kindern krebskranker Erwachsener

40.1 Einführung

Die Kinder schwer erkrankter Erwachsener leiden häufig im Schatten. Sie reagieren besonders still und in der ihnen eigenen **Zurückgezogenheit,** weil sie in Anbetracht großer spürbarer Not, Verängstigung und Bedrohung bemüht sind, wenig zur Destabilisierung beizutragen. Sie versuchen schlichtweg, nicht aufzufallen, nicht auch noch zum Ausnahmezustand beizutragen.

Kinder, die all die Anzeichen von Veränderung, Verunsicherung und drohenden Verlusten nicht länger leugnen können, reagieren mit **„stummen Hilfeschreien"** ihrer Seele in Form von Somatisierungen, Verhaltensänderungen und Regressionen.

Und doch gibt es auch Kinder, die an einer solchen Belastung der Familie reifen und besondere soziale Kompetenz erlernen oder zeigen, dabei aber das Risiko der Parentifizierung (Rollenumkehr zwischen Eltern und Kind, Zuweisung einer nicht kindgerechten, überfordernden „Elternrolle") tragen.

Somit stellt sich die Frage, ob eine lebensbedrohliche Erkrankung oder der Verlust eines Elternteils zwangsläufig als **Trauma** mit entsprechenden Spätfolgen für die psychische Gesundheit erlebt werden muss. Zudem ergibt sich die Frage, was im Umgang mit Kindern und Jugendlichen hilfreich ist, damit diese nicht emotional überfordert und in einer seelischen Entwicklungskrise allein gelassen werden.

40.2 „Aber wenigstens unseren Kindern geht es gut!"

! WICHTIG

Allein für Deutschland rechnet das Robert Koch-Institut in Berlin jährlich mit etwa 150.000 durch eine Krebserkrankung der Eltern neu betroffenen Kindern. Knapp die Hälfte von ihnen zeigt Verhaltensauffälligkeiten mit Interventionsbedarf [8]. Bei mehr als 30% fallen relevante Angstsymptome, depressive Verhaltensweisen und psychosomatische Beschwerden auf [9].

Wichtiger Auslöser vor allem auch späterer psychischer Erkrankungen ist die häufig über lange Zeiträume aufrechterhaltene Kluft zwischen der wahrgenommenen Realität und der wohlmeinenden Lüge der Erwachsenen [7].

FALLBEISPIEL

Der kleine Lukas ist 4 Jahre alt, als sein Vater wegen anhaltender Kopfschmerzen und Sehstörungen den Arzt aufsucht. Nach ersten ambulanten Untersuchungen geht der Vater für einige Tage ins Krankenhaus zur Durchführung einer Hirnbiopsie. Es wird ein aggressiver, inoperabler Hirntumor – ein anaplastisches Astrozytom – diagnostiziert. Lukas' Eltern reagieren mit Entsetzen und Sprachlosigkeit und ziehen sich zunächst mit ihren Ängsten und Nöten in sich selbst zurück. Lukas sagen sie lediglich: „Papa hat ein Aua im Kopf, er braucht im Moment viel Ruhe."

Die Realität ist zu unaussprechlich, als dass die Eltern mehr darüber sprechen könnten. Und auch sind sie unschlüssig, ob mehr Information dem kleinen Lukas überhaupt gut täte. So gerne möchten sie ihm seine unbeschwerte Kindheit erhalten.

Im Kindergarten fällt zunächst kaum auf, dass sich in Lukas' Leben etwas verändert hat. Er spielt fröhlich und ausgelassen mit den anderen Kindern. Im Laufe der Wochen reagiert er im Kontakt mit anderen Kindern aber häufig aggressiv und abweisend, gelegentlich sitzt er auch traurig und allein in einer Ecke.

Im Kontakt zu seinem Vater ist Lukas wütend, weil der plötzlich zwar ständig zu Hause ist, aber nicht mit ihm spielt, vor allem nicht mehr Fußball kickt. Und die Mama sagt immer, es sei alles gar nicht schlimm, Papa sei bald wieder gesund. So glaubt Lukas schließlich, der Papa wolle nicht mit ihm spielen und habe ihn nicht mehr lieb.

Für Eltern ist es schwer, allein zu entscheiden, ob die Veränderungen, die sie an ihren Kindern wahrnehmen, angemessen, beunruhigend oder alarmierend sind. Zum einen sind die Eltern in den akuten Phasen einer lebensbedrohlichen Erkrankungssituation, die das Leben aller Familienmitglieder durcheinanderrüttelt, mit so vielfältigen Problemen konfrontiert, dass gerade die still funktionierenden Kinder am wenigsten auffallen. Zum anderen stellen sie sich auch die Frage, wie viele außenstehende Menschen sie denn einweihen sollen in diese Lebenssituation, die häufig auch als stigmatisierend erlebt wird. Und zu guter Letzt werden die eigenen **Verdrängungswünsche** gefährdet, und die Eltern müssen sich selbst mit der Bedrohung durch die Erkrankung erneut konfrontieren, wenn sie die Veränderungen der Kinder reflektieren. So werden auch heute noch viele Kinder nicht über die Ernsthaftigkeit der Erkrankung und den bevorstehenden Tod der Eltern informiert. Umso wichtiger ist es, sowohl in der onkologischen als auch in der psychoonkologischen Arbeit diese Problembereiche aktiv zu thematisieren und mögliche Tabus vorsichtig zu lüften [3].

FALLBEISPIEL

Frau P. erkrankt an einem Mammakarzinom, als die Kinder Jakob 3, Nadine 7 und Sebastian 9 Jahre alt sind. Mit Hilfe der Großeltern gelingt es, während Operation, Bestrahlung und Chemotherapie der Mutter für die Kinder den Tagesablauf äußerlich relativ unverändert weiter zu leben. Nach einem Jahr ist der „Spuk" überstanden, die primäre Therapie der Erkrankung beendet.
Zehn Jahre später ist die Erkrankung mehrfach metastasiert (Leber, Lunge, Gehirn). Frau P. muss stationär in die Akutklinik aufgenommen werden. Die häufigen Punktionen von Aszites und Pleuraerguss sind ambulant zu belastend geworden. Mehrere ambulante Chemotherapien haben versagt. Nach Auskunft der behandelnden Ärzte hat die Erkrankung einen Punkt erreicht, an dem jederzeit mit dem Tod von Frau P. zu rechnen ist. Es stehe keine therapeutische Option zur Verfügung, die das weitere Voranschreiten der Erkrankung verhindern könne. Nach Optimierung der supportiven Therapie und Verbesserung der durch die Metastasen bedingten Symptome solle die Patientin doch entscheiden, wo sie ihre letzte Lebensphase verbringen wolle.
Die Patientin bittet die Stationsärzte um ein psychoonkologisches Konsil, da sie Fragen zum Umgang mit ihren Kindern habe. In der psychoonkologischen Gesprächssituation wiederholt sie die Sorge, wie sie den Kindern erklären könne, dass sie vielleicht nicht wieder gesund würde, beteuert aber gleichzeitig, den Kindern gehe es sehr gut. Die Kinder hätten keine Ahnung davon, dass sie bald sterben würde. Der 13-jährige Jakob sei sehr ruhig und fleißig in der Schule und mache sich viele Gedanken, wie er helfen könne. Er lese selbstständig die Sonderangebote in der Zeitung und fahre dann mit dem Fahrrad zum Einkaufen. Die 17-jährige Nadine helfe ein bisschen im Haushalt und streite viel mit den Brüdern, das sei wohl erst in den letzten Wochen so. Der 19-jährige Sebastian mache ihr Sorgen, der stehe kurz vor dem Abitur und habe plötzlich Lernschwierigkeiten, sei in mehreren Fächern in den Leistungen abgerutscht. Besuch von den Kindern im Krankenhaus wolle sie nicht, das sei zu belastend für die Kinder. Ja und nach Hause könne sie in diesem Zustand aber auch nicht, das sei für die Kinder nicht zumutbar. Dann könnten diese ja auch keine Freunde mehr zu Besuch haben. Die Betreuung der Kinder liege jetzt überwiegend in den Händen der Großeltern, und abends nach der Arbeit und dem Krankenhausbesuch sei ja der Vater zu Hause.

Die meisten Eltern wünschen sich Informationen zur **Eltern-Kind-Kommunikation** in solchen Krisensituationen [8]. Einige versuchen aber auch, zumindest einen Lebensbereich – den der Kinder – als „normal" und von der Katastrophe nicht beeinträchtigt, zu erhalten, und sie können deshalb die Anzeichen im kindlichen Verhalten (➤ Tab. 40.1) weniger wahrnehmen oder zulassen.

40.3 Was kann für Kinder und Jugendliche hilfreich sein?

Auch wenn es den Eltern schwerfällt, mit der durch eine bedrohliche Erkrankung in der Familie veränderten Lebenssituation an die Öffentlichkeit zu treten, so ist es doch hilfreich, die **Betreuungsperso-**

Tab. 40.1 Verhaltensänderungen und Symptome von Kindern, die im Stillen leiden (nach [1, 4, 5, 6])

Verhaltensänderungen	Beispiele
Regression	• Daumenlutschen • Trennungsangst bzw. Klammern • Enuresis (unwillkürliches Einnässen, häufiger als 2-mal pro Monat, jenseits des 5. Lebensjahres) • Einschlafstörungen
Aggression	• Aggression gegenüber anderen Kindern • Aggression gegen das erkrankte, „ausgegrenzte" Elternteil • Aggression gegen andere erwachsene Bezugspersonen, weil sie die erkrankte Person schonen wollen
Somatisierungen	• Kopfschmerzen • Bauchschmerzen • Übelkeit, z. B. immer morgens, wenn das Kind das erkrankte Elternteil „verlassen" soll • Durchschlafstörungen
Schulschwierigkeiten	• Konzentrationsstörungen • Lernschwierigkeiten • Leistungsabfall
Sozialer Rückzug	• Vernachlässigung von Freunden und Hobbys • Äußerliche Verwahrlosung
Überanpassung/pathologische Unauffälligkeit	• Negieren von Schulstress oder Auseinandersetzungen mit Freunden • Übernahme von Verantwortung für andere Familienmitglieder • Komplette Übernahme des Haushalts

nen der Kinder (Erzieher, Lehrer, eventuell auch Sporttrainer) über die Situation fortlaufend zu informieren. So können die Eltern die Beobachtung der Kinder auf mehrere Schultern verteilen. Und auch können sowohl die professionellen Bezugspersonen als auch Verwandte und Freunde, zu denen die Kinder ein Vertrauensverhältnis haben, unterstützend in die Informationsvermittlung einbezogen werden.

Aber auch für den alltäglichen Umgang mit der Erkrankung in der Familie gilt das in ➤ Kapitel 39 Dargestellte: **Information ermöglicht Kommunikation.** Für Kinder kommt es dabei auf die altersgerechte Sprache und die altersangemessene Situation an. Es wäre ein Irrglaube, anzunehmen, dass die Veränderungen, die Verunsicherung oder die Trauer der Eltern vor den Kindern verborgen werden könnten. Häufig können die Kinder ihre Wahrnehmungen ohne Hilfe nicht einordnen und reagieren umso eher mit magischen Schuldzuweisungen oder Fantasien, die noch schlimmer sein können als die Realität. Auch gilt es, den Kindern den Vertrauensverlust, dass sie in ihren Befürchtungen und Ahnungen nicht ernst genommen oder gar von den Eltern angelogen werden – z. B. mit Beteuerungen „es wird schon alles wieder gut" –, zu ersparen.

Immer häufiger entstehen deshalb konkrete **Beratungs- und Therapieangebote** für Kinder von krebskranken Eltern, in denen vor allem Eltern Rat und Hilfe finden und bei Bedarf die Kinder begleitet oder psychotherapeutisch behandelt werden (vgl. ➤ Tab. 40.2).

Tab. 40.2 Was Kindern den Umgang mit der Krankheit eines Elternteils erleichtert (nach [2, 3, 5, 6])

Maßnahmen	Bemerkungen
Offene Kommunikation in der Familie	• In jeweils altersgerechter Sprache • Möglichst gleicher Informationsstand für alle Beteiligten • Um Sprachlosigkeit zu überwinden
Verstehen von Symptomen	Je beängstigender das Symptom, umso mehr Erläuterung braucht es (z. B. entstellende Narben, Lähmungen, epileptische Anfälle, Kachexie, Ikterus)
Mit Freunden über die Krankheit der Eltern sprechen dürfen	Um soziale Isolation zu vermeiden
Aufrechterhaltung auch unbelasteter altersgerechter Lebensbereiche	Um dem Ausmaß der „Katastrophe" natürliche Grenzen zu setzen und sozialer Isolation entgegenzuwirken
Klar umschriebene Verantwortungen in der Familie	• „Helfen können" wirkt den Gefühlen von Hilflosigkeit und Ohnmacht entgegen • Klare Begrenzungen vermeiden Überforderung
Tragfähige Beziehungen	Insbesondere wenn das erkrankte Elternteil sterben wird, ist es hilfreich, frühzeitig stabile Beziehungen zu vertrauenswürdigen Betreuungspersonen aufzubauen (Großeltern, Paten, Freunde, gegebenenfalls professionelle Betreuer)
Zeitgerechte Vorbereitung auf Krankheitsprogression/-verlauf	• Je mehr Kinder den Verlauf einer Erkrankung und den Kräfteverlust beobachten und verstehen können, umso besser können sie sich mit der Situation auseinandersetzen • Besonders hilfreich ist die behutsame Annäherung an das Thema „Krankheit, Sterben und Tod" über entsprechende Kinderbücher (➢ unten, „Literatur")
Im Sterbefall Kindern den Abschied ermöglichen	• Je jünger die Kinder sind, umso größer ist der Impuls, sie von Sterbebetten oder Trauerfeiern fernzuhalten. Hilfreicher ist es aber, Kindern die Möglichkeit für eine kreative Gestaltung des Abschieds anzubieten, z. B. indem sie Bilder für „die Reise" malen und ihre Stofftiere mitgeben oder den Sarg des Elternteils bemalen dürfen • Der aktive Abschied wirkt dem Gefühl des „Verlassenwerdens" oder des „Im-Stich-gelassen-Werdens" entgegen

ÜBERSICHT

Informationen und Hilfe

- Beratungsstelle „Kinder körperlich kranker Eltern" (COSIP), Klinik für Kinder- und Jugendpsychiatrie und Psychotherapie, Universitätsklinikum Hamburg-Eppendorf, Tel.: 040/428 03 22 30
- Projekt Löwenherz – Kinder krebskranker Eltern, Tumorzentrum Freiburg, Tel.: 0761/270 72 84
- Die Kindersprechstunde, Psychoonkologie der Medizinischen Klinik III, Klinikum der Universität München – Campus Großhadern, Tel: 089/7095–4919
- Die Kindersprechstunde, Psychoonkologischer Dienst, Klinikum der Universität Regensburg, Klinik für Hämatologie und Internistische Onkologie, Tel.: 0941/944–5563
- Kontakt- und Informationsstelle des Fördervereins für Psycho-Onkologie Lebensmut e.V., Klinikum der Universität München – Campus Großhadern, www.lebensmut.org
- Flüsterpost e.V., www.kinder-krebskranker-eltern.de
- Hilfe für Kinder krebskranker Eltern e.V., www.hilfe-fuer-kinder-krebskranker.de
- Rexrodt-von-Fircks-Stiftung für krebskranke Mütter und ihre Kinder, www.rvfs.de
- Stiftung Phönikks, Familien leben – mit Krebs, www.phoenikks.de
- Nicolaidis Stiftung, Hilfe für verwitwete Mütter und Väter und ihre Kinder , www.nicolaidis-stiftung.de
- Hilfe für Kinder und Jugendliche, die ein Elternteil durch Tod verloren haben, www.nico-und-nicola.de

ZITIERTE LITERATUR

1. Faulkner RA, Davey M: Children and adolescents of cancer patients: The impact of cancer on the family. Am J Fam Therapy 30 (2002) 63–72
2. Muriel AC, Rauch PK: Suggestions for patients how to talk with children about a parent's cancer. J Support Oncol 1 (2003) 143–145
3. Rauch PK, Muriel AC: The importance of parenting concerns among patients with cancer. Critical Rev Oncol Hematol 49 (2004) 37–42
4. Rauch PK, Muriel AC, Cassem NH: Parents with Cancer: Who's looking after the children? J Clin Oncol 20 (2002) 4399–4402
5. Riedesser P, Schulte-Markwort M: Kinder körperlich kranker Eltern – Psychische Folgen und Möglichkeiten der Prävention. Dtsch Ärztebl 96 (1999) A2353–A2357
6. Romer G, Haagen M: Kinder körperlich kranker Eltern. Hogrefe, Göttingen (2007)
7. Siegel K, Raveis V, Karus D et al.: Pattern of communication with children when a parent has cancer. In: Baider L, Cooper GL, Kaplan De-Nour A (eds.): Cancer and the family. Wiley & Sons, Chichester (1996) 109–128
8. Trabert G, Axmann J, Rösch M et al.: Studie zur Situation krebskranker Eltern in Deutschland, Georg-Simon-Ohm Fachhochschule Nürnberg. Dtsch Ärztebl 104 (2007) B1525–B1526
9. Watson M, James-Roberts S, Ashley S et al.: Factors associated with emotional and behavioral problems among school age children of breast cancer patients. Brit J Cancer 94 (2006) 43–50

WEITERFÜHRENDE FACHLITERATUR

Broeckmann S: Und plötzlich ist alles ganz anders – wenn Eltern an Krebs erkranken. Kinder fordern uns heraus. Klett Cotta, Stuttgart (2002)

Leist M: Kinder begegnen dem Tod. GTB Siebenstern, Gütersloh (1987)

Romer G, Haagen M: Kinder körperlich kranker Eltern. Hogrefe, Göttingen (2007)

Senf B, Rak M: Mit Kindern über Krebs sprechen. Kostenfreie Informationsbroschüre des Vereins „Hilfe für Kinder krebskranker Eltern e.V." Frankfurt

KINDER- UND BILDERBÜCHER

Abedi I, Cordes M: Abschied von Opa. Elefant, Verlag Ellermann, Hamburg (2006)

Erlbruch W: Ente, Tod und Tulpe. Kunstmann, München (2007)

Gaarder J: Das Orangenmädchen. Hanser, München (2003)

Hermelink K: Mein wunderschöner Schutzengel – Als Nellys Mama Krebs bekam. Eine Erzählung für Mütter und Kinder. Diametric, Würzburg (2005)

Hennuy M: Wann kommst Du wieder, Mama? – Ein Bilderbuch über Krebs. Patmos, Düsseldorf (2007)

Herbold M: Papi, wir vergessen Dich nicht. Nord-Süd, Gossau (2002)

Höschl E: Paul hat Krebs. edition buntehunde, Regensburg (2006)

Motzfeldt H: Der Chemo-Kasper und seine Jagd auf die bösen Krebszellen. Kinderkrebsstiftung und Deutsche Leukämie-Forschungshilfe, Bonn (2003)

Nilsson U, Tidholm A-C: Adieu, Herr Muffin. Moritz, Frankfurt a.M. (2003)

Sommer-Bodenburg A, Khing TT: Julia bei den Lebenslichtern. Bertelsmann, München (1989)

Trabert G, Krisam R: Als der Mond vor die Sonne trat. Editions Mathieu, Heidelberg (2001)

van den Heuvel B, Pahl P: Radio-Robby und sein Kampf gegen die bösen Krebszellen. Kinderkrebsstiftung und Deutsche Leukämie-Forschungshilfe, Bonn (2003)

Verein Komen Deutschland e.V.: Die Papierkette. Broschüre des Vereins Komen Deutschland e.V. Bad Homburg v. d. Höhe (geeignet für Kleinkinder)

Weigelt U, Kadmon C: Der alte Bär muss Abschied nehmen. Nord-Süd, Gossau (2003)

KAPITEL 41

Susanne Roller

Palliative Care und Hospizarbeit im ambulanten und stationären Bereich

41.1 Definition

Palliativmedizin ist die aktive, ganzheitliche Behandlung von Patienten mit einer progredienten, weit fortgeschrittenen Erkrankung und einer begrenzten Lebenserwartung zu der Zeit, in der die Erkrankung nicht mehr auf kurative Behandlung anspricht und die Beherrschung der Schmerzen, anderer Krankheitsbeschwerden sowie psychologischer, sozialer und spiritueller Probleme höchste Priorität besitzt (Definition der WHO).

Das Hauptziel der Begleitung ist eine gute Lebensqualität. Palliativmedizin beschränkt sich dabei nicht auf die letzte Lebensphase. Viele Grundsätze der Palliativmedizin sind auch in frühen Krankheitsstadien zusammen mit der kausalen Therapie anwendbar (palliative Tumortherapie).

Palliativmedizin ist also ein wichtiger Bestandteil der Onkologie, wobei jedoch auch nichtonkologische Patienten palliativmedizinische Begleitung benötigen, und zwar immer dann, wenn das Therapieziel die bestmögliche Lebensqualität ist. Dies betrifft vor allem Patienten mit chronischen Lungenerkrankungen, Herzinsuffizienz, Nierenerkrankungen (z.B. Dialysepatienten) und neurologischen Krankheiten (z.B. amyotrophe Lateralsklerose).

Dame Cicely Saunders sagte dazu: „Nicht dem Leben mehr Tage zufügen, sondern den Tagen mehr Leben." Sie ist die Begründerin der modernen Palliativmedizin. Der englische Begriff „Palliative Care" beschreibt dabei sehr gut die allumfassende, ganzheitliche Sorge um den schwerkranken, sterbenden Patienten und seine Angehörigen.

Palliative Care findet sowohl im ambulanten als auch im stationären Bereich statt. Immer mehr ambulante Pflegedienste erwerben Kenntnisse in palliativer Pflege und Begleitung. Die Mitarbeit speziell geschulter ehrenamtlicher Helfer ist in allen Einrichtungen ein wichtiger Faktor, ohne den diese Arbeit nicht zu leisten ist.

41.2 Organisationsformen

Stationäre Einrichtungen

Palliativstationen und stationäre Hospize ermöglichen eine Behandlung von Patienten, die im ambulanten Bereich nicht ausreichend zu behandeln sind oder dort nicht mehr versorgt werden können. Tageshospize bieten vor allem die Möglichkeit der psychosozialen Betreuung, aber auch medizinische und pflegerische Maßnahmen (z.B. Verbandwechsel, Infusionen, Injektionen) können in einzelnen Fällen dort durchgeführt werden.

Palliativstationen sind eigenständige, an ein Krankenhaus angebundene oder integrierte Stationen. Aufgenommen werden Patienten mit einer unheilbaren, fortgeschrittenen Erkrankung und Symptomen wie z.B. Atemnot, Übelkeit, Ileus, Unruhe, Angstzustände und Schmerzen oder psychosozialen Problemen, die einer Krankenhausbehandlung bedürfen. Die Aufenthaltsdauer ist auf die Zeit, in der eine stationäre Krankenhausbehandlung erforderlich ist (im Mittel 12–14 Tage) begrenzt. Ziele der Behandlung sind die Stabilisierung und die Entlassung nach Hause oder in eine stationäre Pflegeeinrichtung. Die Kosten werden von den Krankenkassen übernommen.

Hospize sind eigenständige Häuser unter der Leitung einer Palliative-Care-Fachkraft. Aufgenommen werden schwerstkranke und sterbende Menschen mit einer weit fortgeschrittenen, unheilbaren Erkrankung mit begrenzter Lebenserwartung (nach ärztlichem Ermessen weniger als 4–6 Monate), bei denen eine stationäre Behandlung im Krankenhaus nicht erforderlich und eine ambulante Betreuung nicht möglich ist. Der Schwerpunkt der Begleitung liegt in der Palliativpflege und der Symptomkontrolle bis zum Tod (im Mittel für 3–4 Wochen). Die ärztliche Betreuung wird von niedergelassenen Ärzten übernommen. Die Kosten werden von Krankenkassen, Pflegekassen, Träger und Patient getragen.

Zu Hause zu sterben ist der Wunsch der meisten Menschen. Dies zu ermöglichen ist das vorrangige Ziel von Palliative Care. Entsprechend dem Grundsatz „ambulant vor stationär" verstehen sich stationäre Palliativeinrichtungen daher als Ergänzung der ambulanten Palliativbegleitung.

Ambulante Begleitung

Im Mittelpunkt der ambulanten Begleitung stehen der schwerkranke Mensch und seine Angehörigen im häuslichen Umfeld. Zunehmend wird die Hospiz- und Palliativbegleitung auch in stationäre Pflegeeinrichtungen integriert. Seit Beginn der „Hospizbewegung" in Deutschland (etwa 1980) haben sich viele verschiedene Organisationsformen etabliert. Neben rein ehrenamtlich arbeitenden Initiativen entstehen zunehmend professionelle Palliative-Care-Dienste.

Dachorganisation der ambulanten Hospizeinrichtungen ist die Bundesarbeitsgemeinschaft Hospiz (BAG). Diese hat die unterschiedlichen Angebote ambulanter Hospizbegleitung erfasst. Ergebnis ist ein **Stufenmodell,** in welchem je nach Stufe das Angebotsspektrum von Informations- und Öffentlichkeitsarbeit, Sterbe-, Trauer- und Angehörigenbegleitung sowie palliativer Beratung und Pflege beschrieben wird:

- **Stufe 1:**
  - ambulante Hospizinitiative und Hospizgruppe sowie ambulante Öffentlichkeitsarbeit und/oder
  - psychosoziale Begleitung durch geschulte ehrenamtliche Hospizhelfer und/oder
  - Trauerbegleitung
- **Stufe 2 – ambulanter Hospizdienst:**
  - psychosoziale Beratung
  - Sterbe-, Trauer- und Angehörigenbegleitung
  - Durchführung bzw. Vermittlung von Hospizhelferschulungen
  - Öffentlichkeitsarbeit
  - plus Stufe 1
- **Stufe 3 – ambulanter Hospiz- und Palliativberatungsdienst:**
  - Beratung bezüglich palliativpflegerischer Maßnahmen in Abstimmung mit behandelnden Ärzten und beteiligten Pflegediensten
  - Vermittlung weitergehender Hilfen
  - plus Stufen 1 und 2
- **Stufe 4 – ambulanter Hospiz- und Palliativpflegedienst:**
  - palliativpflegerische Versorgung in Abstimmung mit behandelnden Ärzten, Grundpflege bei Bedarf
  - Anleitung von Angehörigen zur Durchführung palliativpflegerischer Maßnahmen
  - plus Stufen 1–3

41.3 Aufgaben der palliativmedizinischen Einrichtungen

An Aufgaben sind zu nennen:

- Behandlung der Patienten mit einem „High-Person-Low-Technology"-Ansatz
- Versorgung durch ein multidisziplinäres Team für die kontinuierliche Betreuung der Patienten und ihrer Angehörigen
- Forschung, Dokumentation und Auswertung der Behandlungsergebnisse
- Unterricht und Ausbildung von Ärzten, Pflegepersonal, Sozialarbeitern und Seelsorgern

41.4 Vernetzung

Im Mittelpunkt von Palliative Care stehen der sterbende Mensch und seine Angehörigen mit ihren Bedürfnissen und Rechten. Palliative Care zielt vor allem auf Behandlung krankheitsbedingter Symptome, lindernde Pflege und Zuwendung. Maßgeblich ist dabei der Wille des Patienten. Ihm wird ein selbstbestimmtes Leben bis zum Tod ermöglicht. Eine wichtige Rolle spielt dabei der Hausarzt. Er kennt Patient und Familie, die Vorgeschichte und oft auch die Wertevorstellungen des Patienten. Im Idealfall hat er mit dem Patienten bereits ausführliche Gespräche über Diagnose, Prognose und mögliche Therapien geführt und in diesem Zusammenhang den Patienten bei der Erstellung einer Patientenverfügung beraten. Er nimmt beim Auftreten behandlungsbedürftiger Symptome Kontakt mit dem Palliativ-Team auf.

Die umfassende palliative Betreuung des Patienten und der Angehörigen erfordert ein multidisziplinäres Team aus Pflegepersonal, Ärzten, Sozialarbeitern, Psychologen, Seelsorgern, Physiotherapeuten, anderen Therapeuten (z.B. für Musik-, Atem- und Kunsttherapie) und ehrenamtlichen Mitarbeitern (➢ Abb. 41.1). Von vielen Einrichtungen werden „Trauergruppen" angeboten. Das Team wird durch regelmäßige Supervision begleitet und entlastet. Abschiedsrituale und regelmäßige Weiterbildung erleichtern die Bewältigung der psychischen Belastungen.

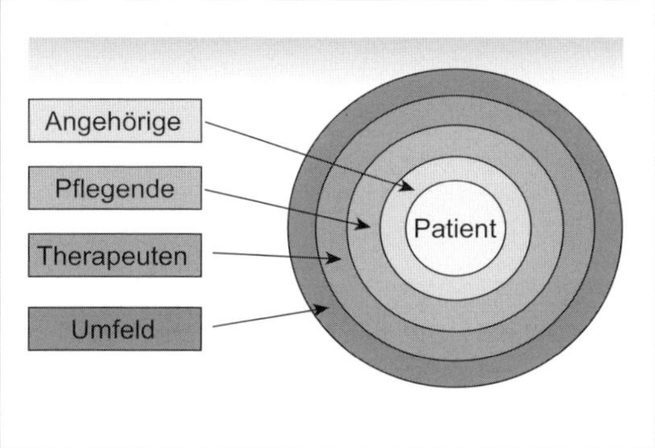

Abb. 41.1 Multidisziplinäres Team

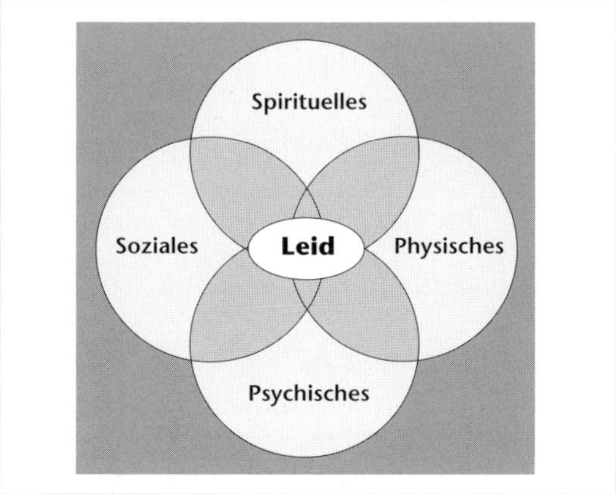

Abb. 41.2 Vier Dimensionen des Leidens

Palliative Care bedeutet ganzheitliche Sorge und Begleitung und beachtet allumfassend die Bedürfnisse des Schwerkranken und seiner Angehörigen (➢ Abb. 41.2):

- **Psychische Bedürfnisse:** Palliative Care hilft bei der Verarbeitung der Gefühle, die bei der Auseinandersetzung mit dem bevorstehenden Tod auftreten. Sie umfasst die emotionale Unterstützung der Sterbenden und ihrer Angehörigen sowie der Begleitenden.
- **Soziale Bedürfnisse:** Palliative Care hilft bei der Bewältigung organisatorischer und sozialer Probleme (Pflegeeinstufung, Aufbau eines häuslichen Versorgungsnetzes, finanzielle und rechtliche Fragen).
- **Spirituelle Bedürfnisse:** Palliative Care ermöglicht dem Sterbenden, sein Leben bis zuletzt zu leben. Am Lebensende stellt sich oft die Sinnfrage. Verstehen kann man den Tod zwar nicht, man kann aber versuchen, diese Herausforderung zu bestehen. Zur Sterbebegleitung gehört im notwendigen Umfang auch die Trauerbegleitung.
- **Körperliche Bedürfnisse:** Palliative Medizin und palliative Pflege lindern körperliche Beschwerden, die in der letzten Lebensphase auftreten können, und verbessern dadurch die Lebensqualität sterbender Menschen.

Voraussetzung für gute Palliative Care ist die engmaschige Zusammenarbeit aller Beteiligten im Team, immer mit Blick auf den Patienten und seine Angehörigen. Der Patient gibt den Weg vor, auf dem wir ihn begleiten: „Wir möchten, dass die Zeit, die Ihnen mit der Krankheit bleibt, eine möglichst gute Zeit wird. Wir können sie nicht verlängern oder verkürzen, aber verbessern."

LITERATUR UND LINKS

➢ Kapitel 45.

41

KAPITEL

42 Palliative Therapie im Endstadium

Susanne Roller

42.1 Fließender Übergang von palliativer Tumortherapie zu symptomorientierter Palliativmedizin (➤ Abb. 42.1)

Die Diagnose „Krebs“ ist für jeden Patienten und dessen Angehörige zunächst ein Schock. Auf die erste Information über die Erkrankung folgt in der Regel ein ausführliches ärztliches Gespräch über Behandlungsmöglichkeiten. Und tatsächlich sind die kurativen, also auf Heilung ausgerichteten Möglichkeiten der Onkologie in den vergangenen 20 Jahren besser geworden. Dennoch bleibt vielen Betroffenen von Anfang an oder zum Zeitpunkt des ersten Rezidivs nur die Hoffnung auf eine „lebensverlängernde“, das heißt palliative Tumortherapie. Glücklicherweise gibt es inzwischen viele tumorspezifische Therapieverfahren, die eine signifikante Lebensverlängerung bei guter Lebensqualität ermöglichen. Dies erfordert eine sorgfältige, offene Kommunikation mit dem Patienten und eine ständige Kontrolle des Therapieerfolgs. Sobald die Nebenwirkungen der Therapie den positiven Effekt überwiegen, muss die Indikation der tumorspezifischen Therapie überprüft werden.

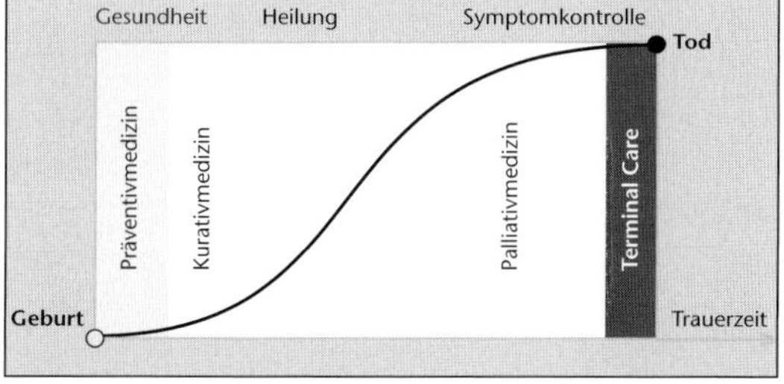

Abb. 42.1 Die Übergänge von kurativer zu palliativer Therapie

Immer mehr Patienten wünschen entweder schon relativ früh im Krankheitsverlauf oder spätestens dann, wenn die Tumortherapie ihre Lebensqualität (s. unten) stark beeinträchtigt, eine Beendigung der tumorspezifischen Therapie mit dem Ziel der Lebensverlängerung. Dann tritt die symptomorientierte Palliativtherapie im Sinne einer umfassenden Palliative-Care-Versorgung in den Vordergrund. In den letzten Lebenstagen und Lebensstunden (Terminalphase) wird diese nochmals intensiviert (Terminal Care; ➤ Kap. 45).

Aufgabe des Arztes ist es, den Patienten in den verschiedenen Krankheitsphasen zu begleiten, geeignete Therapieoptionen nach medizinischer Indikation (➤ Kap. 45) vorzuschlagen und den Patienten durch offene Aufklärung zu befähigen, die für ihn individuell beste Therapie zu wählen. Dabei stehen die Wünsche des Patienten im Mittelpunkt. Es gilt nicht „Was machbar ist, wird auch gemacht“, sondern „Wir wollen gemeinsam die für Sie beste Behandlung auswählen.“ Hierfür muss zunächst das **Therapieziel des Patienten** erfragt werden. Geeignete Fragen sind dabei:

- „Was ist Ihnen in der verbleibenden Lebenszeit wichtig?“
- „Wie haben Sie die bisherigen Therapien empfunden?“
- „Wofür denken Sie, dass Ihre Kraft noch reicht?“

Der empathische Arzt kann für den Patienten in diesem Lebensabschnitt seine Hoffnungen so formulieren: „Die verbleibende Zeit – und niemand weiß, wie lange diese sein wird – soll so gut wie möglich sein, nicht so lange wie möglich. Wir können durch unsere Behandlung die Beschwerden lindern und damit die Lebensqualität verbessern.“ Nicht selten betont der Patient dann, dass er keinesfalls eine Lebensverlängerung wünscht. Falls noch keine Patientenverfügung (s. unten) vorliegt, die diesen Wunsch zum Ausdruck bringt, sollte diese Äußerung im Sinne einer mündlichen Willenserklärung schriftlich dokumentiert werden.

Wichtig für solche Gespräche ist ein offenes, vertrauensvolles Verhältnis zwischen Patient und Arzt. Wenn möglich, sollten die Angehörigen integriert werden. Das Therapieziel ist dem gesamten Palliativteam mitzuteilen.

ÜBERSICHT

Diverse Definitionen

- **Indikation:**
  - zwingender Grund zur Anwendung eines bestimmten Heilverfahrens in einem bestimmten Krankheitsfall" (Pschyrembel-Lexikon)
  - fachliches Urteil über Wert oder Unwert einer medizinischen Behandlungsmethode in ihrer Anwendung auf den konkreten Fall" (Duden und Bundesgerichtshof 2003)
- **Lebensqualität:** Die allgemein geläufige und umgangssprachlich benutzte Definition der Lebensqualität drückt eine Summe von Zielen, Werten und Prinzipien aus, die der Mensch im Laufe seines Lebens realisieren kann. Sicherheit, Länge des Lebens, Gesundheit, gesellschaftlicher Wohlstand und Anerkennung sind nur einige Beispiele. Im Kontext palliativer Begleitung geht es darum festzustellen, was der Patient wünscht, nicht nur angesichts der medizinisch-technischen Befunde, sondern auch hinsichtlich seiner Vorstellungen von Lebensinhalt, Lebensziel, Freude, Leid und Tod. Das Ziel besteht darin, zusammen mit dem Patienten zu einer subjektiven Einschätzung zu kommen, die sich nicht an technischen, ökonomischen oder politischen Kriterien orientiert.
- **Terminalphase:** „Das Terminalstadium kann als jene Phase definiert werden, in der bei dem Patienten eine tägliche Verschlechterung eintritt und der klinische Zustand von Tag zu Tag aufs Neue beurteilt werden muss. Es kommt zum Auftreten von Schwäche (manchmal sehr ausgeprägt), Schläfrigkeit, Bettlägerigkeit, Appetitlosigkeit, Organversagen und schließlich zur peripheren Zyanose. Es ist sehr schwer vorauszusagen, wann die terminale Phase beginnen wird. In diesen letzten Lebenstagen hat ‚Comfort' die höchste Priorität" [1].

Patientenverfügung: Möglichst schriftliche und aktuelle Willensäußerung eines einwilligungsfähigen Patienten zur künftigen allgemeinen medizinischen Behandlung oder zur Therapie im konkreten Krankheitsfall für den Fall der (späteren) Äußerungsunfähigkeit.

LITERATUR UND LINKS

1. Kaye N: Medical managed care looking forward back. National Academy for State Health Policy, Portland ME (2005)

KAPITEL

43 Palliative Care und palliativmedizinische Symptomkontrolle

Susanne Roller

Schmerzen führen die meisten Menschen zum Arzt, sie werden immer als Warnsignal verstanden. Schmerz ist ein „erlaubtes Symptom", um Hilfe zu bekommen. Bei ca. 70% der Tumorpatienten kommt es im Verlauf der Erkrankung zu Schmerzen. Manchmal steht der geäußerte Schmerz jedoch für andere Beschwerden:

- Schwäche (90%)
- Gewichtsverlust (80%)
- Anorexie (75%)
- Atemnot (50%)
- Obstipation (50%)
- Husten (45%)
- Übelkeit (45%)
- Schluckprobleme (25%)
- Schlafprobleme (25%)

43.1 „Scheiden tut weh" – Schmerztherapie in der Palliativsituation

In der Palliativsituation hat der Schmerz seine Warnfunktion verloren, er ist „chronisch", das heißt über längere Zeit bestehend und ohne absehbares Ende. Er erinnert den Patienten ständig an seine unheilbare Krankheit und zeigt ihm seine Ohnmacht. Dazu verstärkt der krankheitsbedingte Kräfteverfall den Schmerz. Die Schmerzursache ist meist bekannt.

ÜBERSICHT

Schmerzursachen

- Psychisch (Angst, Wut, Depression)
- Sozial (Einsamkeit, Unwahrheiten)
- Spirituell (Unerledigtes, Sinnfragen)
- Somatisch (Krankheit, Therapie, unabhängig von Erkrankung und Therapie)

Eine multimodale Schmerztherapie ist in > 90% der Fälle erfolgreich. Lässt sich eine Ursache klären, sollte diese wenn möglich behandelt werden (z.B. Bestrahlung einer pathologischen Fraktur). In jedem Fall muss der Patient über Schmerzursache und individuelle Therapie aufgeklärt werden. Das Therapiekonzept muss individuell erstellt und regelmäßig überprüft werden. Gegebenenfalls ist eine Dosisanpassung erforderlich. Die regelmäßige orale, selbstbestimmte Einnahme mit adäquater Bedarfsmedikation (schnell wirksames unretardiertes Präparat) fördert die Unabhängigkeit des Patienten. Bei komplexen Schmerzzuständen (Ganzkörperschmerz, neuropatischer Schmerz) sind Ko-Analgetika einzusetzen. Oft helfen auch andere Methoden (z.B. Entspannungstechniken). Nicht alle Patienten benötigen in der palliativen Situation starke Schmerzmittel (WHO-Stufe 3, s. unten, ➤ Kap. 43.2). Wenn jedoch eine Schmerzfreiheit oder zumindest eine Besserung nicht in wenigen Tagen erreicht werden kann, muss man sich Rat und Hilfe holen (z.B. nächstgelegene Palliativstation).

43.2 Stufenplan der Schmerztherapie

Stufe 1

Hier erfolgt eine Medikation mit peripheren Analgetika, z.B.:

- Paracetamol
- Ibuprofen
- Diclofenac (Voltaren®)
- Flupirtin (Katadolon®)
- Metamizol (Novalgin®)

Stufe 2

Hier wird eine Kombination eines Medikaments der Stufe 1 mit einem mittelstark wirksamem Opioid vorgenommen, z.B.:

- Kodein
- Dihydrocodein (DHC®)
- Tramadol (Tramal®)
- Tilidin-Naloxon (Valoron N®)

Stufe 3

Stufe 3 kommt zum Einsatz, wenn die Stufe 2 nicht ausreichend ist. Hier werden stark wirksame Opioide (Verordnung nach dem Betäubungsmittelgesetz) verabreicht, meist in Kombination mit einem Präparat der Stufe 1:

- Morphin
- Fentanyl transdermal (z.B. Durogesic TTS®)
- Hydromorphon (Dialudid®, Palladon®)
- Methadon (Polamidon®)
- Buprenorphin (z.B. Temgesic®)

Die Kombination von 2 oder mehr Medikamenten der Stufe 3 ist in der Regel nicht sinnvoll; besser ist der überlegte Einsatz von Ko-Analgetika:

- Neuroleptika (zentrale Wirkungsverstärkung, Antiemese):
  - Haloperidol (Haldol®)
  - Levomepromazin (Neurocil®)
- Antidepressiva (z.B. bei neuropathischem Schmerz):
  - Amitriptylin (z.B. Saroten®) – sedierend, anxiolytisch
  - Imipramin (Tofranil®) – stimmungsaufhellend
- Antiepileptika (bei neuropathischem Schmerz):
  - Gabapentin (z.B. Neurontin®)
  - Pregabalin (z.B. Lyrica®)
- Steroide (entzündliche Komponente, bei Kompressionssymptomatik):
  - Dexamethason (z.B. Fortecortin®)

43

43.3 Therapie der Nebenwirkungen

! WICHTIG

Eine Obstipation muss immer prophylaktisch behandelt werden Die Kosten für Laxanzien werden von der Krankenkasse übernommen.

Übelkeit und Erbrechen treten selten und meist nur in den ersten Tagen auf. Mittel der Wahl ist Haloperidol (äußerst niedrig dosiert, einmal täglich 0,5 mg). Eine anfängliche, leichte Sedierung oder Verwirrtheit klingt nach 2–3 Tagen ab, danach ist sie immer Zeichen der Überdosierung.
Zu einer Atemdepression kommt es nur bei rascher Dosissteigerung und Überdosierung. Selten kann es bei Therapiebeginn zu einem Harnverhalt kommen. Sehr vereinzelt klagen Patienten über Juckreiz, Schwitzen oder Mundtrockenheit. Hier kann gegebenenfalls auf ein anderes Präparat oder eine andere Substanz gewechselt werden. Grundsätzlich sind alle Nebenwirkungen einer indizierten Opioidtherapie weitgehend beherrschbar. Bei langsamer Dosissteigerung kommt es seltener zu Nebenwirkungen.

Eine medikamentöse Schmerztherapie allein genügt nicht. Andere Beschwerden müssen beachtet und behandelt werden. Auch psychosoziale Aspekte sind zu berücksichtigen. Der Patient darf sich nicht allein gelassen fühlen (z.B. durch lange Wartezeiten). Er muss Zeit zur Klärung persönlicher Angelegenheiten haben. Dabei darf die therapeutische Wirkung des Arztes nicht unterschätzt werden.

ÜBERSICHT

Hebung der Schmerzschwelle

- Ausreichend Schlaf
- Verständnis für die Situation
- Erhaltene Selbstständigkeit (so lange wie möglich)
- Stärkung von Hoffnung
- Ablenkung von der Krankheit
- Anteilnahme
- Erledigung „unerledigter Dinge" und Lösung unüberwindlich scheinender Probleme
- Gefühl, nicht allein zu sein
- Vermittlung von Sicherheit

43.4 „Liebe geht durch den Magen" – das Problem der Ernährung

Eine ausgeprägte Angst vieler Angehörigen und Patienten besteht darin, dass der Patient verhungert. Hier stellt sich in der Palliativsituation die Frage: „Für wen ist es wichtig, dass der Patient isst?" Die meisten schwerkranken und sterbenden Menschen haben keinen Hunger. Dies können die Angehörigen jedoch nur schwer verstehen. Ausführliche Aufklärung ist notwendig: Eine parenterale Ernährung führt nicht sicher zu Gewichtszunahme, mehr Kraft oder mehr Lebensqualität – dafür zu Problemen wie Einlagerungen, Hirndruck, Anregung des Gastrointestinaltrakts mit Erbrechen und vermehrter Flüssigkeitszufuhr mit Notwendigkeit eines Dauerkatheters. Die Anlage einer Ernährungssonde (perkutane endoskopische Gastrostomie) ist in der Terminalphase nicht indiziert.

Das Gespräch über die Ernährung ist ein guter Anlass, über die Erkrankung und die voraussichtliche Prognose zu sprechen. Dabei können den Angehörigen andere Möglichkeiten der Zuwendung aufgezeigt werden, z.B. Mundpflege (s. unten), Massagen, Einreibungen, Vorlesen, gemeinsames Ansehen von Fotoalben, Hören von Musik oder Malen.

Ein Schwerkranker, der fast nur im Bett liegt, hat einen geringeren Grundumsatz als ein mobiler Gesunder. Dazu kommt eine Stoffwechselumstellung im Rahmen der Tumorkachexie, sodass täglich meist 400–500 kcal ausreichen, um das Hungergefühl zu lindern. Dies ist am ehesten mit weichen, fruchtigen, kühlen Speisen (Eis, Pudding, Fruchtmus) möglich. Viele Patienten können darüber hinaus gut trinken (Saft, Suppe, Milch) und nehmen so ausreichend Kalorien zu sich.

Falls keine Nahrungsaufnahme mehr möglich ist oder gewünscht wird, ist eine **sorgfältige Mundpflege** wichtig. Hierzu sollten vor allem Flüssigkeiten gewählt werden, die dem Patienten schmecken (Bier, Sekt, Saft, Tee, Eiswürfel).

Für viele Menschen ist es unvorstellbar, einen Tag ohne Flüssigkeit auszukommen. Die Gabe von Flüssigkeit im stationären Bereich ist ein Reflex. Ein Zuviel an Flüssigkeit kann jedoch die Lebensqualität einschränken und das Sterben qualvoll verlängern.

Die langsame, allmähliche Verminderung von Wasser und Salzen in der Sterbephase (terminale Dehydratation) wird als „physiologisch", also dem Sterbeprozess natürlich zugehörig angesehen und ist durchaus erwünscht. So werden intestinale Sekretion, Bronchialsekretion, Hirndruck, Ergüsse (Aszites, Pleuraerguss) und Ödeme (untere Einflussstauung) gemindert. Die rechtzeitige Aufklärung von Patient und Angehörigen kann die Angst vor dem Verdursten nehmen; es gibt viele positive Erfahrungen vom friedlichen Sterben in der terminalen Dehydratation.

Bei Durst können täglich bis zu 1000 ml NaCl-Lösung problemlos subkutan verabreicht werden. Auch die meisten Medikamente sind bei Schluckunfähigkeit subkutan oder rektal applizierbar. Eine intravenöse Therapie ist auf diese Weise vermeidbar, was eine physiologischere (verzögerte) Resorption gewährleistet und die häusliche Betreuung erleichtert.

Die Ernährung über ein Gastrostoma ist bei Schluckfähigkeit (und fehlendem Hunger) nicht indiziert. Das Legen einer Sonde oder eines Verweilkatheters ist ein Eingriff in den Körper, der das schriftliche Einverständnis (des Patienten oder Bevollmächtigten) voraussetzt. Ohne dieses Einverständnis wäre jeder Eingriff eine Körperverletzung.

Bereits vorhandene Sonden (Gastrostoma) oder Venenverweilkatheter (Port) können zur symptomorientierten Therapie (Schmerzmittel- und Flüssigkeitsgabe etc.) genutzt werden. Es gilt der Grundsatz „lieber einen Leckerbissen im Mund als 500 ml Sondenkost erbrechen".

43.5 „Da bleibt mir die Luft weg" – Atemnot und Husten

Die Angst vor dem Ersticken ist eine der häufigsten Ängste Sterbender, ihrer Angehörigen und der behandelnden Ärzte! Angst verstärkt Atemnot, und Atemnot verstärkt Angst (➤ Abb. 43.1).

Ohne Atem können wir nicht leben. Der Atemstillstand war in früheren Zeiten ein sicheres Todeszeichen. Atem hängt eng mit dem Leben, den Ge-

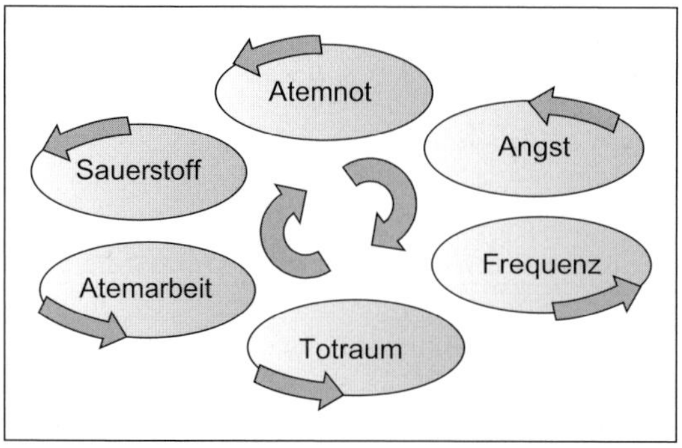

Abb. 43.1 Teufelskreis aus Atemnot und Angst

fühlen und Ängsten zusammen. Gott hauchte Adam mit seinem Odem die Seele ein.

Ursachen für Atemnot sind multifaktoriell und auf allen 4 Ebenen (physisch, psychisch, sozial und spirituell) zu sehen. Bei entsprechender Grundkrankheit (z.B. Tumor im Hals-Nasen-Ohren-Bereich, Lungenkrebs, amyotrophe Lateralsklerose) ist ein drohendes Atemproblem vorhersehbar. Aufgabe des Palliativteams ist es, eine Atemnot frühzeitig zu erkennen und zu lindern, sodass sie nicht unerwartet bzw. als Notfall, das heißt unvorbereitet eintritt.

Chronischer Sauerstoffmangel (nicht unbedingt Atemnot!) führt zu einer – in der Terminalphase meist erwünschten – zunehmenden Müdigkeit und zu einer leichten Kohlendioxidnarkose. Die Atemnot wird weniger wahrgenommen.

Wichtig ist es, das Thema anzusprechen und immer wieder zu betonen, dass Hilfe möglich ist. Bedarfsmedikamente (s. unten) müssen am Bett bereitgestellt und bei Bedarf unverzüglich gegeben werden. Kein Mensch muss heute „qualvoll ersticken", sondern kann immer ausreichend symptomatisch behandelt werden, z.B. mit einem atmungsdämpfenden, angstlösenden, sedierenden Medikament (Tavor) oder mit Morphin (dämpft das Atemzentrum). Eine Ultima Ratio bei schwerer Atemnot ist nach Rücksprache mit dem Patienten die palliative Sedierung. Die **terminale Rasselatmung** ist ein Symptom, das vor allem bei den begleitenden Angehörigen Angst auslöst. Der Sterbende selbst leidet meist nicht darunter. Eine rechtzeitige Reduktion der Flüssigkeitszufuhr kann die Rasselatmung verhindern; die subkutane Gabe von N-Butylscopolamin kann sie vermindern.

Bei jedem Patienten, der eventuell unter Atemnot leiden könnte, müssen entsprechende **Bedarfsmedikamente** angeordnet und vorrätig sein, z.B.:

- bei Angst: Lorazepam (Tavor expidet®; 1–2 mg sublingual)
- bei Atemnot: Morphin (5–10 mg bzw. 20–50% der Tagesdosis subkutan)
- bei Rasselatmung: N-Butylscopolamin (20 mg subkutan, nach Bedarf bis 4-stündlich)

Dies gilt sowohl für die Betreuung im stationären als auch im ambulanten Umfeld. Gerade die Begleitung von Schwerkranken mit Atemnot im häuslichen Bereich erfordert eine sorgfältige palliativmedizinische multidisziplinäre Behandlung. Da Atemveränderungen im Sterbeprozess nahezu immer auftreten, muss diese Vorsorge prinzipiell bei jeder Sterbebegleitung im häuslichen Umfeld getroffen werden.

LITERATUR UND LINKS

➢ Kapitel 45.

43

KAPITEL

44 Psychoonkologie in der Palliativmedizin

Susanne Roller

44.1 Gesprächsführung

Das Gespräch und andere Formen der Kommunikation sind der wichtigste Teil der Betreuung Schwerkranker und Sterbender. Immer wieder finden Gespräche und ein Austausch von Informationen statt. Im Unterschied zu vielen anderen medizinischen Situationen ist Kommunikation in der Palliativmedizin selten etwas, was nur Arzt und Patient betrifft – das gesamte Team nimmt daran teil, wobei die verschiedenen Gesprächsteilnehmer jeweils unterschiedliche Ziele verfolgen. Jeder Teilnehmer hat eine bestimmte Rolle in der Kommunikation, übernimmt eine eigene Aufgabe und hat eine spezifische Problematik.

Die meisten Patienten haben in der Palliativsituation bereits viele mehr oder weniger gute Kommunikationserfahrungen gemacht. Wichtigste Voraussetzung für eine gute Begleitung ist daher eine gute Kommunikation von Anfang an. Dies bedeutet empathisches, aktives Zuhören, offene Kommunikation mit ausreichend Zeit und in guter Umgebung (Setting).

Neben einigen wenigen wichtigen Fakten, die für den Patienten von Bedeutung sind, ist das Gespräch meist von emotionalen Inhalten geprägt. Diese kann der Patient nicht sofort benennen. Der Arzt muss ihm Gelegenheit geben, sie zu erkennen. Eine geeignete Technik ist die der „offenen Fragen" mit der Aufforderung zum Gespräch („Wie meinen Sie das? Erzählen Sie mir davon."), außerdem die Technik des Spiegelns. Verbunden mit der Haltung des „aktiven Zuhörens" kann der Arzt dem Patienten wiedergeben, was er gehört und verstanden hat. Das Wechselspiel von verständnisvollem Zuhören und Wiedergabe des Verstandenen führt das Gespräch weiter. Der Patient fühlt sich angenommen und nicht bewertet. Er erfährt Partnerschaft und Toleranz und kann sein inneres Erleben sowie seine Gefühle, Einstellungen, Haltungen, Wünsche und Ziele deutlicher erfassen und besser mit ihnen umgehen (Selbstexploration). Dem Arzt ermöglicht die Spiegeltechnik emotionale Nähe zum Patienten bei gleichzeitig angemessener Distanz (Neutralität).

ÜBERSICHT

Geeignete Formulierungen zur Technik des Spiegelns

- „Ich frage mich, was das für Sie bedeutet.
- „Es beschäftigt mich, was da in Ihnen vorgeht.
- „Sie haben das Gefühl, dass ...
- „Sie wünschen sich, dass ...
- „Es liegt mir daran, Sie besser zu verstehen. Ist es so, dass ...?

44.2 Spiritualität

Definition: Das lateinische Wort „spiritus" bedeutet „Geist, Hauch"; es bedeutet eine Form von Geistigkeit als Gegenpol zum rationalen Denken und zur Körperlichkeit. Spiritualität steht für die gelebte Verbindung zum Göttlichen und Transzendenten und bezeichnet den Glauben, dass die menschliche Seele ihren Ursprung in einer göttlichen oder transzendenten Instanz hat. Die eigene Spiritualität bedeutet also die persönliche Beziehung des Menschen zum Göttlichen, mit allem, was dieses Verhältnis an Haltungen und Ausdrucksweisen einschließt.

In Zeiten schwerer Krankheit ist der Glaube für viele Menschen eine wichtige Hilfe zur Bewältigung dieser Krise (Coping). Wissenschaftliche Untersuchungen zeigen, dass eine spirituelle Grundhaltung bzw. religiöse Praxis einen günstigen Einfluss auf den Umgang mit der Erkrankung haben kann. Viele Patienten mit lebensbedrohlicher Erkrankung suchen Halt und Hilfe in der Rückbesinnung an ihre Religionstradition. Andere Patienten zweifeln an ihrem Glauben, wenn ihre Gebete und Wünsche nicht erfüllt werden.

In der palliativen Begleitung spielen spirituelle Fragen immer wieder eine große Rolle. Patienten und Angehörige suchen sich dabei den jeweils geeigneten Gesprächspartner aus. Dies ist nicht immer der Seelsorger. Jedes Teammitglied kann angesprochen werden und ist dann mit seiner eigenen Spiritualität und seiner Professionalität als Kommunikationspartner gefragt. Solche Fragen nach dem Sinn, dem Warum und dem Wohin stellen Menschen mit verschiedenen religiösen Hintergründen. Gerade Betroffene, die sich in „gesunden Tagen" wenig mit Religion auseinandergesetzt haben bzw. sich keiner Religion zugehörig fühlen, benötigen in der existenziellen Krise einer zum Tode führenden Erkrankung einfühlsame Gesprächspartner. Deren Aufgabe ist das aktive Zuhören, das empathische Mitfühlen und Mitdenken. Patentrezepte und fertige Lösungen werden nicht erwartet und helfen auch nicht weiter. Es geht um die Bereitschaft zum Dialog, der persönliche Stellungnahmen der Teammitglieder einschließt. Daher sind eine regelmäßige Supervision und die Auseinandersetzung mit der eigenen Spiritualität sowie der Einstellung zu Leben, Sterben, Tod und dem „Danach" in der Palliativbegleitung unerlässlich. Im Gespräch hilft dies, dem Betroffenen in seiner eigenen gedanklichen Arbeit weiterzuhelfen.

ÜBERSICHT

Geeignete Fragen zur Spiritualität

- „Was denken Sie selber dazu? Erzählen Sie mir mehr davon.
- „Was lässt Sie jetzt die Frage nach dem Warum, dem Wohin, dem Sinn stellen?
- „Wann haben Sie sich diese Frage schon einmal gestellt?
- „Wie haben Sie sich diese Frage in früheren Krisensituationen beantwortet?

Oft helfen Gesten mehr als Worte: ein kleines Geschenk (Engel, Kreuz, Stein, Kerze, Postkarte, Blume), ein gemeinsames Gebet, eine schöne meditative Musik, eine brennende Kerze oder ein Gedicht, das zum Nachdenken anregt.

Mein sind die Jahre nicht, die mir die Zeit genommen.
Mein sind die Jahre nicht, die etwa mögen kommen.
Der Augenblick ist mein. Und nehm ich den in Acht,
so ist der mein , der Jahr und Ewigkeit gemacht.
Andreas Gryphius

LITERATUR UND LINKS

➢ Kapitel 45.

KAPITEL

45

Susanne Roller

Sterbebegleitung

45.1 Symptomkontrolle in der Terminalphase

Das Terminalstadium kann als jene Phase definiert werden, in der bei dem Patienten eine tägliche Verschlechterung eintritt und der klinische Zustand von Tag zu Tag aufs Neue beurteilt werden muss. Es kommt zum Auftreten von Schwäche (manchmal sehr ausgeprägt), Schläfrigkeit, Bettlägerigkeit, Appetitlosigkeit und Organversagen sowie schließlich zur peripheren Zyanose. Es ist sehr schwer vorauszusagen, wann die terminale Phase beginnen wird. In diesen letzten Lebenstagen hat „Comfort" (im Sinne von Bequemlichkeit, Behaglichkeit und Linderung) die höchste Priorität (Kaye 1996).

Die palliative Begleitung in der Terminalphase orientiert sich unabhängig von der Grundkrankheit an den Symptomen, die den Patienten belasten. Die Betreuung wird erleichtert, wenn dem betreuenden Team klar ist, auf welche medizinischen Komplikationen es sich im Rahmen der zugrunde liegenden Erkrankung einstellen muss. Häufig fragen auch Angehörige und Betroffene, was noch alles auf sie zukommt. Die Antwort muss verständlich und ruhig, ohne Ängste auszulösen, oft immer wieder gegeben werden.

ÜBERSICHT

Symptome in der Terminalphase

- Körperliche Schwäche (83%)
- Neuropsychiatrische Symptome (58%)
- Schmerzen (42%)
- Gastrointestinale Symptome (38%)
- Respiratorische Symptome (36%)
- Tumorblutungen (3%)

Die typischen Abläufe in der Terminalphase einer Erkrankung lassen sich vom hauptsächlich betroffenen Organ ableiten (➢ Tab. 45.1).

In der Regel muss das therapeutische Konzept in der Terminalphase mehrfach, manchmal sogar innerhalb weniger Stunden geändert werden (➢ Tab. 45.2):

Tab. 45.1 Häufige Sterbevorgänge

Befallenes Organ	Verlauf	Spezifische Komplikationen
Leber	Zunehmender Leberausfall, Koma	Psychische Veränderungen, Juckreiz, Blutungsneigung
Nieren, ableitende Harnwege	Urämie, Koma	Unruhe, Delir
Gastrointestinaltrakt	Ileus, Blutung	Übelkeit, Erbrechen, Schmerzen, Hämatemesis
Lunge	Anstieg des Kohlendioxidpartialdrucks, Kohlendioxidnarkose, Koma	Atemnot, selten Hämorrhagie
Knochenmark	Sepsis	Blutungsneigung
Zentralnervensystem	Steigender Hirndruck, Koma	Kopfschmerzen, selten epileptische Anfälle
Hals-Nasen-Ohren-Bereich	Lokale Infiltration, gelegentlich Arrosion eines Gefäßes	Äußerliche Entstellung, starke Schmerzen, Blutung

Tab. 45.2 Wichtige Medikamente in den letzten Stunden

Symptome	Medikamente
Schmerzen	Morphin (subkutan)
Unruhe, Angst, Krampfanfall	Midazolam (subkutan)
Delir	Haloperidol (subkutan)
Übelkeit, Erbrechen	Metoclopramid, Haloperidol
Atemnot	Morphin, Lorazepam
Terminale Rasselatmung	N-Butylscopolamin (subkutan)
Blutsturz/Notsituation	Morphin, Midazolam bis zur Sedierung

A: Absetzen: Abgesetzt werden können viele Medikamente, Infusionen, Prophylaxen und Kontrollen. Die rechtzeitige Reduktion von Infusionen („terminale Dehydratation") ist die beste Methode, um die terminale Rasselatmung zu vermeiden.

U: Umsetzten: Die Gabe der notwendigen Medikamente wird auf eine parenterale Verabreichung umgestellt, in der Regel subkutan, sobald das Schlucken schwierig wird. Es ist rechtzeitig eine Butterfly-Kanüle anzulegen. Gegebenenfalls erfolgt eine 24-Stunden-Gabe über eine Spritzenpumpe (z.B. Perfusor). Hier können viele Medikamente problemlos zusammengemischt werden. Wichtig ist, innerhalb von Minuten auf neue Situationen reagieren zu können, z.B. Schmerzspitzen oder Überdosierung. Ein vorhandener Medikamentenport oder ein bestehender venöser Zugang sollte genutzt werden.

S: Sichern: Für Komplikationen ist eine Bedarfsmedikation vorzusehen und bereitzuhalten. Dabei sollte man einen ausreichenden Dosisspielraum für das Pflegepersonal vorgeben, um Rückfragen zu vermeiden und ein rasches Handeln zu ermöglichen. Dies gilt vor allem auch für die Sterbebegleitung zu Hause. Für die medikamentöse Therapie der häufigsten Symptome in der Terminalphase reichen wenige Pharmaka aus. Diese sollten in verschiedenen Darreichungsformen verfügbar sein. Bei den meisten Präparaten ist versuchsweise eine subkutane Gabe möglich; in der Regel sind die Substanzen mit 0,9%iger NaCl-Lösung mischbar. Die verzögerte Resorption bei subkutaner Gabe ist dabei durchaus erwünscht. Ultima Ratio – für den Patienten und die Angehörigen oft der Sicherheitsanker, wenn nichts mehr hilft – ist die „palliative Sedierung", das Angebot, in den letzten Lebensstunden auftretende Symptome zu „verschlafen". Ist ein Sterben in häuslicher Umgebung (aus medizinischen oder sozialen Gründen) nicht möglich, muss das Palliativteam dafür sorgen, dass der Sterbende und seine Angehörigen sich „zuhause" fühlen. Hierzu sind die räumlichen und organisatorischen Strukturen einer Palliativstation oder eines stationären Hospizes hilfreich.

Die Begleitung Schwerkranker zuhause erfordert ein großes Maß an Information, Koordination, Vorbereitung und Unterstützung der Angehörigen und Pflegenden. Unabdingbar sind die 24-Stunden-Erreichbarkeit eines palliativmedizinisch geschulten Arztes oder einer Palliative-Care-Pflegekraft und die reelle Information von Patient und Angehörigen über den wahrscheinlichen Sterbeverlauf. Zusätzlich empfehlen sich:

- Bevorratung der notwendigen Bedarfsmedikamente (und Material zur subkutanen Gabe)
- Einlernen mehrerer Pflegepersonen in die subkutane Gabe
- Anlage eines schriftlichen „Notfallplans" mit Anweisungen für Notärzte (Patientenverfügung)
- Zusammenstellung von Telefonnummern (24-Stunden-Bereitschaft)

45.2 Trauerbegleitung der Angehörigen

! WICHTIG

Palliative Care bedeutet auch Begleitung der Angehörigen über den Tod hinaus durch Hilfe bei der Bewältigung der folgenden Tage und der Trauerzeit.

Auch wenn sich der Tod eines nahen Angehörigen schon lange abgezeichnet hat, befinden sich die meisten Menschen unmittelbar danach in einer Art Schockzustand. Viele erleben zum ersten Mal den Tod einer nahestehenden Person und wissen nicht, was sie jetzt tun sollen. Neben einem ausführlichen, ruhigen Gespräch ist z.B. ein Handzettel als Merkhilfe sinnvoll, da in solchen Ausnahmesituationen oft nur „die Hälfte" gehört bzw. verstanden wird. Hierauf sollten allgemeine organisatorische (Aufbahrung, Bestattung) und spezifische Hilfen (Adressen für Trauergruppen) aufgeführt sein. Für Angehörige und begleitendes Team sind hierbei **Rituale** hilfreich:

- Herrichten und Aufbahren des Toten
- Raum und Zeit für Abschied
- Kerzen, Blumen, Musik, Gebet und Gespräch am Totenbett
- Gedenkbücher (von Angehörigen gestaltet)
- Gedenkzeiten (z.B. regelmäßige Totengedenkgottesdienste)

Die **Begleitung der Angehörigen in der Trauerzeit** ist Bestandteil der Palliative Care und damit eine Aufgabe des gesamten Behandlungsteams. Nicht alle Angehörigen nehmen solche Angebote in Anspruch. Wichtig ist aber, dass alle das Angebot bekommen. Hilfreich sind:

- Einzelgespräche mit Teammitgliedern oder Trauertherapeuten
- Trauergruppen (offen oder geschlossen)
- informelle Angebote, z.B. Trauerkaffee, Trauerwanderungen, Gedenkfeiern
- Trauer an sich ist keine Krankheit; im Einzelfall kann sie aber einen komplizierten, pathologischen Verlauf nehmen, sodass therapeutische Hilfe notwendig ist. Pathologische Entwicklungen, die in manchen Fällen fast voraussehbar sind, lassen sich durch rechtzeitige therapeutische Intervention verhindern.

ÜBERSICHT

Risikofaktoren für eine erschwerte oder krank machende Trauerzeit

- Ambivalente bis pathologische Beziehung zum Verstorbenen
- Dramatische Umstände des Todes (Unfall, Verstümmelung, gewaltsamer Tod)
- Abwesenheit in der Zeit des Sterbens
- Vorbestehende physische oder psychische Krankheit des Angehörigen
- Schwierige Familienstrukturen
- Schwierige soziale Umstände

Durch Begleitung der Angehörigen in der Krankheits- und Sterbephase des Patienten können pathologische Trauerreaktionen vorbeugend behandelt werden. Hilfreich sind genaue Informationen und offene Kommunikation. Die Angehörigen benötigen Unterstützung, um eigene Gefühle und Trauer auszudrücken und individuelle Möglichkeiten, den Sterbenden zu begleiten und Gespräche zu führen. Rechtzeitige Aussöhnung mit dem Sterbenden und Klärung offener Fragen können Schuldgefühle vermindern. Eine Mithilfe in der Pflege kann auch ohne Worte Nähe schaffen und Konflikte lösen.

Bei der **Übermittlung der Nachricht des Todes** von Angehörigen ist vonseiten des Personals empathische Einfühlung nötig. Für dieses Gespräch müssen ein passender Ort und genügend Zeit verfügbar sein. Am Ende eines solchen Gespräches muss immer das Angebot zu weiteren Gesprächen stehen.

45.3 Kinder als Angehörige

Kleinkindern muss bereits in der Zeit der Krankheit immer eine stabile Bezugsperson zur Verfügung stehen, mit der sie kuscheln und spielen können und die Geborgenheit und Sicherheit vermittelt. Fragen der Kinder müssen ehrlich und kindgerecht beantwortet, jedoch nicht mit Informationen überfrachtet werden. Das Kind darf nicht den Eindruck bekommen, dass sein Verhalten kausal mit der Krankheit verknüpft ist („Du musst jetzt leise sein, sonst kann die Mama nicht gesund werden"). Es soll möglichst selbstverständlich regelmäßig Kontakt zum Kranken haben, da es sonst Fantasien entwickelt, die bei weitem bedrohlicher sind als jede Realität.

Dies gilt vor allem für Kindergartenkinder. Sie leben in einer Welt der Fantasie und Magie und glauben an Wünsche und Taten. Der Tod ist für sie eine andere Existenzform, die sie in Rollenspielen oft selbst „erleben". Ein gutes Kommunikationsmittel sind gemalte Bilder. Kinder malen dabei ihre eigene Vorstellung von Leben und Tod. Auch viele Kinderbilderbücher beschäftigen sich mit dem Thema „Sterben und Tod" und können hilfreich sein.

Im Grundschulalter entwickelt sich erstes Wissen über Tod und Vergänglichkeit. Die Kinder entwickeln in diesem Alter oft große Angst vor körperlichen Veränderungen (Verstümmelung), ohne bereits über ein realistisches Bild vom Tod zu verfügen. Dies wird jedoch mit zunehmendem Alter (etwa ab dem 13. Lebensjahr) immer realer. Gleichzeitig nimmt nun aber auch die Bereitschaft zum Gespräch mit „Fremden" ab, sodass gerade bei den pubertierenden Jugendlichen Angebote zur offenen Kommunikation und eine stabile Beziehung besonders wichtig sind. Hier das Gleichgewicht zwischen Kind und jungem Erwachsenen zu finden, ist für beide Seiten (Begleitende und Jugendlicher) sehr schwierig.

Grundsätzlich zeigen Kinder ihre Gefühle ungehemmter und offener als Erwachsene und überwiegend durch Handlungen, weniger durch Worte. Eine tragfähige Beziehung ist Voraussetzung für einen guten Trauerprozess. Hilfreich ist es für Kinder, den „normalen" Alltag aufrechtzuerhalten, Stimmungsschwankungen zu akzeptieren und empathisch zu begleiten sowie Fragen über den Tod und die Krankheit und andere „Wissensfragen" ehrlich zu beantworten.

Schulschwierigkeiten, Schlafstörungen, Essstörungen oder andere Verhaltensauffälligkeiten können bei Kindern erste Anzeichen pathologischer Trauer sein. In diesem Fall sollte rasch professionelle Hilfe in Anspruch genommen werden.

FALLBEISPIEL

Ein Hausarzt meldet einen 44-jährigen Patienten zur stationären Aufnahme an. Die Diagnose lautet: Bronchialkarzinom mit Atemnot und Schmerzen.

Bei der Aufnahme ist der Patient nicht in der Lage zu reden, die Ehefrau berichtet von seit 2 Tagen zunehmender Atemnot. Die beiden Kinder (6 und 9 Jahre alt) sind seit 5 Tagen mit Freunden in den Urlaub gefahren, da „man ihnen den kranken Vater nicht zumuten wollte". Sie wissen angeblich nichts von der Schwere der Erkrankung des Vaters. Er habe beim Abschied die Angst geäußert, „nicht mehr zu leben, wenn sie zurückkommen". Seither klage er über Atemnot und Schmerzen in der linken Brusthälfte und habe kaum noch gegessen, nur wenig getrunken und seit 3 Tagen nicht mehr geschlafen. Sie seien beide „fix und fertig". Bei der körperlichen Untersuchung fallen die beginnende Kachexie, eine periphere Zyanose sowie Zeichen der Exsikkose und der Anämie auf. Eine sofortige Gabe von unretardiertem Morphin (20% der Tagesdosis) und Lorazepam (1 mg) erbringt eine rasche Besserung. Der Patient schläft für etwa eine Stunde, anschließend ist ein kurzes Gespräch ohne Atemnot möglich; die Schmerzen sind gebessert. In den nächsten Tagen finden mehrere Gespräche zur Krankheitsbewältigung statt. Immer wieder kommt es dabei zu Atemnot-Angst-Attacken und Schmerzen. Ein Pleuraerguss wird abpunktiert, wodurch es zu einer kurzfristigen Besserung der Atemnot kommt. Die Morphindosis wird im Verlauf von 60 mg auf eine Tagesdosis von 300 mg erhöht. Die kurzfristige Gabe von hochdosiertem Dexamethason führt zu einer Appetitsteigerung. Die Nächte sind unter Lorazepam zunehmend ruhiger. Immer wieder wird die Angst geäußert, der Patient könne die Kinder nicht mehr sehen. Teils gemeinsam, teils in Einzelgesprächen können Patient und Ehefrau ihre Befürchtungen aussprechen, was geschehen könnte, wenn die Kinder erfahren, wie schwer krank der Vater ist. Nach einer Woche kommt das Ehepaar zu dem Schluss, die Kinder aus dem Urlaub zurückzuholen. Das betreuende Team sichert ihnen Unterstützung im Gespräch zu. Die Kinder werden gebeten, dem Vater als „Mitbringsel" ein Bild aus dem Urlaub zu malen. Die 6-jährige Tochter malt einen großen Baum, von dem ein schwarzer Vogel abfliegt, „in den Himmel hinein". Der Sohn malt einen Taucher, umgeben von bunten „Paradiesfischen". Beide Kinder sind aufmerksam beim Vater und stellen viele Fragen. Ein „Aufklärungsgespräch" ist nicht notwendig, da sie von sich aus auf die Frage, was sie denken, wie die nächste Zeit sein wird, antworten: „Wenn der Vater gestorben ist, müssen wir ihn begraben wie den Sepperl (ihr Hund, der ein Jahr zuvor starb) und dann der Mama helfen, damit sie nicht so viel weinen muss."

Patient und Ehefrau sehen nun beide eine häusliche Pflege mit ambulantem Palliativdienst für machbar an und wagen den Schritt nach gründlicher Vorbereitung eine Woche später. Der Patient verbringt noch 4 Wochen zuhause, zeitweise sind hohe Zusatzgaben von Morphin und Lorazepam erforderlich. Vier Tage vor seinem Tod nimmt er nichts mehr zu sich, alle Medikamente werden subkutan von der Ehefrau verabreicht. Ein Hospizhelfer ist mehrere Stunden am Tag bei der Familie. Die Kinder sind viel beim Vater, sie malen noch weitere Bilder und basteln ihm ein Schiff, „damit er noch einmal verreisen kann". Er stirbt in der Nacht im Beisein seiner Ehefrau ohne Atemnot. Die Familie kann sich 2 Tage lang in Ruhe verabschieden, ehe der Verstorbene vom Bestattungsdienst abgeholt wird. Bei einem Besuch auf der Palliativstation 4 Wochen später besuchen die Kinder noch einmal das Zimmer, in dem er gelegen hatte, und meinen: „Hier war es schön, aber zuhause hatte es der Papa viel schöner, da konnten wir ihn gleich am Morgen besuchen."

45.4 Tiere in der Palliativbegleitung

In einigen stationären Hospizen und Palliativstationen ist das Mitbringen von Haustieren durch Besucher erlaubt. Sie können während der Besuchszeit im Krankenzimmer bleiben; der Patient kann mit ihnen reden, spielen, knuddeln und schmusen.

In der ambulanten Palliativbegleitung sollte der Kontakt zu einem gewohnten Haustier (vor allem Hunde und Katzen) unverändert beibehalten werden. Hygienische oder medizinische Bedenken bestehen nicht. Gerade bei verwirrten, deliranten oder psychotischen Patienten können Haustiere stabilisierend wirken. Sie sind ein „Familienmitglied" mit sozialen Funktionen wie Ansprechpartner, Spielgefährte und Kamerad und helfen dem Patienten dadurch, zur Normalität zurückzufinden.

Für die Angehörigen ist der Umgang mit dem gewohnten Haustier eine emotionale Entlastung. Vom Tier bekommen sie das, was sie vom Patienten kaum oder nicht mehr bekommen können:

- Zärtlichkeit
- Zuwendung
- (nonverbale) Anerkennung
- Dankbarkeit
- Trost

Nach dem Tod ist das Tier oft eine Verbindung zum Verstorbenen und bei vielen einziger „Gesprächspartner". Die Sorge um das ebenfalls trauernde Tier hilft, die eigene Trauer zu überwinden. Vor allem bei Hunden, die täglich ausgeführt werden müssen, erleichtert dieser Gang den eigenen Weg zurück ins Leben. Haustiere sind somit ein bewährter Schutz vor der Entstehung einer pathologischen Trauerreaktion.

45.5 Fazit

! WICHTIG

Heilen – selten
Lindern – manchmal
Beistehen – immer

LITERATUR UND LINKS

1. Aulbert E, Nauck F, Radbruch L (Hrsg.): Lehrbuch der Palliativmedizin, 2. Aufl. Schattauer, Stuttgart (2005)
2. Bausewein C, Roller S, Voltz R (Hrsg.): Leitfaden Palliativmedizin, 3. Aufl. Urban & Fischer, München (2007)
3. Doyle D, Hanks GW, MacDonald N (eds.): Oxford textbook of palliative medicine, 3rd edn. Oxford Medical Publications, Oxford
4. Everding G, Westrich A: Würdig leben bis zum letzten Augenblick. Beck, München (2000)
5. Husebo S, Klaschik E: Palliativmedizin – Grundlagen und Praxis, 3. Aufl. Springer, Berlin, Heidelberg (2003)
6. Müller M: Dem Sterben Leben geben. Gütersloher Verlagshaus, Gütersloh (2004)
7. Twycross R, Wilcock A: Symptom management in advanced cancer, 3rd ed. Radcliffe Medical Press, Oxford (2001)
8. www.dgpalliativmedizin.de
9. www.wegweiser-hospiz-palliativmedizin.de

KAPITEL

46

Hermann Dietzfelbinger und Monika Dorfmüller

Interdisziplinäre Kooperation

Das ist der größte Fehler bei der Behandlung von Krankheiten, dass es Ärzte für den Körper und Ärzte für die Seele gibt, wo beides doch nicht getrennt werden kann.

Platon (427–347 v. Chr.)

Ohne interdisziplinäre Kooperation wäre die moderne Tumortherapie heute nicht mehr denkbar. Obwohl sich die Medizin seit Jahrzehnten in immer spezialisiertere Fachgebiete verzweigt hat, hat sich vor allem in der Onkologie ziemlich rasch die Einsicht durchgesetzt, dass allein schon aufgrund der Komplexität der Krebserkrankung in allen Bereichen, in Klinik, Lehre und Forschung, rasche Fortschritte in der bestmöglichen Betreuung des Patienten nur durch ein Miteinander erzielt werden können.

Interdisziplinäre Kooperation wurde im Bereich der Hämato-Onkologie ziemlich frühzeitig und vorbildhaft in der Pädiatrie eingeführt. In Industriestaaten werden heute 70–80%, in Entwicklungsländern dagegen nur 20% der an Krebs erkrankten Kinder geheilt. Diese großen Erfolge in der Krebsbehandlung in reichen Ländern sind vor allem den Möglichkeiten der expansiven interdisziplinären Kooperation auf nationaler und internationaler Ebene zu verdanken [14]. Bei Brustkrebspatientinnen ist in vielfältigen epidemiologischen onkologischen Untersuchungen die Senkung der Mortalität, maximal bis 18%, durch die interdisziplinäre Kooperation nachgewiesen [15].

46.1 Fortschritte in der Onkologie infolge interdisziplinärer Kooperation

> **! WICHTIG**
>
> Die raschen Fortschritte in den erst jungen Disziplinen der Hämatologie und Onkologie sind vor allem in den letzten 3 Jahrzehnten Folge der verbesserten Kommunikation und Kooperation aller relevanten Disziplinen auf regionaler, nationaler und internationaler Ebene, wie sie auch durch die Globalisierung entscheidend gefördert wurden.

In interdisziplinären Studien, in denen durch bestmöglichen Zusammenschluss aller verfügbaren Ressourcen synergistische Effekte der Zusammenarbeit genutzt wurden, konnten gerade auch bei seltenen Krankheitsbildern in überschaubaren Zeiträumen entscheidende Erkenntnisgewinne erzielt werden, die sich bis in die tägliche Praxis auswirken. In den Ethikkommissionen war und ist es von Anfang an selbstverständlich, dass auch ein Theologe und Seelsorger an den Konferenzen teilnehmen. Dieser ist in diesem Rahmen zwar als eine Art Wächter über ethische Fragen in der medizinischen Forschung aufgerufen. Im Laufe der Jahre haben in den Studien auch die Lebensqualitätsforschung (> Kap. 66) und damit auch psychoonkologische und psychosoziale Aspekte, zu denen auch die Spiritualität gehört, aber auch die Fragen nach den Grenzen der Medizin an Bedeutung gewonnen. Damit ist auch die interdisziplinäre Kompetenz sowohl des Psychoonkologen als auch des Theologen angesprochen.

Für interdisziplinäre Kooperationen finden sich heute im Alltag der Onkologie zahlreiche Beispiele:

Exakt interdisziplinär abgestimmte „Sandwich“-artige Therapiekonzepte beim Rektumkarzinom, in denen sich direkt am Krankenbett der Onkologe, der Strahlentherapeut und der Chirurg minutiös absprechen und die Hand reichen: neo-adjuvante Chemo-Radio-Therapie → Operation → adjuvante Chemotherapie. Ähnliche, z.T. sehr differenzierte Protokolle werden bei Kopf-Hals-Tumoren, beim Mammakarzinom und vor allem in der Extremitäten-erhaltenden Tumor-Orthopädie durchgeführt [4, 10, 12]. Neue Aufmerksamkeit will man jetzt durch interdisziplinäre Kooperation der Entwicklung der „juvenilen Onkologie" widmen, also den onkologischen Patienten, die sich im „vergessenen Alter" befinden, d.h. den jugendlichen Kranken, die nach herkömmlicher Spezifizierung weder der Kinderheilkunde, weil sie dafür schon zu alt sind, noch der Erwachsenen-Onkologie zugeordnet werden, weil sie noch zu jung sind [5]. Onkologische Patienten in diesen Altersstufen wurden bislang nicht als eine Patientengruppe mit besonderen Bedürfnissen erkannt. Bei diesen Patienten, die mit ihrer Tumorerkrankung gerade während ihrer Reifungs- und Entwicklungsphase schwere psychische Belastungen durchstehen müssen, steht die Psychoonkologie mit ihren speziellen Möglichkeiten der psychosozialen Unterstützung vor einer besonderen Herausforderung, der sie sich in interdisziplinärer Kooperation stellen muss.

46.2 Tumorboards und Tumorzentren

Interdisziplinäre Tumorkonferenzen

Interdisziplinäre Tumorkonferenzen, in denen sich Ärzte innerhalb und außerhalb der Klinik aus allen relevanten Disziplinen, idealerweise vom Pathologen über Chirurgen, Radiologen, Onkologen, Gynäkologen, Gastroenterologen, Orthopäden, HNO-Arzt, Neurologen und Neurochirurgen bis zum Strahlentherapeuten, regelmäßig zusammensetzen und alle wesentlichen onkologischen Aspekte der jeweiligen Patienten besprechen und beraten, gehören heute in größeren und auch kleineren Tumorzentren zu etablierten Einrichtungen, wie sie inzwischen auch für die Zertifizierung im Rahmen des Qualitätsmanagements gefordert werden. Die Fachleute erarbeiten das patientenorientierte, d.h. individuell für jeden einzelnen Patienten erarbeitete und u.U. multimodale Therapiekonzept in Anlehnung an modernste internationale Erkenntnisse, das dann dokumentiert an die weiterbehandelnden Ärzte einschließlich dem betreuenden Hausarzt weitergereicht wird. Das gesamte geballte Knowhow des Tumorboards wird zum Wohle des Patienten eingesetzt. Die Tumorkonferenzen oder „Tumorboards" stehen auch außenstehenden Ärzten offen, sodass sich die interdisziplinäre Kommunikation bis weit in die Peripherie auswirkt. Die moderne Technik macht es sogar möglich, Tumorkonferenzen auch über Telematik und Videokonferenzen mit Kollegen in entfernten Regionen abzuhalten. Diese Möglichkeiten scheinen in den großen Flächenstaaten Nordeuropas mehr genutzt zu werden als in Südeuropa [8, 10].

! WICHTIG

> In diesen Tumorkonferenzen wird die interdisziplinäre Kooperation in idealer Weise umgesetzt, weil man hier durch die Präsenz aller relevanten klinischen Disziplinen der Komplexität des Tumorgeschehens so gut wie möglich gerecht werden will.

Dazu gehört auch die Konfrontation mit zahlreichen nicht-kurativen Krankheitsbildern einschließlich dem Komplex der Palliativmedizin. Gerade in diesem Bereich wird in der Tumorkonferenz auch der Psychoonkologe die interdisziplinäre Kooperation entscheidend bereichern können.

Interdisziplinäre Tumorzentren

Durch Kommunikation und interdisziplinäre Kooperation auf allen Ebenen haben sich in den letzten Jahren an Universitätskliniken und in größeren Krankenhäusern sowohl Tumorzentren als auch Organzentren, insbesondere Brustzentren, Darmzentren, urologische Zentren u.a. entwickelt, die alle höchsten zertifizierten medizinischen Ansprüchen genügen und in denen auch die Psychoonkologie voll integriert ist.

Aber auch innerhalb der Psychoonkologie wird intensiv an einer sowohl intradisziplinären als auch interdisziplinären Kooperation mit dem Ziel gearbeitet, weiteren Fortschritt durch eine mehr oder weniger kontinuierliche Veränderung oder Erweiterung von Wissen zu erreichen. Die Deutsche Arbeitsgemeinschaft für Psychosoziale Onkologie GmbH (dapo) unternimmt diesbezüglich große Anstrengungen [2]. Beispielhaft arbeitet das „Netzwerk Psychosoziale Onkologie München" (N-PSOM), dessen Ziel es ist, die Möglichkeiten der Psychoonkologie modellhaft möglichst flächendeckend den Patienten zu eröffnen, die dieser zusätzlichen Form der interdisziplinären Betreuung besonders bedürfen [9].

Gesundheitspolitik

Vor allem seit der Gesundheitsreform ist interdisziplinäre Kooperation auch erklärtes Ziel der Gesundheitspolitik. Seit Jahren werden auf allen Ebenen Zusammenschluss und Vernetzung möglichst vieler Institutionen im Bereich der Onkologie angestrebt und mit entsprechenden Finanzierungsschüben gefördert. Derzeit profitiert davon vor allem die Palliativmedizin, womit eine Domäne der Psychoonkologie gefördert wird. Auch die oben erwähnten onkologischen Zentren (Tumor-, Brust- und Darmzentrum) stellen Förderprojekte der Gesundheitspolitik dar.

Die seit 1999 vom Bundesministerium für Bildung und Forschung (BMBF) ins Leben gerufenen Kompetenznetze [6] für maligne Lymphome, akute und chronische Leukämien sowie für pädiatrische Hämatologie und Onkologie zielen auf den Aufbau überregionaler interdisziplinärer Netzwerke zu diesen Krankheitsbildern ab, die durch eine hohe Morbidität oder Mortalität gekennzeichnet sind. In diesen Kooperationen, die einen Brückenschlag zwischen Forschungs- und Versorgungsnetzen darstellen sollen, ist auch die Psychoonkologie interdisziplinär integriert.

Hinter jeder politischen Förderung von Zusammenschluss und Kooperation stecken unter dem Druck der Ökonomie auch politisch klare Absichten des Einsparens, denen unter dem Diktat des Wettbewerbs fast „heuschreckenartig" auch manche gute und bewährte Einrichtungen wie „unrentable" Einzelpraxen oder Krankenhäuser zum Opfer fallen. Es wird auf diesem Gebiet mit einigem Hyperaktivismus noch viel experimentiert. Man ist sich hinsichtlich der Organisationsformen nicht immer ganz sicher. Ein Beispiel für ein missglücktes Projekt der interdisziplinären Kooperation in der Onkologie stellt das „Disease Management Program Mammakarzinom" (DMP) dar: Es hat sich inzwischen herausgestellt, dass die Mammakarzinompatientin doch besser und lieber von fachlich versiertem Personal betreut als vom „grünen Tisch" aus durch Sachbearbeiter der Krankenkassen mit reichlich bürokratischem Aufwand „gemanaged" wird. Deswegen läuft dieses Projekt wohl auch im nächsten Jahr aus [3, 3a–h].

46.3 Interdisziplinäre Kooperation in Praxis und Klinik

Der Wunsch des Patienten nach Heilung und Symptomlinderung beinhaltet auch das Aufrechterhalten einer möglichst guten Lebensqualität sowie Unterstützung bei psychischen Belastungen. Naturgemäß ist in der Regel bei der Breite hausärztlicher Tätigkeit eine detaillierte onkologische Spezialisierung nicht möglich. Hier bieten sich zur Unterstützung des Hausarztes der niedergelassene Onkologe oder onkologische Ambulanzen größerer Krankenhäuser an. Strukturell ist also eine Vernetzung, wie in ➢ Abbildung 46.1 dargelegt, nötig.

Im Versorgungsalltag von Praxis und Klinik der Hämatologie und Onkologie lassen sich im direkten Umgang mit dem Patienten mit dem Ziel der bestmöglichen Betreuung bestimmte interdisziplinäre Kooperationsformen beschreiben, die hier im Wesentlichen aus dem Kapitel von Manz und Theml zitiert werden [7]:

Lineare Kooperation (interprofessionelle Kooperation), in welcher der Hausarzt als Koordinator gemeinsam mit den Fachgebietsärzten in Praxis und Klinik tätig ist.

Teamorientierte Kooperation (interprofessionelle Kooperation), bei welcher der Informationsaustausch aller betreuenden Personen im Mittelpunkt steht: Arzt, Schwestern- und Pflegerteam, Krankengymnast(in), Hospizteam, Psychoonkologe und Seelsorger. Nicht zu unterschätzen sind

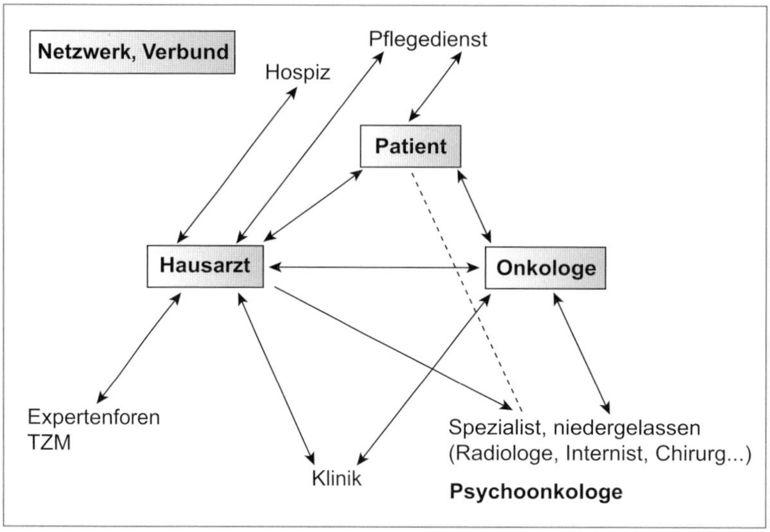

Abb. 46.1 Netzwerk [aus 7]

die Erstkontakte, welche die Patienten mit dem Telefondienst und der Sekretärin als erster Anlaufstelle haben.

Patientenorientierte Kooperation, bei welcher der Patient thematisch im Mittelpunkt steht. Er ist somit im Gespräch direkt anwesend und involviert. Überlappungen der einzelnen Formen sind natürlich möglich.

Dabei kann sich der Informationsaustausch als zentraler Bestandteil der Kooperation auf der Ebene der linearen und teamorientierten Kooperation sämtlicher Medien bedienen (direkt persönlich oder auch über Brief [Kurzbrief], Telefon, Fax, E-Mail, Telematik etc.). Wichtig ist der schnelle unkomplizierte und vollständige Informationsfluss.

Phasenadaptierte Kooperationsformen

Die Kooperation der oben angesprochenen Disziplinen entwickelt sich bei gelungenem Ablauf meist in nachfolgend dargestellter Form:

Primärphase

Der Hausarzt und/oder ein Facharzt (z.B. Gynäkologe, HNO, Orthopäde) sind Anlaufstellen, die am häufigsten auf die onkologische Primärerkrankung eines Patienten aufmerksam werden. Dass der Facharzt schon an früher Stelle miterwähnt wird, liegt an der Autonomie des Patienten, je nach Beschwerdebild primär vermeintlich zuständige Fachärzte aufzusuchen, sowie an deren wünschenswerter Kompetenz.

! WICHTIG

In mancher Hinsicht scheint jedoch die Erhaltung und Stärkung der Hausarztfunktion erstrebenswert, denn die Irritationsmöglichkeiten auf dem komplexen Weg eines modernen Diagnosegangs sind erheblich.

Der Hausarzt stimmt zusammen mit dem niedergelassenen Onkologen oder onkologisch tätigen Facharzt frühzeitig die Reihenfolge diagnostischer Schritte ab. Auch Terminvereinbarungen durch den Arzt persönlich sind hier oft eine große Hilfe.

Weiterführende Diagnosephase

Je nach primärer Krankheitssituation ergibt sich zu diesem Zeitpunkt der Bedarf nach Hinzuziehung weiterer diagnostischer Fachspezialisten wie Röntgenologe, Chirurg, Gastroenterologe, Hämatologe u.a. Bei entsprechender Situation ist nicht selten auch frühzeitig die Begleitung durch einen Psychotherapeuten angemessen. Diese Phase weiterführender Diagnostik ist eine Zeit besonderer Beunruhigung für Patienten und Angehörige. Hier ist Führung und Deutung der Vorgänge und Ergebnisse durch den Hausarzt und den von ihm hinzugezogenen Onkologen wünschenswert. Diese Rollenverteilung setzt engste und harmonische Abstimmung und Kooperation voraus.

Phase der Diagnoseeröffnung und Therapieplanung

Die Phase der Diagnoseeröffnung und Therapieplanung setzt voraus, dass die kompetente Instanz und damit der aufklärende Sprecher definiert werden. Die Alltagspraxis zeigt, dass ein Vorgehen praktikabel und vertretbar ist, wonach entweder der Hausarzt bereits in der Diagnosephase einen Onkologen hinzugezogen hat oder den Patienten jetzt mit den gesammelten Befunden einer onkologischen Instanz seiner Wahl (Praxis mit Vernetzung zum Tumorzentrum oder Klinikambulanz) vorstellt. Dies ist umso angemessener, als Aufklärung über die Diagnose und resultierendes Therapieangebot zusammengehören. Die hierbei aus der Krankheitssituation resultierenden therapeutischen Vorschläge sind dann direkt dem Hausarzt zu kommunizieren, sofern dieser die Verpflichtung und Möglichkeit sieht, in immer neuem Dialog mit dem Patienten die Perspektiven seiner Erkrankung weiter zu bearbeiten.

Phase der Therapie

Die Phase der Therapie setzt besonders gut strukturierte Kooperation zwischen den Instanzen voraus. Der therapierende Onkologe und der Hausarzt werden jeden Schritt abstimmen. In dieser Phase wird neuerlich der Bedarf nach zusätzlicher psychotherapeutischer Begleitung zu überprüfen sein.

Phase der Nachsorge

In dieser Phase brechen häufig alte Sorgen und Unsicherheiten neu auf. Jede positive Absprache zwischen Hausarzt und Spezialärzten ist hilfreich, um nicht jede Befundunsicherheit zur realen Bedrohung werden zu lassen.

Phasen der Progression und Palliation

Jetzt wird das „Patenpaar", bestehend aus Hausarzt und Onkologe, in Absprache weitere stützende Instanzen wie Hauspflege, Psychotherapie und Hospiz je nach Bedarf hinzuziehen.

Kooperationsmethoden und Vehikel

An dieser Stelle können nur kurz gefasst die bekannten Methoden zitiert werden, um sie zu gewichten und zu würdigen: Das Telefonat unter den Partnern ist immer noch der beste Weg; dabei sollte dokumentiert werden, was besprochen wurde.

Die Tumorpässe der Patienten sind eigentlich ideale Träger kooperativer Botschaften und sollten sorgsam und intensiv genutzt werden. Sie kommen auch als Terminplaner und Träger interdisziplinärer Informationen in Frage.

! WICHTIG

Ein Telefonat oder eine handschriftliche Notiz zwischen den behandelnden Ärzten kann dem Patienten mehr Geborgenheit und Sicherheit vermitteln als ein CT oder eine Laboranalyse.

Fazit

Obwohl die Bedeutung der Psychoonkologie als ein wesentliches Glied in der Kette der interdisziplinären Kooperation zunehmend erkannt ist, ist sie zumindest flächendeckend noch lange nicht zufriedenstellend etabliert. Auf verschiedenen Ebenen, wie z.B. Tumorzentren und neuen Projekten (juvenile Onkologie, Gerontoonkologie [1, 5, 13]), gibt es hoffnungsvolle Ansätze zu weiterer zielgerichteter Integration der Psychoonkologie in diese interdisziplinären Kooperationen für die Patienten, die in der akuten, Reha- oder Nachsorgebehandlung einer psychoonkologischen Betreuung zum Zwecke der Verbesserung ihrer Lebensqualität bedürfen [11]. Die interdisziplinäre Kooperation hat also zum Ziel, den von Platon beklagten Fehler zu vermeiden und bei dem Patienten „Körper und Seele nicht getrennt", sondern beides möglichst als Ganzes, d.h. den Kranken unter holistischen Aspekten zu behandeln.

LITERATUR

1. de Vries M, van Weert JC, Jansen J, Lemmens VE, Maas HA: Step by step development of clinical care pathways

for older cancer patients: necessary or desirable? Eur J Cancer. 43 (2007) 2170–2178
2. Deutsche Arbeitsgemeinschaft für psychosoziale Onkologie GmbH. http://www.dapo-ev.de/ (letzter Zugriff 06.08.2008)
3. Engel, J,·Schubert-Fritschle, G, Sauer, H, Hölzel, D: Disease-Management und Qualitätssicherung beim Mammakarzinom. Gynäkologe 35 (2002) 1094–1104 http://www.tumorregister-muenchen.de/literature/2002_dmp-brustkrebs.pdf (letzter Zugriff 06.08.08)
a. Dazugehörige Leserbriefe: http://www.tumorregister-muenchen.de/literature/2004_leserbriefe.pdf (letzter Zugriff 06.08.08):
b. Steigerwald, U: Das Konzept wird sich als untauglich erweisen. Dtsch Ärztebl 101 (2004) A3320–A3325
c. Peters H: Erkrankung oft unbeeinflussbar. Dtsch Ärztebl 101 (2004) A3320–A3325
d. Schaude H: Ökonomischer Unsinn. Dtsch Ärztebl 101 (2004) A3320–A3321
e. Hässler F: Ergebnisorientiertes Handeln fördern. Dtsch Ärztebl 101 (2004) A3321
f. Krämer M: Öffentlichkeit verstärken. Dtsch Ärztebl 101 (2004) A3321
g. Petschow D: Verzweiflungsaktion. Dtsch Ärztebl 101 (2004) A3321
h. Hölzel D, Engel J, Schubert-Fritschle G: Schlusswort. Dtsch Ärztebl 2004; 101(49): A-3324
4. Gradinger R: Lebensqualität verbessern, Tumorchirurgie und Revisionschirurgie in der Klinik für Orthopädie und Unfallchirurgie des Klinikums rechts der Isar der Technischen Universität München. Südd. Zeitung, Forum Spitzenmedizin. Anzeige 24.07.2008
5. Interdisziplinäre Onkologie am Frankfurter Universitätsklinikum. http://idw-online.de/pages/de/news246659 (letzter Zugriff 06.08.08)
6. Kompetenznetze in der Medizin. http://www.kompetenznetze-medizin.de/_html/_ns/_start_nn.htm (letzter Zugriff 06.08.2008)
7. Manz A,Theml H: Interdisziplinäre Kooperation als psychoonkologische Kategorie. In: Sellschopp A, Fegg N, Frick E, Gruber U, Pouget-Schors D, Theml H, Vodermaier A, Vollmer, T (Hrsg.): Manual Tumorzentrum München: Psychoonkologie, 2. Aufl., W. Zuckschwerdt Verlag, München, Wien, New York (2005) 37–39
8. Mohr M. Telemedicine in oncology: European perspective. Stud Health Technol Inform 131 (2008) 255–261
9. Netzwerk Psychosoziale Onkologie München (N-PSOM). http://www.n-psom.de/ (letzter Zugriff 06.08.2008)
10. Niemeyer P, Delling G, Werner M, Simank HG, Bernd L: Telekommunikation und Telepathologie in der orthopädischen Onkologie – Möglichkeiten bei Diagnostik und Therapie primär maligner Knochentumore. Der Orthopäde 32 (2004) 949–954
11. Schumacher A. Psychoonkologie im Akutkrankenhaus. Zentralbl Chir 133 (2008) 35–38
12. Steinau HU, Clasbrummel B, Josten C, Homann HH, Lehnhardt M, Druecke D: Operative Interdisziplinarität – Extremitäten, aus der Sicht des plastischen Chirurgen. Chirurg. 75 (2004) 390–398
13. Terret C, Zulian GB, Naiem A, Albrand G: Multidisciplinary approach to the geriatric oncology patient. J Clin Oncol 25 (2007) 1876–1881
14. Wagner HP, Antic V: The problem of pediatric malignancies in the developing world. Ann N Y Acad Sci 824 (1997) 193–204
15. Wallwiener, D. Interview am 27.06.07. http://www.curado.de/krebs/brustkrebs/news/interview-mit-professor-diethelm-wallwiener/ (letzter Zugriff 06.08.08)

KAPITEL

47

Hermann-Josef Schmitt

Case Management in der Palliativmedizin

47.1 Grundsätzliche Überlegungen zur Situation

Patienten auf einer Palliativstation sowie deren Zugehörige (Angehörige, weitere Bezugspersonen) befinden sich in einer zugespitzten Lebenssituation. Diese ist durch die Sorge um den kranken Menschen, die Trauer um das nahe Lebensende, rezipierende Verlusterfahrungen sowie die Verdichtung von Gefühlen und Affekten charakterisiert. Vor dem Hintergrund dieses seelischen Ausnahmezustandes wird Case Management aktiv.

Meine Klientel befindet sich im Prozess des Übergangs – im Übergang vom Akutkrankenhaus oder von zu Hause zur Palliativstation und von dieser nach Hause, in das Hospiz oder in ein Pflegeheim. Für gewöhnlich beginnt die konkrete Entlassplanung am Beginn der zweiten Woche des stationären Aufenthalts. In der ersten Woche liegt der Fokus auf der palliativmedizinischen Therapie. Case Management setzt zeitlich somit dann an, wenn der Patient hinsichtlich seiner Symptomatik erfolgreich behandelt worden ist bzw. medikamentös gut eingestellt wurde – konkret: wenn er frei ist von Schmerzen, Atemnot, Übelkeit und Erbrechen oder anderen Symptomen.

47.2 Was ist unter „Case Management" zu verstehen?

Nach einer Definition der Katholischen Fachhochschule Mainz aus dem Jahr 2004 handelt es sich hierbei um **Unterstützungsmanagement** im Rahmen der Einzelfallhilfe. Der Case Manager versucht, unter komplexen Bedingungen Hilfemöglichkeiten abzustimmen sowie vorhandene institutionelle und intrapersonelle Ressourcen koordinierend heranzuziehen bzw. zu vermitteln. Case Management ist am jeweils konkreten Unterstützungsbedarf des Patienten ausgerichtet. Die betroffene Person und/oder deren Zugehörige wird bzw. werden aktiv daran beteiligt. Case Manager sind „Moderatoren mit Letztverantwortung, die im Prozess der Hilfe die Bedürfnisse der Klienten einschätzen, welche die Planung, Sicherung und Bereitstellung medizinischer (pflegerischer) und sozialer Dienstleistungen koordinieren ..." (Definition der Katholischen Fachhochschule Mainz aus dem Jahr 2004). Es geht im Case Management um die Kombination von begleitender und koordinierender Tätigkeit sowie um ein systematisches Vorgehen in Bezug auf Hilfeplanung.

Case Management

- ist kunden- und ressourcenorientiert,
- bezieht die Betroffenenkompetenz und Selbsthilfefähigkeit mit ein,
- aktiviert und motiviert die betroffene Person und deren Zugehörige und
- ist auf deren Mitwirkungsfähigkeit und -bereitschaft angewiesen.

Die aus Sicht des Autors zentralen Inhalte dieser Definition sind im Folgenden besonders hervorgehoben.

47.3 Case Management in einem Pflegeheim

FALLBEISPIEL 1

Die 72-jährige Elisabeth M. wurde wegen massiver nächtlicher Unruhe sowie Verweigerung von Nahrung und Flüssigkeit aufgenommen. Seit mehreren Jahren leidet sie an einem Mammakarzinom und zusätzlich an einer schweren Demenz vom Alzheimer-Typ. Bislang hat sie der Ehemann zu Hause versorgt. Unruhe und Angst sind ursächlich mit dem Progress der Demenz in Verbindung zu bringen, nicht mit Hirnmetastasen. Der Ehemann war an seinen körperlichen und seelischen Grenzen angelangt, zeigte sich sehr hektisch, nervös und zum Teil desorientiert. Weder eigene Kinder noch Verwandte stehen als Entlastung zur Verfügung. Jetzt zeigten sich bei der Patientin zunehmende Unruhe und Agitiertheit, sodass der Hausarzt sie zur entsprechenden medikamentösen Einstellung und zur Klärung bezüglich der Anlage einer Magensonde auf die Palliativstation verlegte.

Systematische Hilfeplanung: Im ersten Gespräch traf ich auf einen hilflosen und völlig überforderten Herrn M. Er kam mit der veränderten Krankheitssituation seiner Frau nicht mehr zurecht und fühlte sich ohnmächtig. Seine Handlungsmöglichkeiten waren ausgeschöpft. Die stationäre Aufnahme für sich genommen sorgte bei ihm bereits für eine entspanntere Situation. Jedoch sah er sich unter den aktuellen Gegebenheiten außerstande, seine Frau weiterhin zu Hause zu versorgen. Wo sollte es also weitergehen? Da nicht das Tumorgeschehen, sondern die Demenz im Vordergrund stand, war Frau M. die klassische Patientin für eine gerontopsychiatrische Abteilung.

➢ Abbildung 47.1 demonstriert das weitere Vorgehen.

47.4 Case Management in der häuslichen Versorgung

FALLBEISPIEL 2

Peter S., Jahrgang 1940, wurde auf die Palliativstation eingewiesen. Er litt an einem weit fortgeschrittenen Tumor der Speiseröhre. Aufnahmegründe waren starke Schmerzen, ein massives Ödem im Gesicht, Wundinfekt bei offenen Beinen und reduzierter Allgemeinzustand.

Darüber hinaus war die häusliche Versorgungsstruktur zusammengebrochen. Weil der Patient nur noch Flüssigkeit schlucken konnte, wurde bereits vor einigen Wochen eine perkutane endoskopische Gastrostomie (PEG) durchgeführt. Herr S. ist sich über seine begrenzte Lebenserwartung im Klaren.

Familiäre Konstellation: Die Ehefrau leidet seit vielen Jahren an einer chronischen Psychose aus dem schizophrenen Formenkreis und benötigt bei vielen Aktivitäten des täglichen Lebens Hilfe. Bisher hat sich der Patient um alle Angelegenheiten seiner Frau gekümmert. Das Ehepaar hat einen 23-jährigen Sohn, der auswärts studiert, einen hektischen und überforderten Eindruck erweckt sowie derzeit zu erhöhtem Alkoholkonsum neigt. Die finanzielle Situation der Familie ist beengt. Herr S.hat uns gegenüber klar den Wunsch zum Ausdruck ge-bracht, dass er nach Hause entlassen werden möchte.

Systematische Hilfeplanung: Diese ist in ➢ Abbildung 47.2 dargestellt.

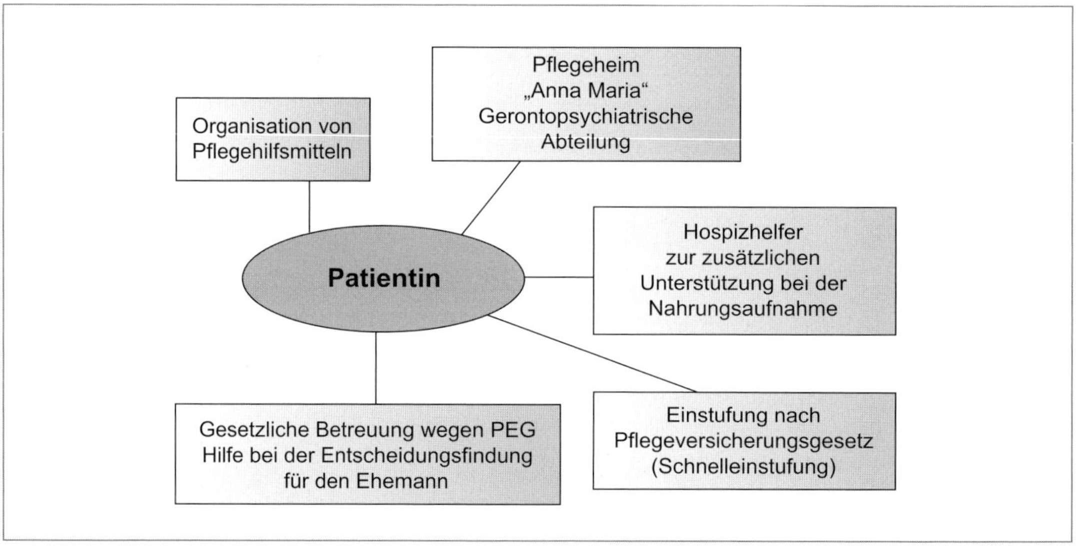

Abb. 47.1 Versorgungsnetz für Elisabeth M. PEG: perkutane endoskopische Gastrostomie

47

47.5 Zur Notwendigkeit von Case Management in klinisch-stationären Einrichtungen

In krisenhaft zugespitzten Lebenssituationen bzw. in Lebensbruchkrisen gerät das Leben außer Kontrolle. Wenn Menschen derart angstbesetzt sind, finden sie sich im inneren Chaos vor. Sie können Gedanken nur mehr schwer ordnen, keine Zusammenhänge herstellen sowie Informationen schlecht oder überhaupt nicht filtern und verarbeiten. Daher ist es für den Berater/Case Manager wichtig, Gespräche gut strukturieren und Themen nach Relevanz/Bedeutung fokussieren zu können. Es gehört zum Handwerk kompetenter Gesprächsführung, Empathie und Anteilnahme zu zeigen, aber dabei die sachbezogene Planung und Organisation nicht zu vernachlässigen. Der Case Manager trägt in seinen Beratungssituationen die Letztverantwortung dafür, dass die Themen zur Organisation eines häuslichen Versorgungsnetzes und damit die Gestaltung des Übergangs aus einer klinischen Einrichtung in die häusliche Versorgung nicht verloren gehen. Er trägt bei der Suche nach einem Pflegeheimplatz die Letztverantwortung dafür, dass ein Pflegeheimplatz gefunden wird. Er ist zudem Vermittler und „Übersetzer", wenn der Patient in ein stationäres Hospiz verlegt werden soll.

Viele unserer Patienten und Zugehörigen sind durch die Maschinerie der Akutkrankenhäuser verzweifelt. Es gehört dann mit zu unseren Aufgaben – um auf die Definition von Case Management zurückzukommen –, Menschen zu ermutigen und sie zu ermächtigen, es nochmals zu Hause zu versuchen, wenn es der Patient wünscht sowie häusliche Pflege und Versorgung realistisch sind. Sofern es Zugehörige gibt, die sich dies grundsätzlich zutrauen, sich auf die Situation einlassen sowie sich durch einen ambulanten Pflegedienst, durch ehrenamtliche Hospizbegleiter und durch die Anbindung an einen Hospiz- und Palliativberatungsdienst unterstützen lassen, ist es häufig realisierbar, dass jemand daheim sterben kann. Es ist unsere Aufgabe, Menschen dazu zu ermutigen und ihnen

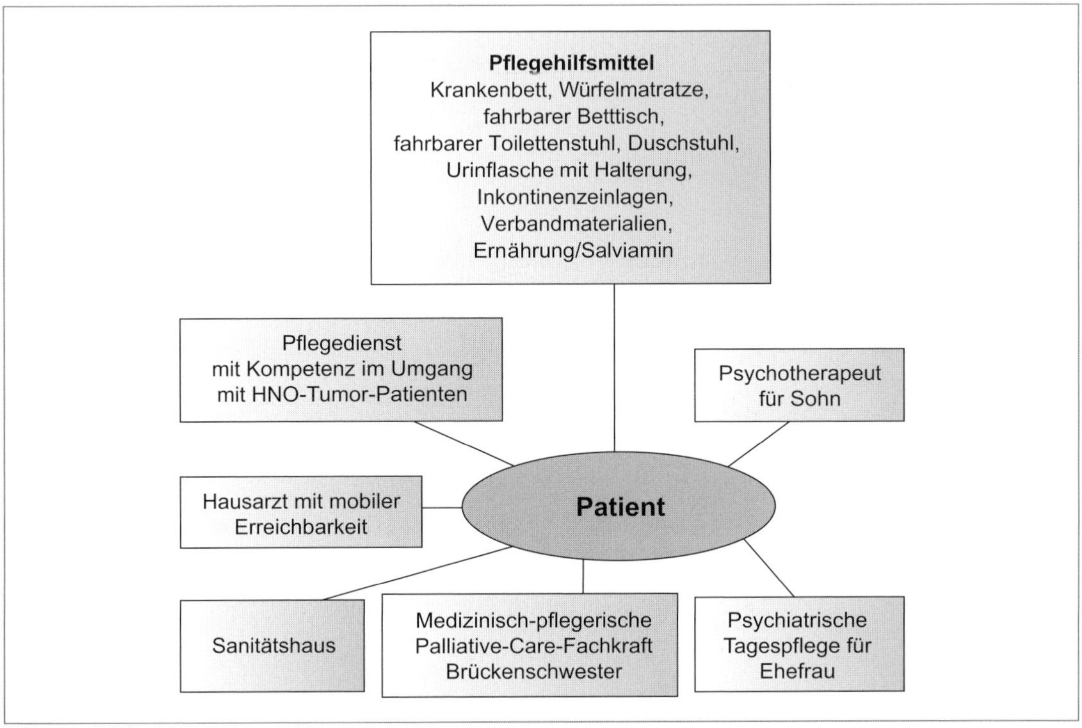

Abb. 47.2 Häusliche Versorgung von Peter S.

47

auch die Möglichkeit zu eröffnen, auf der Palliativstation pflegerische Maßnahmen/Handgriffe zu erlernen. Eine häusliche Versorgung ist auch bei äußerst schwerwiegenden medizinisch-pflegerischen Problemen möglich, sofern es daheim ein gutes Versorgungsnetz gibt bzw. dies entsprechend vorbereitet wurde sowie die Zugehörigen psychisch recht stabil sind und pflegerisch selbst Hand anlegen können. Es gibt jedoch immer auch pflegerisch-medizinische Probleme, die der stationären Versorgung bedürfen.

In einer Einrichtung wie der Palliativstation erleben Patient und Zugehörige viel Geborgenheit und Schutz. Menschen am Lebensende regredieren in ihrer Bedürftigkeit. Sie befinden sich in einem geschützten Raum, in dem der Hunger nach ärztlicher, pflegerischer, seelischer und religiös-spiritueller Umsorgung gestillt werden kann. Eine solch intensive Umsorgung ist in einem multiprofessionellen Team leistbar. Diese intensive Umsorgung durch ein interdisziplinäres Team kann aber nicht mit nach Hause oder in ein Pflegeheim transportiert werden. Das weiß auch der Patient. Und eben weil der Patient darum weiß, kommt es im Vorfeld der Entlassung häufig zu einer Verstärkung oder einem Wiederauftreten seiner Symptome. Er will uns signalisieren, dass er den Schutz des „bergenden Nestes" nicht missen will und sich ängstigt. Vor dem Hintergrund dieser Problematik ist es umso wichtiger, Entlassungen behutsam und sorgfältig vorzubereiten. Nicht ohne Grund empfehlen wir Zugehörigen, in den ersten Tagen nach der Entlassung im häuslichen Umfeld beim Patienten zu übernachten. Gerade in dieser Zeit braucht es, um Ängsten begegnen zu können, neben wirksamen Medikamenten in besonderem Maße persönliche Zuwendung und Fürsorge.

LITERATUR UND INTERNET-PORTALE

1. Bausewein C, Roller S, Voltz R: Leitfaden Palliativmedizin. Elsevier, München (2007)
2. Student J-C, Mühlum A, Student U: Soziale Arbeit in Hospiz und Palliative Care. Reinhardt, München (2004)
3. Löcherbach P, Klug W, Remmel-Faßbender R, Wendt WR (Hrsg.): Case Management – Fall- und Systemsteuerung in der Sozialen Arbeit. Luchterhand, München (2005)
4. www.case-manager.de
5. www.kompetenzagenturen.de
6. www.sozialagenturen.nrw.de
7. www.Case-Management.info/hauptseite.htm
8. www.monzer.de/case.htm
9. www.dbsh.de/html/foren.html

KAPITEL

48 Psychoonkologische Betreuung von Migranten und deren Angehörigen

Elisabeth Wesselman

19% der Wohnbevölkerung in Deutschland verfügt über einen Migrationshintergrund.

Die Bedeutung des Themas wird anhand weniger Daten deutlich: Nach einer Studie des Statistischen Bundesamtes aus dem Jahr 2006 besitzen 7,3 Mio. (8,8%) der Bundesbürger eine ausländische Staatsangehörigkeit; 15,3 Mio. Menschen weisen einen sogenannten Migrationshintergrund [1] auf. Jüngste Hochrechungen [2] haben ergeben, dass die „ausländischen Alten" schon bald ein Drittel aller über 60-Jährigen ausmachen werden. So muss künftig auch mit einer Erhöhung des Anteils nichtdeutscher onkologisch Erkrankter gerechnet werden. Es wird sich dabei überwiegend um ältere Menschen handeln, die häufig aus ländlichen Gebieten stammen, über eine geringe Schulbildung verfügen (auch Analphabeten) und besonders ausgeprägte Familienstrukturen aufweisen. Für diese Gruppe sind Brüche in der Biographie und eine große Ambivalenz hinsichtlich des Verbleibs in Deutschland kennzeichnend [3].

48.1 Mangelhafte gesundheitliche Versorgung von Migranten

Gesundheitliche Strukturen sind jeweils auf die Mehrheitsgesellschaft ausgerichtet. Die Versorgung von Migranten als Minorität stellt besondere Anforderungen an das therapeutische Team, vor allem hinsichtlich vorhandener Kommunikationsprobleme, verschieden kulturell geprägter Krankheitskonzepte und spezifischer Migrationserfahrungen. Der Mangel an sprachlicher und kultureller Verständigung führt zu Informationsdefiziten bei Vorsorge, Erkennen von Krankheiten, Diagnostik, Therapie, Pflege und Rehabilitation. Unter-, Über- und Fehlversorgung sind oftmals die Folgen.

Deshalb bedarf es besonderer Bemühungen und Maßnahmen, um einen gleichberechtigten Zugang zur gesundheitlichen Vorsorge, Beratung und Versorgung für diese Patienten zu schaffen.

48.2 Interkulturelle Kompetenz und kultursensibler Umgang – unerreichbares Ziel?

Die kompetente Versorgung von Migranten ist eine Herausforderung für das Gesundheitswesen. Selbstverständlich ist kulturelles Wissen und sind Kenntnisse über die Gesundheitssysteme anderer Länder hilfreich sowie Sprachkenntnisse von Vorteil, Medizindolmetscher nützlich und organisatorische wie auch institutionelle Maßnahmen (fremdsprachiges Informationsmaterial, Fortbildung, Dolmetscherdienste, Gebetsräume etc.) notwendig. Entscheidend sind jedoch die innere Haltung, die empathische, wertschätzende Toleranz und die Zuwendung, gerade und besonders im Umgang mit Patienten, die sich ungewohnt und „fremd" verhalten.

Die Verfasserin arbeitet seit über 13 Jahren im Psychoonkologischen Dienst des Klinikums Schwabing (Städtisches Klinikum München GmbH) und kennt den Stationsalltag mit all seinen Schwierigkeiten sehr gut.

Im Folgenden soll anhand einiger Fallbeispiele auf besonders kritische Bereiche der Betreuung von Migranten und deren Angehörigen in der Onkologie hingewiesen werden. Aber Vorsicht – die Schilderungen aus dem Klinikalltag sollen keinesfalls neue stereotype Muster und festgelegte Sichtweisen aufbauen.

48.3 Krebs – kulturelle Deutungsmuster

Volksmedizinische Sichtweisen über Beschwerdekomplexe und Krankheitsbilder weichen oft erheblich von der naturwissenschaftlich geprägten Medizin der westlichen Welt ab. Sie sind von magischen oder religiösen Erklärungsmustern geprägt oder finden auch mechanistische und naturalistische Deutungsmuster. Die Krankheit ist so häufig kein körperlicher Prozess, sondern ein Eingriff von „außen", den es als besondere Prüfung und Bewährungsprobe (für ein künftiges besseres Leben) oder auch als Strafe zu ertragen gilt. Aus dieser Sichtweise folgt die oft vom medizinischen Personal beklagte Passivität von Patienten. Dieser kulturellen Sichtweise des Erduldens ist aktives Betreiben therapeutischer Maßnahmen oder präventiver Verhaltensweisen unbekannt und fremd.

FALLBEISPIEL 1

Man hatte einem jungen Lymphomkranken, der erfolgreich eine sehr intensive und belastende Chemotherapie durchgemacht hatte, bei einer Nachuntersuchung mitgeteilt, dass er nun in Vollremission sei, das heißt dass alle Zeichen einer noch vorhandenen Krankheit fehlen. Der Patient, in seinem Gesamtauftreten sehr depressiv, änderte sein Verhalten nicht im Geringsten, so als habe er das positive Untersuchungsergebnis nicht verstanden. Die Aufklärung des Patienten wurde am Folgetag wiederholt, aber trotzdem blieb der Patient weiterhin sehr traurig. Die Ärzte beschlossen daraufhin, die türkische Dolmetscherin des krankenhausinternen Dolmetscherdienstes zu rufen, um das Untersuchungsergebnis ein drittes Mal, diesmal auf Türkisch, zu wiederholen. Der gleiche Vorgang, diesmal mit Übersetzung, wiederholte sich. Die Niedergeschlagenheit des Patienten hielt nach wie vor an. Die Dolmetscherin, anschließend befragt, ob sie sich das allen Mitarbeitern unverständliche Verhalten erklären könne, berichtete Folgendes: Der Patient habe sich sehr gefreut, sie zu sehen. Nachdem sie die Befundergebnisse und die Befundbewertung der Ärzte übersetzt hatte, hätte der Patient geäußert, genau das Gleiche habe er schon 2-mal gehört. „Und", so fügte er hinzu, „das alles ändert nichts an meiner Lage. Allah hat mir diese Krankheit geschickt, und ich werde daran sterben. Aber das brauchst du den Weißkitteln nicht zu übersetzen, die verstehen das sowieso nicht" [5].

48.4 Diagnose und Befundmitteilung – Schonung des Erkrankten

Immer wieder klagen Pflegende mit Migrationshintergrund über die Härte und Kälte, mit der ihre Landsleute von Medizinern aufgeklärt würden. So sei es in ihrer Kultur nicht üblich, Patienten schonungslos mit der Tatsache einer eventuell unheilbaren Krankheit zu konfrontieren. Selbst ein diplomierter russischer Dolmetscher beendete aus diesem Grund vor einigen Jahren vorzeitig seine Übersetzung, weil er dem Patienten die palliative Situation seiner Erkrankung mitteilen sollte.

In diesem Zusammenhang ist auch der Hinweis der türkischen Psychologin einer Kinderkrebsstation in Berlin nützlich, dass ein Großteil ihrer Landsleute eine Krankheitsbewältigung in Form von Bagatellisierung und Ablenkung bevorzuge und mit den vielen – aus deutscher Sicht unerlässlichen – Krankheitsinformationen überfordert sei.

Es folgt ein Fallbeispiel, das zeigt, welche traumatischen Auswirkungen ein Aufklärungsgespräch haben kann.

FALLBEISPIEL 2

Ein gebürtiger Sizilianer, lange in München lebend, lag nach einer leider erfolglos behandelten akuten Leukämie im Sterben. Man hatte seine Ehefrau wie auch ihn rechtzeitig darüber informiert, dass man leider den Fortlauf der Krankheit nicht aufhalten könne. Als die Ehefrau, telefonisch herbeigerufen, ihren toten Mann sah, rannte sie aus dem Zimmer, lief völlig verzweifelt den langen Krankenhausflur auf und ab und schrie wiederholt mit Leibeskraft „Ihr Mörder, ihr Mörder", jeweils gefolgt von einer Flut lauter italienischer Äußerungen. Das geschockte Personal, die aus den Zimmern eilenden Patienten und die Besucher – keiner konnte die Frau beruhigen. Schließlich fand eine italienisch sprechende Psychologin Zugang zu ihr. Die Erklärung des Vorfalls war für alle überraschend: Nach der Sicht der Sizilianerin musste ihr Mann nicht an seiner Krankheit, sondern aufgrund des ärztlichen Verhaltens sterben. Die Befundmitteilung der Ärzte und ihre Aussage der Unheilbarkeit habe ihm die erforderliche Lebenskraft genommen, um zu gesunden.

48.5 Kommunikation – „Ja, Herr Doktor, mir geht es gut"

Vor allem bei Migranten erster Generation hat der Arzt oftmals noch den Status des Heilers. Er, der Arzt, verfügt über eine uneingeschränkte Autorität, die Respekt und Unterordnung fordert.

Das ärztliche Bemühen um gemeinsame Behandlungsentscheidungen durch den Prozess des „informed consent" hat deshalb häufig bei den Patienten ein massives Misstrauen zur Folge.

Das Gebot der Höflichkeit fordert zuweilen auch, bei der Nachfrage um das Befinden, dem Arzt Krankheitssymptome zu verschweigen bzw. ihm ein positives Ergebnis seiner Bemühungen zu bestätigen.

Allerdings ist auch bekannt, dass es durchaus statthaft sein kann, in der Erstbegegnung durch wissentlich falsche Angaben die ärztliche Kunst einer Prüfung zu unterziehen.

„Einverständnis im Missverständnis" zwischen Patient und Behandler entstehen nicht nur durch die kulturell differierenden Krankheitsdarstellungen und -bewertungen, sondern häufig auch deshalb, weil Ärzte in ihrem Bemühen, mangelhaft deutsch sprechenden Patienten entgegenzukommen, zu Suggestivfragen greifen.

Leider führen auch – insbesondere bei der Patientenaufklärung – Nachfragen, ob der Patient alles verstanden hat, zu einer ebenso höflichen Bestätigung, auch wenn dies nicht oder nur zu Teilen zutrifft.

48.6 Soziales – Zerrissenheit und Heimat

Die Bedeutung der Familie von Migranten als die entscheidende Instanz zur Gesundung ist hinreichend bekannt. Bedauerlich ist, dass sich auf der Station häufig ein Prozess vollzieht, dessen ungutes Ende im Großen und Ganzen absehbar ist: Je kränker der onkologische Patient wird, je näher er der Sterbephase kommt, umso schmerzhafter und schwieriger ist es für die verzweifelten Angehörigen, die Realität wahrzunehmen und sich mit den daraus folgenden Problemen auseinanderzusetzen. Ein ausweichendes Verhalten und eine Vermeidung von Kontakten zu Medizinern und Pflegepersonal entwickeln sich. Auch der Arzt, zusätzlich verunsichert durch die offensichtlich gewünschte Distanz, hält sich abseits. Mit Menschen anderer Kulturen und Sprachen, fremden Riten und Religionen über existenzielle Verluste wie den baldigen Tod eines nahen Angehörigen zu sprechen, ist für viele Mediziner besonders unangenehm. Kommt es dann – ohne ein behutsames Aufeinanderzugehen – zu dem (erwarteten) scheinbar unerwarteten Ende, entladen sich oft Konflikte, welche die ganze Station durch intensivste Verzweiflungs- und Trauerreaktionen, aber auch Schuldzuweisungen in Mitleidenschaft ziehen und in Ratlosigkeit stürzen. In solchen Situationen kommt auch meist die Zerrissenheit von Familienverbänden – die häufig durch Migration verursachten biographischen Brüche – mit einer eigenen Dynamik zum Tragen.

FALLBEISPIEL 3

In der hämatologisch-onkologischen Abteilung wurde ein junger, aus dem ehemaligen Jugoslawien stammender Mann in schwerstkrankem Zustand eingeliefert. Er konnte nur wenige Worte Deutsch. Besuche von seinem in München lebenden Vater und seiner Tante waren selten. Täglich besuchte ihn jedoch seine Freundin, die gut deutsch sprach und alle Angelegenheiten für ihn regelte. Nach mehreren Wochen intensiver Behandlung verschlechterte sich sein Zustand dramatisch. Je schlechter es ihm ging, umso kürzer wurden die Besuche seiner Freundin. Eines Morgens, als sie nach einer kurzen Stippvisite gehen wollte, bat die Psychologin, zu der sie ein sehr gutes Verhältnis hatte, sie möge doch noch bleiben. „Es geht ihm so schlecht, er ist so allein, und vielleicht muss er sterben." Diese Worte versetzten die junge Frau offensichtlich so in Panik, dass sie mit lautem Aufschrei davonrannte. Am späten Nachmittag erschien sie wieder, diesmal mit dem Vater und der Tante, um auf der Stelle mit einer sehr intensiven Pflege und Betreuung zu beginnen. Eine ganze Woche lang ließen sie den Patienten keine Stunde allein. Der Kranke, eingehüllt in Zuwendung und Fürsorge, begann ganz allmählich, wieder Interesse an seiner Umwelt zu zeigen, und kam wieder zu Kräften. Die Therapie konnte fortgesetzt werden, und nach vielen Wochen verließ er geheilt das Krankenhaus. Nachgefragt berichtete die junge Frau dann folgendes: Der Patient habe eine sehr unglückliche

FALLBEISPIEL 3

Kindheit bei seinem Onkel in Ex-Jugoslawien verbracht, während seine Eltern in Deutschland arbeiteten. Er wurde geschlagen und bekam kaum etwas zu essen, man ließ ihn mit nackten Füßen im Schnee laufen. Als Erwachsener folgte er seinen mittlerweile getrennten Eltern nach Deutschland. Zu seinem Vater, seiner einzigen näheren Bezugsperson, konnte er jedoch keine gute Beziehung aufbauen. Dieser hatte seinem Bruder viel Geld bezahlt, um seinem Jungen ein gutes Zuhause zu sichern, und ahnte nichts von der schlechten Behandlung. Kurze Zeit nach der Ankunft in Deutschland wurde der junge Mann krank. Die Verwandten ließen vom Hodscha eine sogenannte Muska anfertigen, einen kleinen Beutel, in dem sich eine ausgewählte Sure des Korans befindet, welche den „bösen Blick" abwenden bzw. das leidvolle Leben dieses Patienten zum Guten wenden soll. Aufgeschreckt durch das Wort „sterben" und verzweifelt darüber, dass sie nicht wusste, was nach muslimischem Brauch zu tun war, rief die junge Frau die Tante des Erkrankten an. Die kam sofort und brachte den Vater mit. Und so fand der verlorene Sohn seine Familie – und wurde gesund.

48.7 Schmerz verstehen und Schmerzäußerungen ertragen

Individuelle Schmerzäußerungen sind erworben und kulturell geprägt. Begriffe wie „türkischer Ganzkörperschmerz" und „Mamma-mia-Syndrom" zeigen, wie schwer es fällt, laute Schmerzäußerungen zu akzeptieren. Aber auch Patienten, die offensichtlich still leiden und Schmerzmedikamente ablehnen, wie auch diejenigen, die trotz einer hochdosierten Medikamentengabe weiterhin über Schmerzen klagen, lösen häufig bei Medizinern und Pflegepersonal große Hilflosigkeit und daraus folgend Aggressionen aus. Dem Kriterium der Schmerzfreiheit wird in der Medizin eine hohe Priorität zugewiesen. In anderen Kulturen gelten jedoch zum Teil völlig andere Normen. Im Folgenden kann dies nur kurz skizziert werden.

Experten [6] unterscheiden zwischen folgenden **Schmerzbewältigungsstrategien:**

- **Religiös:** Gott hilft und prüft. Deshalb ist der Schmerz zu ertragen und zu dulden. Schmerzäußerungen sind erlaubt, Schmerzmedikamente nicht (jüdisch).
- **Willentlich:** „Ich kann den Schmerz bewältigen". Es besteht eine starke Selbstbeherrschung mit Selbstkontrolle und Rückzug (irisch).
- **Familiär:** Nur demjenigen kann geholfen werden, der seine Schmerzen deutlich äußert. Schmerzen werden zugelassen, soziale Zuwendung ist besonders wichtig (italienisch).
- **Rational:** Präzise Beobachtung und Beschreibung, Ursachenfindung, erfolgreiche therapeutische Behandlung und fachliche Beratung sind die wichtigsten Charakteristika. Die Betrachtungsweise ist nüchtern (nordamerikanisch).
- **Fatalistisch:** „Nur Gott kann helfen." Die Patienten müssen den Schmerz dulden und das Schicksal beklagen. Es besteht keine oder kaum Eigeninitiative zur Schmerzreduzierung. Eventuell kommen magische Behandlungsformen zur Anwendung (philippinisch).

! WICHTIG

Auch in der palliativmedizinischen Versorgung gilt es, die vom Patienten mit den Schmerzen verbundene Sinngebung zu achten und sich zu vergewissern, ob der Patient Schmerzfreiheit oder Schmerzlinderung anstrebt.

48.8 Gleichgeschlechtlichkeit

Schamgefühle werden häufig in der stationären Versorgung wenig ernst genommen. Oftmals sind auch keine personellen Ressourcen vorhanden, um eine in vielen Kulturen äußerst wichtige gleichgeschlechtliche Behandlung sicherzustellen. Dabei wird ebenso leicht übersehen, dass aus diesem Grund bewusst von Erkrankten Symptome nicht genannt oder empfohlene Untersuchungen vermieden werden.

FALLBEISPIEL 4

Die Mitarbeiterin eines ambulanten Hospizdienstes berichtete über einen älteren türkischen Krebskranken, den sie zu Hause betreute. „Das Schlimme war, dass ich gehindert wurde, meine Arbeit zu tun." Die Ursache ihrer Empörung fand sich in der Ablehnung des Patienten, die ständige räumliche Präsenz der jungen Krankenschwester während seines Toilettengangs zu akzeptieren. Der Kranke bestand darauf, dass die Pflegerin vor der Tür auf ihn wartet. Sehr ärgerlich schilderte sie die Folge seiner Uneinsichtigkeit: Er stürzte auf den harten Badezimmerboden. Einen Zusammenhang zwischen dem Verhalten und der kulturellen Herkunft des Patienten wurde von ihr nicht bedacht.

48.9 Konflikte

Nicht alle Konflikte sind verständlich und lösbar. Mitunter kommen innerfamiliäre Normen- und Rollenkonflikte, die Auflösung von Familienverbänden, erlittene Demütigungen durch Diskriminierung und Ausländerfeindlichkeit, soziale Belastungen wie Vereinsamung und Arbeitslosigkeit oder auch schlechte Erfahrungen mit Institutionen im Gesundheitswesen zum Ausbruch, ohne dass dies in direktem Zusammenhang mit den unmittelbaren pflegerisch-medizinischen Bemühungen steht.

Die Vergabe von Medikamenten aus Hilflosigkeit, das Anmahnen deutscher Sprachfertigkeiten, die Akzeptanz und manchmal auch die Gleichgültigkeit gegenüber Drehtüreffekten und Doctor-Shopping sind keine Lösung.

48.10 Fazit

Die Behandlung von Migranten fordert ganz besonders und in hohem Maße die Kunst eines nach individuellen Bedürfnissen abgestimmten therapeutischen Gesamtkonzepts, das Körper, Geist und Seele des Patienten als Einheit wahrnimmt und respektiert. Die Aufgabe der Psychoonkologie besteht vor allem darin, die erforderlichen Voraussetzungen zu schaffen und Klärungsprozesse zu initiieren, damit die kulturspezifischen Bedürfnisse und Besonderheiten im Behandlungsprozess von allen Mitarbeitern ausreichend be- und geachtet werden.

LITERATUR

1. Migration Research Group (MRG) c/o Hamburgisches WeltWirtschaftsInstitut gemeinnützige GmbH (HWWI) (Hrsg.): Migration und Bevölkerung, Newsletter: Deutschland: 15 Mio. Einwohner mit „Migrationshintergrund". Hamburg, Ausgabe 5 (2006)
2. Kuhrt N: Mein Kopf ist erkältet. Wenn Einwanderer ihr Leid klagen, stoßen sie bei deutschen Ärzten auf Unverständnis. Süddeutsche Zeitung, 27.02.2007, 16
3. Anderson P: Ein Bisschen dort, ein Bisschen hier... Eine Studie über ältere Migrantinnen und Migranten in München. Landeshauptstadt München, Sozialreferat, unveröffentlichtes Manuskript (2007)
4. Von der Beauftragten der Bundesregierung für Migration, Flüchtlinge und Integration (Hrsg.): Religion – Migration – Integration in Wissenschaft, Politik und Gesellschaft. Dokumentation der Fachtagung vom 22.04.2004 in Berlin, Bonn. Verlag Remid e.V., Marburg (2004)
5. Wesselman E, Lindemeyer T, Lorenz A: Wenn wir uns nicht verstehen, verstehen wir nichts. Mabuse Verlag, Frankfurt/M. (2004)
6. Kohnen N: Von der Schmerzlichkeit des Schmerzerlebens. Wie fremde Kulturen Schmerzen wahrnehmen, erleben und bewältigen. PVV, Ratingen (2003)

KAPITEL

49 Spontanremissionen, Wunderheilung und Einflüsse der Spiritualität

Herbert W. Kappauf

49.1 Begriff „Wunder"

Nach einer im Jahre 2006 durchgeführten repräsentativen Erhebung des Instituts für Demoskopie Allensbach glaubt eine deutliche Mehrheit der deutschen Bevölkerung, dass es Wunder gibt – mit steigender Tendenz und recht unabhängig von Bildungsstand, Alter und konfessioneller Zugehörigkeit. Häufig bezieht sich das **Wunderverständnis** auf den Bereich der Gesundheit [6].

In der Medizin sind „Wunder" im Sinne eines ungewöhnlich günstigen, also **„verwunderlichen" Krankheitsverlaufs** zu verstehen, der „infauste" Befürchtungen auf Patienten- und Therapeutenseite oft in unterschiedlichem Ausmaß widerlegt. So überleben beispielsweise nach der nicht seltenen Diagnose eines bereits fortgeschrittenen kleinzelligen Bronchialkarzinoms, die trotz häufigen Ansprechens auf eine Chemotherapie mit einer mittleren statistischen Überlebenszeit von 8–11 Monaten assoziiert ist, 1,2% der Patienten mehr als 10 Jahre [5]. Das „medizinische Wunder" bei einer Krebserkrankung besteht manchmal nur darin, dass ein Arzt nach der Diagnose mit wenig Expertise dem Patienten apodiktisch nur noch soundsoviele Monate „gegeben" hatte. Nicht selten unterschätzen aber auch Patienten und ihr Umfeld das kurative oder palliative Potenzial differenzierter onkologischer Therapiemethoden, sodass sie eine über eine medizinische Therapiekausalität hinausgehende Deutung für das „Wunder" der günstigen Krankheitsentwicklung suchen.

49.2 Wunder – Spontanremission

In den seltenen Fällen jedoch, in denen eine fortgeschrittene Krebserkrankung ohne jegliche tumorspezifische Therapie verschwindet, sind sich sowohl die Genesenen und ihr Umfeld als auch die Therapeuten einig, dass etwas geschehen ist, was „eigentlich nicht möglich ist", ein **„wirkliches Wunder"**. Nun wird der Begriff „Wunder" in der Alltagssprache anders verstanden als in der Theologie, die ihn mit den biblischen Wundern in der westlichen Kulturgeschichte wesentlich besetzt hat und mit ihm ein – keineswegs einheitliches – dogmatisches Erklärungsmodell impliziert [9, 10]. Somit fühlen sich Wissenschaftler, die das seltene Phänomen einer medizinisch unerklärten Krebsrückbildung oder gar -heilung unvoreingenommen untersuchen wollen, wohler mit den Begriffen „Spontanremission" und „Spontanheilung", auch wenn diese semantische Abgrenzung das Problem anderer impliziter Grundannahmen nicht beseitigt.

Angelehnt an die Definition von Everson und Cole [1] wird unter einer **Spontanremission** einer Krebserkrankung eine vollständige oder teilweise, vorübergehende oder dauerhafte Rückbildung sämtlicher oder zumindest einiger relevanter Aktivitätsmerkmale einer bösartigen Erkrankung verstanden, die entweder ohne jegliche medizinische Therapie eingetreten ist oder unter Maßnahmen, die in der onkologischen Erfahrung nicht zu einer derartigen Rückbildung führen. Im letzten Fall kann die Abgrenzung einer Spontanremission von einem seltenen Behandlungserfolg gelegentlich sehr schwierig sein. Denn die Einordnung einer Regression als spontan berührt notwendigerweise epistemologische (erkenntnistheoretische) Fragen von Therapiedefinition und kausalen Attributionen.

Die Validität des seltenen Phänomens der Spontanremission bei Krebs gilt wissenschaftlich als gesichert. Pathophysiologische Erklärungsmodelle beziehen sich auf immunreaktive Prozesse, endokrine Regulationsabläufe und antiangiogenetische Mechanismen, die dann letztlich eine **Apoptose von Tumorzellen** und somit eine Malignomregression induzieren.

49.3 Ursachen für Spontanremissionen

Methodologisch schwierig ist es, einen ursächlichen oder begünstigenden Einfluss von psychischen, psychosozialen, psychologischen und spirituellen Faktoren für das Zustandekommen von Spontanremissionen abzugrenzen. Einige Fälle von Spontanremission, die mit einem religiösen Hintergrund oder starken Glaubensüberzeugungen einhergingen, sind gut dokumentiert [8]. Unklar bleibt aber, ob hier eine kausale oder eine **koinzidentelle Assoziation** vorliegt.

Eine große Zahl von autobiografischen Krankheitsberichten und journalistischen Darstellungen von Krebsheilungen in den Print- und Filmmedien propagieren die Bedeutung bestimmter **Persönlichkeitsmerkmale, Verhaltensweisen oder psychospiritueller Faktoren** für die Genesung. Die Heterogenität von Tumorerkrankungen und der Einfluss von biologischen Prognosefaktoren sowie einer kompetenten onkologischen Therapie auf den günstigen Krankheitsausgang werden dabei meist ignoriert.

Subjektive Krankheitstheorien, Kontrollüberzeugungen und andere **psychosoziale Aspekte** spielen für das Krankheitsverhalten, die Krankheitsadaptation und somit für die Lebensqualität von Betroffenen während und nach einer Krebserkrankung eine wichtige Rolle. Menschen, die von einer Krebserkrankung geheilt werden, gewinnen durch ihre Auseinandersetzung mit ihrer existenziellen Bedrohung oft eine gelassenere und positivere Lebenssicht [4].

Dies gilt sowohl für Menschen, die ihre Genesung einer kompetenten onkologischen Behandlung verdanken, als auch für jene, die eine Spontanremission erfahren haben. Vorsicht ist gegenüber Erklärungsmodellen geboten, die Spontanremissionen auf bestimmte Persönlichkeitsmerkmale, willentliche Anstrengung oder anderes **spezifisches Bewältigungsverhalten** zurückführen. Die auffällige Epidemiologie von Spontanremissionen und die bisherigen Forschungsergebnisse erlauben es nicht, eine dominante kausale Rolle von psychischen, psychosozialen oder psychospirituellen Faktoren bei einer spontanen Krebsrückbildung zu postulieren. Die Analyse von Spontanremissionen stützt auch keineswegs häufig propagierte medikamentöse oder psychointerventionelle Ansätze, die als Krebstherapie auf eine pauschale „Stärkung des Immunsystems" abzielen.

49.4 4 Typen der Krankheitsauseinandersetzung

Basierend auf eigenen Interviews mit Krebspatienten, die eine Spontanremission ihrer Tumorerkrankung erfahren durften [3], und auf anderen Forschungsarbeiten, besonders von Hiroshi Oda [7], lassen sich diese Patienten in Hinblick auf ihre Krankheitsverarbeitung idealtypisch 4 Gruppen zuordnen:

- „aktiver Kampf"
- „existenzieller Wandel"
- „religiöse Deutung"
- „verstrickter Beobachter"

Die **„aktiven Kämpfer"** betrachten ihre Krebserkrankung als eine von außen kommende Bedrohung ihres Lebens, gegen die es aktiv anzukämpfen gilt. Maßnahmen der „Krebsabwehr" und der „Abwehrsteigerung" sowie aktives Krankheitsverhalten stehen deshalb ganz im Vordergrund. Die Frage „Warum ich?" spielt keine große Rolle. Eine Spontanremission wird als „Sieg" und Bestätigung der eigenen Kampfstrategie erlebt, was es ermöglicht, im Großen und Ganzen das Leben vor der Krankheit fortzusetzen. Nicht selten wird dieses eigene „erfolgreiche" Krankheitsverhalten medienwirksam als allgemeine Strategie gegen Krebs propagiert. Die meisten Bücher über unerwartete Krebsgenesungen berichten über derartige „aktive Kämpfer“ oder sind von ihnen geschrieben.

Patienten des Typs des **„existenziellen Wandels“** sehen dagegen in ihrer Krebserkrankung eine Botschaft des Körpers, dass er so nicht weiterleben könne. Die Frage „Warum ich?“ ist für diese Menschen zentral. Sie ändern ihr Leben grundlegend, versöhnen sich oft mit der Möglichkeit, zu sterben. Eine Spontanremission betrachten diese Menschen nicht als Ziel, sondern eher als „Nebenprodukt“ ihres existenziellen Wandels. Sie schildern ihre Lebensweisen vor und nach der Erkrankung mit großem Kontrast.

Ein Teil der Menschen deutet ihren existenziellen Wandel in dem religiösen Kontext, in den sie weltanschaulich eingebunden sind oder den sie in der Krankheit für sich entdecken. Eine Spontanremission deuten sie als **göttliche „Gnade“** und als „Wunder“, das an ihnen geschehen ist. Ihre Gebete oder die Fürbitten anderer seien erhört worden.

Eine vierte Patientengruppe ist nicht fähig oder willens, sich eingehender mit ihrer Erkrankung auseinanderzusetzen. Sei es, dass sie in ihrer kognitiven Krankheitsauseinandersetzung eingeschränkt sind oder dass sie – vor Angst gelähmt – ihre Krankheit und deren Bedrohlichkeit verdrängen möchten. Oder sie geben in einer stoischen Grundhaltung der Krankheit deshalb wenig Raum, weil die Zukunft „sowieso unsicher“ sei. Sie müssten nehmen, was kommt, also sei es besser, sich im Moment mit dem **„Hier und Jetzt“** zu beschäftigen. Sie erleben ihre Krankheit manchmal wie einen Film, den sie sich anschauen, und dabei registrieren sie, dass sie darin mitspielen. Sie erleben sich also als in eine fremd anmutende Geschichte verstrickt, die sie, wenn überhaupt bewusst, dann eher beobachtend registrieren. Eine Spontanremission ändert deshalb ihr Leben nicht wesentlich. Bildlich gesprochen verlassen sie mehr oder weniger erleichtert oder nachdenklich das Kino, in dem ihre Krankheitsgeschichte gezeigt wurde. Das Phänomen ihrer Spontanremission ist für sie – genauso wenig wie die vorangegangene Erkrankung – kein großes Thema.

Diese 4 Typen der Krankheitsauseinandersetzung sind nicht spezifisch für Krebskranke, die eine Spontanremission erfahren. Die gleichen Verhaltensmuster findet man auch bei von Krebs Betroffenen, die durch eine kompetente Tumortherapie eine Remission oder gar eine Heilung ihrer Krankheit erreichen, genauso aber auch bei Patienten, deren Krankheit fortschreitet und die daran sterben.

Spiritualität bedeutet nicht die Oberstufe von Religiosität, sondern ein Selbstkonzept mit Transparenz und eine Suche nach Lebenssinn, unabhängig von einer Zugehörigkeit zu einer religiösen Gruppierung. Eine spirituelle Krankheitsauseinandersetzung findet bei den meisten Patienten mit einer onkologischen Erkrankung statt und ist eine durchaus hilfreiche Coping-Strategie. Spiritualität darf aber genauso wenig wie Religiosität – auch nicht mit Verweis auf fragwürdige Studien – fundamentalistisch als Überlebensbonus missverstanden und instrumentalisiert werden [2, 11].

! WICHTIG

Genauso wenig wie eine jahrzehntelang immer wieder beschriebene „Krebspersönlichkeit“ der soliden psychoonkologischen Forschung standhielt, gibt es keine hinreichenden Belege für eine „Spontanremissionspersönlichkeit“.

Krebskranke, die eine Spontanremission oder gar eine Spontanheilung erfahren, sind als Personen und in ihrem Krankheitsverhalten so unterschiedlich wie andere Krebskranke auch. Das sollte Krebsbetroffenen Mut geben, sich selbst in ihrer **Einmaligkeit** mit all ihren individuellen Stärken und Hoffnungen ernst zu nehmen, ohne sich die Schuhe von anderen anziehen zu müssen.

LITERATUR

1. Cole WH: Efforts to explain spontaneous regression of cancer. J Surgical Oncol 7 (1981) 201–209
2. Holland J, Passik S, Kash KM et al.: The role of religious and spiritual beliefs in coping with malignant melanoma. Psycho-Oncology 8 (1999) 14–26
3. Kappauf H: Wunder sind möglich. Spontanheilung bei Krebs. Herder, Freiburg i.B. (2003)
4. Kennedy BJ: Psychological response of patients cured of advanced cancer. Cancer 38 (1976) 2184–2191
5. Lassen U, Osterlind K, Hansen M et al. Long-term survival in small-cell lung cancer: posttreatment characteristics in patients surviving 5 to 18 + years – An analysis of 1,714 consecutive patients. J Clin Oncol 13 (1995) 1215–1220
6. Noelle E, Petersen T: Wer glaubt an Wunder? Westdeutsche mehr als Ostdeutsche. Frankfurter Allgemeine Zeitung vom 20.09.2006, Nr. 219, S. 5

7. Oda H: Spontanremissionen bei Krebserkrankungen aus der Sicht des Erlebenden. Beltz Psychologische Verlags Union, Weinheim (2001)
8. O'Regan B, Hirshberg C. Spontaneous Remission. An Annotated Bibliography. Institute of Noetic Sciences. Sausolito (1993)
9. Ritter WH, Albrecht M (Hrsg.): Zeichen und Wunder. Vanderhoek & Ruprecht, Göttingen (2007)
10. W Schamoni: Wunder sind Tatsachen. Eine Dokumentation aus Heiligsprechungsakten. J.W. Naumann Verlag, Würzburg (1977)
11. Sloan RP, Bagiella E, VandeCreek L et al.: Should physicians prescribe religious attitudes? N Engl J Med 342 (2000) 1913–1916

KAPITEL 50

Herbert W. Kappauf

Alternativ-komplementäre Therapien und Psychoonkologie

50.1 Definition alternativ-komplementärer Methoden

Unkonventionelle Verfahren in der Krebsmedizin werden analog zur angloamerikanischen Begriffsbildung – Complementary and alternative Medicine – zunehmend auch in der deutschsprachigen wissenschaftlichen Literatur als alternativ-komplementäre Methoden zusammengefasst. Damit soll die Verwirrung überwunden werden, die durch Begriffe wie „Erfahrungsmedizin", „Ganzheitsmedizin", „Sanfte Medizin", „Naturheilkunde", „Traditionelle Medizin", „Biologische Medizin", „Komplementärmedizin", „Alternativmedizin", „Unorthodoxe Therapien", „Außenseitermedizin" und „Paramedizin" besteht, weil diese keineswegs einheitlich, sondern teils als Oberbegriffe, teils gleichbedeutend, teils als unterscheidende Kategorien und anderseits wiederum einfach nur unscharf beschreibend oder polarisierend wertend verwendet werden.

Unkonventionelle oder alternative Verfahren sind dadurch gekennzeichnet, dass die behauptete therapeutische Wirksamkeit (oder diagnostische Treffsicherheit), die Anwendern und Betroffenen bedeutsam erscheint, nicht oder nicht aussagekräftig belegt ist [3]. Mit dieser Definition hängt es weniger von der Methode ab, ob sie als unkonventionell zu bezeichnen ist, sondern mehr von den apodiktischen **Erfolgsansprüchen,** mit denen sie eingesetzt wird, ohne dass diese schlüssig belegt sind oder – im Unterschied zu experimentellen Therapien – als Hypothesen in klinischen Studien geprüft werden [4].

In dem weiten Spektrum unkonventioneller Methoden ist die **Bedeutung einzelner Methoden** regional sehr unterschiedlich und auch zeitgeistabhängig. Die Vielfalt der Methoden reicht von Diäten, Vitaminen und Nahrungsergänzungsmitteln, verschiedensten Phytotherapeutika, tierischen Organextrakten, technischen und biotechnologischen Ansätzen, unkonventioneller Anwendung von Chemotherapiemedikamenten sowie Zytokin-, Zell- oder Antikörpertherapien über psychologische, psychologistisch-esoterische, magisch-schamanistische oder spirituelle Methoden bis hin zu komplexen Behandlungsverfahren fremder Kulturen.

In den letzten Jahren werden in dem lange durch Abgrenzungsdebatten beherrschten Verhältnis zwischen „unkonventioneller Medizin" und „Schulmedizin" **verbindende Beziehungsaspekte** betont, mit Etikettierungen wie „integrative" oder „ganzheitliche" Verfahren, die die „therapeutische Lücke" schließen oder die „Schulmedizin sinnvoll ergänzen" sollen. Vorhandene konzeptuelle Unterschiede und Konflikte werden auf diese Weise meist nur überdeckt.

Die unkonventionelle Anwendung **psychologischer Methoden** – mit dem propagierten Anspruch einer Tumorremission, einer Heilung oder einer Verlängerung der Überlebenszeit – findet sich meist vor dem Hintergrund unterschiedlichster psychogenetischer Krebstheorien, wie sie in zahlreichen auflagenstarken Büchern publiziert und dementsprechend immer wieder von ebenso auflagen- und quotenverpflichteten Medien wiedergekäut werden [1, 8].

50.2 Abwehr von Hilflosigkeit und Ohnmachtsgefühlen

Maligne, also „bösartige" Erkrankungen werden unabhängig vom Ausmaß der mit ihnen verbundenen Bedrohlichkeit anders erlebt als die meisten nichtonkologischen Krankheiten. Ein Fallbericht aus der Praxis macht dies deutlich.

50

FALLBEISPIEL

Ein 82-jähriger Mann wird zur Herzklappenoperation in einem Herzzentrum aufgenommen. Als der Operateur mit ihm über die vorliegende Erkrankung sowie über das operative Vorgehen und das Risiko spricht, unterbricht ihn der Patient: „Herr Doktor, ich bin nicht krank, das ist eine Reparatur." Wenige Monate nach der erfolgreichen Operation wird bei dem Mann eine asymptomatische chronische Leukämie festgestellt, die nicht behandlungsbedürftig ist. Jetzt zeigt er sich sehr verunsichert und ängstlich. Bei den Kontrolluntersuchungen, die eine stabile Krankheitssituation bestätigen, überreicht er regelmäßig Zeitschriftenartikel, die vorgeblich „neue", meist unkonventionelle Therapiemethoden propagieren. Er sei einerseits ja froh, dass er sich gesund fühle, aber er könne es „kaum aushalten, gegen die diagnostizierte Blutkrankheit nichts zu tun".

Dieser Fallbericht zeigt, wie eine **Krankheitsauseinandersetzung** von subjektiven Krankheitsvorstellungen abhängt und ein einfaches Störung-Reparatur-Modell, das als Kontrollkonzept zunächst Angst bindet, bei onkologischen Erkrankungen in der Regel versagt. Resultierende Ohnmachtsgefühle wiegen dabei besonders schwer, da Krebserkrankungen fest mit Kontrollverlust assoziiert sind. „Was kann ich (noch) tun ?", ist somit eine alltägliche Patientenfrage in der onkologischen Praxis.

Aktives Krankheitsverhalten und therapeutisches Machen vermindern somit – unabhängig davon, ob sie den Krankheitsverlauf günstig beeinflussen – zumindest kurzfristig ein Gefühl von Hilf- oder sogar Hoffnungslosigkeit auf Patientenseite und therapeutische Ohnmachtsgefühle aufseiten der Behandler. Wenn Krebsbetroffene somit nach Beginn einer alternativ-komplementären Behandlung zumindest vorübergehend ein besseres psychisches Befinden berichten, so ist dies somit durchaus nachvollziehbar und bestärkt die Therapeuten in ihrem Handeln. Eine pathologische Auffälligkeit festzustellen, ohne dagegen zu handeln, gefährdet dagegen in der Tat die berufliche Identität vieler Therapeuten verschiedenster Ausrichtung und führt – nicht selten auch in der konventionellen Medizin – zu Behandlungen, deren nachhaltiger Nutzen nicht belegt oder sogar widerlegt ist.

50.3 Aktivität als individuelle Handlungssouveränität

Unkonventionelle Therapiemethoden postulieren mit sehr unterschiedlichen Krankheitsmodellen **Kontrolle durch ein bestimmtes aktives Krankheitsverhalten,** sei es durch komplementäre Medikamente und Nahrungsergänzungsmittel, Veränderung der Schlafstätte oder psychische Anstrengungen. Selbst aktiv zu werden und zur Genesung oder Rezidivverhinderung beitragen zu können, ist in der Tat ein wichtiges Motiv Krebsbetroffener bei ihrer Hinwendung zu unkonventionellen Therapiemethoden. Zudem beinhaltet der in unserer Kultur gestiegene gesellschaftliche Wert von Individualität die aktive Gestaltung des eigenen Lebensentwurfes. Diese Handlungssouveränität kann auch bei Krankheit schwer vollständig an Experten abgegeben werden, besonders wenn diese sich paternalistisch verhalten und – im Erleben des Patienten – nur seine Krankheit, aber nicht ihn als krankes Individuum sehen. Untersuchungen zeigen auf, dass es eher jüngere Kranke und solche mit höherem Einkommen und Bildungsgrad sind – also eine Bevölkerungsgruppe, für die Individualität eine größere Rolle spielt –, die sich mehr unkonventionellen Krebsbehandlungen zuwenden. Dabei überwiegen entgegen weit verbreiteter Annahmen keineswegs Krebskranke mit weit fortgeschrittener Erkrankung und infauster Prognose [9]. Gerade nach erfolgreich abgeschlossener onkologischer Therapie, wenn also die bisher behandelnden Ärzte keine Krankheit und somit keine Behandlungsbedürftigkeit mehr sehen und gleichzeitig eine auch angstbindende Behandlungsstruktur wegfällt, lässt das „Damokles-Syndrom" der Rezidivängste viele Betroffene unkonventionelle Behandlungen beginnen. Oft weist nur das Schlagwort einer beabsichtigten „Stärkung der natürlichen körpereigenen Abwehrkräfte" auf ihre erlebte Bedrohung hin.

50.4 Grenzen von Rationalität bei der Konfrontation mit der Sterblichkeit

Onkologische Erkrankungen führen bei den meisten Betroffenen zu einer nur bedingt prognoseabhängigen **existenziellen Verunsicherung.** Wegen der mit „bösartigen" Erkrankungen verbundenen Vorstellungen und Assoziationen kommt es zu einer unausweichlichen Auseinandersetzung mit der menschlichen „Grundbefindlichkeit der Lebensangst" [2]. Erschüttert wird dabei auch die Wertigkeit von Rationalität für Lebensentscheidungen, besonders wenn eine „vernünftige" Lebensführung mit gesunder Ernährung und regelmäßiger Teilnahme an Vorsorgeuntersuchungen die jetzige Erkrankung nicht verhindert hat. Damit relativiert sich im Erleben dieser Patienten auch ein bisher mit einem Gefühl von Kontrolle hochgehaltener Wert von rationalem Verhalten in Gesundheit und Krankheit. In Zweifel gezogen wird damit notwendigerweise auch ein schulmedizinischer Alleinvertretungsanspruch von rationalen und wissenschaftlich begründeten Therapieempfehlungen. Dies gilt umso mehr, wenn bereits eine palliative, also inkurable Krankheitssituation vorliegt. Denn die Tatsache von Unheilbarkeit und Sterblichkeit lässt sich zwar rational thematisieren, jedoch nicht rational lösen.

50.5 Polarisierung als immanenter Teil des Phänomens

Beim Thema unkonventioneller Medizinansätze fallen gerade in der Onkologie ein Ausmaß und eine Schnelligkeit von emotionaler Polarisierung zwischen Protagonisten und Kritikern auf, wie sie sonst bei der Diskussion medizinischer Fragen kaum üblich sind. Von Vertretern alternativ-komplementärer Methoden wird häufig ihr Selbstverständnis einer „sanften Ganzheitsmedizin" einer Schulmedizin im Sinne einer reduktionistischen, durch „Stahl, Strahl und Chemie" gekennzeichneten, „aggressiven Reparaturmedizin" gegenübergestellt. Auch in der Gegenpolemik mit spiegelbildlichen Feindbildern findet sich diese diskursive Grenzziehung zwischen „Gut" und „Böse". Sie spiegelt in erstaunlicher Weise die der Onkologie immanente Grenzziehung zwischen „gutartig" und „bösartig" wider.

Bei der psychoonkologischen Betreuung Krebskranker ist es essenziell, zu erkennen, dass die beim Thema „alternativ-unkonventionelle Therapien" häufig aufkommende Polarisierung zwischen einer jeweils „guten" und einer „bösen" Medizin – trotz dahingehend prägenden Realerfahrungen – nicht der medizinischen Wirklichkeit auf beiden Seiten entspricht, sondern eher der inneren Patientenbefindlichkeit: Das „innere Staging", die Aufspaltung eines bisher intakten Selbstbildes in jetzt gesunde und kranke, vom Krebsgeschehen betroffene, also „bösartige" Anteile projiziert sich in eine „sanfte, die Selbstheilungskräfte fördernde Medizin" und eine „aggressive, dem Körper schadende Medizin". Die Betonung eines **Wunsches nach „Ganzheitlichkeit"** zeigt, wie sehr sich der Patient eine Aufhebung der sein Selbstbild gefährdenden inneren Aufspaltung wünscht [5]. Professionelle psychoonkokologische Hilfe fokussiert somit nicht darauf, mit dem Patienten eine Allianz bei der Suche nach „ganzheitlichen Therapiemethoden" zu bilden, sondern ihm bei seiner Re-Integration zu helfen – dabei, in einer schwierigen Lebenssituation sich wieder als Individuum mit einem positiven Selbstbild und hilfreichen Ressourcen zu erleben.

50.6 Suche nach Information als Beziehungsangebot

Nicht selten suchen Krebskranke im onkologischen oder psychoonkologischen Gespräch Information über alternativ-komplementäre Behandlungsmethoden. Information schafft eine Grundlage für mögliche Entscheidungen, die zwar nicht Gefühle von Ambivalenz, aber von Ohnmacht vermindern. Denn Entscheidungen bedeuten **Handlungssouveränität.** Aber genauso wenig wie der Wunsch nach mehr Informationen nicht allein der Wissensvermehrung dient, fällen Krebsbetroffene Entscheidungen für oder gegen eine Behandlung nicht nach abstrakten, „objektiven“ Kriterien. Sie richten sich nach einer Vielzahl von subjektiven Faktoren: nach eigenen Wertvorstellungen, früheren Problemlösungen sowie Erlebens- und Gefühlsaspekten, einschließlich dem Gefühl, „alles getan“ zu haben oder dem Selbstbild gerecht werden zu müssen [6, 7]. Patienten treffen in diesem Sinne immer persönliche Entscheidungen. Die persönliche und subjektive Bewertung des Nutzens einer Therapie ist dabei häufig entscheidender als objektive Daten.

LITERATUR

1. Horneber M, Büschel G, Kaiser G, Kappauf H, Wilhelm M, Gallmeier WM: Unkonventionelle Verfahren – Chancen für die Arzt-Patient-Beziehung. Onkologe 9 (2003) 1335–1342
2. Kaiser G, Birkmann J, Büschel G, Horneber M, Kappauf H, Gallmeier WM: Unkonventionelle, alternative Therapieverfahren in der Onkologie. Internist 39 (1998) 1159–1167
3. Dalton SO, Boesen EH, Ross L, Schapiro IR, Johansen C: Mind and cancer. Do psychological factors cause cancer? Eur J Cancer 38 (2002) 1313–1323
4. Newell SA, Sanson-Fisher RW, Savolainen NJ: Systematic review of psychological therapies for cancer patients: overview and recommendations for future research. J Natl Cancer Inst 94 (2002) 558–584
5. Verhoef MJ, Balneaves LG, Boon HS, Vroegindewey A: Reasons for and characteristics associated with complementary and alternative medicine use among adult cancer patients: a systematic review. Integr Cancer Ther 4 (2005) 274–286
6. Gadamer HG: Über die Verborgenheit der Gesundheit. Suhrkamp, Frankfurt a.M. (1993)
7. Kappauf H, Leykauf-Ammon D, Bruntsch U et al.: Use of and attitudes held towards unconventional medicine by patients in a department of internal medicine/oncology & haematology. Support Care Cancer 8 (2000) 314–322
8. Kaptchuk TJ, Eisenberg DM: The persuasive appeal of alternative medicine. Ann Intern Med 129 (1998) 1061–1065
9. Moschen R, Kemmler G, Schweigkofler H et al.: Use of alternative/complementary therapy in breast cancer patients – a psychological perspective. Support Care Cancer 9 (2001) 267–274

VI Fachbezogene Aspekte der Psychoonkologie

KAPITEL

51 Psychoonkologie in der Pädiatrie

Birte Hesselbarth und Ulrike Graubner

51.1 Medizinische Grundlagen

Krebs im Kindes- und Jugendalter ist relativ selten. Unter den bösartigen Erkrankungen liegt der Anteil pädiatrisch-onkologischer bei 1%. In Deutschland erkranken jährlich ca. 1800 Kinder neu an Krebs bei einem jahresdurchschnittlichen Bevölkerungsanteil von 12,3 Millionen [12].

Krebserkrankungen im Kindes- und Jugendalter unterscheiden sich bezüglich Histogenese und Tumorlokalisation von denen im Erwachsenenalter. Bei 0- bis 14-Jährigen sind Leukämien (33,9%) am häufigsten, gefolgt von Tumoren des zentralen Nervensystems (22,2%). ➢ Abbildung 51.1 zeigt die Verteilung der verschiedenen Krebserkrankungen im Kindesalter.

In den verschiedenen Altersgruppen wiederum unterscheiden sich Diagnosearten und Erkrankungshäufigkeit: Während Leukämien häufig bei Kindern unter 4 Jahren auftreten, sind Osteo- und Ewing-Sarkome typische Erkrankungen des Jugendalters.

Die medizinische Therapie erfolgt nach standardisierten Behandlungsprotokollen der Gesellschaft für pädiatrische Onkologie und Hämatologie (GPOH). Sie beinhalten eine multimodale Therapie, die sich aus einer Kombination von pharmakologischer und radiologischer Therapie sowie operativen Maßnahmen zusammensetzt. Gegebenenfalls werden autologe oder allogene Blutstammzelltransplantationen notwendig. Im Bedarfsfall wird die Therapie in Rücksprache mit den Studienleitungen individuell angepasst [8]. Die Dauer der Gesamttherapie variiert zwischen wenigen Wochen und mehreren Jahren.

Obwohl die medizinische Behandlung in den letzten 30 Jahren enorme Fortschritte gemacht hat, sind Krebserkrankungen unverändert (seit 1979) die zweithäufigste Todesursache im Kindes- und Jugendalter [7].

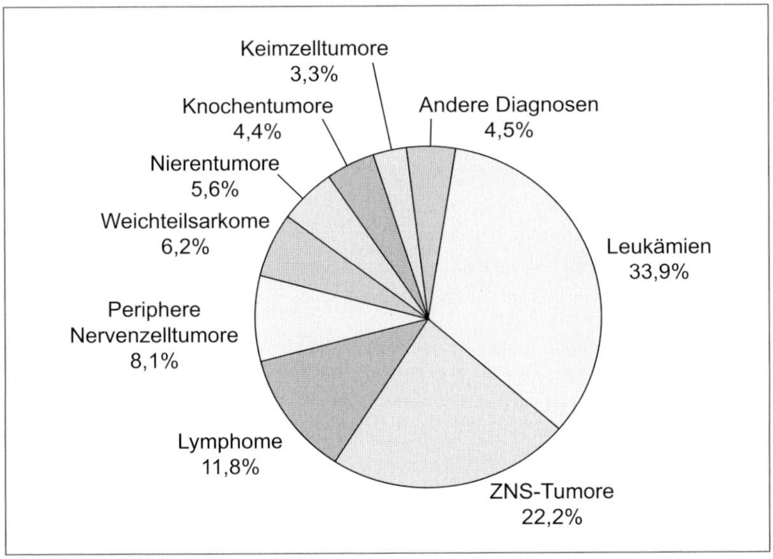

Abb. 51.1 Relative Häufigkeiten verschiedener Krebserkrankungen bei 0- bis 14-Jährigen (1996–2005) nach Angaben des Kinderkrebsregisters 2006

> **! WICHTIG**
>
> Die Fünf-Jahres-Überlebenswahrscheinlichkeit für alle malignen Erkrankungen bei Kindern unter 15 Jahren beträgt laut Kinderkrebsregister derzeit 76% [12].

Auch wenn sich allgemein die statistischen Prognosen verbessert haben, bleibt für die Betroffenen während der Behandlung und oft noch jahrelang nach Beendigung der Akuttherapie die Ungewissheit bezüglich einer längerfristigen Heilung bestehen.

51.2 Die psychosoziale Situation der erkrankten Kinder und ihrer Familien

Wenn ein Kind an Krebs erkrankt, stellt dies eine Belastung für die Familie als Gesamtsystem sowie für jedes Mitglied dar. Die genannten medizinischen Aspekte weisen auf die Hauptursachen der psychosozialen Anforderungen hin, mit denen die Betroffenen konfrontiert sind. Die Familien geraten durch die Diagnosestellung in eine existenzielle Krise, einen emotionalen Ausnahmezustand [15]. Sie sind mit der Lebensbedrohlichkeit der Erkrankung konfrontiert, wissen, dass Heilung nur durch eine lange Therapie mit aggressiven Medikamenten, die akute, vielleicht auch chronische Nebenwirkungen verursachen, und mit vielen Krankenhausaufenthalten möglich ist. Das Alltagsleben aller ist primär durch die Erkrankung bestimmt.

Die lange Dauer der Therapie, das Leben mit Angst und Unsicherheit und die multiplen Anforderungen durch die Koordination von Alltagsleben und Pflege des kranken Kindes bringen die Familien oft an die Grenzen ihrer Belastbarkeit. Das Belastungserleben und die Reaktion auf die Anforderungen sind von Familie zu Familie sowie interindividuell unterschiedlich. ➤ Tabelle 51.1 gibt einen Überblick über die psychosozialen Belastungen und Anforderungen des erkrankten Kindes, der Eltern sowie der Geschwister.

Tab. 51.1 Krankheitsbedingte psychosoziale Anforderungen und Belastungen betroffener Kinder/Jugendlicher, Eltern und Geschwister

Psychosoziale Anforderungen und Belastungen		
Erkranktes Kind/Jugendlicher	**Eltern**	**Geschwister**
Leben in zwei Lebenskontexten (Welten)		• Verzicht auf einen Elternteil • Trennung vom Geschwisterkind • Veränderung des Alltags: Verzicht auf Freizeitaktivitäten, Erleben von Willkür und Unplanbarkeit: schnelles und plötzliches Abschiednehmen • Auseinandersetzung mit fremden Bindungspersonen, z.B. Haushaltshilfe • Emotionale Betroffenheit durch Erkrankung des Bruders/der Schwester: Erleben von Angst, Trauer, Schuldgefühlen • Verlust eines Teils der elterlichen Aufmerksamkeit: Gefühl des Zurückgesetztseins • Keinen oder nur wenig direkten Kontakt mit der Krankenhauswelt, obwohl die Krankheit ständig Einfluss auf sie nimmt
• Verlust der körperlichen Unversehrtheit • Erleben von krankheits- und therapiebedingtem Unwohlsein: Übelkeit, Erbrechen, Schmerzen, allergischen Reaktionen • Erleben von reversiblen und irreversiblen Körperveränderungen und Krankheitsfolgen • Hohes Maß an Disziplin und Kooperationsbereitschaft bei Untersuchungen und Durchführung von Therapiemaßnahmen: Medikamenteneinnahme, Einhalten von Hygienevorschriften • Verlust der Intimsphäre • Therapiedauer • Krankenhausaufenthalte • Verlust des sozialen Umfelds: teilweise soziale Isolierung	• Emotionale Schockreaktion: Erleben von Angst, Unsicherheit, Taubheit, Gefühl der Überforderung, Schuldgefühlen • Reorganisation des Alltags: Arbeit, Versorgung der Geschwisterkinder, Betreuung des kranken Kindes • Erschütterung der elterlichen Rolle und des elterlichen Selbstverständnisses: z.B. Erfahrung, das Kind nicht schützen zu können • Kommunikation und Kooperation mit Ärzten und Schwestern • Probleme bei der Betreuung des erkrankten Kindes: z.B. Eltern-Kind-Konflikte bedingt durch Medikamenteneinnahme • Unsicherheit in der Erziehung • Problemverhalten von Geschwistern	

Tab. 51.1 Krankheitsbedingte psychosoziale Anforderungen und Belastungen betroffener Kinder/Jugendlicher, Eltern und Geschwister (Forts.)

Psychosoziale Anforderungen und Belastungen		
Erkranktes Kind/Jugendlicher	**Eltern**	**Geschwister**
• Umgehen mit den mehr oder weniger adäquaten Reaktionen (Bagatellisieren, Katastrophisieren) von Freunden, Bekannten, Mitschülern • Verlust des Alltagslebens: Kindergarten-/Schulbesuch, Freizeitaktivitäten nur noch sehr eingeschränkt möglich • Leben in einer Erwachsenenwelt: steigende Erwachsenenkontakte • Verlust/Verringerung des Kontakts zu Gleichaltrigen • Einschränkung der Autonomie: vermehrte Abhängigkeit von Eltern, Pflegepersonal • Psychisches Auseinandersetzen mit Erkrankung, existenzieller Bedrohung, Autonomie und Kontrollverlust, Schuld und Schamgefühlen, Angst, Trauer, Beeinträchtigung der Zukunftsplanung und -perspektive, • Sinn- und Glaubenskrise	• Aushalten der psychischen Reaktion des erkrankten Kindes • Unterstützung und Betreuung des erkrankten Kindes • Betroffenheit durch das Leiden des Kindes • Finanzielle Probleme • Paarkonflikte: z.B. durch unterschiedliche Krankheitsbewältigung • Kontakt und Kommunikation mit sozialem Umfeld: u.a. Familie, Freunde, Schule • Leben mit Langzeitbelastungen: Rezidivangst, bleibende existenzielle Bedrohung, intrusive Gedanken, Angst vor der Zukunft • Sinn- und Glaubenskrise	

Patienten

Für die erkrankten Kinder und Jugendlichen impliziert die Diagnose Krebs eine ganzheitliche Erschütterung: Sie verlieren ihre körperliche Unversehrtheit, die Gewissheit, wieder ganz gesund zu werden, ihre emotionale Stabilität, ihr alltägliches Leben und ihre sozialen Beziehungen. Die Zukunftsplanung, das kindliche Sinn- und Wertesystem sowie die kognitiven Schemata, wie zum Beispiel das Körperschema, werden durch die Krankheit und ihre Auswirkungen in Frage gestellt. Dies sind nicht-normative Anforderungen, welche die Kinder mit Erfahrungen konfrontieren, die ihrem Alter und den Aufgaben ihrer jeweiligen Entwicklungsstufe nicht entsprechen. Die physischen, kognitiven, emotionalen und sozialen Veränderungen während der kindlichen Entwicklung stehen in Wechselwirkung mit den physischen und psychologischen Auswirkungen der Erkrankung [18]. Die Tatsache, an Krebs erkrankt zu sein, kann die Lösung der Entwicklungsaufgaben einerseits erschweren, andererseits können die Anforderungen auch zur Reifung beitragen [17]. Um zu verstehen, welche psychosozialen Auswirkungen die Krankheit für das individuelle Kind hat, ist es wichtig, die Bearbeitung der Entwicklungsaufgaben in den jeweiligen Altersstufen zu berücksichtigen.

Autonomieentwicklung ist zum Beispiel während der ganzen kindlichen Entwicklung ein wesentliches Thema. In jeder Entwicklungsstufe wird dabei ein anderer Aspekt bearbeitet und gelöst. Entsprechend werden die Grenzen, die die Krankheit setzt, unterschiedlich erlebt. Ein Kleinkind beginnt seine Autonomie erstmals zu erproben, indem es die schützende Basis der Eltern verlässt und seine Umwelt exploriert. Daher beeinträchtigt es Kleinkinder zum Beispiel, auf den Infusionsständer warten zu müssen. Jugendliche hingegen bearbeiten das Entwicklungsthema Autonomie, indem sie sich vermehrt der Peergruppe (Gleichaltrigengruppe) zuwenden und dort ihren Platz suchen. Für sie sind der Verlust der sozialen Beziehungen und die Abhängigkeit von den Eltern besonders schwer zu ertragen.

! WICHTIG

Durch Studien der pädiatrisch-psychoonkologischen Forschung, aber auch durch klinische Erfahrungen in der Nachsorge, wurde gezeigt, dass Kinder und Jugendliche auch im psychosozialen Bereich mit Langzeitfolgen kämpfen [15].

Sie erleben sich in ihrer Lebenszufriedenheit und Funktionalität beeinträchtigt. Allgemein nach belastenden Lebenssituationen gefragt, nennen Jugendliche noch viele Jahre nach Therapieende spontan krankheitsspezifische Inhalte: beispielsweise krankheits- oder therapiebedingte Handicaps [2].

Eltern

Auf die Tatsache, dass das eigene Kind an Krebs erkrankt ist, folgt bei den Eltern eine Schockreaktion mit Angst, Gefühlen von Taubheit, Erstarrung, Irrealität und Überforderung. Sie haben plötzlich viele Fragen und empfinden, keinen klaren Gedanken fassen zu können.

Diese heftige Reaktion der Erschütterung ist vor allem auch darin begründet, dass das elterliche Selbstverständnis in Frage gestellt wird durch die Erfahrung der absoluten Hilflosigkeit und Ohnmacht, das Kind nicht schützen zu können. Die Eltern stehen vor der Aufgabe, ihre Rolle angesichts dieses Erlebens neu zu definieren. Vielen gelingt es, indem sie sich als Advokat des Kindes gegenüber den Ärzten und dem sozialen Umfeld sehen. Bei manchen Eltern kann das Bedürfnis, das Kind zu beschützen, so stark werden, dass sie besonders am Anfang Ärzte und Schwestern nur bedingt an das Kind heranlassen oder jede medizinische Maßnahme zunächst in Frage stellen. Andere suchen häufig das Gespräch mit dem Arzt. Angst treibt sie, immer wieder dieselben Fragen zu stellen, auch wenn sie kognitiv die Antwort bereits kennen. Das angespannte Warten auf jedes Untersuchungsergebnis bleibt bei den Eltern während der gesamten Therapiezeit bestehen [17].

Schwierig ist für Eltern auch die Tatsache, dass sie zu Beginn der Therapie, wenn sie noch in der Schockreaktion gefangen sind, wenig Zeit haben, komplexe medizinische Entscheidungen zu treffen [16]. Die medizinische Notwendigkeit eines schnellen Therapiebeginns nach dem langen, bangen Warten auf die Diagnose beinhaltet für Eltern aufgrund der emotionalen Überlastung eine weitere Erfahrung von Kontrollverlust.

! WICHTIG

Neben der Herausforderung, sich mit den eigenen Emotionen auseinanderzusetzen [1], müssen Eltern den multiplen Anforderungen des Alltags gerecht werden: Betreuung des kranken Kindes, Arbeit, Versorgung der Geschwister, Kontakt mit dem sozialen Umfeld und finanzielle Existenzsicherung.

Häufig treten während der Therapie Probleme in der Partnerschaft, erzieherische Schwierigkeiten und andere innerfamiliäre Spannungen auf.

Ebenso wie die Kinder leiden auch die Eltern häufig unter psychosozialen Langzeitfolgen wie Rezidiv- und Zukunftsangst sowie wiederkehrenden intrusiven (d.h. quälenden, sich aufdrängenden) Gedanken. Dies wird von den Betroffenen selbst und vor allem vom sozialen Umfeld oft unterschätzt und findet, je länger die Therapie zurückliegt, keine Berücksichtigung mehr.

Geschwister

Geschwister sind Familienmitglieder, die in ihrer Mitbetroffenheit häufig aus dem Blick der Eltern, des sozialen Umfelds und der Klinikmitarbeiter geraten.

! WICHTIG

Die Hauptschwierigkeit besteht für Geschwister oft darin, dass sie – obwohl ihr gesamtes Leben durch die Erkrankung des Geschwisterkindes betroffen ist – vieles nur indirekt (z.B. durch Erzählung) miterleben und daher nur bedingt verstehen können. Dies ist besonders für jüngere Kinder problematisch. Sie erleben die extreme Anspannung der Eltern, was sie selbst verunsichert, können aber letztlich den Grund dafür nicht begreifen und machen sich daher ihre eigenen Vorstellungen.

Kinder reagieren sehr unterschiedlich. Einige nehmen sich selbst ganz zurück und „funktionieren einmalig", stützen und trösten die Eltern. Manche überfordern sich dadurch auf Dauer und entwickeln nach Beendigung der Therapie psychische

Auffälligkeiten. Andere Kinder zeigen ihre Belastung durch Verhaltensweisen, mit denen sie die Aufmerksamkeit der Eltern einfordern. Kleinkinder imitieren beispielsweise Verhaltensweisen des kranken Kindes. Sie würgen, um auch zu erbrechen, und regredieren in ihrer Entwicklung. Schulkinder haben manchmal den Wunsch, auch so krank zu sein wie das Geschwisterkind. Sie reagieren mit Schulproblemen oder gestörtem Essverhalten.

Vielen Kindern und Familien gelingt es im Laufe der Therapie, diese Belastungen zu meistern. Sie zeigen eine gute Adaptation an das Leben mit einer lebensbedrohlichen Erkrankung, ein Ergebnis sehr energie- und kraftaufwendiger Bewältigungsarbeit. Im klinischen Alltag wird – je länger eine Familie in Therapie ist – schnell übersehen, unter welcher Grundbelastung die Familie durch die dauernde Bewältigungsleistung steht. Im Rahmen einer ganzheitlichen psychoonkologischen Betreuung der erkrankten Kinder und der Familien muss diese Belastung immer wieder vergegenwärtigt und diese Grundvulnerabilität besonders in Krisenzeiten berücksichtigt werden.

51.3 Krankheitsbewältigung

Die Verarbeitung der Krankheit und ihrer Anforderungen erfolgt durch den Ablauf komplexer psychischer Geschehen, sogenannter Coping-Prozesse. Ihr Ergebnis sind die emotionalen Reaktionen und das Verhalten der Kinder und Eltern im Therapieverlauf. Die Einsicht in die verschiedenen Faktoren sowie die psychischen Abläufe und Mechanismen der Krankheitsverarbeitung bieten wichtige Ansatzpunkte für gezielte Interventionen, um die Betroffenen gut zu unterstützen.

! WICHTIG

Grundsätzlich wird unter Krankheitsbewältigung die Gesamtheit der kognitiven, emotionalen und handlungsbezogenen Bemühungen des Einzelnen und der Familie verstanden, um die Gesamtheit der Belastungen der Krankheit zu tragen und die Anforderungen der Behandlung zu meistern [10].

Damit wird ein dauerhafter Prozess beschrieben, der sich während der Behandlung und auch später immer wieder vollzieht. Welche Faktoren, intrapsychische Prozesse und Verhaltensweisen bei diesem Bemühen beteiligt sind, verdeutlicht exemplarisch die ➤ Abbildung 51.2, die eine verkürzte und modifizierte Darstellung des Determinantenmodells zur Krankheitsverarbeitung von Kindern und Jugendlichen von Petermann et al. 1998 darstellt und auf dem Transaktionsmodell der Stressforschung der Arbeitsgruppe um Lazarus aufbaut [16]. Viele Aspekte sind auf das Krankheitsbewältigungsverhalten von Eltern übertragbar.

Während des Prozesses werden die Bewältigungsanforderungen, die durch krankheitsspezifische Belastungen und Entwicklungsaufgaben gegeben sind, zunächst hinsichtlich ihrer Bedrohlichkeit bewertet werden. Anschließend überprüft der Patient, welche Handlungsmöglichkeiten ihm zur Verfügung stehen. Welche Reaktion der Betroffene wählt, ist abhängig von den Ergebnissen dieser Einschätzungen, den Vorerfahrungen und kognitiven Konzepten sowie den kindlichen und familiären Risiko- und Schutzfaktoren. Nach erfolgter Reaktion wird zurückblickend erneut bewertet, wie die Lebenssituation gemeistert wurde, das heißt, ob das Kind erlebt, dass die Belastung gesunken ist oder es sich als völlig hilflos erfahren hat. Je nach Ergebnis dieser Bilanz fällt das Anpassungsergebnis aus: Empfinden die Kinder, dass sie die Situation meistern können, sinkt das Risiko der Entwicklung von Verhaltensauffälligkeiten, das Erleben von Lebensqualität steigt.

Individuellen und familiären kognitiven Schemata zu Gesundheit und Krankheit kommt ein wichtiger Stellenwert für die Krankheitsverarbeitung zu. Die Familien interpretieren ihre Erlebnisse während der Behandlung anhand von früheren Lebenserfahrungen und Grundeinstellungen, die sich durch die Bewältigung früherer kritischer Ereignisse sowie durch Vorerfahrungen mit Gesundheit und Krankheit entwickelt haben. In der klinischen Praxis ist der professionelle Helfer oft mit kritischen Grundhaltungen gegenüber der Schulmedizin oder Ängsten, die aus eigenen Krankheitsentstehungshypothesen resultieren, konfrontiert. Die Eltern fragen nach einer Mitschuld, suchen nach

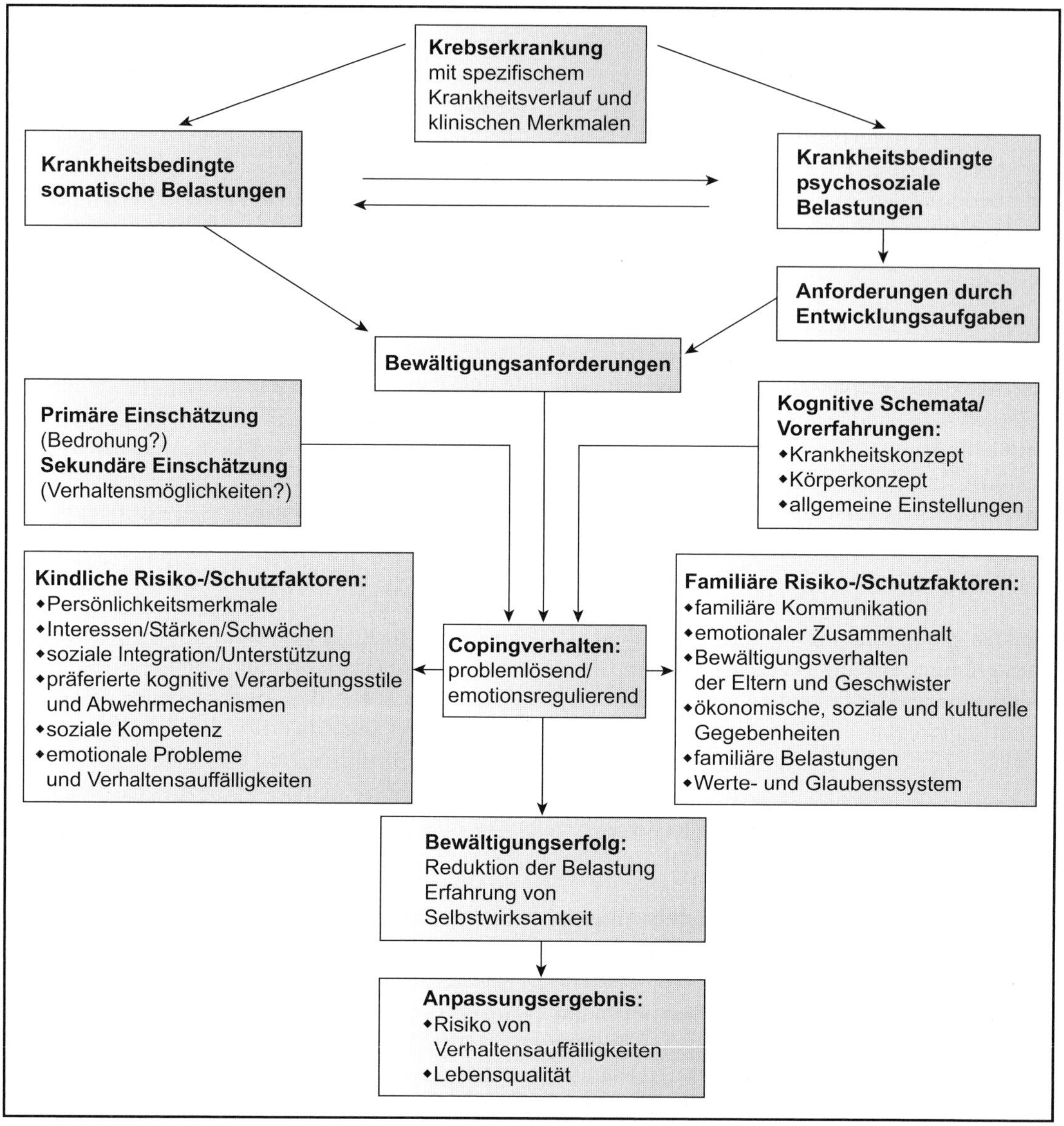

Abb. 51.2 Modell zur Krankheitsbewältigung bei krebskranken Kindern und Jugendlichen. Modifizierte Darstellung des Determinantenmodells von Petermann et al. 1998

Ursachen für die Krankheit, wobei oft unabhängig von Bildungsstand auch „irreale" Gedanken dominant sind.

Das elterliche Krankheitsverständnis beeinflusst den Dialog von Eltern und Kindern über die Krankheit wesentlich [4]. Daher ist es wichtig, zunächst die Grundeinstellungen und Krankheitshypothesen der Familie kennen und wertschätzend verstehen zu lernen, um sie gegebenenfalls verändern zu können.

Die Krankheitskonzepte der Kinder sind zusätzlich abhängig von ihrem kognitiven Entwicklungsstand. Das Modell von Piaget hilft dabei, nachzuvollziehen, welche Krankheitsentstehungstheorien Kinder in den verschiedenen Altersstufen entwickeln.

Während der sogenannten sensomotorischen Phase (0 bis 3 Jahre) nimmt das Kind seine Welt mit dem Körper und den Sinnesorganen auf. Die Krankheit ist für das Kind durch die wahrgenommenen Reize vorhanden, wird allein im Hier und Jetzt erlebt.

Ab dem Alter von ungefähr 3 Jahren erfolgt die kognitive Entwicklung in drei Stufen.

Zwischen 3 bis 6 Jahren erreichen Kinder das präoperationale Stadium. Die Wahrnehmung ist auf das Unmittelbare reduziert. Es wird nur aus der eigenen Perspektive gesehen. Die Kinder haben kein Ursache-Wirkungs-Denken, sondern leben mit magischen Vorstellungen: Magische Kräfte sind für das Geschehen verantwortlich. Sie interpretieren die Erkrankung häufig als Folge einer Regelverletzung und können daher zu Schuldgefühlen neigen. Im anschließenden konkret-operationalen Stadium (6 bis 12 Jahre) denken die Kinder in einfachen Ursache-Wirkungs-Zusammenhängen. Krankheiten werden als Folge äußerer Ursachen wie Bakterien interpretiert. In diesem Alter können Kinder schon gut zur Therapiemitarbeit motiviert werden, weil sie kognitiv in der Lage sind, sich in die Perspektive des Behandlers hineinzuversetzen. Kinder entwickeln Phantasien zum Erlebten. Daher kann es negative Auswirkungen haben, wenn ihnen Informationen nicht gegeben und Zusammenhänge nicht erklärt werden.

Ab einem Alter von ungefähr 12 Jahren erreichen Kinder das formal-operative Stadium, in dem sich das kindliche Denken demjenigen der Erwachsenen angleicht. Es zeichnet sich durch die Entwicklung der Fähigkeit zu abstraktem und hypothetischem Denken aus. Jugendliche sind in der Lage, die Krankheit als multifaktorielles Geschehen zu verstehen. Sie können stärker Verantwortung für sich übernehmen und wollen daher auch in Entscheidungsprozesse einbezogen werden.

Neben diesen kognitiven Schemata beeinflussen vorhandene kindliche und familiäre Risiko- und Schutzfaktoren das Bewältigungsverhalten. Zu den kindlichen Schutzfaktoren zählen zum Beispiel Persönlichkeitsmerkmale wie geringe Ängstlichkeit und die Grundfähigkeit, Abwehrmechanismen effektiv einsetzen zu können. Eine optimistische Grundhaltung mit der Hoffnung auf einen positiven Lebensausblick, aktive und problemorientierte Verarbeitungsstrategien, hohe soziale Kompetenz und die Fähigkeit, leicht Kontakt aufzunehmen, sind weitere hilfreiche Ressourcen für Kinder [6].

! WICHTIG

Das soziale Umfeld spielt ebenfalls eine wesentliche Rolle für das kindliche und familiäre Bewältigungsverhalten [14].

Fehlende soziale Unterstützung, pessimistische Grundhaltungen und vermeidende Coping-Strategien sind hingegen sowohl für die Familie als auch für das erkrankte Kind ein Risikofaktor [5].

Auf der Seite familiärer Faktoren sind vor allem das emotionale Klima in der Familie, die innerfamiliäre Kommunikation und das elterliche Erziehungsverhalten sowie die soziokulturellen Rahmenbedingungen von Bedeutung. Eine vertrauensvolle Atmosphäre, offene Kommunikation und ein klarer, sicherer und liebevoller Erziehungsstil unterstützen eine gute Bewältigung der krankheitsbedingten Belastungen.

51.4 Psychosoziale Unterstützungen im Therapieverlauf

Wesentliche Anknüpfungspunkte für die psychosoziale Begleitung sind alle bisher dargestellten am Krankheitsbewältigungsprozess beteiligten Faktoren.

Diagnosephase

Die Diagnosephase ist für die Betroffenen zunächst durch Unsicherheit und Warten geprägt. Mit der endgültigen Diagnose wird das, was die Eltern befürchtet haben, Realität. Diese Klarheit gibt den Familien aber auch, so schmerzlich sie ist, eine Basis, wieder handlungsfähiger zu werden. Voraussetzung hierfür ist zunächst die Stabilisierung nach der Schockreaktion. Sie stellt ein primäres Ziel psychosozialer Bemühungen in dieser Phase dar.

Dem medizinischen Aufklärungsgespräch kommt dabei eine Schlüsselrolle zu [11, 15]. Im

Gespräch muss wesentlich berücksichtigt werden, dass die Familie eine extreme Stresssituation erlebt, in der die Angst vor dem möglichen Sterben des Kindes häufig die Eltern vollständig beherrscht und gefangen nimmt. Entsprechend sind sie in ihren kognitiven und emotionalen Fähigkeiten eingeschränkt. Das Gespräch sollte daher ungestört und mit genügend Zeit erfolgen und bedarf einer guten psychologischen Führung und Strukturierung durch den Arzt, um der Familie Halt zu vermitteln. Die Familien benötigen ausreichend Information, müssen aber gleichzeitig vor Überforderung durch eine Informationsflut geschützt werden. Die Kommunikation mit der Familie sollte geprägt sein von Offenheit, Verständlichkeit und Transparenz.

! WICHTIG

Für den aufklärenden Arzt stellt sich die Aufgabe, eine gute Balance zu finden, den Eltern – soweit es möglich ist – einen positiven Ausblick durch eine realistische Heilungsoption zu geben, die Prognose nicht zu verharmlosen und die Sorgen der Familie ernst zu nehmen [15].

Neben der Aufklärung der Eltern ist es wichtig, dass die Kinder informiert werden. Sie erfassen durch die emotionale Reaktion ihrer Eltern intuitiv den Ernst der Situation und sind hochgradig beunruhigt, verstehen aber aufgrund ihrer kognitiven Entwicklung die Lage nicht genau.

Um Kinder mit ihren Ängsten und ihren eigenen vielleicht irrealen Gedanken zur Krankheit nicht allein zu lassen, sollte ein offener Dialog vor allem auch in der Familie gefördert und von den Klinikmitarbeitern modellhaft vorgelebt werden. Im Diagnosegespräch sollte mit den Eltern besprochen werden, wie eine altersgemäße Aufklärung des Kindes erfolgen kann und ihnen die Unterstützung durch Ärzte oder psychosoziale Mitarbeiter angeboten werden.

! WICHTIG

Bei älteren Kindern und Jugendlichen empfiehlt es sich, dass sie beim Diagnosegespräch anwesend sind, damit ihre eigenen Fragen geklärt werden können und sie sich ernst genommen fühlen.

Die Aufgabe des psychosozialen Mitarbeiters besteht in dieser Phase neben der Unterstützung der kindgerechten Aufklärung darin, das Diagnosegespräch mit den Familien nachzuarbeiten, aufzudecken, was nicht verstanden oder vergessen wurde, und für die ersten psychosozialen Fragestellungen zur Verfügung zu stehen. Hier reichen zunächst meist Kurzinformationen zur Stabilisierung aus.

Intensivtherapie

Im Mittelpunkt dieses Behandlungsabschnitts steht die Aufgabe, mit den therapiebedingten physischen und psychischen Anforderungen zurechtzukommen und die Mitarbeit bei der Therapie nicht zu verweigern.

Das vertiefende Gespräch über die Krankheit, die Behandlung, notwendige Untersuchungen und das eigene Erleben mit Eltern, Mitarbeitern der Klinik und Mitpatienten stellt für viele betroffene Kinder und Jugendliche eine wichtige Grundvoraussetzung dar, um das Geschehen während der Intensivtherapie aus- und durchzuhalten. Jüngeren Kindern gelingt es häufig im Spiel oder in der Kreativität, ihrem inneren Erleben Ausdruck zu verleihen. Auch Jugendliche, die vermehrt kognitive Strategien zur Krankheitsverarbeitung einsetzen, profitieren davon, sich kreativ auszudrücken. Musik- und kunsttherapeutische Angebote helfen, diese Fähigkeiten zu erweitern und sie effektiv im Krankenhausalltag zu nutzen.

Eine individuelle und altersentsprechende Vor- und Nachbereitung medizinisch-pflegerischer Maßnahmen, besonders schmerzhafter oder invasiver Prozeduren wie Punktionen, soll dazu beitragen, dass der Distress, den die Kinder hierbei erleben, reduziert wird, um einer möglichen Traumatisierung vorzubeugen [13]. Hierbei haben sich verhaltensmedizinische Interventionen (Information, Lernen am Modell, gezielter Einsatz von Entspannungstechniken) als hilfreich erwiesen.

! WICHTIG

Um die Compliance der Kinder über die lange Dauer der Behandlung aufrechtzuerhalten, zielen psychologische Interventionen darauf ab, die grundsätzliche Zustimmung zur Therapie, zu den einzelnen Behandlungsmaßnahmen sowie die Mitverantwortung oder Mitgestaltung der Therapie zu stärken. Gelingt dies, verringert sich das Erleben von Autonomie- und Kontrollverlust, das Belastungserleben sinkt.

Die notwendige Einhaltung von medizinischen Regeln und Behandlungsmaßnahmen führt oft zu Eltern-Kind-Konflikten. Besonders in der Interaktion von Eltern mit Jugendlichen werden auf dieser Ebene auch die alterstypischen Autonomiekonflikte ausgetragen. In der behandlungsbegleitenden psychosozialen Betreuung ist es wesentlich, diese Grundkonflikte in einer prozessorientierten Diagnostik zu erfassen, um gezielte Interventionsangebote bei Compliance-Schwierigkeiten zu machen.

FALLBEISPIEL

Eine 12-jährige Jugendliche hatte zunächst Schwierigkeiten, „eklig" schmeckende Tabletten zu schlucken und verzögerte die Einnahme. Ihre Mutter fühlte sich dafür verantwortlich und ermahnte die Tochter immer wieder, die Tabletten pünktlich zu nehmen. Das Mädchen fühlte sich genervt und bevormundet und verstärkte ihre Hinauszögerungstaktik, um die Mutter ihrerseits unter Druck zu setzen. Erst indem die Eigenverantwortlichkeit des Mädchens mittels klarer Regeln und einem Tablettentagebuch als Unterstützung gefördert wurde, konnte sie zur besseren Mitarbeit motiviert werden. Parallel entspannte sich der Mutter-Tochter-Konflikt.

! WICHTIG

Durch die Erkrankung und die notwendige Therapie stehen die Familien vor der Aufgabe, ein Leben in zwei Welten zu führen, was oft als Spagat zwischen Therapie und Alltag, Krankheit und Normalität erlebt wird.

In der Intensivtherapie geht es darum, zu versuchen, nach dem Diagnoseschock ein Stück Normalität wiederzuerlangen und für die Dauer der Therapie zu bewahren. Dazu gehört, das soziale Leben mit Freunden und Mitschülern trotz Einschränkungen durch die Therapie zu gestalten und die schulische Aktivität wiederaufzunehmen. Viele Kinder und Jugendliche müssen hierzu zunächst ermutigt und motiviert werden. Dabei helfen Unterrichtsangebote durch Klinik- und Hauslehrer, eine enge Zusammenarbeit mit der Heimatschule, die Möglichkeit, über Internetschaltung am Unterricht der eigenen Klasse teilzunehmen, und das Einbeziehen der Freunde in das Krankenhausgeschehen, wenn sie zu Besuch kommen.

In den ersten Wochen der Intensivtherapie befinden sich die Eltern im emotionalen Ausnahmezustand, von dem sie sich langsam erholen. Psychosoziale Hilfen zielen daher auf die Stabilisierung und Verarbeitung der Emotionen ab. In Gesprächen sollte Raum gegeben werden, Empfindungen und Gefühlen Ausdruck zu verleihen. Vor allem in der ersten Zeit empfinden viele Eltern die Bestätigung wohltuend, dass ihr Verhalten eine völlig normale Antwort auf eine nicht normale Situation ist.

Um Eltern dabei zu helfen, den Mehrfachanforderungen gerecht zu werden, werden ihnen vom psychosozialen Team konkrete Hilfen bei der Organisation des Alltags und eine gründliche sozialrechtliche Aufklärung angeboten.

Manche Eltern sind unsicher, wie sie sich während der Therapie ihrem Kind gegenüber verhalten sollen. Einigen fällt es schwer, Grenzen zu setzen. Sie trauen sich nicht, ihren Erziehungsstil zu bewahren. Im beratenden Gespräch gelingt es vielen, ihre elterliche Rolle an die neue Situation zu adaptieren, vor allem, wenn ihnen aufgezeigt werden kann, wie hilfreich es für die Kinder ist, wenn sie die Sicherheit des gewohnten Umgangs miteinander erleben.

Während der Intensivzeit werden Eltern häufig damit konfrontiert, dass es zu Unverständnis der Ehepartner untereinander bis hin zu Paarkonflikten kommt. Ursache dafür sind meist unterschiedliche Erlebens- und Reaktionsweisen bzw. Krankheitsbewältigungsstile. In Gesprächen über die Krankheit sollten daher möglichst alle Familienmitglieder einbezogen und das innerfamiliäre Gespräch gefördert werden [19]. Familiärer Zusammenhalt und offene Kommunikation sind wichtig, um das Familiensystem psychisch zu stabilisieren.

Der behandlungsbegleitenden Geschwisterbetreuung sollte große Aufmerksamkeit gewidmet werden, weil besonders die Geschwister unter der Länge der Therapiezeit, den immer wiederkehrenden Trennungen und dem damit immer wieder von ihnen geforderten Verzicht leiden [3].

Nachsorge und Reintegration

Auch das von allen lang ersehnte Ende der Therapie kann eine krisenhafte Zeit darstellen. Mit dem Wegfall der Therapie fehlt die Sicherheit, dass die Krankheit aktiv bekämpft wird. Die Familie muss sich mit der Unkontrollierbarkeit der Krankheit erneut auseinandersetzen. Die Angst vor einem Rückfall steigt.

Während dieser Phase kommen zusätzlich die Auswirkungen der Langzeitbelastung zum Tragen. Die Eltern reagieren gereizt und sind angespannt.

Für die Kinder gilt, dass jetzt die Aufarbeitung der subjektiven Beeinträchtigungen und Verletzungen einsetzt. Während der intensiven Behandlungszeit fehlt vielen dafür die Kapazität, weil sie ihre gesamte Kraft benötigen, um die Therapie durchzustehen. Die zeitverzögerte Auseinandersetzung – manchmal verstreichen mehrere Monate – erklärt sich dadurch, dass erst mit Therapieende der Schutz der Verdrängung fällt, und Ängste zugelassen werden können. Für die Eltern ist dies oft sehr erschreckend.

! WICHTIG

Zur Unterstützung der Reintegration in das normale soziale Leben ist es wichtig, die Kinder dabei zu unterstützen, ihre Rolle als Kranke aufzugeben – zum Beispiel durch ein Ritual – und die Eltern zu ermutigen, dies auch zuzulassen, beispielsweise durch den Abbau von Überbehütung [16].

Erschwert wird dies durch regelmäßige Nachsorgetermine. Sie ermöglichen zwar eine gewisse Sicherheit, implizieren aber auch ein Leben mit einer Doppelbotschaft. Die Kinder erleben, dass der Arzt ihnen zwar dann meist versichern kann, dass alles in Ordnung ist und sie normal weiterleben sollen, gleichzeitig vermitteln die regelmäßigen Kontrollen das Gefühl, doch noch „irgendwie" krank zu sein.

Bei der Stabilisierung hinsichtlich der genannten Verunsicherungen kommen sowohl dem ärztlichen Gespräch zur Planung der Nachsorge als auch dem psychosozialen Abschlussgespräch mit wertschätzendem Rückblick auf die große Leistung bei der Bewältigung der erlebten Krisen sowie mit Hinweisen auf psychosoziale Angebote der Nachsorge – wie Beratungsangebote, Eltern- und Jugendgruppen – wichtige Funktionen zu.

Um den Übergang in die Normalität des Schulalltags zu erleichtern, gibt es an manchen Kliniken das Angebot eines Heimatschulbesuchs, den ein psychosozialer oder ärztlicher Mitarbeiter zusammen mit einem Lehrer der Krankenhausschule gestaltet und durchführt. Auch die Stärkung der sozialen Fähigkeiten ermöglicht eine leichtere Reintegration [20].

Eine wichtige Rolle bei der Reintegration und besonders bei der Aufarbeitung der Belastungen für die Geschwister nimmt die für den pädiatrisch-psychoonkologischen Bereich spezifische, familienorientierte stationäre Rehabilitation ein [9].

51.5 Ausblick

Die psychosoziale Betreuung krebskranker Kinder und ihrer Familien ist sowohl patienten- als auch familienorientiert. Im begleitenden Prozess wird ressourcenorientiert gearbeitet und versucht, die Familien im Sinne einer Hilfe zur Selbsthilfe zu unterstützen und ihnen zu vermitteln, dass ihre Reaktionen nicht pathologisiert werden. Die Begleitung ist prozessorientiert und hat unterschiedliche Schwerpunkte während des Behandlungsverlaufs. Letztlich kann sie nur durch eine intensive Zusammenarbeit in einem interdisziplinären Team gemeinsam mit den Kindern und den Eltern als Experten für ihre Kinder gut gelingen.

LITERATUR

1. Barrera M, D'Agostino NM, Gibson J et al.: Predictors and mediators of psychological adjustment in mothers of children newly diagnosed with cancer. Psychooncology 13 (2004) 630–641
2. Bull B A, Drotar D: Coping with cancer in remission: stressors and strategies reported by children and adolescents. Journal of Pediatric Psychology 16 (1991) 767–782
3. Carpenter PJ, Levant CS: Sibling adaptation to the family crisis of childhood cancer. In: Bearison D J, Mulhern, R K (Hrsg.) Pediatric psychooncology: Psychological Perspec-

tives on children with cancer, Oxford University Press, London (1994) 122–142

4. Clarke SA, Davies H, Jenney M et al.: Parental communication and children´s behaviour following diagnosis of childhood leukaemia. Psychooncology 14 (2005) 274–281
5. Dejong M, Fombonne E: Depression in paediatric cancer: An Overview. Psychooncology 15 (2006) 553–566
6. Grootenhuis M, Last B F: Children with cancer with different survival perspectives: defensiveness, controll strategies, and psychological adjustment, Psychooncology 10 (2001) 305–314
7. Gutjahr P: Krebs bei Kindern und Jugendlichen. Klinik und Praxis der Pädiatrischen Onkologie. 4. Aufl., Deutscher Ärzte Verlag, Köln (1999)
8. Gutjahr P: Krebs? Mein Kind? Leukämie und bösartige Tumore bei Kindern. Hirzel Verlag, Stuttgart, Leipzig (2000)
9. Häberle H, Schwarz R, Mathes L: Familienorientierte Rehabilitation bei krebskranken Kindern und Jugendlichen. Praxis der Kinderpsychologie und Kinderpsychiatrie 46 (1997) 405–419
10. Heim E: Coping und Adaptivität: Gibt es ein geeignetes und ungeeignetes Coping? Psychotherapie, Psychosomatik, Medizinische Psychologie 48 (1988) 321–337
11. Hertl M: Psychosoziale Probleme und ihre Bewältigung. In: Gutjahr P (Hrsg.): Krebs bei Kindern und Jugendlichen. Klinik und Praxis der Pädiatrischen Onkologie. 4. Aufl., Deutscher Ärzte Verlag, Köln (1999) 525–555
12. Kaatsch, P: Deutsches Kinderkrebsregister. Jahresberichte und Methodik, Auswertung 2006. www.kinderkrebsregister.de
13. Kusch M, Petermann F, Bode U: Verhaltensmedizinische Schmerzbehandlung in der Pädiatrischen Onkologie. In: Schwarz R, Zettel S (Hrsg.): Praxis der psychosozialen Onkologie. Versorgungsangebote für Klinik, Praxis und häusliche Pflege. Verlag für Medizin Dr. Ewald Fischer, Heidelberg (1993) 367–380
14. Kyngäs H, Mikkonen R, Nousiainen EM et al.: Coping with the onset of cancer: coping strategies and resources of young people with cancer. European Journal of Cancer Care 10 (2001) 6–11
15. Labouvie H, Bode G: Psychosoziale Unterstützung von Patienten und ihren Angehörigen. In: Gadner H, Gaedicke G, Niemeyer Ch. (Hrsg.): Pädiatrische Hämatologie und Onkologie. Springer, Heidelberg (2006) 1070–1076
16. Noeker M, Petermann F: Körperlich chronisch kranke Kinder: Psychosoziale Belastungen und Krankheitsbewältigung. In: Petermann F (Hrsg.): Lehrbuch der klinischen Kinderpsychologie. 3. Aufl., Hogrefe, Göttingen, Bern, Toronto, Seattle (1998) 517–554
17. Patterson JM, Holm KE, Gurney JG: The impact of childhood cancer on the family: a qualitative analysis of strains, resources, and coping behaviours. Psychooncology 13 (2004) 390–407
18. Rowland JH: Developmental stage and adaptation: child and adolescent model. In: Holland J, Rowland JH (Hrsg.): Handbook of psychooncology. Psychological care of the patient with cancer. Oxford University Press, New York, Oxford (1989) 519–543
19. Schreiber-Gollwitzer BM, Schröder HM, Niethammer D: Psychosoziale Begleitung von Kindern und Jugendlichen mit malignen Erkrankungen. Monatsschrift Kinderheilkunde 8 (2002) 954–965
20. Varni JW, Katz ER, Colegrove R Jr et al.: The impact of social skills training on the adjustment of children newly diagnosed cancer. Journal of Pediatric Psychology (1993) 18 (6) 751–767

KAPITEL 52

Eva-Maria Grischke

Psychoonkologie in der Frauenheilkunde inklusive psychosomatischer Aspekte

Maligne Erkrankungen in der Frauenheilkunde stellen für die Betroffene eine ganz besondere Situation dar und umfassen deshalb für die betreuenden Ärzte auch besondere Aspekte. Dabei können 2 Organsysteme differenziert werden:

- Mammakarzinom
- Gruppe der gynäkologischen Malignome, ausgehend von den Ovarien und dem Uterus, wie Ovarial-, Zervix-, Korpus- und Tubenkarzinom

Alle Malignome der genannten Organentitäten haben folgende Gemeinsamkeiten: Neben der vitalen Bedrohung, welche die Krankheit darstellt, und der daraus resultierenden Lebensangst kann es zu einem Verlust der Weiblichkeit kommen, insbesondere potenziell sichtbar bei Mammakarzinomerkrankungen als Krankheit am wichtigsten sichtbaren Attribut der Weiblichkeit. Bei einem Verlust der Organe, die für die Reproduktionsfähigkeit essenziell sind, bedeutet die Krebserkrankung einen Verlust der Reproduktionsfähigkeit, das heißt einen nicht zu erfüllenden Kinderwunsch. Daraus resultieren für die Betroffenen nicht selten neben dem Gefühl der Minderwertigkeit auch in sexueller Hinsicht Partnerkonflikte bis hin zum Verlassenwerden. All dies sind neben der vitalen Bedrohung durch die Erkrankung weitere einschneidende Lebensveränderungen.

Neben der Erkrankung selbst sind auch Einflüsse und Beeinträchtigungen zu berücksichtigen, die aus Therapiemaßnahmen resultieren, beispielsweise Konsequenzen aus:

- onkochirurgischen Maßnahmen
- Strahlentherapie
- Chemotherapie
- endokrine Therapie (die sich über viele Jahre erstreckt)

Eine endokrine Therapie beinhaltet die Ovarialablation und Formen einer Anti-Östrogen-Behandlung. Aus den Therapiefolgen können nicht zuletzt auch Beschwerden resultieren, die primär nicht mit der Grunderkrankung in Zusammenhang stehen, sondern als Sekundärfolgen durchaus auch einen psychosomatischen Aspekt haben können.

Dieser Komplexität von Erkrankungen im gynäkologischen Bereich muss entsprechend Rechnung getragen werden. An die betreuenden Ärzte werden deshalb besonders hohe Ansprüche gestellt. Nicht zuletzt ist deshalb die Interdisziplinarität bei der Betreuung von Patientinnen mit Mammakarzinom besonders wichtig, wobei den betreuenden Gynäkologen eine ganz besondere Rolle zukommt. Bei älteren Patientinnen mit Mammakarzinom übernimmt häufig der Hausarzt eine wichtige Funktion mit anderen Schwerpunkten.

52.1 Charakterisierende Merkmale beim Mammakarzinom

Probleme bei der Behandlung von Patientinnen mit Mammakarzinom können im Rahmen folgender verschiedener Behandlungsschritte entstehen:

- Wahl des operativen Vorgehens (brusterhaltende Therapie, ablatives Vorgehen oder ablatives Vorgehen mit Rekonstruktion).
- Wahl einer Chemotherapie (dosisdichte Therapie oder konventionelle Therapieverfahren).
- Endokrine Therapieformen wie Ovarialablation bei der prämenopausalen Patientin sowie Einsatz östrogenentziehender Maßnahmen durch Einsatz von Antiöstrogenen oder einer Therapie mit Aromatasehemmern.

52.2 Aspekte bei der operativen Behandlung des Mammakarzinoms

Bei der Primärbehandlung von Patientinnen mit Mammakarzinom ergeben sich zahlreiche zu beachtende Aspekte, auch in Abhängigkeit von den verschiedenen Behandlungsschritten. Bei der operativen Therapie ist es wesentlich, ob es gelingt, eine Brusterhaltung durchzuführen (glücklicherweise mittlerweile in gut 70% aller Fälle möglich), oder ob ablative Verfahren eingesetzt werden müssen. Während die brusterhaltende Therapie in der Regel mit sehr guten kosmetischen Ergebnissen einhergeht und zu einer hohen Akzeptanz bei den Patientinnen führt, ist der Organverlust doch in hohem Maße belastend, da immer ein Verlust der Weiblichkeit damit verbunden ist. Rekonstruktionsmöglichkeiten sollten deshalb bereits bei der primären Operationsplanung angesprochen und auch entsprechend angeboten werden. Je nach onkologischer Situation (Sicherheit im Rahmen der sogenannten lokalen Tumorkontrolle) ist zu überlegen, ob eine Simultanrekonstruktion aus onkologischer Sicht zu empfehlen ist. Häufig – insbesondere wenn in jedem Fall eine Strahlentherapie erforderlich ist – scheint eine sekundäre Rekonstruktion nach Abschluss einer möglicherweise erforderlichen Chemo- und Strahlentherapie indiziert. Wichtig ist in jedem Fall, dass die Patientin bereits zum Zeitpunkt der Aufklärung für den ersten operativen Eingriff darauf hingewiesen und über die plastischen Rekonstruktionsmöglichkeiten aufgeklärt wird. Die Patientin sollte dann selbst entscheiden – soweit onkologisch vertretbar –, welches Vorgehen sie wünscht. Wichtig ist eine histologische Diagnosesicherung durch Stanzbiopsie vor der Planung der Operation.

Es ist bekannt, dass die Wahl des operativen Vorgehens einen wesentlichen Einfluss auf die Lebensqualität, auf das Gefühl der Körperintegrität und das Sexualverhalten hat. Studien bei Patientinnen, die brusterhaltend operiert wurden, zeigten im Vergleich zu Patientinnen, die einer Mastektomie unterzogen wurden oder einer Mastektomie mit Rekonstruktion, die geringste Einschränkung der Sexualität. Nach einer vergleichenden Studie von Rowland et al. wiesen 30% der Patientinnen mit Brusterhalt, 45,4% der Frauen mit Ablatio und Rekonstruktion sowie 41,3% der Patientinnen, die einer reinen Mastektomie unterzogen wurden, eine Beeinträchtigung der Sexualität auf [1]. Allerdings waren die Patientinnen mit Mastektomie und Rekonstruktion in dieser Studie mit 50,3 Jahren am jüngsten, verglichen mit 55,9 Jahren in der Gruppe der brusterhaltend operierten Patientinnen und 58,9 Jahren in der ausschließlich ablativ behandelten Patientinnengruppe. Wesentlicher allerdings als das operative Vorgehen scheinen sich das Alter der Patientin und die Wahl der adjuvanten Behandlung auf die Lebensqualität auszuwirken. Auch in einer weiteren Studie von Yurek et al. wiesen Patientinnen mit einem ablativen Vorgehen eine wesentlich höhere Rate an traumatisch bedingtem Stress und situativer Beeinträchtigung auf als brusterhaltend operierte Frauen [2].

52.3 Psychoonkologische Aspekte bei Durchführung einer Chemotherapie

Mittlerweile erhält nahezu jede Patientin mit einer neu entdeckten Brustkrebserkrankung eine adjuvante Chemotherapie. Ausnahmen stellen seltene Situationen einer absoluten Low-Risk-Situation nach den Empfehlungen der Konsensuskonferenz von St. Gallen dar [3]. Weitere Gründe sind die Tatsache, dass eine Patientin eine Chemotherapie ablehnt und ein höheres Alter, wobei älteren Patientinnen unabhängig vom kalendarischen Alter unter dem Aspekt des biologischen Alters auch eine Chemotherapie zuzumuten ist. Allerdings stellt das Alter auch häufig einen unabhängigen Risikofaktor dafür dar, dass nicht die adäquate Therapie erfolgt [4].

Die Prämisse lautet, dass im adjuvanten Bereich eine Chemotherapie eher aggressiv durchgeführt werden sollte und dass im Stadium der Metastasierung in der Regel nur eine palliative Situation vorliegt, ohne kurativen Ansatz, das heißt dass normalerweise keine komplette Heilung mehr möglich ist. Die Aussage, dass die Chemotherapie unter kurativem Ansatz erfolgen sollte, kann gleichzeitig eine wesentliche motivierende Unterstützung für die Patientin darstellen.

Umso ausgeprägter sind allerdings die **Nebenwirkungen.** Die aktuell durchgeführten Standardtherapien führen nahezu in allen Fällen zu einer Alopezie, häufig sind auch weitere Veränderungen zu erwarten wie Verlust der Augenbrauen und der Wimpern sowie fakultativ Nagelveränderungen. Wichtig ist deshalb ein Support auf mehreren Ebenen. Dies bedeutet beispielsweise die Erfassung der als subjektiv unangenehm empfundenen Nebenwirkungen wie allgemeines Krankheitsgefühl, Knochenschmerzen und Malaise [5]. Die Erfassung dieses Beschwerdekomplexes kann bereits ein erster Schritt in Richtung einer Hilfestellung sein.

Von Bedeutung ist auch die Erfassung kognitiver Störungen [6], die häufig nach Chemotherapie auftreten und bislang noch nicht einheitlich eingestuft werden können (➢ Kap. 15). Hilfreich sind des Weiteren Kosmetikkurse, die zum einen bei den vielerlei genannten Problemen eine fachkompetente Unterstützung bieten können, andererseits aber auch zum allgemeinen Wohlbefinden der Patientin beitragen und so das Selbstwertgefühl zu steigern vermögen. Viele Kliniken sind deshalb Kooperationspartner der Einrichtung DKMS Life und können diese Kurse regelmäßig unter Klinikbedingungen anbieten.

! WICHTIG

Eine generelle psychoonkologische Betreuung ist im Rahmen der Primärbehandlung in jedem Fall erforderlich. Zumindest sollte ein Beratungsgespräch angeboten und in der Folge mit dem Psychoonkologen entschieden werden, welche Optionen einer weiteren Betreuung vorhanden sind und wie sich der individuelle Bedarf der Patientin darstellt.

52.4 Besondere Situation bei Durchführung einer Hormontherapie bzw. einer hormonablativen Therapie

Eine Hormontherapie im Rahmen der Primärbehandlung eines Mammakarzinoms beinhaltet immer einen Hormonentzug. Bei der prämenopausalen Patientin werden Injektionen eingesetzt, die eine künstliche Wechseljahrsituation hervorrufen. Bei postmenopausalen Patientinnen kommen zusätzlich antiöstrogen wirksame Medikamente zur Anwendung. Dieses Konzept kann Tamoxifen als älteste Substanz beinhalten, aber auch sogenannte Aromatasehemmer. Hat eine Patientin im Vorfeld eine Hormonsubstitution durchgeführt, ist der Einsatz der genannten Medikation in der Regel mit einem noch stärker empfundenen Eintritt der Wechseljahre verbunden. Neben Problemen wie verstärktes Auftreten von Hitzewallungen in bis zu 85% der Fälle sind vor allen Dingen folgende Effekte für die Patientin **psychisch belastend** [7]:

- Schlafstörungen (55%)
- Neigung zu depressiven Verstimmungen
- Stimmungslabilität

In Einzelfällen kann die Ausprägung dieses Phänomens so stark sein, dass vonseiten der Patientin keine weitere Akzeptanz für die Fortführung der Medikation besteht. Nicht selten muss deshalb die eigentlich für mindestens 5 Jahre vorgesehene Behandlung abgesetzt werden. Fällt der Entschluss, die Medikation weiterzuführen, sind auch hier eine langfristige Betreuung und die Beratung der Patientin erforderlich. Neben den genannten Veränderungen treten, bedingt durch atrophische Veränderungen im Genitalbereich, weitere Probleme wie Libidoverlust und Dyspareunie in bis zu 47% der Fälle hinzu. Insbesondere der betreuende Gynäkologe muss die Patientin auf diese möglichen Veränderungen ansprechen und ihr die Möglichkeit geben, offen darüber zu sprechen.

Rasche Abhilfe für die geklagten Probleme würde eine Substitution mit Östrogenen erbringen, die sich allerdings verbietet. Deshalb müssen andere symptomorientierte Therapiekonzepte gefunden werden. Bei einer von Ganz et al. beschriebenen Interventionstherapie (sogenanntes Comprehensive Menopausal Assessment, CMA) wird ein auf die Symptome orientiertes Programm eingesetzt, das neben einer spezifischen Pharmakotherapie vor allem eine Verhaltensintervention beinhaltet, fokussiert auf bestehende Symptome [8]. Erzielt werden soll eine Verbesserung von Lebensqualität und Sexualität. Die Ergebnisse wurden mit Hilfe einer sogenannten Menopausensymptomskala, der sogenannten RAND-Skala, gemessen. Dabei zeigten Patientinnen, die an der Intervention teilnahmen, eine signifikante Verbesserung der Menopausensymptome, allerdings keine signifikante Veränderung bezüglich der Vitalität.

Zu ähnlichen Ergebnissen kamen Thors et al. in einer Studie, die sich mit der Sexualfunktion von Patientinnen mit Brustkrebs beschäftigte [9]. Dabei konnte gezeigt werden, dass eine adjuvante Chemotherapie nach Behandlungsende das höchste Risiko diesbezüglich aufweist. Im Gegensatz dazu erwies sich die Form des operativen Vorgehens (brusterhaltende Therapie versus Mastektomie) wie auch die Behandlung mit Tamoxifen von geringerer Bedeutung für das weitere Sexualleben.

! WICHTIG

Im Rahmen der Primärbehandlung kommen erstmalig zahlreiche Konflikte auf die Patientin zu, die die betreuenden Ärzte kennen müssen. In Abhängigkeit von der individuellen Situation der Patientin muss nach entsprechendem Beratungsangebot entschieden werden, ob und in welcher Form weitere professionelle psychoonkologische Hilfe erforderlich ist. Dabei stellt auch eine psychosoziale Beratung per Telefon oder körperliche Bewegung nach Übungsprotokollen eine Möglichkeit dar, Angst und Depressionen günstig zu beeinflussen [10].

52.5 Psychoonkologische Probleme bei gynäkologischen Malignomen

Bei Auftreten gynäkologischer Malignome (maligne Erkrankungen, die von Ovarien, Uterus oder Tuben ausgehen) kommt neben der existenziellen Bedrohung, die die Patientin empfindet, zusätzlich ein Verlust der Reproduktionsfähigkeit hinzu. Nicht selten sind benachbarte Organe wie Urogenitaltrakt und Darmanteile durch das therapeutische Vorgehen in Mitleidenschaft gezogen. Zu berücksichtigen sind deshalb Funktionsstörungen nach:

- radikalem chirurgischen Vorgehen
- Strahlentherapie
- Kombination beider Verfahren im Sinne multimodaler Therapiekonzepte

Neben der vitalen Bedrohung der Patientin stehen Sexualstörungen, aber auch der Verlust der Reproduktionsfähigkeit von psychoonkologischer Seite im Vordergrund. Dabei sind Sexualstörungen nach radikalen chirurgischen Eingriffen im weitesten Sinne durch psychische, aber auch durch organische Ursachen geprägt.

Patientinnen nach einer Wertheim-Radikaloperation (Standardeingriff bei operablem Zervixkarzinom) äußerten sich nach einem Jahr nur zu 75% positiv bezüglich ihrer sexuellen Erlebnisfähigkeit. Bei Patientinnen mit Exenterationen (komplette Entfernung des inneren Genitale mit Entfernung von Harnblase und/oder Enddarm) waren diese Zahlen eher unterschiedlich. Im Durchschnitt betrug die Rate postoperativ nur noch 29%. Im Vergleich zwischen radikal chirurgischen Maßnahmen und einer primären Bestrahlung der Patientinnen mit Zervixkarzinom konnten nachhaltige Störungen im Sexualverhalten bei 6–19% der Frauen nach alleiniger Operation und in 44–79% der Fälle nach alleiniger Bestrahlung beobachtet werden. Zu berücksichtigen ist allerdings, dass diese Zahlen bei Einsatz moderner Strahlentechnologien nicht mehr aktuell sind. Exenterationen sind mit einem Maximum an sexueller Beeinträchtigung verbunden. Sie können in bis zu 57% der Fälle zur totalen Einstellung sexueller Aktivitäten führen.

Der Verlust des inneren Genitale bedeutet in der Regel auch den kompletten Verlust der Reproduktionsfähigkeit.

Verlust der Reproduktionsfähigkeit

Besteht noch ein Kinderwunsch oder ist die Familienplanung überhaupt noch nicht begonnen worden, bedeutet dies neben der Konfrontation mit einer bösartigen Erkrankung mit der entsprechenden Angst gleichzeitig ein einschneidendes Ereignis für die weitere Lebensplanung. In diesem Punkt wird ganz entscheidend der Partner mit in das Krankheitsgeschehen einbezogen. Nur in ganz seltenen Situationen wie Frühstadium eines Ovarial- oder Zervixkarzinoms kann ein Organerhalt kurzfristig gewährleistet werden. Die Patientin befindet sich dann in der Situation, die Familienplanung rasch durchzuführen bzw. zu beenden, das heißt den Eintritt einer Schwangerschaft zu planen, um dann doch dem kompletten Organverlust zustimmen zu müssen. In Abhängigkeit von der persönlichen Situation (derzeit noch fehlender fester Partner für die Familienplanung oder auch entsprechende berufliche Umstände) versetzt diese Information die Patientin durch Einflussnahme auf aktuelle Lebensumstände in eine besonders belastende Situation.

Einflussnahme auf das Selbstwertgefühl

Der Verlust der Organe des kleinen Beckens, das heißt des inneren Genitale, führt bei den betroffenen Frauen zu einer massiven Beeinträchtigung ihres Weiblichkeitsempfindens. Deshalb sind vorbeugende Maßnahmen von großer Wichtigkeit, z.B. beim Verlust der Ovarien eine frühzeitige Hormonsubstitution, soweit dies von onkologischer Seite aus zu vertreten ist. Im Gegensatz zu dem häufig rezeptorpositiven Mammakarzinom, bei dem sich eine Hormonsubstitution verbietet, kann bei Erkrankungen wie Ovarial- oder auch Zervixkarzinomen durchaus eine Hormonsubstitution vertreten werden. Bei der Wahl der Therapie kommen den Patientinnen derzeit schonende Operationstechniken entgegen. Zu berücksichtigen ist im Einzelfall z.B. der Erhalt der Klitoris bei der Therapie eines Vulvakarzinoms, soweit aus onkologischer Sicht vertretbar, ebenso wie die Schonung von Beckennerven bei der Behandlung des Zervixkarzinoms in einem frühen Stadium. Zu berücksichtigen ist, dass die Patientinnen an einer massiven **Beeinträchtigung ihres Weiblichkeitsempfindens** leiden, und zwar durch:

- das Gefühl der Verstümmelung, das zu einem vermeintlichen Verlust an Attraktivität führt
- eine radikale Veränderung der Selbsteinschätzung mit dem Verlust an Selbstvertrauen und Selbstsicherheit
- die Angst vor Schmerzen bei der Kohabitation
- ein Minderwertigkeitsgefühl, resultierend aus der Vorstellung, keine adäquate Sexualpartnerin zu sein

Dabei sind Symptome wie Angst und Depressionen unabhängig vom Tumorstadium von Ausmaß und Form der Behandlung abhängig [11].

> **! WICHTIG**
>
> Es ist zu empfehlen, schon frühzeitig durch ein Behandlungskonzept auf mögliche psychische und organische Beeinträchtigungen hinzuweisen und dies mit den Patientinnen zu besprechen. Darüber hinaus gilt es, Interventionskonzepte zu erarbeiten, die symptomorientiert eingesetzt werden können. Wesentliche Voraussetzung ist dabei der professionelle Umgang mit diesem Problem durch behandelnde Onkologen in Kooperation mit Psychoonkologen.

52.6 Besonderheiten bei der Betreuung schwangerer Krebspatientinnen

Die Therapieplanung bei einer diagnostizierten Malignomerkrankung und bestehender Schwangerschaft muss Prognose und Gestationsalter berücksichtigen. Dabei stellt sich die Frage nach der Prognose der Malignomerkrankung und deren Therapierbarkeit in Abhängigkeit vom Gestationsalter. Entsprechend der Prognose wird für den weiteren Verlauf ein Behandlungskonzept für die Mutter aufgestellt und dem Kind gemäß der Heilungs- und Überlebenschancen der Mutter eine vorrangige oder untergeordnete Stellung eingeräumt. Bei Malignomen mit guter Prognose bzw. solchen mit Aussicht auf Kurabilität aus onkologischer Sicht wird in jedem Fall einer adäquaten Therapie der Mutter der Vorzug gegeben. Dennoch wird versucht, im Rahmen eines Behandlungskonzepts auch die Schwangerschaft möglichst am Termin zu beenden und damit der Mutter die Möglichkeit eines gesunden Kindes einzuräumen.

Bei Malignomen mit schlechter Prognose und Therapierbarkeit auch außerhalb der Schwangerschaft sollten die Interessen des Kindes in den Vordergrund treten, und es sollte damit die Indikation zum Schwangerschaftsabbruch im ersten Trimenon sehr kritisch gestellt sowie im zweiten und dritten Trimenon eine Frühgeburtlichkeit möglichst vermieden werden. Bei sehr aggressivem Tumorverhalten mit entsprechender vitaler Gefährdung der Mutter kann man dieses Konzept allerdings nicht einhalten. Bei entsprechender vitaler Gefährdung der Mutter hat für das weitere Behandlungskonzept wiederum die Mutter Priorität.

FALLBEISPIEL

Beispielhaft hierfür kann der Krankheitsverlauf einer 29-jährigen, erstmalig schwangeren Patientin mit einem pulmonal und mediastinal metastasierten Hämangiopeperizytom in der 29. Schwangerschaftswoche erläutert werden. Wegen akuter kardiorespiratorischer Probleme der Mutter mit entsprechender Azidose und damit Auftreten pathologischer kardiotokographischer Veränderungen als Zeichen einer drohenden fetalen Asphyxie war die Tumorexstirpation bei der Mutter unverzüglich erforderlich. Die intraoperativ zu erwartende Kreislaufbelastung und die initial bereits bestehende vitale Gefährdung forderten eine Entbindung per Sectio nach RDS-Prophylaxe (Induktion der fetalen Lungenreifung durch Gabe von Kortikosteroiden) sowie gleichzeitig die mediastinale Tumorexstirpation mit entsprechender Mittellappenresektion der Lunge. Die Eingriffe wurden simultan durchgeführt. Das Kind wies im weiteren Verlauf nach entsprechenden neonatologischen Intensivmaßnahmen eine unauffällige und erfreuliche Entwicklung auf. Bei der Mutter kam es zunächst zu einem Stillstand der Erkrankung, dann allerdings doch zu einer Progredienz, was letztendlich letal endete.

52

! WICHTIG

Daten über die Inzidienz der häufigsten Krebserkrankungen in der Schwangerschaft zeigen folgende Häufigkeitsangaben pro 1000 Schwangerschaften:

- Zervixkarzinom: 1
- Mammakarzinom: 0,33
- malignes Melanom: 0,14
- Ovarialkarzinom: 0,1

Während sich Adnextumoren in der Postmenopause zu 20% als maligne erweisen, ist dies während der Schwangerschaft nur zu 2–5% der Fall. Mit Ausnahme des malignen Melanoms sind damit gynäkologische Tumore die häufigsten Tumoren in der Schwangerschaft. Sehr viel seltener treten auf [12]:

- kolorektales Karzinom: 0,02 Fälle pro 1000 Schwangerschaften
- Leukämie: 0,01 Erkrankungen pro 1000 Schwangerschaften
- Lymphome: 0,01 Krankheitsfälle pro 1000 Schwangerschaften

Spezifische Problemstellungen

Die Beratung und die Betreuung von Patientinnen mit einem Malignom in der Schwangerschaft sind durch eine Reihe ethischer und psychischer Probleme charakterisiert. Dies beinhaltet zunächst die Akzeptanz des möglicherweise erforderlichen Schwangerschaftsabbruchs im ersten Trimenon. Dies ist für die Patientin umso gravierender, wenn für die weitere Therapie der Malignomerkrankung die Organe zur Reproduktionsfähigkeit entfernt werden müssen. Neben dem ethischen Problem bei einem Schwangerschaftsabbruch, in diesem Fall aus mütterlicher Indikation, kommt im Weiteren das Problem der Kinderlosigkeit hinzu. Neben der Bewältigung der Malignomdiagnose und der aktuellen Situation kommt es im Verlauf häufig zu Schuldgefühlen bei der Patientin, aber auch zu einer versteckten Vorwurfshaltung des Partners. Die Notwendigkeit einer raschen Therapie im zweiten und dritten Trimenon der Schwangerschaft führt häufig zum Problem der Frühgeburtlichkeit. Die damit verbundenen kindlichen Risiken einer Lungenunreife und einer Hirnblutung sowie weitere Probleme müssen bei der Therapieplanung berücksichtigt werden. Bei einer schlechten Prognose der Malignomerkrankung stellt sich das Problem des mutterlosen Kindes und des mit dem Kind zurückgelassenen Vaters. Insbesondere in diesen Fällen ist die Indikation zur vorzeitigen Entbindung und damit zur Frühgeburt kritisch zu diskutieren. Durchaus in Erwägung zu ziehen ist z.B. bei Eintritt eines Mammakarzinoms der Beginn einer Chemotherapie mit Wahl entsprechender Zytostatika. Dadurch kann noch etwas Zeit gewonnen oder eine extreme Frühgeburtlichkeit, insbesondere im zweiten Trimenon verhindert werden.

52.7 Besonderheiten bei der Nachsorge von Patientinnen mit gynäkologischen Malignomen

Insbesondere bei Malignomerkrankungen im Bereich des kleinen Beckens mit entsprechender vorausgegangener operativer Therapie, gegebenenfalls in Kombination mit einer Strahlentherapie, gestaltet sich die symptomorientierte Nachsorge als schwierig. Bei Beschwerden im Bereich des kleinen Beckens sind deshalb verschiedene Aspekte zu berücksichtigen, unter anderem häufig überlagerte psychosomatische Phänomene. Die von den Patientinnen nicht selten geklagten Beschwerden können verschiedene Ursachen haben. Dabei kann es sich um den sogenannten therapiebedingten Schmerz als unmittelbare Therapiefolge handeln. Große onkochirurgische Eingriffe führen nicht selten zu extremer Narbenbildung, und durch eine zusätzliche Strahlentherapie kann eine weitere Narbenbildung eintreten; nicht selten wird von einem sogenannten Frozen Pelvis (narbige Veränderungen im Bereich des kleinen Beckens mit Erfassung nahezu aller Strukturen) gesprochen. Diese Veränderung allein erklärt wesentliche chronische Beschwerden, die zu einer erheblichen Beeinträchtigung der Patientin führen. Dies gilt es bei Schmerzen als Zeichen bzw. Hinweis auf ein Rezidiv bzw. eine Metastasierung im Bereich des Bauchraums (unter anderem in der Leber) zu berücksichtigen.

Unter Berücksichtigung einer möglichen Metastasierung können neu aufgetretene Beschwerden oder solche, die an Intensität zunehmen oder ihren Charakter ändern, durchaus auch auf eine Progredienz oder ein Wiederauftreten der Erkrankung hinweisen. In jedem Fall ist dann eine weitere Abklärung mittels bildgebender Verfahren sowie labortechnisch oder auch klinisch, gegebenenfalls auch invasiv, erforderlich.

52.8 Psychosomatisch bedingte Beschwerden im Unterbauch

Insbesondere das kleine Becken ist – auch unabhängig von bösartigen Erkrankungen – häufig „die Seele der Weiblichkeit". Nicht selten werden Konflikte, insbesondere auch Partnerkonflikte, als unklare Unterbauchbeschwerden erlebt. Voraussetzung ist selbstverständlich eine dezidierte Abklärung tatsächlich organisch bedingter Beschwerden. Unter der besonderen Konstellation des Organverlustes, der permanenten Angst, ein Rezidiv zu erleiden, wie auch gegebenenfalls vorhandener Partnerkonflikte kann eine psychosomatisch bedingte Komponente bei den geklagten Unterbauchbeschwerden nicht komplett ausgeschlossen werden. Die Differenzialdiagnose zu Beschwerden als Resultante vorausgegangener Therapien ist deshalb extrem schwierig und teilweise nicht möglich. Es muss dann von therapiebedingten Beschwerden mit entsprechender psychosomatischer Überlagerung ausgegangen werden. In diesen Fällen ist sicherlich eine psychoonkologische Mitbetreuung langfristig erforderlich.

LITERATUR

1. Rowland JH, Desmond KA, Meyerowitz BE, Belin TR, Wyatt GE, Ganz PA: Role of breast reconstructive surgery in physical and emotional outcomes among breats cancer survivors. J Natl Cncer Inst 6 (2000) 1422–1429
2. Yurek D, Farrar W, Andersen BL: Breast cancer surgery. Comparing surgical groups and determining individual differences in postoperative sexuality and body change stress. J Consult Clin Psychol 68 (2000) 697–709
3. St. Gallen Konsensus 2007 aus deutscher Sicht. Frauenarzt 48 (2007) 434–439
4. Enger et al.: Breast cancer of older women. Integrated health care setting. J Clin Oncol 24 (2006) 4377–4383
5. Donovan HS, Ward S: Representations of fatigue in women receiving chemotherapy for gynecologic cancers. Oncology Nursing Forum 32 (2005) 113–116
6. Vardy J, Rourke S, Tannock I: Evaluation of cognitive function associate with chemotherapy: A review of published studies and recommondations for further research. J Clin Oncol 25 (2007) 2455–2463
7. Grischke EM: Beeinflussung der Sexualität durch Therapiemaßnahmen bei gynäkologischen Malignomen. Fourum DKG 3 (2003) 31–32

52

8. Ganz PA et al.: Managing menopausal symptoms in breast cancer survivors. Results of a randomized controlled trial. J Natl Cancer Inst 92 (2000) 1054–1064
9. Thors CL, Broeckel JA, Jcobsen PB: Sexual functioning in breast cancer survivors. Cancer Control 8 (2001) 442–448
10. Badger T et al.: Depression and anxiety in women with breast cancer and their partners. Nurs Res 56 (2007) 44–53
11. Singer S, Schwarz R: Psychoonkologische Nachbetreuung von Patientinnen mit einem Zervix- und Endometriumkarzinom. Zentralbl Gynakol 124 (2002) 64–70
12. Grischke EM: Besonderheiten bei der Betreuung schwangerer Krebspatientinnen. Vortrag und Manuskript anlässlich der 15. ATO Jahrestagung der Baden-Württembergischen Tumorzentren in Freiburg, November 1996

KAPITEL

53

Hermann Dietzfelbinger

Psychoonkologie in der Inneren Medizin

„Beginn des Endes

Ein Punkt nur ist es, kaum ein Schmerz,
nur ein Gefühl, empfunden eben;
und dennoch spricht es stets darein,
und dennoch stört es dich zu leben.

Wenn du es andern klagen willst,
so kannst du's nicht in Worte fassen.
Du sagst Dir selber: „Es ist nichts!"
Und dennoch will es dich nicht lassen.

So seltsam fremd wird dir die Welt
Und leis verlässt dich alles Hoffen,
bis du es endlich, endlich weißt,
dass dich des Todes Pfeil getroffen."
Theodor Storm (1817–1888)

Dies sind die Verse eines Hypochonders und Melancholikers: Theodor Storm hat sie 1864 ohne markanten biographischen Anlass gedichtet und 1868 veröffentlicht. 1888, zwanzig Jahre später ist er an Magenkrebs gestorben. Auch wenn der Dichter die physischen und psychischen Beschwerden lediglich in einem hypochondrisch imaginierten Tod erlitten und niedergeschrieben hat [2], hat er doch sehr bezeichnend die Psychoonkologie eines Patienten mit Magenkarzinom geschildert: Erst ganz leichte, subtile Symptome einschließlich dumpfem Gefühl im Bauch, die man zunächst nicht ernst nehmen oder besser verdrängen will, die aber nicht verschwinden wollen, immer wiederkehren, ihn quälen und mehr und mehr die Lebensqualität beeinträchtigen („und dennoch stört es dich zu leben"); dazwischen Ängste, Bangen und Hoffen, Unverstanden-Sein, Tendenz zur Isolation und schließlich die bittere Gewissheit der Diagnose mit anschließendem Schock.

KASUISTIK

Ein 72-jähriger Patient verstarb nach einem 4 Monate langen schweren Leidensweg an seinem Magenkarzinom. Seine Ehefrau konnte das Sterben und den Tod ihres Mannes nicht fassen, wo es ihm doch vor kurzem noch so gut ging. Alle meine einfühlsamen Gespräche und Versuche, ihr bei der Trauerarbeit beizustehen, halfen nichts, bis ich schließlich nur die letzte Strophe dieses Storm-Gedichtes zitierte. – „Ja, genauso war es mit meinem Mann!", rief die Ehefrau sichtlich erleichtert aus. Es schien, als ob dieser Vers ihr alle Fragen nach dem Sinn von Krankheit, Tod und Sterben ihres Mannes mit einem Schlag beantwortet hätte. Es war nicht ein zusätzlicher intellektueller Einblick die Onkologie des Magenkarzinoms, sondern vielmehr die ungeheure empathische Kraft dieser wenigen, nicht einmal religiösen Worte, die ihr spirituellen Trost spendeten.

53.1 Karzinome des Magen-Darm-Kanals

Für die bösartigen Tumore des Magen-Darm-Kanals einschließlich Pankreaskarzinom gilt: Je früher der Tumor entdeckt und operativ entfernt wird, evtl. unter Zusatz von Chemotherapie (und beim Pankreaskarzinom mitunter auch Strahlentherapie), desto besser sind die Chancen auf eine Heilung. Häufig liegt jedoch schon ein fortgeschritteneres metastasiertes Stadium vor, sodass die Prognose sehr ungüstig ist.

Pankreaskarzinom

Beim Karzinom der Bauchspeicheldrüse besteht im Frühstadium die Therapie der Wahl in der operativen Entfernung des Tumors mit guten Heilungschancen, die aber nur in etwa 20% der Fälle möglich ist. Meist wird schon ein inoperables Stadium mit Tochtergeschwülsten diagnostiziert.

53

Dann ist die Lebenserwartung leider sehr stark begrenzt.

Im fortgeschrittenen Stadium bösartiger Tumore des Magen-Darm-Kanals steht die Besserung der Symptome und damit der Lebensqualität im Rahmen der „best supportive care (BSC)" im Vordergrund. Diese Maßnahmen konzentrieren sich auf die Vorbeugung und Behandlung vor allem der unangenehmen Symptome in Form von Appetitlosigkeit, Übelkeit, Erbrechen (ANE = Anorexie, Nausea und Erbrechen) und auch Durchfällen, die krankheits- und/oder chemotherapiebedingt sein können. Diese Symptome sind nicht nur physisch quälend, sondern auch psychisch sehr belastend. Mit modernen Medikamenten können diese Symptome im Allgemeinen gut unter Kontrolle gebracht werden. Auch Schmerzen müssen konsequent und fachgerecht behandelt werden. In der modernen Onkologie sollen Patienten keine oder kaum mehr Schmerzen erleiden müssen. Schließlich kann auch das tumorbedingte chronische Müdigkeitssyndrom in vielen Fällen durch Anämiebehandlung oder mit einem individuellen Programm zur Bewältigung der Fatigue günstig beeinflusst werden (➤ Kap. 13).

Dabei ist zu berücksichtigen, dass das Ausmaß dieser Symptome häufig von Arzt und Patient sehr unterschiedlich wahrgenommen und beurteilt wird. Ärzte halten gerne den Schmerz für schlimmer als die Fatigue. Wohl infolge besserer Schmerzmedikation leiden die Patienten dagegen meist stärker unter der Fatigue als unter den Schmerzen (➤ Kap. 13)[1].

Gegebenenfalls kann die Linderung der Beschwerden mit einer gut verträglichen palliativen Chemotherapie (Gemcitabine, evtl. in Kombination mit Strahlentherapie) erreicht werden, womit meist eine gute Schmerzfreiheit erzielt und das Tumorwachstum aufgehalten werden kann. Ein weiteres Behandlungsziel besteht in der Beherrschung von Komplikationen (Verschlussikterus, Magenausgangsstenose) mittels interventioneller Endoskopie (endoskopische retrograpde Cholagiopankretikographie, ERCP) oder Radiologie (perkutane transhepatische Cholangiodrainage, PTCD) bzw. Operation. Dabei gilt die Faustregel: Die Behandlung darf nicht schlimmer und belastender sein als die Krankheit.

Psychoonkologisch zeigen diese Patienten häufig aufgrund der tief empfundenen Verschlechterung ihres Allgemeinzustands eine deutliche psychische Labilität bis hin zu Depressionen. Sorgen und Ängste können zu Schlafstörungen, Herzsensationen und Panikattacken führen [3]. Dabei ist festzuhalten, dass es sich im Allgemeinen um eine normale Reaktion auf außergewöhnliche Belastungen handelt und nicht um eine psychische Störung. Angesichts der schlimmen Prognose kann zur Verbesserung der Lebensqualität auch die Gabe von Antidepressiva angezeigt sein.

Darmkrebs

Unter dem Oberbegriff Darmkrebs werden Krebserkrankungen des Dickdarms (Kolonkarzinom), des Enddarms (Mastdarm-/Rektumkarzinom) und des Darmausgangs (Anus) zusammengefasst. Spricht man von Darmkrebs, so ist damit fast immer eine Krebserkrankung des Dickdarms oder des Mastdarms gemeint.

Behandlungsmöglichkeiten bei Darmkrebs

Auch beim Darmkrebs ist die Früherkennung von entscheidender prognostischer Bedeutung. In den meisten Fällen kann der Tumor operativ entfernt werden. In vielen Fällen ist anschließend eine adjuvante Chemo- (und Strahlen-)Therapie indiziert. In fortgeschrittenen Stadien wird auch die Kombination von Chemo- und Immuntherapie eingesetzt. Manchmal muss der Patient im Gespräch noch mehr oder weniger stark davon überzeugt werden, dass sein durch Operation von der Krebserkrankung erfolgreich befreiter Körper sich jetzt noch zusätzlich einer adjuvanten (Radio-) Chemotherapie unterziehen muss.

Psychosoziale Probleme bei Inkontinenz und Stoma-Anlage

Psychosoziale Probleme können bei Patienten mit krankheitsbedingter Stuhlinkontinenz oder mit künstlichem Darmausgang (Anus praeter) auftreten. Unter ähnlichen Problemen haben auch

Patienten in der urologischen Onkologie mit-Harnblasen- oder Prostatakarzinom zu leiden (➢ Kap. 58).

Die Stuhlinintinenz wird als lästig und diskriminierend empfunden. Sie führt zu erheblichen Störungen der Lebensqualität und beeinträchtigt das körperliche und psychische Wohlbefinden drastisch. Scham, Peinlichkeit, Ängste und Unsicherheit sowie die Sorge um die Erreichbarkeit einer Toilette werden als belastend empfunden. Häufig beklagt werden die eingeschränkte Mobilität und Flexibilität sowie die soziale Isolation, die mangelnde Akzeptanz der Außenwelt und der vermehrte Aufwand an Hygiene.

28% der Stomaträger, die an einer psychoonkologischen Studie teilnahmen, entwickelten im perioperativen Verlauf psychische Alterationen in Form von posttraumatischen Belastungsstörungen (PTSD), Anpassungsstörungen und Depressionen. Patienten mit vorbeschriebenenen psychischen Störungen zeigten signifikant häufiger erneut Störungen als bisher psychisch unauffällige Teilnehmer. Als Risikofaktoren erschienen psychische Vorerkrankungen, negative Stoma-assoziierte Gedanken sowie Emotionen, insbesondere Gefühle von Minderwertigkeit und Peinlichkeit. Auch das Ausmaß der erwarteten Einschränkung durch das Stoma in familiärer, sozialer, beruflicher und auch sexueller Hinsicht korrelierte mit den Ergebnissen der psychischen Tests. Protektiv erwies sich das Einsehen in die Notwendigkeit des Anus praeter. Relevant erscheint eine gründliche und frühzeitige Aufklärung einschließlich zu erwartender psychischer, sozialer und sexueller Folgeerscheinungen sowie die präoperative psychiatrische Anamnese [4].

Wichtig ist daher eine patientengerechte Information über medizinische Therapiemöglichkeiten sowie über Kontinenzprodukte und deren Handhabung. Neben medizinischer Versorgung können psychologische Betreuungs- und Beratungsangebote sowie Ernährungs- und Kontinenzberatung die Patienten bei ihrer Krankheits- und Alltagsbewältigung wesentlich unterstützen.

CUP-Syndrom

Besondere Belastungen verursachen Krankheitsbilder manchmal bei den Patienten, bei denen ein fortgeschrittenes Tumorleiden mit Metastasen, jedoch ohne Nachweis des Primärtumors (CUP = cancer of unknown primary) vorliegt. Hier trägt die Unsicherheit über Ursprung und Ausgangspunkt der Tumorkrankheit zu weiteren Besorgnissen und Ängsten bei. Auf dem Boden einer guten Arzt-Patienten-Beziehung werden die belastenden Sorgen immer wieder neue Patientengespräche erforderlich machen.

Über psychoonkologische Aspekte der gynäkologischen Tumore (➢ Kap. 52), der Lungenkarzinome (➢ Kap. 55), der urogenitalen Neoplasien (➢ Kap. 58), der Kopf-Hals-Tumore (➢ Kap. 56) und der Hauttumore (➢ Kap. 57) wird in speziellen Kapiteln berichtet.

53.2 Allgemeine Aspekte psychoonkologischer Probleme in der Inneren Medizin

Grundsätzlich bedarf der Patient mit diesen prognostisch oft ungünstig verlaufenden Krebserkrankungen der intensiven Kommunikation mit Arzt und Pflegepersonal.

In den Gesprächen spielen die Vorstellung von seelischer Verursachung der Krebskrankheit und sich daraus eventuell ergebende Schuldgefühle bei den Patienten eine große Rolle. Oberstes Ziel ist in diesen Fällen, den Patienten von belastenden Gefühlen zu befreien, ohne dass gleich seine ganze subjektive Krebstheorie korrigiert oder ausgehöhlt werden muss. Es werden auch immer wieder Fragen nach dem Sinn des Lebens und der Krankheit im Sinne der Spiritualität zur Sprache kommen.

Es gehört zu den Prinzipien der Palliativmedizin, sich auf der Basis einer guten und vertrauensvollen Arzt-Patienten-Beziehung nicht nur um die bestmögliche Linderung der Beschwerden, sondern auch durch ärztliche und pflegerische Zuwendung um eine psychoonkologische Betreuung zu bemühen. Bei der Suche nach Strategien hat der Begriff der Ressourcen eine besondere Bedeutung, womit in diesem Zusammenhang das persönliche unmittelbare Umfeld des Patienten wie Partnerschaft, Familie, Freundeskreis und Beruf gemeint ist. In diesem Rahmen wird man vielleicht auch besser der Authentizität des Patienten gerecht werden können, d.h. seines wirklich eigenen Weges, der mit seinem eigenen Charakter, seiner bisherigen Lebensgeschichte und seinen Lebenserfahrungen in Einklang steht. Je nach individueller Situation und Problematik und möglichen Ressourcen werden Arzt und Pflegeteam zusätzliche Unterstützung aus einem Palliativnetz beanspruchen können, und dabei versuchen, Psychoonkologen, Seelsorger, psychosoziale Mitarbeiter und Hospizdienst in die psychoonkologische und psychosoziale Betreuung mit einzubeziehen.

LITERATUR

1. Fitzsimmons D, George S, Payne S, Johnson C D: Differences in perception of quality of life issues between health professionals and patients with pancreatic cancer. Psychooncology 8 (1999b) 135–143
2. Kaiser G: Gedichte treffen punktgenau. Neue Züricher Zeitung 64 (2001). http://www.freidok.uni-freiburg.de/volltexte/1092/pdf/storm.pdf (letzter Zugriff 18.07.08)
3. Passik S D, Roth A J: Anxiety symptoms and panic attacks preceding pancreatic cancer diagnosis. Psychooncology 8 (1999) 268–272
4. Schnell, U. B: Psychische Störungen nach Darmeingriffen mit und ohne Anus praeternaturalis – Eine prospektive Studie. Dissertation (2003) Freiburg. http://www.freidok.uni-freiburg.de/volltexte/1337/pdf/dissertation_u_schnell_unsecured.pdf (letzter Zugriff 04.07.2008)

KAPITEL

54

Karin Burghofer

Psychoonkologie in der Chirurgie

Bei Malignomerkrankungen ist ein chirurgischer Eingriff häufig ein, wenn nicht gar der zentrale Bestandteil der Therapie. Der medizinische Erfolg wird oftmals primär durch die **operative Entfernung des Tumorgewebes** erzielt, und nicht selten ist bereits zur Diagnosestellung ein chirurgischer Eingriff notwendig. Damit stellt die Chirurgie dasjenige Feld der Medizin dar, mit dem Tumorpatienten ihre größten Hoffnungen, jedoch nicht selten auch ihre größten Ängste verbinden. Zwar trat mit der intensiv beforschten Gentherapie ein neuer Hoffnungsträger für Krebserkrankte ins Feld, jedoch kann Trägern eines bestimmten, mit einer Krebserkrankung assoziierten Gens als therapeutische Konsequenz häufig nur ein präventiver chirurgischer Eingriff angeboten werden. Damit ist die Bedeutung der Chirurgie im Rahmen der Krebstherapie nach wie vor unvermindert hoch und wird zukünftig durch die Zunahme onkologischer Erkrankungen aufgrund der demographischen Entwicklung und der verbesserten Behandlungsmöglichkeiten wohl noch weiter anwachsen [9].

! WICHTIG

Für Patienten stellt die Konfrontation mit einer Krebserkrankung bzw. bereits mit dem Verdacht auf eine derartige Erkrankung eine schwerwiegende psychische Belastung dar [5]. Einen weiteren ganz erheblichen Stressor bildet die Notwendigkeit eines operativen Eingriffs.

54.1 Klinikeinweisung

Die protektive Wirkung der **sozialen Unterstützung** ist mittlerweile unumstritten und wird insbesondere im Bereich der Psychotraumatologie immer wieder betont. Bei Tumorpatienten, die sich aufgrund ihrer Diagnose einem chirurgischen Eingriff unterziehen müssen, bringt hingegen ihre Aufnahme in die Klinik die Trennung von ihrer gewohnten sozialen Umgebung mit sich. Eine mögliche soziale Unterstützung durch Familie und Freunde wird damit auf Besuchszeiten in einer fremden Umgebung reduziert. Da sich in der Regel zwei oder mehr Patienten ein gemeinsames Krankenzimmer teilen, verliert man mit der Klinikeinweisung zudem nicht nur sein soziales Umfeld, sondern auch seine Privat- und Intimsphäre. Auf Seiten der Patienten beobachtet man in dieser Phase nicht selten einen Rückzug auf das Refugium „Krankenbett".

FALLBEISPIEL

Herr A., 24 Jahre, ledig, familiäre Polyposis, Rektumkarzinomrezidiv. Herr A. wurde bereits mit einer langen Krankengeschichte in die Klinik eingeliefert. Vor 4 Jahren wurde erstmals eine operative Entfernung eines Rektumkarzinoms durchgeführt, seitdem sei er immer bei Ärzten gewesen. Er kam eigentlich wegen einer Fistel in die Klinik, es wurde jedoch ein Rezidiv festgestellt. Nach Mitteilung der Diagnose war Herr A. „am Boden zerstört", weinte sehr viel und äußerte, dass man die Lust am Leben verlieren könne. Auf Nachfragen verneinte er Suizidgedanken. Er habe eine enge Verbindung mit seiner Familie, der Abschied sei ihm sehr schwer gefallen. Seine Mutter sei an dieser Krankheit verstorben. Er möchte am liebsten, dass seine Angehörigen überhaupt nicht in die Klinik kommen, da er weiß, was sie mit dem Krankenhaus assoziieren. Zudem sei dann auch jedes Mal ein neuer Abschied notwendig.

54.2 Diagnostik – Hoffen und Bangen

Patienten werden mitunter nur mit einem Verdacht auf eine Krebserkrankung in eine chirurgische Klinik eingewiesen. Dies bedeutet, dass sie im Vorfeld der Operation eine Reihe von Untersuchungen durchlaufen, die zumeist von unterschiedlichen Ansprechpartnern in ganz unterschiedlichen Abteilungen durchgeführt und teilweise als sehr unangenehm, schmerzhaft und anstrengend empfunden werden und nicht selten mit langen Wartezeiten verbunden sind. Wichtig ist hierbei, dass es für den Patienten einen **ärztlichen Ansprechpartner** gibt, der die verschiedenen Gebiete der Medizin für ihn wieder zusammenführt, ihn sowohl über die Indikation bestimmter medizinischer Maßnahmen als auch über deren Ergebnis informiert und ihm Orientierung in der hochkomplexen Umgebung „Krankenhaus" bietet.

54.3 Aufklärung des Patienten – Chaos der Gefühle

Die Aufklärung eines Patienten über seine Krebserkrankung stellt für einen chirurgisch tätigen Arzt eine sehr belastende und herausfordernde Aufgabe dar. Befragt man Patienten, wie sie sich einen idealen Arzt vorstellen, so äußern sie Attribute wie „souverän", „empathisch", „menschenfreundlich", „persönlich", „respektvoll" und „sorgfältig" [3]. In der Chirurgie werden Empathie und Kommunikationsfähigkeit des Arztes jedoch häufig vermisst; Chirurgen werden mitunter als „high tech, low touch" erlebt [14]. Auf dem Weg zum Facharzt für Chirurgie wird viel darüber gesprochen, wie der Katalog an nachzuweisenden Untersuchungs- und Behandlungsmethoden, der so genannte OP-Katalog, möglichst zügig erfüllt werden kann. Der Erwerb von Kenntnissen, Erfahrungen und Fertigkeiten der ärztlichen Gesprächsführung, psychosomatischer Grundlagen, der interdisziplinären Kooperation wie auch der Betreuung palliativmedizinisch zu versorgender Patienten ist zwar ebenfalls – allerdings nur pauschal – nachzuweisen [1], steht hierbei häufig jedoch eindeutig im Hintergrund. Dabei darf nicht vergessen werden, dass chirurgisch tätige Ärzte im Laufe ihres Berufslebens mehr Zeit damit verbringen, mit Patienten zu sprechen, als diese zu operieren [9]. Chirurgie umfasst neben dem operativen Eingriff auch die Phase der Indikationsstellung und die Restitutionsphase [13]. Eine gut funktionierende **Arzt-Patient-Beziehung** unterstützt den Patienten bei der Krankheitsakzeptanz und -verarbeitung, vermindert die präoperative Ängstlichkeit, stärkt das Vertrauen in die Medizin und erhöht die Compliance [2, 11, 15, 17].

FALLBEISPIEL

Herr S., 45 Jahre, verheiratet, 2 Söhne, Rektumkarzinom. Herr S. ist am Tag nach seiner Klinikaufnahme sehr bedrückt. Während des Gesprächs treten ihm immer wieder Tränen in die Augen. Er ist von einem anderen Krankenhaus zuverlegt worden. Dort sei er rektoskopiert worden, und der Arzt habe daraufhin zu ihm gesagt: „Sie haben Krebs." Dann sagte er, „dass er einen Anus praeter bekomme und impotent werde". Das Ganze sei ein unwahrscheinlicher Schock für ihn gewesen. Ein künstlicher Ausgang sei das Schlimmste für ihn. Er habe Angst, in seinem Leben vollkommen eingeschränkt zu sein, zudem habe er starke Ekelgefühle vor sich selbst und schäme sich vor seinen Bekannten. Er wisse auch gar nicht, was er dann überhaupt noch essen dürfe. Von seiner Familie, auch vom größeren Familienkreis erhalte er Unterstützung, auch sei er finanziell abgesichert. Durch die Gespräche mit den Ärzten hier im Krankenhaus gewinne er allmählich wieder Vertrauen und Boden unter den Füßen.
Aufgrund der präoperativen Bestrahlung wurde der Tumor so klein, dass die dauerhafte Anlage eines Anus praeter vermieden werden konnte. Herr S. erhielt für 3 Monate einen künstlichen Ausgang, womit er sehr gut leben könne. Nach der Operation habe er sich gleich an den Bauch gefasst, um festzustellen, auf welcher Seite der Ausgang ist und sei sehr erleichtert gewesen, dass er ihn rechts vorgefunden habe, womit für ihn klar war, dass es sich nur um ein passageres Stoma handle. Kurz vor seiner Entlassung aus der Klinik berichtet Herr S., dass ihm ein Gespräch mit einer Bekannten, die seit 10 Jahren an Brustkrebs leidet, sehr geholfen habe. Sie habe ihm geraten, offen über seine Krankheit zu sprechen. Das mache er jetzt auch und habe ausschließlich positive Resonanz erfahren.

54.4 Regeln für das Aufklärungsgespräch

Die Aufklärung eines Tumorpatienten ist **ärztliche Aufgabe** und nicht an andere Berufsgruppen delegierbar. Zudem sollte dies nicht dem jüngsten Kollegen auf der Station übertragen, sondern von einem klinisch erfahrenen Arzt durchgeführt wer-

54

den. Es stellt sich somit nicht die Frage, ob aufgeklärt werden soll, sondern vor allem wie [10].

Aufklärung ist stets ein **Prozess** mit wiederholten Gesprächen zwischen Arzt und Patient. Der Patient sollte die Möglichkeit haben, nach und nach aufkeimende Fragen mit einem Arzt sukzessive besprechen zu können. Am Anfang wird häufig ein Zuviel an Information gegeben, das erst einmal durch den Schock „Krebs" abgewehrt wird. Gesprächsinhalte müssen teilweise in weiteren Gesprächen wieder aufgegriffen und wiederholt werden. Die Abwehr dient dem Schutz des Patienten; sie erlaubt es ihm, die Dosis an Wahrheit zu regulieren, die er aktuell psychisch verarbeiten kann.

Aufklärungsgespräche sollten nicht im Mehrbettzimmer stattfinden. Nach Rücksprache mit dem Patienten ist auch sein **soziales Umfeld** mit einzubeziehen, sodass kein Keil zwischen Patient und potenzielle Unterstützer getrieben wird, indem man die Wahrheit teilweise vermittelt, teilweise verheimlicht.

Bei den Aufklärungsgesprächen sollen **Rückfragen,** was tatsächlich beim Patienten angekommen ist, eingefügt werden. Bei Abschluss des Gespräches sollte man noch einmal nachfragen, ob etwas, was für den Patienten wichtig ist, vergessen wurde.

! WICHTIG

Auf die Fragen „Wie lange lebe ich noch?" und „Wie groß sind meine Heilungschancen?", sollen vom Arzt keine Zahlen oder Wahrscheinlichkeiten genannt werden, da die Gefahr besteht, dass Patienten sich ab diesem Zeitpunkt auf „ihr prognostiziertes Ende" fixieren.

Optimal wäre, wenn jeder Tumorpatient einen **festen ärztlichen Ansprechpartner** während seines Krankenhausaufenthalts hätte. Damit wäre nicht nur für den Patienten, sondern auch für das nichtmedizinische Personal transparent, wer als Ansprechpartner fungiert.

Im Einzelfall kann bei Aufklärungsgesprächen eine Schwester oder ein Pfleger des Bereichs neben dem behandelnden Arzt anwesend sein. Durch einen derartigen Ansatz könnte die Zusammenarbeit zwischen Medizinern und **Pflegepersonal** intensiviert werden. Nicht nur der Arzt, sondern auch das Pflegepersonal weiß somit, „wo der Patient gerade steht".

Wenn ein Aufklärungsgespräch stattgefunden hat, sollte der **Informationsstand** des Patienten auch in der Akte entsprechend vermerkt werden.

! WICHTIG

Werden in der Klinik von verschiedenen Ärzten unterschiedliche Aussagen getroffen, so werden die Patienten sehr stark verunsichert. Patienten sind in der Phase kurz nach der Diagnosestellung häufig nicht in der Lage, nur einmal dargebotene medizinische Informationen ausreichend zu verarbeiten.

54.5 Aufklärung reduziert Ängste und schafft Vertrauen

Eine Krebserkrankung ist auf einem Kontinuum zwischen Zufallsbefund und lange verdrängter Krankheit angesiedelt. Doch lassen sich nicht nur bei Patienten **Abwehrmechanismen** beobachten, sondern mitunter auch bei Ärzten: Die Zeitknappheit eignet sich im Klinikalltag hervorragend als Universalargument, warum man sich bestimmten Patienten, Tätigkeiten oder auch eigenen wie fremden Emotionen gerade nicht stellen „kann". Gleichzeitig lässt sich jedoch häufig parallel dazu ein fast zwanghaft anmutender „Aktionismus" feststellen: Es wird noch eine weitere Untersuchung angeordnet, noch ein weiterer Eingriff durchgeführt etc. Mitunter verwenden die Ärzte in den Aufklärungsgesprächen auch medizinische Fachbegriffe, die für den Patienten nicht verständlich sind. Damit kommen sie zwar formell ihrer Aufklärungspflicht nach, nicht aber im Sinne des Patienten.

Entsteht beim Patienten der Eindruck, dass ihm Informationen vorenthalten werden, so führt dies zu Verunsicherung. Dies kann neben der nachhaltigen Erschütterung des Vertrauensverhältnisses zwischen Arzt und Patient möglicherweise auch dazu führen, dass der Patient **andere Informationsquellen** nutzt, um „Gewissheit über seine Lage" zu erhalten. Beispielsweise werden dann andere Ärzte der Station befragt, wie es denn um einen stehe. Dabei entwickeln Patienten auch ein feines Sensorium für nonverbale Signale; Ärzte werden genau beobachtet, wie sie sich verhalten, ob sie vielleicht selber von der Schwere des Falls erschüttert sind und ein Gespräch deshalb meiden.

! WICHTIG

Aufklärung führt nicht zu Ängsten, sondern hilft, sie zu vermindern.

54.6 Aufklärung als Grundlage für Informed Consent

Aufklärung bildet zudem die Basis des Informed Consent. Nur Patienten, die um ihre Lage wissen, können sich auch für oder gegen bestimmte medizinische Maßnahmen entscheiden. Für die Patienten in der Klinik ist es dabei von zentraler Bedeutung, dass ihnen nicht ein bestimmtes Therapieschema vorgesetzt wird, sondern dass sie in die **Behandlungsplanung** mit einbezogen werden. Dies erhöht die Akzeptanz der therapeutisch notwendigen Schritte, gleichzeitig kann dadurch das eigene Gefühl der Hilflosigkeit und Ohnmacht eingedämmt werden. Zu beachten ist hierbei, dass Patienten einbezogen werden, jedoch gleichzeitig eine Empfehlung aus ärztlicher Sicht abgegeben wird. Patienten brauchen in dieser Situation Hilfestellung und Orientierung, da sie sich sonst möglicherweise überfordert fühlen und sich im Nachgang zusätzlich vielleicht auch noch Vorwürfe machen, eine falsche Entscheidung getroffen zu haben. Der Chirurg sollte sich über seine Wichtigkeit für den Patienten bewusst sein: Die meisten Patienten wissen selbst nach Jahrzehnten noch sehr genau, von wem sie operiert wurden, im Gegensatz hierzu können die wenigsten jedoch beispielsweise den narkoseleitenden Anästhesisten benennen. Wie viel Fürsorge ein Patient benötigt, ist dabei interindividuell verschieden und kann sich im zeitlichen Verlauf verändern. Nach Borasio [4] ergibt sich ein Spannungsfeld zwischen den Polen „Autonomie" und „Fürsorge" (➢ Abb. 54.1), auf dem jeder Patient, aber auch jeder Arzt irgendwo angesiedelt ist. Es gibt Patienten, die von ihrem Arzt lediglich nüchterne Informationen und klare Fakten hören und die Entscheidungen dann vollkommen autonom treffen möchten. Umgekehrt gibt es Patienten,

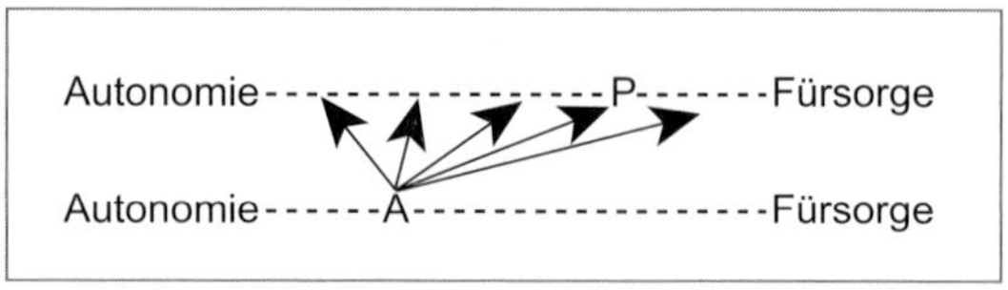

Abb. 54.1 Spannungsfeld zwischen Autonomie und Fürsorge (nach Prof. Dr. G.D. Borasio, Lehrstuhl für Palliativmedizin der Universität München) [4]. A: Arzt; P: Patient

die sich sehr eng an den Empfehlungen des Arztes orientieren und keine eigenen Therapieentscheidungen treffen möchten.

Wichtig für den Arzt ist hierbei, ein Gespür für die jeweiligen Bedürfnisse des Patienten zu entwickeln und die eigene Lozierung in diesem Spannungsfeld zu reflektieren.

FALLBEISPIEL

Herr S., 52 Jahre, verheiratet, ungewollte Kinderlosigkeit, Rektumkarzinom. Am Tag vor der Operation ist Herr S. sehr nervös und ängstlich. Er beschreibt sich selbst als mit der Situation vollkommen überfordert. Die Operation am Folgetag kommt ihm viel zu plötzlich. Vom Chirurgen wurden im Vorfeld zwei unterschiedliche Operationsmethoden mit ihm besprochen. Bei einer Methode kann die Anlage eines Anus praeter vermieden werden, allerdings ist das Verfahren noch wenig erprobt und ohne Erfolgsgewähr, was im schlimmsten Fall erneute Operationen nach sich ziehen würde. Bei der anderen Methode bekäme er ein dauerhaftes Stoma. Da er schon einen längeren Leidensweg mit vielen Operationen hinter sich habe, ist er vollkommen unentschlossen. Auf den Vorschlag, den Operateur anzurufen, reagiert er sehr ängstlich. Er wolle es sich nicht mit ihm verscherzen, das käme dann so an, als hätte er sich beschwert. Das wolle er auf jeden Fall vermeiden.

54.7 Palliativ – kurativ

Bei **palliativen chirurgischen Eingriffen** gilt es, ausführlich zwischen dem Nutzen und den Risiken abzuwägen. Es sollte nicht voreilig gehandelt werden, selbst wenn sich Ärzte in diesen Fällen nicht selten mit einem enormen Erwartungsdruck, doch noch irgendetwas Konkretes tun zu können, konfrontiert sehen. Im Vergleich zum Aushalten der eigenen Ohnmacht kann das Durchführen einer wenn auch nur sehr begrenzt sinnvollen Operation verlockend einfach erscheinen.

Chirurgen sehen sich dabei mitunter am Ende ihrer Fachkompetenz, wenn die **technisch-operative Seite** ausgeschöpft ist. Es macht sich ein Gefühl von „Wir können nichts mehr für Sie tun“ breit. Dabei wünschen sich Patienten jedoch gerade in dieser Situation, dass sie vom Arzt als Patient nicht „aufgegeben“ werden. Vielmehr sollte dieser weiterhin verfügbar und offen für Gespräche sein.

54.8 Warten auf die Operation – Angst

Tumorpatienten, die sich zu einem operativen Eingriff entschlossen haben, erleben die Wartephase auf die Operation zumeist als sehr **belastende Zeitspanne** („Man trägt das Böse in sich“; „Erst, wenn die Operation überstanden ist, kann es mit einem wieder aufwärts gehen“; „Wächst der Tumor in der Zwischenzeit weiter?“; „Es gilt, keine weitere Zeit mehr zu verlieren“ …). In Untersuchungen zeigte sich, dass die psychische Befindlichkeit von Tumorpatienten vor dem operativen Eingriff deutlich eingeschränkt ist [5, 16].

FALLBEISPIEL

Frau W., 61 Jahre, verheiratet, ein Sohn, maligner Tumor in der linken Schulter. Die Patientin wird frühestens in 3 Tagen operiert. Dabei ist unklar, ob der linke Arm amputiert werden muss. Das Warten bis zur Operation sei das Schlimmste für sie. Bei der Vorstellung, nach der Operation ohne Arm aufzuwachen, fängt sie an zu weinen. Dann sollten sie ihr am besten gleich noch etwas geben, damit sie erst gar nicht mehr zu sich komme. Sie hätten einen Bauernhof zuhause, sie arbeite sehr viel und sehr gerne. Ihr Mann habe vor 5 Jahren einen Schlaganfall gehabt, und ihr Sohn lebe mit seiner schwangeren Frau im Haus nebenan. Sie werde gebraucht und habe Angst davor, nichts mehr leisten zu können.

Diese Belastungen werden durch verschiedene, medizinisch notwendige Maßnahmen wie beispielsweise das „Spülen“ vor Baucheingriffen noch drastisch erhöht. Leider ist das **Ansetzen eines Operationstermins** keine Gewähr dafür, dass der Eingriff dann auch tatsächlich an diesem Tag durchgeführt wird. Wenn sich Notfälle dazwischenschieben oder Operationen länger als geplant dauern, so kann häufig nicht das gesamte Operationsprogramm des Tages abgearbeitet werden, sodass einzelne Eingriffe verschoben werden müssen. Aus Sicht des Patienten bedeutet dies, dass er den ganzen Tag ohne Essen und ohne Besuch in seinem Zimmer darauf warten muss, für die Operation abgeholt zu werden. Meist wird erst am mittleren bis späten Nachmittag klar und damit auch frühestens dann kommuniziert, dass der Eingriff an diesem Tag nicht mehr durchgeführt werden kann. Möglicherweise beginnt am nächsten Tag das Warten dann wieder von vorne.

! WICHTIG

Das Verschieben des Operationstermins – insbesondere wenn es wiederholt auftritt – zermürbt Patienten regelrecht. Anspannung und Angst wechseln sich ab mit Enttäuschung und Frustration. Die Glaubwürdigkeit der Ärzte und das Vertrauen in die Klinik werden dadurch erheblich erschüttert.

54.9 Regeln für die Operationsplanung

Übergeordnetes Ziel ist eine längerfristige und realistische Operationsplanung, sodass sowohl das Personal als auch die Patienten genügend Zeit haben, sich auf tatsächlich eintretende Ereignisse ausreichend vorzubereiten.

Nur wirklich vorbereitete Patienten sind für die Operation anzumelden. Die Anmeldung sollte erst dann erfolgen, wenn ersichtlich ist, wann alle notwendigen Maßnahmen und Untersuchungen abgeschlossen sind.

Um Engstellen und kurzfristige Änderungen des Operationsplanes eindämmen zu können, sollten nur realisierbare Patientenzahlen angemeldet werden.

54.10 Operation – Schnitt in den Körper, Schnitt in die Seele?

Mit der Operation selbst verbinden Patienten ganz konkrete **Befürchtungen** („Man ist den Ärzten hilflos ausgeliefert"; „Ob man hinterher überhaupt wieder aufwacht?").

Zudem wird der Patient in der perioperativen Phase konfrontiert mit:
- Belastungen durch die Therapie wie Schmerzen, Schwäche, Übelkeit oder Erbrechen
- Verlust der Autonomie und Abhängigkeit von medizinischen Maßnahmen
- körperlichen Veränderungen und Beeinträchtigungen des Körperbildes durch Amputationen, Stomata, Implantate, Narben etc.
- Trauer über Verlorenes: Verlust der Unversehrtheit und der Leichtigkeit – „Was bin ich nicht mehr? Was kann ich nicht mehr?"

An eine ausgedehnte Tumoroperation schließt sich in der Regel ein Aufenthalt auf der **Intensivstation** für einen bis mehrere Tage an. Nicht selten kommt es dabei aufgrund der medikamentösen Therapie bei Patienten im Zustand zwischen Wachheit und Sedierung zu Sinneseindrücken, die als eine Art Alpträume, wahnähnliche Vorstellungen oder wirre Fantasien erlebt und beschrieben werden. Patienten können diese Phänomene nicht einordnen, und häufig verursacht dies zusätzliche Angst, neben der körperlichen Erkrankung nun auch noch psychisch zu dekompensieren.

FALLBEISPIEL

Herr R., 40 Jahre, verheiratet, ausgedehnte Operation (Gallenblasenentfernung, Pankreaskopfentfernung, Magenresektion), erhöhter Bilirubinspiegel. Herr R. berichtet postoperativ über komische Träume, die er jetzt immer hätte. Er könne zum Teil nicht mehr unterscheiden, was Traum und was Realität sei. Teilweise baue er Dinge, die er wirklich erlebt habe, in seine Alpträume mit ein. Manchmal handle es sich dabei fast schon um wahnhafte Vorstellungen, bei denen auch Ärzte aus der Klinik eine Rolle spielen. Er habe von sich selbst den Eindruck, dass er nun auch noch verrückt werde.

54.11 Restitution – schlauchfrei?

Für das psychische Befinden von Patienten ist es ganz entscheidend, ob ihre Restitutionsphase komplikationslos und stetig verläuft. Jeder **Rückgewinn an Autonomie** kann dabei als kleiner Erfolg verbucht werden. Umgekehrt werden Komplikationen als Rückschläge und mitunter auch als persönliche Niederlagen gewertet.

FALLBEISPIEL

Herr O., 32 Jahre, ledig, ausgedehnte Bauchoperation. Einige Tage nach der Operation ist bei Herrn O. Schüttelfrost aufgetreten. Dies führte bei ihm zu massiven Ängsten vor Komplikationen. Was, wenn eine weitere Operation notwendig ist und er wieder ganz von vorne beginnen müsse?
Zwei Tage später sind die Symptome wieder abgeklungen; seine psychische Befindlichkeit ist sehr gut, er berichtet von allmählichen Fortschritten, er habe es allein sogar schon bis zum Kiosk geschafft. Weitere vier Tage später berichtet Herr O., dass er nun vollkommen „schlauchfrei" sei. Für ihn sei das nach der langen Zeit auf der Intensivstation ein ganz neues Lebensgefühl, nicht mehr angehängt zu sein, sondern sich wieder frei bewegen zu können.

Nach der Operation sollte dem Patienten von ärztlicher Seite **ungemindertes Interesse** entgegengebracht werden, selbst wenn die Restitution nur sehr schleppend vonstatten geht. Die postoperative Phase sollte genutzt werden, um den Patienten auf die Zeit nach dem Klinikaufenthalt zuhause oder aber auf notwendige weitere Therapiemaßnahmen adäquat vorzubereiten. Der Entlassungszeitpunkt und die wichtigsten Maßnahmen für die erste Zeit nach dem Krankenhausaufenthalt sind in einem ausführlichen Gespräch mit dem Patienten zu erörtern. Dabei muss auch auf die spezifische psychosoziale Situation des Patienten eingegangen werden. Das Entlassungsgespräch sollte frühzeitig, spätestens am Tag vor der Entlassung geführt werden.

54.12 Beziehung zwischen Psychoonkologie und Chirurgie

Psychoonkologie und Chirurgie sind keine gegensätzlichen Pole. Auch sollte eine weitere Segmentierung der Medizin vermieden werden. Im Extremfall würde dies dazu führen, dass sich die Chirurgie auf die technisch-operative Komponente zurückzieht und die weitere Betreuung der Patienten den Psychoonkologen überlässt. Chirurgie und Psychoonkologie müssen – sofern sie voneinander profitieren und ihr gemeinsames Potenzial ausschöpfen möchten – als überlappend verstanden werden.

Ärzte, die in der Klinik Tumorpatienten behandeln, benötigen **psychoonkologische Basiskompetenzen.** Patienten dürfen nicht auf ihre körperlichen Beschwerden reduziert werden, vielmehr müssen die psychische und die soziale Situation stärker in den Fokus gerückt werden. Wie sich nachweisen ließ, korreliert die globale Lebensqualität der Patienten deutlich stärker mit der emotionalen Befindlichkeit als mit ihrer körperlichen Symptomatik [5]. In der Ausbildung zum Chirurgen kommen die Aufklärungs-, Gesprächs- und Betreuungskompetenzen sehr kurz. Ebenso fehlen selbstreflexive Elemente. Dabei bringt gerade die Tumorchirurgie nicht nur für die Patienten große Belastungen mit sich, sondern auch für ihre Ärzte. Komplexe Erkrankungen, „schwierige Fälle" sowie Patienten mit Rezidiven zentrieren sich zudem häufig auf Kliniken der Schwerpunkt- und Maximalversorgung. Ärzte dieser Kliniken sind ständig mit dem Leid der Patienten konfrontiert. Diejenigen Patienten, denen sie helfen und dauerhafte Tumorfreiheit bescheren, tauchen in den ambulanten Bereich ab. Es kommen nur diejenigen wieder, bei denen die Therapie die Krankheit nicht dauerhaft „besiegen" konnte, bei denen die Therapie vielmehr „versagt" hat und Komplikationen oder Rezidive aufgetreten sind.

Die Tätigkeit in der Chirurgie ist zudem häufig mit folgenden Bedingungen bzw. Belastungen verbunden (➢ folgende Übersicht).

ÜBERSICHT

Bedingungen bzw. Belastungen im chirurgischen Arbeitsalltag

- Zeitdruck
- Erwünschte kurze Liegedauer der Patienten, somit auch kurze Zeit, um ein Vertrauensverhältnis aufzubauen
- Häufiger Wechsel des Personals durch Rotationen und Dienstplangestaltung
- Steile Hierarchie
- Vielzahl an Aufgaben: Patientenversorgung, Forschung, Lehre
- Dominanz von Männern (in Studien zeigte sich, dass Ärztinnen – unabhängig von der Fachrichtung – mehr Empathie zeigen als männliche Kollegen [6, 8])

54.13 Was kann die Psychoonkologie den Chirurgen anbieten?

Aufgabe der Psychoonkologie ist es, die **psychosoziale Komponente** der ärztlichen Tätigkeit ins Blickfeld zu rücken und das Personal entsprechend zu sensibilisieren. Zentrales Ziel ist dabei, die psychosoziale Kompetenz des medizinischen Teams zu erhöhen. Hierzu sollten entsprechende regelmäßige Fortbildungsveranstaltungen angeboten werden. Zudem ist der interdisziplinäre Austausch von enormer Bedeutung. Es gilt, Dialogbereitschaft zu signalisieren. Ein Gesprächsangebot sollte nicht nur für Patienten, sondern auch für das Personal existieren. Entlastung des Personals kann beispielsweise durch Fallbesprechungen „schwieriger Patienten" erreicht werden. Aufgrund der eher geringen „Psycho-Affinität" von Chirurgen ist darauf zu achten, dass entsprechende Angebote niedrigschwellig zu gestalten sind.

Zentrales Ziel der psychoonkologischen Tätigkeit ist die **Überwindung der Sprachlosigkeit.** Wichtig ist für alle, mit der Angst so umzugehen, dass nicht Sprachlosigkeit entsteht, sondern vielmehr die Kommunikation und das Vertrauen intensiviert werden. Alle Beteiligten sollten dazu beitragen, dass die Medizin nicht stumm und mit einem Mangel an emotionalem Austausch erlebt wird.

54.14 Was kann die Psychoonkologie den Patienten anbieten?

Für Patienten, die während ihres Klinikaufenthalts psychisch stark belastet sind, sollte es ein **spezielles Betreuungsangebot** durch einen psychologischen Mitarbeiter oder einen Konsiliardienst geben. Dieser sollte möglichst intensiv in die Klinik eingebunden sein, um einen kurzfristigen und schnellen Austausch zwischen den Disziplinen gewährleisten zu können.

! WICHTIG

Nicht jeder Krebspatient braucht eine psychologisch-psychotherapeutische Begleitung.

In einer **Analyse des Betreuungsbedarfs** stationärer Tumorpatienten zeigte sich, dass dieser bei 41,4% der Patienten gegeben war [7]. Besonders hoch war dieser Bedarf bei Patienten mit einem Zweittumor (66,7%) und bei Patienten, die aufgrund des Verdachts auf eine maligne Erkrankung zur weiteren Diagnostik in die Klinik eingewiesen wurden (48,7%).

Zudem sollten folgende Patientengruppen psychologisch-psychotherapeutische Unterstützung erhalten:

- **Suizidgefährdete Patienten.** Die Befürchtung, Patienten könnten sich nach „voller Aufklärung" umbringen, ist ein Mythos. Vielmehr machen eine unzureichende Schmerztherapie und das Gefühl, austherapiert und aufgegeben aus dem Gesundheitssystem entlassen zu sein, Patienten vulnerabel.
- **Depressive Patienten.** Jede manifeste Depression muss behandelt werden. Depressionen können auch aufgrund der Tumorerkrankung (z.B. Bauchspeicheldrüse) organisch bedingt oder als Medikamentennebenwirkung auftreten.
- Patienten und Angehörige, die von sich aus den Wunsch dazu äußern.

FALLBEISPIEL

Herr F., 60 Jahre, verheiratet, malignes Schwannom am linken Oberschenkel. Herr F. ist zur siebten Operation wegen des Schwannoms in der Klinik (alle Operationen wurden innerhalb der vorangegangenen 3 Jahre durchgeführt). Seit seiner Erkrankung ist eine Depression aufgetreten. Er klagt über ein ausgeprägtes Morgentief sowie über Antriebsschwäche und Lustlosigkeit. Verstärkt würde das Ganze durch seine Pensionierung (er müsse ja jetzt morgens nicht mehr aufstehen). Er hätte keinerlei Zeit gehabt, sich auf die Pensionierung vorzubereiten. Zudem deutet er Probleme mit seiner Frau an, die wohl mit seiner Antriebslosigkeit zusammenhingen.

Psychosoziale Belastungen sollten standardisiert erfasst und registriert werden. Für die Selektion stark belasteter Patienten ist der Einsatz entsprechender Screening-Instrumente [12] oder die Erfassung der Lebensqualität zielführend. Eine Krebserkrankung stellt auch für die Angehörigen des Patienten eine schwerwiegende Belastung dar, so dass auch für sie – allein oder gemeinsam mit dem Patienten – ein entsprechendes Unterstützungsangebot zugänglich sein sollte.

54.15 Ziele psychoonkologischer Interventionen

Psychoonkologische Interventionen sollen den Patienten insbesondere dabei unterstützen,

- die Diagnose zu verarbeiten. Hier gilt es auch, Vorerfahrungen, Assoziationen und möglicherweise irrationale Vorstellungen des Patienten aufzudecken und ihn bei der Entwicklung einer realistischen Sicht seiner Krankheit und der Behandlungsoptionen zu unterstützen.
- mit der Angst umgehen zu lernen. Die Angst muss nicht besiegt werden, vielmehr muss sie akzeptiert und verstanden werden. Angst kann dabei helfen, Kräfte zu mobilisieren.
- Verlorenes zu erkennen und die Trauer darauf zu beschränken.

- Ressourcen zu aktivieren und gleichzeitig Belastungen zu mindern.
- eine zukunftsgerichtete Perspektive aufzubauen.

Für den Patienten bedeutet dies, dass er sich möglicherweise an veränderte Organfunktionen anpassen, seine Ziele und Prioritäten überdenken und neu ordnen sowie sich mit möglichen Einschränkungen im Alltagsleben auseinandersetzen muss.

Während des Klinikaufenthalts des Patienten gilt es, **akute Krisen** durch entsprechende Interventionen und Unterstützung abzuwenden bzw. zu mildern. Durch Entspannungs- und Imaginationsübungen, aber gegebenenfalls auch durch den Einsatz von Psychopharmaka ist zudem eine Symptomkontrolle anzustreben. In Gesprächen sollte der Patient in seiner Krankheitsverarbeitung unterstützt werden. Dabei kommt dem Psychoonkologen häufig die Funktion einer „Klagemauer" zu; es gilt, Krisen aufzunehmen, auszuhalten und so weit wie möglich zu neutralisieren.

54.16 Spezifische Anforderungen an die Psychoonkologie in der Chirurgie

Von psychoonkologischen Mitarbeitern wird in der Chirurgie ein hohes Maß an **Flexibilität** gefordert, da vieles unvorhersehbar und damit nicht planbar ist. Untersuchungen und Operationen, aber auch Entlassungen werden mitunter kurzfristig angesetzt. Krisen entstehen unvermittelt und erfordern eine zügige Intervention. Dabei muss man auch akzeptieren und damit umgehen können, dass die medizinische Behandlung des Patienten absolute Priorität hat. Zudem entspricht das Setting übli-

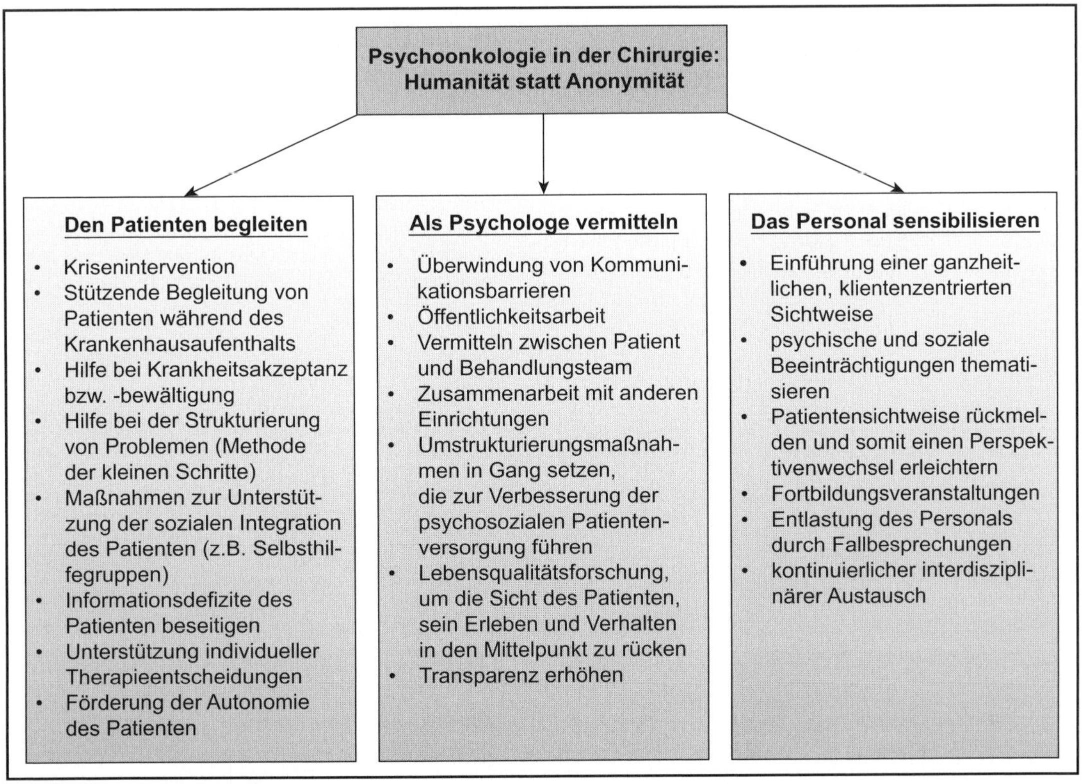

Abb. 54.2 Säulen der Psychoonkologie in der Chirurgie

cherweise nicht dem in der Psychotherapie gewohnten Standard: Psychologische Interventionen müssen teilweise in Zwei- oder Mehrbettzimmern durchgeführt werden, da Patienten in den Tagen nach der Operation häufig nicht aufstehen können. Analog zu den Chirurgen bleibt auch dem Psychoonkologen aufgrund der kurzen Dauer des Klinikaufenthalts nur wenig Zeit, um ein Vertrauensverhältnis aufbauen zu können. Für die interdisziplinäre Kooperation zwischen Chirurgen und dem Psychologen/Psychotherapeuten/Psychoonkologen ist dessen Integrationsfähigkeit ganz entscheidend. Es müssen eine gemeinsame Sprache und gemeinsame Schnittstellen gefunden werden. Die Säulen der Psychoonkologie in der Chirurgie sind in ➤ Abbildung 54.2 dargestellt.

LITERATUR

1. Bayerische Landesärztekammer: Weiterbildungsordnung für die Ärzte Bayerns vom 24. April 2004 i.d. Fassung der Beschlüsse vom 14. Oktober 2006. www.blaek.de
2. Bellet P, Maloney M: The importance of empathy as an interviewing skill in medicine. JAMA 266 (1991) 1831–1832
3. Bendapudi N, Berry L, Frey K, Parish J, Rayburn W: Patients' perspectives on ideal physician behaviors. Mayo Clin Proc 81 (2006) 338–344
4. Borasio GD: Vortrag beim 66. Deutschen Juristentag (Stuttgart, 20.09.2006). http://palliativmedizin.klinikum.uni-muenchen.de/docs/borasio/Stuttgart_DJT.ppt.
5. Burghofer K, Jauch K: Die Lebensqualität von Rektumkarzinom-Patienten: Ergebnisse einer prospektiven Längsschnittuntersuchung. Viszeralchirurgie 41 (2006) 125–131
6. Eisenberg N, Lennon R: Sex differences in empathy and related capacities. Psychol Bulletin 94 (1983) 100–131
7. Goerling U, Odebrecht S, Schiller G, Schlag PM: Psychosozialer Betreuungsbedarf bei stationären Tumorpatienten. Der Chirurg 77 (2006) 41–46
8. Hojat M, Gonnella J, Nasca T, Mangione S, Vergare M, Magee M: Physician Empathy: definition, components, measurement, and relationship to gender and specialty. Am J Psychiat 159 (2002) 1563–1569
9. Kappauf H: Onkologische Chirurgie. In: Hontschik B, von Uexküll T (Hrsg.): Psychosomatik in der Chirurgie. Schattauer, Stuttgart (1999) 285–299
10. Schlömer-Doll U, Doll U: Patienten mit Krebs: Information und emotionale Unterstützung. Dtsch Ärztebl 97 (2000) A3076–A3081
11. Spiro H, McCrea Curen M, Peschel E, St James D: Empathy and the practice of medicine: beyond pills and the scalpel. Yale University Press, New Haven (1993)
12. Strittmatter G, Mawick R, Tilkorn M: Psychosozialer Betreuungsbedarf bei Gesichts- und Hauttumorpatienten. Psychother Psychosom Med Psychol 48 (1998) 349–357
13. Thali A, Hontschik B: Arzt-Patient-Beziehung in der Chirurgie. In: Hontschik B, von Uexküll T (Hrsg.): Psychosomatik in der Chirurgie. Schattauer, Stuttgart (1999) 34–54
14. Tongue J, Epps H, Forese L: Communication skills. Instr Course Lect 54 (2005) 3–9
15. Travaline J, Ruchinskas R, D'Alonzo G: Patient-Physician Communication: Why and How. JAOA 105 (2005) 13–18
16. Visser MR, van Lanschot JJ, van der Velden J, Kloek JJ, Gouma DJ, Sprangers MA: Quality of life in newly diagnosed cancer patients waiting for surgery is seriously impaired. J Surg Oncol 93 (2006) 571–577
17. Winter J: Doctor, can we talk? Physician-patient communication issues that could jeopardize patient trust in the physician. South Dakota J Med 53 (2000) 273–276

KAPITEL

55 Psychoonkologie in der Pneumologie

Sebastian Gallenberger

55.1 Epidemiologie

Im Jahr 2002 wurden in Deutschland etwa 45.000 Lungenkrebsneuerkrankungen diagnostiziert. Der Lungenkrebs steht damit an dritter Stelle in der Häufigkeit der Krebserkrankungen beider Geschlechter. Absolut dominieren die Männer mit etwa 32.500 (Gesamtanteil an allen Krebserkrankungen von fast 15%) gegenüber etwa 12.500 (Gesamtanteil von 6,1%) bei den Frauen [7]. Im Langzeitverlauf nimmt die **Inzidenz** bei den Männern seit den 1970er und 1980er Jahren leicht, aber stetig ab, während sie bei den Frauen kontinuierlich ansteigt. Diese Entwicklung geht parallel zum Zigarettenkonsum und ist in den USA noch eindrucksvoller zu beobachten. Dort hat der Lungenkrebs den Brustkrebs als führende Krebstodesursache bei Frauen schon im Jahre 1987 überholt und ist derzeit sogar für mehr Todesfälle verantwortlich als Brust- und Darmkrebs zusammengenommen [11]. Bei den Männern ist der Lungenkrebs die mit Abstand häufigste Krebstodesursache in Deutschland (etwa 25% der Krebstodesfälle). Gleiches gilt für Gesamteuropa und Nordamerika sowie weltweit [http://www-dep.iarc.fr/; Globocan 2002].

Nach den Daten der Gesellschaft der Epidemiologischen Krebsregister in Deutschland in Zusammenarbeit mit dem Robert Koch-Institut beträgt die **5-Jahres-Überlebensrate** für Männer 12% und für Frauen etwa 14% [3]. In den USA werden 5-Jahres-Überlebensraten von etwa 15% angegeben. Damit gehört der Lungenkrebs zu den prognostisch ungünstigsten Krebsarten.

55.2 Risikofaktoren

Im Unterschied zu fast allen anderen Krebsformen gibt es beim Lungenkrebs mit dem **Zigarettenrauchen** eine seit langem bekannte, quantitativ dominierende Ursache, die mittlerweile bis in die molekularbiologischen Details aufgeklärt ist. Die Zigarettenindustrie hat diese Zusammenhänge solange wie möglich geleugnet und ihren „Kunden" eine Vielzahl von Ausreden und Beschönigungen angeboten. Die klassische Health Physician Study von Doll und Peto unter britischen Ärzten [4, 5] hat die Gesundheitsrisiken des Rauchens in allen Konsequenzen aufgedeckt. Das Risiko ist dosisabhängig von der Zahl der täglich gerauchten Zigaretten und nimmt mit der Länge der Zeit, in der geraucht wird (Pack Years, gerauchte Packungen pro Tag mal Jahre), zu. Es ist umso höher, je früher im Leben mit dem Rauchen begonnen wird, besonders bei Beginn vor dem 15. Lebensjahr. Das Lungenkrebsrisiko steigt bei lebenslangem Rauchen bis zum 80. Lebensjahr auf immerhin 16% an!

Zigarettenrauchen ist für etwa 85% aller Lungenkrebsfälle die entscheidende Ursache. Beim Mann liegt diese Ursächlichkeit mit etwa 87–90% etwas darüber, bei Frauen ist der Anteil mit etwa 55–60% geringer [12]. Mittlerweile ist auch die **Schädlichkeit des Passivrauchens** eindeutig nachgewiesen. Beim Zusammenleben mit starken Rauchern wird das Lungenkrebsrisiko um etwa 30% erhöht. Nach Berechnungen von Keil und Becker vom Deutschen Krebsforschungsinstitut Heidelberg aus dem Jahre 2005 sterben dadurch in Deutschland etwa 260 Menschen pro Jahr.

Gesichert ist auch die kanzerogene Wirkung **ionisierender Strahlung** bei den Überlebenden der Atombombenabwürfe in Japan. Bei Arbeitern in Uranminen gibt es erhöhte Lungenkrebsraten durch die Exposition gegenüber Radon. Das radioaktive Gas Radon aus der Uran-Radium-Zerfallsreihe kann auch natürlicherweise im häuslichen Bereich aus dem Erdboden entweichen und in schlecht isolierten und wenig gelüfteten Kellerräumen erhöhte Konzentrationen erreichen. Radon in Wohnungen wird für bis zu 7% der Lungenkrebsfälle verantwortlich gemacht [8].

Feinstaub bzw. Rußpartikel aus Dieselmotoren spielen eine noch schwer zu quantifizierende Rolle. Die wichtigste berufliche Noxe bleibt die **Asbestexposition,** bei der die Krebsentstehung als Berufserkrankung anerkannt wird. Das gilt auch für andere, eher seltene berufliche Expositionen gegenüber Arsen, Chrom, Nickel und polyzyklischen Kohlenwasserstoffen.

55.3 Begleiterkrankungen

Das Durchschnittsalter der Patienten mit Lungenkrebs liegt zwischen 65 und 70 Jahren, die altersspezifische Inzidenz ist im Alter zwischen 70 und 80 Jahren am höchsten [7]. Das bedeutet, dass einerseits vom Alter her und andererseits durch die Noxe „Rauchen" die betroffenen Patienten neben der Krebserkrankung oft an anderen, meist chronischen Erkrankungen leiden. Am häufigsten ist die **COPD,** die chronisch-obstruktive Atemwegs- und Lungenerkrankung, durch die der Patient bereits die Erfahrung von Atemnot, Husten und bronchialer Verschleimung kennt und in fortgeschrittenen Fällen in seiner Mobilität eingeschränkt ist. Das Ausmaß dieser Erkrankung beeinflusst wesentlich die operativen und auch strahlentherapeutischen Behandlungsmöglichkeiten. Rauchen ist auch ein wesentlicher Risikofaktor für das Auftreten von **Gefäßerkrankungen** und hier insbesondere der koronaren Herzerkrankung, die in der Einschätzung der Operationsfähigkeit immer berücksichtigt werden muss.

55.4 Symptomatik und Früherkennung

In den frühen Tumorstadien mit den besten Heilungschancen wird die Erkrankung nicht selten zufällig auf einem Röntgenbild entdeckt, das aus anderen Gründen wie etwa als präoperative Routineaufnahme angefertigt wird. So wie früher ein „Schatten" auf der Lunge immer verdächtig auf eine Tuberkulose war, verursacht heute ein **unklarer Lungenbefund** bei den meisten Menschen eine nicht unbegründete Krebsangst.

Begrenzte Lungentumoren können völlig symptomlos sein, ohne Atembeschwerden oder Schmerzen zu verursachen. **Alarmzeichen** sind ein anhaltender Husten ohne fassbare Ursache, eine Änderung der Hustenqualität bei einem bekannten Raucherhusten und immer eine Blutbeimengung im Auswurf. Eine Gewichtsabnahme von > 5 kg, Atemnot und Schmerzen sind fast regelhaft Ausdruck einer fortgeschrittenen, schon metastasierten Tumorerkrankung [18].

Aus diesem Grund und wegen der positiven Erfahrungen bei anderen soliden Tumoren (z.B. an Brust, Zervix, Kolon und Prostata) könnte die Lunge ein idealer Kandidat für **Vorsorgeuntersuchungen** sein. Leider haben frühere Untersuchungen mit Thoraxröntgenuntersuchungen und Sputumzytologie keinen Wirksamkeitsnachweis erbracht, auch nicht für besonders gefährdete, gegenüber Asbest exponierte Raucher. Derzeit laufen weltweit mehrere große Studien, in denen bei Risikopatienten (aktive und frühere Raucher) Röntgenthoraxaufnahmen mit Computertomogrammen verglichen werden, um diese Frage neu zu klären. Das amerikanische National Lung Screening Trial [http://www.cancer.gov/nlst] umfasst 50.000 Probanden und soll bereits im Jahre 2009 erste Ergebnisse liefern. Die bisherigen kleineren Untersuchungen sind viel versprechend und haben gezeigt, dass durch die Computertomographie mehr Tumoren im heilbaren Stadium I diagnostiziert und erfolgreich operiert werden können [10]. Daraus kann und darf aber noch keine Empfehlung für eine routinemäßige Vorsorgeuntersuchung abgeleitet werden.

55.5 Diagnostik

Eine **histologische Diagnosesicherung** ist die regelhafte Voraussetzung für eine rationale Therapieplanung, es sei denn, die operative Entfernung eines tumorverdächtigen Herdes beinhaltet Diagnostik und Therapie in einem Arbeitsgang. Die dazu nötige Biopsie erfolgt meist bronchoskopisch, gelegentlich auch durch eine transthorakale Punktion. Manchmal wurde die Bronchoskopie von einzelnen Patienten bereits früher traumatisierend erlebt oder Berichte anderer haben panikartige Vorstellungen hervorgerufen. Hier gilt es kompetent und einfühlsam die heutigen Möglichkeiten einer wenig belastenden und schmerzfreien Untersuchung zu vermitteln.

Entlastende Normalbefunde im Tumor-Staging, das immer eine Schnittbilduntersuchung des Oberbauches und meist des Kopfes sowie eine Skelettszintigraphie beinhaltet, sollten zeitnah an den Patienten weitergegeben werden. Denn immer wieder werden belanglose Bemerkungen des Röntgenpersonals fehlgedeutet und dadurch die schon vorhandenen Angstvorstellungen weiter gesteigert.

Die Diagnostik muss zügig, das heißt im Regelfall in wenigen Tagen, die verlässliche Aussage zulassen, ob es sich um ein **kleinzelliges** (Small Cell Lung Cancer, SCLC) oder um ein **nichtkleinzelliges Lungenkarzinom** (Non-small Cell Lung Cancer, NSCLC) handelt und welches Tumorstadium vorliegt [18]. Ein kleinzelliges Karzinom liegt in etwa 15–20% der Fälle vor und muss immer chemotherapiert werden.

Histologie und **Tumorausdehnung** sind Voraussetzung für die prognostische Einschätzung und die Therapieplanung. Beim NSCLC befinden sich höchstens 25% der Patienten in den Tumorstadien I und II, die mit einem akzeptablen Ergebnis operiert werden können [13]. Bei mindestens 55% wird das metastasierte Stadium IV diagnostiziert, in dem nur noch eine palliative Chemotherapie möglich ist. Das Tumorstadium III stellt die schwierigste therapeutische Herausforderung mit der gleichzeitig schwächsten wissenschaftlichen Evidenz dar. Hier müssen die verschiedenen Therapieoptionen je nach individueller Konstellation kombiniert werden.

55.6 Aufklärung

Die Aufklärung über die Diagnose „Lungenkarzinom“ hat wie bei jeder anderen Tumorerkrankung dem **Gesetz der Wahrhaftigkeit** zu folgen. Die Gefahr von Verletzung und Verharmlosung [6, 20] ist dabei besonders groß, da nicht nur die meist schwerwiegende Prognose zu berücksichtigen ist, sondern – anders als beim prognostisch vergleichbaren Pankreaskarzinom – spezifische Ängste und Schuldgefühle mit zu berücksichtigen sind.

Den meisten Patienten ist die ursächliche Rolle des Rauchens bewusst, sodass die Frage danach immer entweder direkt oder indirekt angesprochen wird. Die Mischung aus **Schuldgefühl** und **später Reue** wird rasch wieder verdrängt und führt in den fortgeschrittenen Tumorstadien eher selten zum Einstellen des Rauchens. Obwohl gesichert ist, dass auch dann eine Beendigung des Rauchens sinnvoll ist (schlechteres Ansprechen auf eine Chemotherapie bei weiter aktiven Rauchern), ist die Gesamtprognose dennoch so schlecht, dass es dem Therapeuten schwerfällt, auch noch das Einstellen des Rauchens zu fordern. Ganz anders ist es bei einem noch kurativen Therapieansatz.

FALLBEISPIEL

Ein 58-jähriger Mann, Vater eines 12-jährigen Jungen, ohne wesentliche Tumorsymptome, berichtet zu Beginn des Aufklärungsgesprächs, dass er vor einer Woche nach 40 Jahren das Rauchen eingestellt habe, nachdem sein Röntgenbild nicht in Ordnung gewesen sei. Geschockt durch die endgültige Diagnose sagt er am Schluss: „Ich brauche jetzt dringend eine Zigarette, nur eine oder höchstens zwei, aber gleich. Das werden Sie doch verstehen, Doktor!" Am nächsten Tag bemerkt er: „Das mit dem Rauchen gestern war ein ganz schöner Quatsch! Ich musste sofort an meinen Schwager denken, der hat auch so viel geraucht und hat nach der gleichen Diagnose nur noch ein halbes Jahr gelebt."

Beim **Nichtraucherstatus,** der in immerhin 10–15% der Lungenkrebsfälle vorliegt, kommt regelhaft die sehr viel schwierigere Frage des „Warum ich?“, die den medizinischen Rahmen sprengt. Gerade diese Patienten benötigen dringlich eine spezifische psychoonkologische Betreuung. Erstaunlich ist, dass manche Patienten berufliche Noxen als Ursache ihrer Erkrankung nur ungern akzeptieren und in der fortwährenden Identifikation mit ihrem früheren, gerne ausgeübten Beruf manchmal die berechtigten Ansprüche an die Berufsgenossenschaft nicht wahrnehmen wollen.

55.7 Ängste vor Atemnot und Ersticken

Die **Atmung** als zentrale Lebenswahrnehmung bringt bei der Diagnose eines fortgeschrittenen Lungenkarzinoms fast automatisch die Angst vor dem Ersticken mit sich. Häufig kommt die Frage „Woran stirbt man denn, wenn es soweit ist?" Eine mögliche und auch korrekte Antwort ist, dass andere Ursachen als eine respiratorische Insuffizienz wahrscheinlicher sind und dass es, wenn nötig, sehr wirksame Methoden gibt, die Atemwege tumorfrei zu halten. Der Krankenhausarzt kann darüber hinaus dem Patienten die Zusicherung geben, dass bei einem stationären Aufenthalt alle erforderlichen medizinisch-medikamentösen Hilfen für ein humanes Sterben ohne Qual eingesetzt werden können. Außerhalb und teilweise innerhalb des Krankenhauses bieten Palliativstation und Hospiz professionelle Hilfe bei allen diesen Nöten.

55.8 Therapieangebot und Prognose

Jeder Patient erwartet im **Aufklärungsgespräch** ein zumindest orientierendes Therapieangebot – selbst dann, wenn er sich bereits entschlossen hat, ein solches abzulehnen. Letzteres kommt im Alltag bei Lungenkrebskranken erstaunlich selten vor, obwohl schon bei der überwiegenden Zahl der Erstdiagnosen keine Option einer vollständigen Ausheilung mehr besteht. In der schwierigen Diskussion der Prognose der Erkrankung sollte der Patient individuell entscheiden können, wie viel er wissen möchte. Völlig unkritischer Optimismus, distanzierter Realismus und sogar zynischer Fatalismus des aufklärenden Arztes werden beschrieben, wenn Patienten berichten, welchen Eindruck das Aufklärungsgespräch bei ihnen hinterlassen hat. Manchmal bleibt von einem längeren, detaillierten Gespräch als Fazit nur die Aussage: „Er hat mir noch soundsoviele Monate gegeben."

Sehr wichtig ist es deshalb, sehr sorgfältig zu prüfen, wie weit ein Patient prognostische Daten und insbesondere konkrete Zahlen hören möchte. Bewährt hat sich die **Nachfrage am Ende des Gesprächs,** ob der Betroffene auch alle für ihn wichtigen Informationen erhalten hat. Die schwierige Frage, wie viel ein Patient in allen Einzelheiten wissen will, wird in einem aktuellen Artikel im Journal of Oncology ausführlich diskutiert [2].

Aus der Internet-Information kennen manche Patienten **Überlebensdaten,** bei denen sie fast regelhaft den statistischen Begriff von medianen Zeiten als mittlere Überlebenszeit interpretieren. Eine Klarstellung ist in jedem Fall erforderlich, wenn über konkrete Zahlen gesprochen wird. Nicht wenige Betroffene kennen Schicksale von Lungenkrebspatienten aus ihrer näheren Umgebung oder haben sogar schon Angehörige in verschiedenen Krankheitsphasen begleitet. Diese Erfahrungen müssen ausführlich besprochen werden und bedürfen einer verständnisvollen Einordnung in den Ablauf des Krankheitsgeschehens. Dies trifft in besonderer Weise auf Ehepartner zu, bei denen vergleichsweise häufiger als bei anderen Krebsfällen auch sie durch die gemeinsame Noxe des Rauchens am gleichen Tumor erkranken können.

! WICHTIG

Schuldzuweisungen an das Rauchen helfen im Aufklärungsgespräch niemandem. Dagegen sollte immer nach beruflichen Risiken gefragt werden. Prognostische Aussagen sind nur mit großer Zurückhaltung und besonderem Feingefühl zu treffen.

55.9 Therapieübersicht

Die Behandlung des Lungenkrebses beruht auf **3 Säulen:** Operation, Strahlentherapie und Chemotherapie. Abhängig von Histologie und Tumorstadium beschreiben Leitlinien, welche Vorgehensweisen als Standard zu gelten haben. Wie bei anderen Tumorarten sind in den letzten Jahren Kombinationstherapien in Form einer adjuvanten bzw. neoadjuvanten Behandlung eingeführt worden. Diese multimodalen Therapiestandards sind ständig weiter im Fluss. Neue Studienansätze versuchen differenziertere Indikationsstellungen durch molekularbiologische bzw. genetische Prognosefaktoren zu erarbeiten, um so Risikokonstellationen besser definieren zu können und daraus eine Therapieindikation abzuleiten.

Ein weiterer, neuer Therapieansatz betrifft den Einsatz so genannter **biologischer Substanzen** (Molecular targeted Therapy), die als Antikörper oder als kleine Moleküle gezielter an der Krebszelle angreifen, als dies ein Zytostatikum vermag. Beeindruckende Erfolge bei anderen Tumorerkrankungen und unkritisch reißerische Berichte im Internet haben jedoch bei vielen Patienten und mehr noch bei Angehörigen unerfüllbare Erwartungen geweckt. Wiederholte Gespräche, möglichst mit Patient und Angehörigen zusammen, sind notwendig, um klarzustellen, was gegenwärtiger Standard und was Zukunftshoffnung ist. Der ärztliche Therapeut muss akzeptieren, dass er durch die Internet-Information ständig auch mit für ihn neuen Daten konfrontiert werden kann und er nicht nur deshalb zur ständigen, aktuellen Fortbildung verpflichtet ist. Er hat aber auch das Recht, Diskussionen über unwissenschaftliche, offensichtlich abstruse Methoden und Therapien abzulehnen.

Operative Behandlung

Die besten Heilungschancen eröffnet die Operation in den Tumorstadien I und II des NSCLC [13]. Voraussetzungen sind die klinische Operationsfähigkeit von kardialer Seite aus und eine ausreichend gute Lungenfunktion, die auch postoperativ noch eine genügende Atemfunktion erwarten lässt. Die Mortalität bei der Operation eines Lungenlappens (Lobektomie) ist mit 2–4% erfreulich niedrig, verdoppelt sich aber, wenn eine ganze Lunge entfernt werden muss (Pneumonektomie). Ein höheres Risiko besteht im höheren Lebensalter. Dennoch bleiben die durch eine alleinige Operation zu erzielenden **5-Jahres-Überlebensraten** zwischen 40 und 60% in den Stadien IB und II unbefriedigend.

Postoperative adjuvante Therapie

Eine Verbesserung der 5-Jahres-Überlebensrate um 5–10% ist nach den aktuellen Studien durch eine **adjuvante Chemotherapie** möglich geworden [16]. Eine klare Empfehlung zu 4 Zyklen einer platinhaltigen Chemotherapie gilt derzeit für das Tumorstadium II und das intraoperativ festgestellte Stadium IIIA, wenn sich die Patienten wieder gut von der Operation erholen. Die Situation im Stadium IB ist noch ungeklärt. Die Ergebnisse im Stadium IA lassen sich auf diese Weise nicht verbessern.

Die psychische und physische Belastung des Patienten durch die große Operation und die durchaus belastende Chemotherapie verstärkt sich durch die lange Behandlungszeit und die dadurch verursachte lange Arbeitsunfähigkeit mit erheblichen wirtschaftlichen Folgen. Bei einem ausgedehnten Befall der mediastinalen Lymphknoten kommt noch die Zeit von etwa 6 Wochen für eine zusätzliche **Strahlentherapie** hinzu. Eine routinemäßige adjuvante Strahlentherapie erbringt keinen Überlebensvorteil und wird deshalb auch nicht mehr empfohlen [14].

Präoperative Induktionstherapie

Ein neoadjuvanter Therapieansatz, der eine Chemo- und/oder Strahlentherapie vor der Operation vorsieht, besitzt einige theoretische Vorteile gegenüber der adjuvanten Therapie und hat sich in anderen Bereichen, wie z.B. beim Rektumkarzinom, bereits bewährt. Bei der Lunge haben widersprüchliche Ergebnisse dazu geführt, dass eine **neoadjuvante Chemotherapie** derzeit nur im Stadium IIIA angewandt wird, bei dem das klinische Staging bereits einen Tumorbefall der mediastinalen Lymphknoten anzeigt, aber eine Operation noch möglich erscheint [14].

Diese **multimodalen Behandlungskonzepte** greifen in einem bisher nicht erlebten Ausmaß über Monate hinaus in den Lebensalltag der Betroffenen ein, die ja gerade schon mit der existenziellen Bedrohung der Krebsdiagnose fertig werden mussten.

Psychische Belastung durch die Operation

Es wird berichtet, dass Lungenkrebspatienten emotional stärker belastet sind als Patienten mit anderen Tumorerkrankungen. Eine aktuelle amerikanische Untersuchung [21] zeigte eine Woche postoperativ unter 119 Patienten bei 29% Score-Werte einer **manifesten Depression.** Untersucht wurde auch die Fragestellung, welche Prädiktoren es für das emotionale Erleben der Tumorerkrankung gibt. Dabei waren depressive Symptome davon abhängig, welche Bewältigungsstrategien die Patienten besitzen und ob sie eine zielgerichtete soziale Unterstützung erfahren. Keine Assoziation bestand zum ungezielten sozialen Support, zum Krankheitsstadium und zum Allgemeinzustand, wohl aber zum Lebensalter. Damit werden frühere Ergebnisse bestätigt, dass „Adaptives Coping" das Ausmaß der emotionalen Belastung bestimmt und soziale Unterstützung nur unter bestimmten Bedingungen hilfreich ist, z.B. wenn ein Lebenspartner die Krankheit und den Kranken mitträgt und nicht selbst mehr Unterstützung und Trost einfordert, als er gibt.

55

! WICHTIG

Auch die Operation bietet nur begrenzte Heilungschancen, die ganz wesentlich vom Tumorstadium abhängen. Die adjuvante Chemotherapie ist abgesehen vom Stadium I Standard geworden. Die Bedeutung der neoadjuvanten Behandlung ist noch nicht endgültig geklärt.

Strahlentherapie

Die Strahlentherapie ist die Therapie der Wahl, wenn ein Patient in einem operablen Stadium I oder II aus funktionellen Gründen nicht operiert werden kann oder eine Operation ablehnt. Bei kleineren Tumoren ohne Lymphknotenbefall erbringt die **stereotaktische Methode** (Punktbestrahlung oder Radiochirurgie) erstaunlich gute Erfolge und wird sehr viel besser vertragen als die Standardmethode mit täglicher Bestrahlung über etwa 6 Wochen. Die 5-Jahres-Überlebensraten sind in den Stadien I und II bei der primären Radiotherapie mit 12–32% deutlich schlechter als bei der Operation [22].

Die Strahlentherapie kommt auch dann zum Einsatz, wenn im lokal fortgeschrittenen Stadium III eine Operation nicht mehr möglich ist. Die Heilungschancen sind hier äußerst begrenzt, können aber durch die Kombination mit einer Chemotherapie signifikant verbessert werden.

Radio-Chemotherapie

Der sequenzielle Ansatz, bei dem die Bestrahlung erst nach Abschluss der Chemotherapie erfolgt, hat sich als weniger wirksam herausgestellt als der gleichzeitige Einsatz der beiden Therapieoptionen, also die simultane Radio-Chemotherapie. Die **Toxizität** der simultanen kombinierten Behandlung kann erheblich sein und ist größer als nur die Summe der Nebenwirkungen von Chemotherapie und Strahlentherapie. Neben der Knochenmarktoxizität mit den Auswirkungen auf das Blutbild steht die Schädigung der Ösophagusschleimhaut ganz im Vordergrund. Eine Schluckstörung mit Beschwerden bei der Nahrungsaufnahme entwickelt sich regelhaft, wenn das Strahlenfeld das Mediastinum umfasst, was im Stadium III immer der Fall ist. Eine klinisch schwerwiegende Ösophagitis entwickelt sich in etwa 20–25% der Fälle. Nur im Einzelfall ist jedoch dadurch keine orale Nahrungsaufnahme mehr möglich, sodass die Ernährung durch eine nasogastrale Sonde oder parenteral sichergestellt werden muss.

Voraussetzungen für eine simultane Radio-Chemotherapie sind deshalb sowohl ein **guter Allgemeinzustand** (ECOG-Stadium 0/1) als auch eine **gute Behandlungschance** bezogen auf das Überleben oder eine schwerwiegende Symptomatik (z.B. starke Schmerzen beim Pancoast-Tumor). Sinnvolle, gesicherte Indikationen liegen für das limitierte Stadium des kleinzelligen Karzinoms vor, außerdem für das Stadium III des nichtkleinzelligen Karzinoms.

Adjuvante und neoadjuvante Strahlentherapie

Die präoperative neoadjuvante Radio-Chemotherapie ist in Studien bereits gut untersucht worden. Da die Ergebnisse aber nicht eindeutig besser sind als diejenigen einer alleinigen neoadjuvanten Chemotherapie, wird sie nicht als Standard empfohlen. Eine Ausnahme stellt die Situation beim **Pancoast-Tumor** in der Lungenspitze mit Einwachsen in den Plexus brachialis dar. Hier wird eine präoperative Radiotherapie seit Jahren empfohlen. Neue Daten zeigen, dass die kombinierte Radio-Chemotherapie die Resektabilität und das Langzeitüberleben verbessern kann [17]. Das Wissen um eine echte Heilungschance ist für die Betroffenen in dieser Situation zudem ganz wesentlich, da sie im Rahmen der Strahlentherapie oft nur Menschen in einer palliativen Situation antreffen, die sie dann auf sich selbst beziehen. Dieses Gebot zur genauen und wiederholt zu führenden Aufklärung gilt in gleicher Weise für die adjuvante Mediastinalbestrahlung bei einem N2-Lymphknotenbefall.

Prophylaktische Ganzhirnbestrahlung

Viel diskutiert ist die prophylaktische Ganzhirnbestrahlung bezüglich ihrer **Langzeitfolgen.** Akut verursacht sie zwar nur moderate Nebenwirkungen, langfristig sind die Befürchtungen über Spätschäden mit demenziellen Krankheitsbildern – besonders beim älteren Menschen – jedoch noch nicht ausgeräumt. Beim kleinzelligen Lungenkarzinom, bei dem die Inzidenz von Hirnmetastasen auch im limitierten Stadium besonders hoch ist, konnte bewiesen werden, dass eine prophylaktische Bestrahlung wirksam und sogar lebensverlängernd ist [1]. Sie wird deshalb nach kompletter oder guter partieller Remission empfohlen.

Strahlentherapie von Hirnmetastasen

Hirnmetastasen werden von den meisten Patienten als sehr bedrohlich empfunden, auch wenn sie noch keine unmittelbaren Symptome verursachen. Die Betroffenen befürchten einen Kontrollverlust und einen Angriff auf ihre personale Integrität und Autonomie, was letztendlich schon durch das notwendige Autofahrverbot zum Ausdruck kommt. Eine erhebliche **Verschlechterung der Lebensqualität** bedeuten Krampfanfälle sowie in fortgeschrittenen Fällen kognitive Störungen, Lethargie und Wesensveränderungen, die vor allem von Partnern und Angehörigen als dramatisch erlebt werden. Eine Behandlung von Hirnmetastasen durch eine Ganzhirnbestrahlung ist deshalb immer sinnvoll, wenn es sich nicht schon um sehr weit fortgeschrittene Tumorerkrankungen mit stark eingeschränkter Lebenserwartung handelt. Einzelne Hirnmetastasen können mit sehr gutem Erfolg ohne jegliche neurologische Ausfälle operiert oder stereotaktisch bzw. strahlenchirurgisch behandelt werden. Die Entscheidung dazu muss in Absprache mit Neurochirurgen und Strahlentherapeuten getroffen werden.

Palliative Strahlentherapie

Palliative Indikationen zur Strahlentherapie finden sich neben dem Befall des Zentralnervensystems häufiger bei **Metastasen des knöchernen Skeletts,** vorrangig zur Schmerzbehandlung, aber auch zur Vermeidung einer pathologischen Fraktur. Auf den individuellen Fall angepasst sind hypofraktionierte, zeitsparende Behandlungen möglich. Einen hohen Stellenwert hat die Strahlentherapie auch bei Notfallsituationen im Thorax wie bei oberer Einflussstauung, Hämoptysen oder Verlegung eines großen Bronchus oder der Trachea. Konkurrierend oder parallel zur Anwendung kommen die bronchoskopischen interventionellen Verfahren mit Einsatz von Laser, Beamer und Stent oder deren Kombination mit einer endoluminalen Bestrahlung (Brachytherapie). Im Vordergrund steht hier die Symptomkontrolle zur Verbesserung der Lebensqualität und nicht die primäre Tumortherapie.

! WICHTIG

Die Strahlentherapie kommt häufig palliativ zum Einsatz, in frühen Tumorstadien und bei Inoperabilität auch in kurativer Absicht. Die kombinierte Anwendung von Chemo- und Strahlentherapie ist wirksamer als die Strahlentherapie allein, besonders bei simultanem Einsatz. Die Toxizität ist leider entsprechend größer. Neue Chancen bei guter Verträglichkeit eröffnet die Stereotaxie („Radiochirurgie"), vor allem bei der Behandlung von Hirnmetastasen.

Medikamentöse Therapie

Chemotherapie

Die zytotoxische Chemotherapie ist die derzeit am besten untersuchte und gesicherte Behandlungsoption im **metastasierten Stadium,** wenn man von speziellen Situationen wie einer einzelnen (solitären) Hirn- oder Nebennierenmetastase absieht [15]. Die rein statistische Betrachtung eines Anstiegs des medianen Überlebens von etwa 6 Monaten unter „Best supportive Care" auf 8–10 Monate bei Einsatz der Chemotherapie macht es schwer, den tatsächlichen Nutzen der Behandlung auf den ersten Blick zu erkennen. Es verbergen sich dahinter aber ein Anstieg des 1-Jahres-Überlebens von 15–20% auf 35–40% und ein 2-Jahres-Überleben von 10–15%. Die Empfehlung der europäischen und amerikanischen Fachgesellschaften zur Therapie stützt sich zudem darauf, dass die tumorbedingten Symptome vermindert werden und die Lebensqualität verbessert wird. Voraussetzung für die Standardtherapie einer platinhaltigen Zweifachtherapie ist ein guter Allgemeinzustand (Performance-Status, ECOG-Stadien 0 und 1). Dann profitieren auch ältere Menschen über 70 Jahre davon. Schon beim ECOG-Stadium 2 kann die Toxizität überwiegen, sodass hier nur noch eine Monotherapie mit einem Zytostatikum empfohlen wird. Bei einem Performance-Status in den ECOG-Stadien 3 und 4 erbringt eine systemische Chemotherapie erfahrungsgemäß keinen Nutzen und sollte damit auch aus ethischen Gründen nicht angeboten werden.

55

Nebenwirkungen der Chemotherapie: Die Nebenwirkungen der Chemotherapie sind bei sorgfältiger Indikationsstellung und leitliniengerechter Begleitmedikation in der Erstlinienbehandlung meist erträglich und erzwingen nur selten einen Behandlungsabbruch. Dies gilt auch für die älteren Patienten. Die Zahl der Behandlungszyklen platinhaltiger Schemata muss allerdings auf 4 bis allerhöchstens 6 beschränkt werden. Anders als beim kurativen Ansatz einer adjuvanten Chemotherapie ist in der palliativen Behandlung der metastasierten Erkrankung die Verträglichkeit wichtiger als Ansprechraten. Eine Chemotherapie abzubrechen, wird stets belastender erlebt, als sie gar nicht erst zu beginnen. Darum muss eine Zweitlinienbehandlung sehr gründlich bedacht sein. Sie ist bei einem ausreichend guten Allgemeinzustand sinnvoll, der wie Tumorstadium, Gewichtsverlust und Geschlecht schon zu den primären Prognosefaktoren zählt. Ein Überlebensvorteil durch eine Drittlinientherapie oder weitere Therapien war bis vor kurzer Zeit nicht belegt.

Neue medikamentöse Substanzen

Erst die Neueinführung der zielgerichteten, gegen spezifische **Wachstumsrezeptoren** (Epidermal Growth Factor Receptor, EGFR) gerichteten Wirkstoffe erbrachte hier einen Durchbruch. In Deutschland zugelassen ist seit Dezember 2005 das als Tablette verfügbare Erlotinib (Tarceva) zur Zweit- und Drittlinienbehandlung. Auch hier ist der statistische Überlebensgewinn in der Gesamtgruppe der Patienten trotz statistischer Signifikanz recht klein. In der sehr begrenzten Gruppe, die ein messbares Ansprechen zeigt (8–12%), finden sich einzelne, unvorstellbar eindrucksvolle Besserungen, die Patient und Therapeut wundernahe Erfahrungen machen lassen – und dies bei vergleichsweise eher begrenzten Nebenwirkungen [19].

Alle Bestrebungen sind darauf gerichtet, solche Behandlungserfolge besser vorhersehen zu können, um dem Patienten das ständig wiederkehrende Bangen und Hoffen einer nur **probatorischen Therapie** ersparen zu können.

Prädiktion des Therapieansprechens

Als allgemeiner Prädiktor für die Behandlung mit EGFR-Hemmern gilt, dass nichtrauchende Frauen mit einem **Adenokarzinom** oder besser noch einem bronchioloalveolären Karzinom deutlich bessere Ansprechchancen haben. Die häufigste Nebenwirkung der Behandlung, ein akneartiger Hautausschlag, zeigt ebenfalls bessere Ansprech- und Überlebensraten an. Mit diesem Wissen kann man Pusteln, Juckreiz und Sonnenunverträglichkeit sehr viel leichter ertragen. Neumutationen beschränken leider auch die Dauer der Wirksamkeit dieser Therapie, die bei guten Respondern häufig über ein Jahr hinausgeht.

Verschiedene molekularbiologische Forschungsansätze zielen darauf ab, die Wirksamkeit und den Nutzen einer Chemotherapie durch **genetische Marker** vorherzusagen. Dadurch ließen sich ineffektive Therapien vermeiden, was besonders Patienten in der adjuvanten Behandlung zugute käme. Die Vermittlung einer besonders schlechten Prognose nach einem genetischen Tumorprofil würde jedoch ganz neue Probleme aufwerfen.

! WICHTIG

Die Chemotherapie ist die Therapie der Wahl beim metastasierten Tumor. Nutzen und Nebenwirkungen hängen wesentlich vom Allgemeinzustand des Kranken ab. Neue, direkt an Wachstumsrezeptoren angreifende Medikamente („Targeted Therapy") ergänzen die Behandlungsmöglichkeiten. Molekularbiologische Methoden werden entwickelt, um gezielter therapieren zu können.

Palliative Therapie

Der Begriff der palliativen Therapie ist unpräzise, da sich der Großteil der Lungenkrebspatienten in einem fortgeschrittenen Tumorstadium ohne realistische Heilungschancen befindet und damit jede Therapie palliativen Charakter hat. Die palliative Therapie im engeren Sinn bedeutet beim Lungenkrebs die **Behandlung spezifischer Tumorsymptome und Komplikationen,** wodurch im Einzelfall auch eine Lebensverlängerung erzielt werden kann. Die Intention besteht aber darin, die Beschwerden des Patienten zu lindern oder vielleicht ganz zu beseitigen.

Atemnot und Bluthusten

Gefürchtet ist eine Tumorverlegung der großen Atemwege, die Atemnot und Bluthusten verursachen kann. Hier steht ein ganzes Arsenal an wirksamen **bronchoskopischen Methoden** zur Verfügung. Dazu gehören der endobronchiale Einsatz von Laser, Beamer, Elektrokoagulation und Kryochirurgie sowie die Stent-Implantation [9]. Die endoluminale Kleinraumbestrahlung (Brachytherapie) kombiniert Bronchoskopie und Strahlentherapie. Eine sorgfältige und kritische Indikationsstellung muss immer die mögliche Symptomverbesserung im Auge behalten und darf sich nicht von den technischen Möglichkeiten leiten lassen.

Das Symptom der Atemnot steht auch bei der Behandlung eines größeren **Pleuraergusses** durch Pleuradrainage und Pleurodese, die das Rezidiv des Ergusses und damit die Notwendigkeit wiederholter Punktionen verhindern sollen, im Vordergrund. Die Erfolge einer Pleurodese mit Instillation von Talkum in die Pleurahöhle liegen bei 70–80%.

Schmerzen

Der zweite große Symptomenkomplex beim Lungenkrebs betrifft die Schmerzbehandlung, die vor allem bei **Skelettmetastasen** eine große Herausforderung darstellen kann. Nach der leitliniengerechten medikamentösen Therapie gemäß den Empfehlungen der WHO spielt die gezielte, hypofraktionierte Bestrahlung der betroffenen Skelettabschnitte die wichtigste Rolle. Selten sind operative Maßnahmen angezeigt. Der Psychoonkologe hat in seinem Fachgebiet zu klären, inwieweit individuelle psychische und/oder soziale Faktoren die Schmerzen verstärken oder aufrechterhalten. Dank der Schmerzfreiheit der Lunge bleibt vielen Patienten ohne Skelettmetastasen die Schmerzproblematik weitgehend erspart. Dagegen kann es teilweise sehr schwierig sein, eine wirksame Behandlung des Hustenreizes zu finden. Grundlage ist eine medikamentöse Therapie mit codeinhaltigen Substanzen, Kortison und Inhalationen.

Allgemeinsymptome

Die spezifischen und die allgemeinen Tumorsymptome wie Inappetenz, Kachexie und Fatigue erfordern stets ein **interdisziplinäres Vorgehen.** Einen Ansatz stellen kombinierte Konzepte der Ernährungs- und Bewegungstherapie dar. Hinzu kommen spezifische psychotherapeutische Maßnahmen und ggf. Psychopharmaka zur Anxiolyse und zur Behandlung der Depression.

! WICHTIG

Es existieren wirksame Methoden zur Behandlung der besonders belastenden Tumorbeschwerden wie Atemnot, Bluthusten und Schmerzen.

55.10 Interdisziplinarität

In der Behandlung des Lungenkrebses kommt exemplarisch die Notwendigkeit zur Interdisziplinarität in der Onkologie zum Ausdruck. Die therapeutischen Erfordernisse im zeitlich dicht gedrängten Ablauf, die nicht seltenen, komplizierenden Begleitumstände und die daraus resultierende enorme psychische Belastung des Tumorkranken erfordern das **Zusammenwirken vieler Spezialisten.** Dies sind der onkologisch erfahrene Pneumologe oder der pneumologisch erfahrene Onkologe, der hochspezialisierte Bronchologe, der Thoraxchirurg, der Strahlentherapeut, der internistische Schmerztherapeut und nicht zuletzt der Psychoonkologe und gelegentlich auch der Psychiater. Nicht zu vergessen sind das onkologisch erfahrene Pflegepersonal und auch Seelsorger und Sozialarbeiter für die spirituellen und sozialen Bedürfnisse. Die Aufzählung der vielen Beteiligten macht klar, dass einer die verantwortliche Führung des Tumorkranken auf dem schwierigen Krankheitsweg übernehmen muss. Das kann der Pneumologe, der Onkologe oder auch der Thoraxchirurg sein. Die Erarbeitung des Behandlungskonzepts muss wiederum von allen gemeinsam erfolgen, z.B. im Rahmen eines Tumorboards. Nur damit lässt sich die wissenschaftlich fundierte und gleichzeitig humane, auf die individuelle Situation des Kranken zugeschnittene Behandlung des Lungenkrebses erreichen.

LITERATUR

1. Auperin A, Arriagada R, Pignon JP et al.: Prophylactic cranial irradiation for patients with small-cell lung cancer in complete remission. N Engl J Med 12 (1999) 476–484
2. Back AL, Arnold RM: Discussing prognosis: „How much do you want to know?" Talking to patients who are prepaired for explicit information. J Clin Oncol 24 (2006) 4209–4213
3. Brenner H, Stegmaier CH, Ziegler H: Verbesserte Langzeitüberlebensraten von Krebspatienten: Die unterschätzen Fortschritte der Onkologie. Dtsch Ärztebl 102 (2005) A2628
4. Doll R, Peto R: Mortality in relation to smoking: 20 year's observation on male British doctors. BMJ 2 (1976) 1525–1536
5. Doll R, Peto R, Wheatley K, Gray R, Sutherland I: Mortality in relation to smoking: 40 years' observations on male British doctors. BMJ 309 (1994) 901–911
6. Fallowfield L: Truth sometimes hurts but deceit hurts more. Ann NY Acad Sci 809 (2002) 525–536
7. Gesellschaft der epidemiologischen Krebsregister in Deutschland e.V., RKI: Krebs in Deutschland, 5. Ausgabe. Saarbrücken (2006). www.gekid.de
8. Ginsberg RJ, Vokes EE, Rosenzweig K: Non-small cell lung cancer. In: DeVita VT Jr, Heilman S, Rosenberg SA (eds): Cancer principles and practice of oncology, 6th edn. Lipincott-Williams & Wilkins, Philadelphia (2001)
9. Hautmann H, Beinert T, Dudel C et al.: Palliative Therapie. Manual Tumoren der Lunge und des Mediastinums, 7. Aufl. Tumorzentrum München und W. Zuckschwerdt, Germering (2006)
10. Henschke CI, Yankelevitz DF, Lippy DM et al.: The international early lung cancer action program investigators. Survival of patients with stage I lung cancer detected on CT screening. N Engl Med 355 (2006) 1763–1771
11. Jemal A, Siegel R, Ward E et al.: Cancer Statistics, 2006. CA Cancer J Clin 56 (2006) 106–130
12. Kohlhäufl M, Häußinger K: Ätiologie und Epidemiologie des Lungenkarzinoms. Manual Tumoren der Lunge und des Mediastinums, 7. Aufl. Tumorzentrum München. W. Zuckschwerdt, Germering (2006)
13. Mountain F: Revisions in the International System for Staging Lung Cancer. Chest 111 (1997) 1710
14. NCCN Clinical Practice Guidelines in Oncology™. Non-Small Cell Lung Cancer (2007). www.nccn.org/professionals/physician_gls/PDF/nscl.pdf (letzter Zugriff am 23.06.2007)
15. Pfister DG, Johnson DH, Azzoli CG et al.: American Society of Clinical Oncology treatment of unresectable non-small cell lung cancer guideline. J Clin Oncol 22 (2004) 330–353
16. Pignon JP, Tribodet H, Scagliotti G et al.: Lung Adjuvant Cisplatin Evaluation (LACE). ASCO Nr. 7008 (2006)
17. Rusch VW, Giroux DJ, Kraut MJ et al.: Induction chemoradiation and surgical resection for superior sulcus non-small cell lung carcinomas: longterm results of SWOG Trial 9416. J Clin Oncol 25 (2007) 313–318
18. Scagliotti GV: Symptoms, signs and staging of lung cancer. Eur Respir Mon 17 (2001) 86–119

19. Shepherd FA, Rodrigues Pereira J, Ciuleanu T et al.: Erlotinib in previously treated non-small cell lung cancer. N Engl J Med 353 (2005) 123–132
20. Theml H: Das ärztliche Gespräch in der Onkologie. In: Dorfmüller M (Hrsg.) Die ärztliche Sprechstunde. Ecomed, Landsberg/Lech (2002)
21. Walker MS, Zona DM, Fisher EB et al.: Depressive symptoms after lung cancer surgery: their relation to coping style and social support. Psycho-Oncology 15 (2006) 684–693
22. Wisnivesky JP, Bonomi M, Henschke C et al. Radiation therapy for the treatment of unresected stage I-II non-small cell lung cancer. Chest 128 (2005) 1461–1467

KAPITEL

56

Karine Kau und Wolfgang Arnold

Psychoonkologie in der Hals-Nasen-Ohren-Heilkunde

56.1 Spezifika

Die Diagnose einer bösartigen Erkrankung trifft die Betroffenen in unterschiedlicher Weise, meist jedoch schockartig. Vor der Diagnose können über längere Zeit bestimmte Beschwerden wie Antriebsschwäche oder zunehmende Müdigkeit, unklare Schmerzen in der später betroffenen Körperregion, Übelkeit, Appetitlosigkeit wie auch Abneigung gegen bestimmte Speisen vorhanden sein. Bereits zu diesem Zeitpunkt entwickeln manche Betroffene – insbesondere im höheren Lebensalter – Angstgefühle, möglicherweise an einer bösartigen Erkrankung zu leiden.

Wird aus voller Gesundheit heraus, beispielsweise bei einer Routineuntersuchung, die Diagnose einer bösartigen Erkrankung gestellt, dann trifft dies die Betroffenen in der Regel ganz besonders tief. Abhängig von der Persönlichkeitsstruktur beginnt dann eine ganz bestimmte, individuell unterschiedliche psychologische Verarbeitung der ganz neuen, lebensentscheidenden Situation. Dennoch spielt für die Verarbeitung dieses erahnten oder überraschend neuen existenziellen Problems auch die Lokalisation der bösartigen Erkrankung eine wichtige Rolle. Bösartige Erkrankungen, die von der Umgebung – weil äußerlich nicht erkennbar – nicht wahrgenommen werden können, unterliegen einem anderen psychologischen Verarbeitungsprozess als solche, die für die Mitmenschen erkennbar sind. Bösartige Prozesse beispielsweise im Bereich der bedeckten Körperregionen (Brust, Brustraum, Bauchraum, Genitalien) sind äußerlich auch nach radiochirurgischer Therapie nicht erkennbar, sie können also im Verborgenen gehalten werden.

! WICHTIG

Bösartige Erkrankungen im Bereich der sichtbaren Regionen unseres Körpers hingegen, insbesondere im Bereich des Kopf-Hals-Gebiets und der Kommunikationsorgane (Mundhöhle, Kehlkopf), sind für die Betroffenen in der Regel besonders problematisch zu verarbeiten, da diese Erkrankungen für die Mitmenschen sofort erkennbar sind. Malignome der Mundhöhle, des Schlundes und des Kehlkopfes verändern die Charakteristik der Stimme, des Schluckvorgangs und des Atmens. Zudem entsteht bei zerfallenden Geschwülsten im Bereich der Nase, der Nasennebenhöhlen und der Mundhöhle in der Regel ein sehr unangenehmer, die Umgebung störender Tumorgeruch. Die Folgen von therapeutischen, insbesondere chirurgischen Maßnahmen sind sofort erkennbar, da sie in der Regel sichtbar entstellend sind (➤ Abb. 56. ➤ online das „Plus im Web").

Sichtbare Folgen chirurgischer Maßnahmen bei bösartigen Erkrankungen im Kopf-Hals-Bereich sind in den ➤ Abbildungen 56.1a–f dargestellt. Die Abbildungen können online eingesehen werden (➤ „Plus im Web", siehe PIN-Codes auf der Umschlagseite 2).

56.2 Inzidenz und Therapieoptionen

Zu den häufigsten Tumoren der Oberfläche des Gesichts zählen die Basalzell- und Plattenepithelkarzinome der Haut sowie maligne Melanome. Aber auch Tumoren der Ohrspeicheldrüsen, der Nase und der Nasennebenhöhlen können äußerlich durch Auftreibung der Gesichtsregion sichtbar werden. Abhängig von der Größe und der Ausdehnung der Tumoren sind chirurgische Behandlungsfolgen in der Regel immer äußerlich erkennbar.

Die meisten Tumoren der Mundhöhle, des Schlundes und des Kehlkopfs sind Plattenepithelkarzinome. Sie führen zu Sprech- und Artikulationsstörungen, Einschränkung bis Verlust der Stimmgebung sowie Ess- und Schluckstörungen. Da deren Therapie mit den heute verfügbaren Chemotherapeutika wenig erfolgreich ist, besteht die Behandlung in der Regel in einer Kombination aus Operation und Strahlentherapie.

Das Prinzip einer chirurgischen Behandlung von bösartigen Geschwülsten im Kopf-Hals-Bereich besteht darin, den Tumor und seine abfließenden Lymphbahnen möglichst radikal, das heißt im gesunden Gewebe zu entfernen. Die Folgen sind Defekte im Bereich des Gesichtsschädels, des Kauapparats, der Zunge oder der Schlundregion oder der Verlust des gesamten Kehlkopfes, sodass die Erkrankungs- und Behandlungsfolgen auch nach erfolgreicher Therapie für die Mitmenschen erkennbar sind. Auch bedürfen solche Operationsfolgen oft langwieriger Rekonstruktionsverfahren, in jedem Fall aber langfristiger postoperativer Pflege. Somit muss sich der von solchen Erkrankungen betroffene Patient seiner Umgebung in ganz anderer Weise stellen als Patienten, deren Tumorerkrankung einschließlich Behandlungsfolgen von den Mitmenschen nicht gesehen und somit nicht erkannt werden können. Die psychologische Belastung von Patienten mit Tumoren im Hals-Nasen-Ohren-Bereich hat damit eine ganz besondere Wertigkeit.

56.3 Spektrum möglicher Ursachen

Es ist verständlich, dass sich viele krebskranke Patienten die Frage stellen, warum diese oft tödliche Erkrankung gerade sie trifft. Bisherige Lebensgewohnheiten werden retrospektiv mit Schuldgefühlen belastet. Insbesondere für Patienten mit bösartigen Geschwülsten im Bereich der Mundhöhle und des Kehlkopfes, aber auch der Speiseröhre gilt, dass deren Entstehung in der überwiegenden Anzahl der Fälle durch eine riskante, sorglose Lebensführung wesentlich beeinflusst wurde. So steht die Entwicklung von Plattenepithelkarzinomen im oberen Aerodigestivtrakt in direktem Zusammenhang mit dem unkontrollierten Genuss von Tabakprodukten und Alkohol, wobei die beiden Noxen synergistisch wirken; bei gleichzeitigem Tabak- und Alkoholkonsum erhöht sich das Risiko, an einem Krebs in diesen Regionen zu erkranken, um das 30-Fache. Dies erklärt übrigens auch die derzeit noch wesentlich höhere Inzidenz solcher Tumoren bei Männern, wobei allerdings der weibliche Anteil ständig zunimmt, da der Alkohol- und Tabakkonsum von Frauen und Jugendlichen kontinuierlich ansteigt.

Ein weiterer psychologisch gravierender und ebenfalls Schuldgefühle hervorrufender Faktor besteht darin, dass bei der Entstehung bestimmter Plattenepithelkarzinome im Bereich der Mundhöhle, des Schlundes und des Kehlkopfes das humane Papillomavirus (HPV), speziell das Virusgenom HPV 16 beteiligt ist und als entscheidender Ko-Faktor bei der Krebsentstehung in diesen Regionen gilt. Jüngste Untersuchungen haben gezeigt, dass bestimmte sexuelle Praktiken bei der Entstehung insbesondere von Oropharynxkarzinomen eine gravierende Rolle spielen. Je größer die Anzahl der Sexualpartner mit Oralverkehr ist, desto größer wird die Wahrscheinlichkeit, an einem Oropharynxkarzinom zu erkranken. Diese Korrelation besteht auch dann, wenn Alkohol und Tabak anamnestisch nicht mit im Spiel waren.

Jeden Tumorkranken quält eine bestimmte Ursachen- und Sinnfrage seiner Erkrankung, und es ist offensichtlich, dass die oben genannten Faktoren neben den natürlichen Angstgefühlen auch Schuld- und Schamgefühle hervorrufen. Manche der so Erkrankten fühlen sich gar gesellschaftlich stigmatisiert.

56.4 Prognostische Aspekte

Es ist verständlich, dass für die psychologische Verfassung eines Tumorkranken auch die möglichen Heilungschancen eine wichtige Rolle spielen. Heilungschancen bei Tumorerkrankungen sind immer von der detaillierten histologischen Befundung, dem Sitz des Tumors und dessen Ausdehnung sowie dem Metastasierungsgrad zum Zeitpunkt der Diagnosestellung abhängig. Mit Hilfe subtiler moderner endoskopischer Untersuchungs- und verschiedenen Bildgebungsverfahren (Magnetresonanz-, Computer- und Positronenemissionstomographie) lässt sich die Tumorerkrankung in ein entsprechendes Stadium einordnen, und aufgrund von großen Statistiken und der Erfahrung des Chirurgen kann dies dem Patienten gewisse Hinweise und somit auch Hoffnungsaspekte zur Prognose seiner Erkrankung geben.

! WICHTIG

Alle genannten Faktoren, nämlich Tumorlokalisation, Tumorausdehnung, Kenntnis der möglichen Gründe der Tumorentstehung, Behandlungsprinzipien und Behandlungsfolgen sowie die wahrscheinliche Prognose, müssen bei der psychologischen Betreuung von Krebskranken auch im Hals-Nasen-Ohren-Fachgebiet berücksichtigt werden. Die Einbeziehung der unmittelbaren Umgebung der Patienten wie Partner und Familie ist wichtig, und es müssen bei der ärztlichen und psychologischen Führung unbedingt Aspekte der möglicherweise eingeschränkten oder wegfallenden beruflichen Tätigkeit sowie der Einschränkungen im täglichen Leben besprochen werden.

56.5 Psychosoziale Folgen einer Tumorerkrankung im Kopf-Hals-Bereich unter besonderer Berücksichtigung der Situation nach Laryngektomie

Statistische Daten

Krebspatienten weisen signifikant höhere Depressivitätswerte auf als die Normalbevölkerung [40]. Die Werte erreichen je nach Tumorlokalisation 0,9–46% [40].

Patienten mit einer Krebserkrankung im Kopf-Hals-Bereich sind in Studien mit hohen methodologischen Standards zu 22–24% psychisch krank [36]. Alkohol- und Nikotinabhängigkeit sind die psychischen Erkrankungen, die für das Patientengut im Hals-Nasen-Ohren-Bereich charakteristisch sind. De Maddalena [10] zeigte im Rahmen einer Erhebung mit 166 primär behandelten Tumorpatienten, dass 84% der Patienten zum Zeitpunkt der Diagnose täglich oder fast täglich Alkohol tranken. Etwa jeder siebte Patient hatte bereits eine Alkoholismusbehandlung abgeschlossen, wobei etwa die Hälfte dieser Betroffenen früher oder später rückfällig wurde.

Besondere Aufmerksamkeit bezüglich der Prävalenz psychiatrischer Ko-Morbiditäten bedürfen unter den Krebspatienten im Hals-Nasen-Ohren-Bereich die sogenannten Laryngektomierten, deren Lebenssituation nach Entfernung des Kehlkopfes sehr spezifisch ist. Laut Singer und Mitarbeitern weisen in deren großem Kollektiv (n = 183) [36] von Patienten, die sich zwischen 1970 und 2001 einer Laryngektomie unterzogen hatten, 23% eine psychische Beeinträchtigung auf. Hier war die häufigste Erkrankung die Alkoholabhängigkeit mit 8%, gefolgt von affektiven Erkrankungen (7% Majordepressionen, 5% dysthyme Störungen). Angststörungen waren dagegen relativ selten: 1% generelle Angststörungen, 1% soziale Phobien. 4% der Patienten litten an einer Anpassungsstörung, bei 3% lag eine Kombination der Alkoholabhängigkeit mit einer weiteren psychischen Erkrankung vor. In dieser Stichprobe waren die Anzahl der affektiven Störungen und die Alkoholabhängigkeitswerte deutlich höher als in der allgemeinen Bevölkerung.

Nachgewiesen ist wiederum eine Korrelation zwischen Alkoholabhängigkeit und Majordepression [22].

! WICHTIG

Diese Tatsachen bringen diagnostische und therapeutische Schwierigkeiten mit sich. Bei Hals-Nasen-Ohren-Patienten ist es schwierig, präzise zu erfassen, welchen Anteil und welchen Wirkzusammenhang die medizinische Therapie und ihre Folgen an der diagnostisch erfassten depressiven Symptomatik sowie an der Alkohol- und Nikotinsucht haben. Nachgewiesen ist: Je fortgeschrittener die Krebserkrankung ist, umso schwerwiegender sind die psychischen Beeinträchtigungen [40].

Typischerweise hat nur etwa jeder siebte Patient einen höheren Bildungsabschluss. Fast alle Betroffenen waren in Arbeiter-, Handwerker- oder angelernten Berufen tätig [10]. Die Betroffenen haben oft nur wenige oder gar keine engen Freunde. Majordepressionen und Anpassungsstörungen wiederum korrelieren stark damit, ob der Patient allein lebt und weniger als 9 Jahre lang in der Schule war [27].

Psychoonkologische Aspekte

So ist es notwendig, im Hinblick auf eine verbesserte Anpassung an die Krebserkrankung bereits in der präoperativen Phase – beim ersten Arzt-Patienten-Kontakt – die Art und den Umfang der bestehenden sozialen Unterstützung, die bereits bestehende Depressivität sowie Nikotin- und Alkoholabusus zu erfragen.

! WICHTIG

Patienten mit Substanzabusus weisen nicht nur ein gesteigertes postoperatives Risiko (Entzug) und eine höhere Rezidivrate [4] auf, sondern deren erhöhte Empfindlichkeit gegenüber Stress hat auch Folgen für die Dauer des Krankenhausaufenthalts, bringt Komplikationen im Therapieverlauf mit sich und reduziert die Patienten-Compliance. Diese Patienten bedürfen während des Krankenhausaufenthalts und im weiteren therapeutischen Verlauf zwingend einer angepassten Behandlung bzw. einer psychoonkologischen Betreuung.

In der erwähnten Studie von Singer und Mitarbeitern [36] hat trotz einer deutlich höheren Zahl affektiver Störungen und einer höheren Alkoholabhängigkeitsrate bei den Patienten im Vergleich zur Allgemeinbevölkerung nur ein Patient aus dieser Gruppe eine psychotherapeutische Betreuung gewünscht. Dies unterstreicht die für dieses Patientenkollektiv charakteristische passive Haltung.

Mag Vermeidung als Bewältigungsstrategie in der Initialphase (in der Zeit um die Diagnosestellung) günstig sein, erweist sie sich auf lange Sicht als hinderlich; sie führt zu psychischer Beeinträchtigung bzw. zu stärkeren depressiven Symptomen [39].

Bei diesen Patienten ist sehr oft ein eher „männliches Rollenverständnis" anzutreffen. Die Beschäftigung mit eigenen Emotionen wie Angst, Schwäche oder Niedergeschlagenheit lässt sich nicht mit dem eigenen Selbstverständnis vereinbaren. In Belastungssituationen ziehen sich die Betroffenen eher zurück, als Hilfe bei anderen zu suchen. So lässt sich auf Gesprächsebene im Rahmen der stationären Behandlung nur auf dem Boden einer sehr tragfähigen und vertrauensvollen Beziehung zwischen Behandlungsteam und Patienten ein Zugang zu den intrapsychischen Verarbeitungsprozessen der Betroffenen finden.

Bedeutung psychosozialer Folgen bei Patienten mit einem Karzinom im Kopf-Hals-Bereich

! WICHTIG

Therapien von Karzinomen im Kopf-Hals-Bereich haben für den Betroffenen oft weitreichende kosmetische Folgen, z.B. nach einer Neck Dissection einen entstellten, dünnen Hals mit resultierenden Lymphschwellungen im Gesicht, Asymmetrien bei Unterkieferresektion oder Hautveränderungen als Bestrahlungsfolgen. Durch Resektionen im Bereich der Schluckstraße und der Atemwege sowie durch Veränderungen infolge postoperativer Strahlentherapien sind zudem funktionelle Einbußen beim Sprechen, Schlucken und Essen zu erwarten.

Als Sonderfall dieser funktionellen und kosmetischen Beeinträchtigungen sind die Folgen einer Laryngektomie – in der Regel bei Larynx- und Hypopharynxkarzinomen sowie in selteneren Fällen bei Ösophaguskarzinomen – anzusehen. Um postoperativ eine lebensbedrohliche Aspiration von Nahrung zu vermeiden, werden bei der Laryngektomie Trachea und Ösophagus vollkommen voneinander getrennt. Dies hat zur Folge, dass die Patienten zeitlebens durch ein Tracheostoma atmen; sie sind „Halsatmer" geworden. Trotz eines meist intakten Artikulationssystems ist für Laryngektomierte eine normale Stimmbildung, bei der durch den pulmonalen Luftstrom eine Schwingung der Stimmlippe erzeugt wird, nicht mehr möglich.

Eine Laryngektomie hat aber noch andere Folgen, welche die Gefahr einer sozialen Distanzierung erhöhen. So führt z.B. die Atmung durch das Tracheostoma, bei der die Atemluft nicht mehr vorgewärmt, befeuchtet und gefiltert wird, zur verstärkten Absonderung von Sekret, was zu Ekelgefühlen beim Gegenüber führen kann. Die veränderte Stimme – und in manchen Fällen leider auch die Stimmlosigkeit – führt in der Regel zu einem deutlich hörbaren „Anderssein" [38].

Auffällig ist auch das etwa handgroße, zylinderförmige Gerät, der „Elektrolarynx", mit dem sich manche Kehlkopflose verständigen. Andere Patienten nutzen eine chirurgisch angelegte Fistel zwischen Speise- und Luftröhre (Shunt-Ventil bzw. „Stimmprothese") zur Verständigung. Dafür benötigen sie in der Regel einen Finger, um das Tracheostoma zu verschließen und den Luftstrom zur Phonation umzuleiten. Dies ist bei Patienten, die sich mit einer Art Rülpsstimme (Ruktusstimme) verständigen, nicht der Fall.

Im Vergleich zu normalen Sprechern ist bei derart stimmrehabilitierten Laryngektomierten die mittlere Grundfrequenz der Stimme deutlich niedriger (im Mittel zwischen 85 und 100 Hz). Die Lautstärke beim Sprechen ist um durchschnittlich 6–10 dB reduziert, das Sprechtempo verlangsamt (im Mittel 113 versus 166 Worte pro Minute) und die Variationsmöglichkeit der Tonhöhe auf den Bereich einer Oktave eingeengt [41]. Die Ausdrucksmöglichkeit habitueller und aktueller emotionaler Zustände sowie die Sprachverständlichkeit sind somit stark eingeschränkt. Am stärksten ist der Ausdruck der Emotionen betroffen, was eine laute Stimme, eine ausgeprägte Dynamik, hohe Töne, einen großen Tonbereich und eine große Variabilität erfordert, beispielsweise beim Ausdruck von Ärger und Freude [18, 30]. Als besonders belastend wird die Unfähigkeit zu schreien erlebt.

So empfinden sich Laryngektomierte nicht nur wesentlich persönlich in ihrer Ausdrucksweise verändert und eingeschränkt, sondern erleben sich auch als stark stigmatisiert, das heißt als Träger eines unerwünschten Merkmals, was sehr oft dazu führt, dass sie sich zurückziehen. Alle Laryngektomierten fühlen sich von Unbekannten gemieden und stigmatisiert [26]. Singer und Mitarbeiter [38] berichten, dass sich Patienten mit einem auffälligen Elektrolarynx oder Prothesensprecher, die jedes Mal die Finger auf die „stigmatisierende Stelle" legen, im Allgemeinen nicht stigmatisierter fühlen als diejenigen, die sich mit der Ruktusstimme oder lediglich mit einem Pseudoflüstern verständigen.

! WICHTIG

Mit dem Gefühl, durch das Tracheostoma bzw. die veränderte Stimme stigmatisiert zu sein, sind nicht technische Unterschiede in Korrelation zu setzen, sondern sind vielmehr das psychische Befinden des Trägers bzw. seine Ängstlichkeit, Depressionen und Einsamkeitsgefühle sowie seine subjektive Überzeugung, schlecht zu sprechen, mit dem Erleben des „Andersseins" assoziiert [38]. Auch das Geschlecht und der zeitliche Abstand zur Laryngektomie korrelieren nicht mit der Stigmatisierung.

Die Reduktion von Gesprächen – ein Zeichen für sozialen Rückzug – steht ebenfalls in Zusammenhang mit der wahrgenommenen Stigmatisierung, wobei, wie in oben erwähnter Studie beschrieben, zwischen der Stigmatisierung infolge der Stimme oder infolge des Tracheostomas zu unterscheiden ist.

Wichtig zu unterstreichen ist im Kontext des Stigmatisierungserlebens, dass ein Stigma letzthin keine Eigenschaft eines Menschen ist, sondern eine Behinderung, die unbedingt im Beziehungsfeld zwischen Person bzw. Patient und Situation bzw. Umfeld zu verstehen ist. In der Tat ist ein Stigma eine besondere Art von Beziehung zwischen einer von dem Umfeld wahrgenommenen Eigenschaft des Patienten und dem, was als „normal" erwartet wird [21]. Diese „Nichtnormalität" muss mit dem Patienten besprochen sowie in dem ganzen Ausmaß des psychologischen Erlebens beleuchtet und begleitet werden.

So stellen Eife und Mitarbeiter [20] fest, dass sozialer Rückzug häufig mit Selbstabwertung einhergeht und vor allem mit erhöhter Ängstlichkeit in Zusammenhang steht.

Selbstabwertung und soziale Abwertung bei unter Stigmatisierung leidenden Laryngektomierten bedingen sich gegenseitig. Psychoonkologische Interventionen sollten diesen interaktionellen Ansatz unbedingt berücksichtigen. Sie sollten dem stark an sich zweifelnden Patienten die Grundüberzeugung der Gestaltbarkeit der neuen Umwelt und der Einflussnahme auf sein Umfeld vermitteln. So zeigt eine Untersuchung von Blood und Blood [5], dass ein Laryngektomierter, der offen über seine Krankheit und seine Behinderung spricht, als positiver, angenehmer, ruhiger und besser angepasst bewertet wird. Bereits minimale Erklärungen des Ungewöhnlichen und Fremden reduzieren Unsicherheit und Ablehnung bei Dritten.

Zum besseren Selbstverständnis und zur vermehrten Selbstaufwertung kann dem Laryngektomierten nur in einem vertrauensvollen und offenen Dialog geholfen werden.

Zu dieser Zielsetzung ist zu vermerken, dass die Auswirkungen von Laryngektomien auf Partnerschaft und Sexualität bis jetzt unterschätzt, tabuisiert und wenig bekannt sind. Der offensichtlich großen Bedeutung von Sexualität (63% der Patienten der Studie zu Partnerschaft und Sexualität nach Laryngektomie von Singer und Mitarbeitern aus dem Jahre 2004 gaben an, dass Sexualität ein wichtiges oder sehr wichtiges Thema ist [29]) steht tatsächlich eine relativ kleine Anzahl von Forschungsarbeiten gegenüber. Die wenigen Publikationen stammen überwiegend aus den späten 1960er und 1970er Jahren. In der Studie von Singer und Mitarbeitern aus dem Jahre 2006 [37] stellte sich heraus, dass die 218 Laryngektomierten, überwiegend Männer um die 65 Jahre, deren Operation zum Zeitpunkt der Studie durchschnittlich 6 Jahre zurücklag und die zu ihrer Kopf-Hals-bezogenen Lebensqualität befragt wurden, an dritter Stelle – noch vor der Einschränkung durch die veränderte Stimme – die Einschränkung der Sexualität angaben. An erster Stelle standen Riechen und Schmecken und an zweiter Stelle Husten.

! WICHTIG

Das Ansprechen der Sexualität bei Laryngektomierten gehört zu dem oben erwähnten Dialog mit dem infolge seiner Krebserkrankung und deren Folgen stark in Mitleidenschaft geratenen Hals-Nasen-Ohren-Patienten. Offenheit im Gespräch ist einer der wichtigsten Bausteine zu einem supportiven Therapieansatz, die dem initial oft bereits an Depressivität und Sucht leidenden Patienten zur Verminderung von Einsamkeitsgefühlen, Ängstlichkeit und Selbstabwertung verhelfen könnte.

56.6 Lebensqualität

In den vergangenen 10 Jahren hat die Lebensqualitätsforschung bei Tumoren im Kopf-Hals-Bereich erheblich an Anerkennung gewonnen. Mit einer Anzahl von mehr als 30 Veröffentlichungen in den letzten Jahren ist die Relevanz dieses Parameters deutlich geworden.

In einer Metaanalyse von Rogers aus dem Jahre 2007 [28], die eine sehr gute Veranschaulichung der zwischen 2000 und 2005 zu diesem Thema erschienenen Arbeiten bietet, wird deutlich, dass es dennoch wenige Veröffentlichungen zum Thema „Care Provider-Perspektive“ gibt. So wird in diesem sehr detaillierten Review bedauert, dass es kaum Arbeiten gibt, die sich all denen widmen, die diese Patienten betreuen, den „Carer Providers“. Zukünftige Forschung wird den Disstress zu untersuchen haben, denen dieser Personenkreis im Laufe der Jahre im Kontakt zu diesen Patienten ausgesetzt ist. Auch die Dynamik der Beziehung zwischen Carer und Patient sowie der Einfluss, den die Carers auf die erlebte Lebensqualität dieser Patienten ausüben, ist relativ unerforscht [28].

Die unterschiedlichen Sichtweisen des Patienten selbst und die seines Umfeldes, in diesem Fall der Ärzte, auf die Bedeutung von Lebensqualität machen sich immer dann bemerkbar, wenn es darum geht zu ergründen, wie eine aufwendige Operationsmethode, die aus ärztlicher Sicht hervorragende Resultate erbringt, vom Patienten eingeschätzt wird.

56.7 Lebensqualität bei Larynxkarzinom

Die Behandlung des Larynxkarzinoms hat sich in Richtung auf Organerhalt entwickelt. Während vor einigen Jahren bei höheren Tumorstadien noch als Standardtherapie eine Laryngektomie durchgeführt wurde, werden diese Tumoren heute zunehmend mit Kehlkopfteilresektion und Strahlentherapie oder kombinierter Radiochemotherapie behandelt [17].

Bindewald und Mitarbeiter [3] untersuchten bei einer Stichprobe von 218 Patienten nach Laryngektomie bzw. 151 Patienten nach Kehlkopfteilresektion die Lebensqualität. Die Analyse erfolgte anhand von kontrollierter Paarbildung (n = 86). Die Ergebnisse waren recht widersprüchlich. Laryngektomierte Patienten erlebten mehr Einschränkungen beim Riechen und Schmecken. In anderen Domänen der Lebensqualität gab es jedoch keine Unterschiede. Die kehlkopfteilresezierten Patienten schätzten dagegen ihre Sprachverständlichkeit geringer ein als die Laryngektomierten, obwohl sie (objektiv gemessen) besser verständlich waren. Es wird vermutet, dass kehlkopfteilresezierte Patienten hohe Erwartungen an ihre ungestörte postoperative Stimmbildung und an eine unveränderte Lebensqualität haben, die dann enttäuscht werden [3]. So ist im Aufklärungsgespräch die Beeinträchtigung durch eine Kehlkopfteilresektion realistisch zu schildern und für den behandelnden Arzt zu berücksichtigen, dass bei den genannten Anpassungsmechanismen soziale Vergleiche für die Beurteilung der eigenen Lebensqualität eine große Rolle spielen.

! WICHTIG

Ganz wichtig erweist sich in diesem Zusammenhang, die subjektive Dimension des Begriffs „Lebensqualität" in den Mittelpunkt zu rücken. Nur ein im Dialog genaues Explorieren und „Annehmen" der subjektiven Erwartungshaltung des Patienten lässt den zur Erhaltung der Lebensqualität des Patienten wesentlichen Anpassungsprozess entstehen.

Das oben genannte Beispiel verdeutlicht, wie relevant die Einbindung von Aspekten der Lebensqualität in die Vorstellungswelt des klinisch tätigen Onkologen und wie begrüßenswert der genuine Eingang dieser Art von Fragestellungen in die Konzeption und Planung onkologischer Studien ist.

56.8 Angst und Angstbewältigung bei Patienten mit einem Karzinom im Kopf-Hals-Bereich

Die Angst vor Tod, Schmerz, Metastasen und körperlicher Schädigung führt für den Kranken mit einem Karzinom im Kopf-Hals-Bereich zu einer starken Einschränkung der Lebensqualität. Für den in der onkologischen Diagnostik, Therapie und Nachsorge Tätigen ist es daher wichtig, die Angstproblematik von Tumorpatienten zu kennen. Nur so kann den Patienten bei entsprechender Indikation mit gezielten Interventionsmaßnahmen ein konstruktiver Umgang mit ihren Ängsten ermöglicht werden.

56.9 Angstsymptomatik und Suizidgefährdung

Dass die Ängste von Patienten mit einem Karzinom im Kopf-Hals-Bereich besonders ernst zu nehmen sind, zeigt eindeutig eine Studie [23], die sich dem Geschlechterunterschied des Selbstmordrisikos im Fall einer Krebserkrankung widmet. So verüben Männer bei einer Krebserkrankung signifikant häufiger Selbstmord als Frauen, und dies unmittelbar nach Erhalt der Krebsdiagnose. Frauen dagegen sind während des gesamten Krankheitsverlaufs gefährdet. Ein bei beiden Geschlechtern negativ ins Gewicht fallender Faktor ist die Eröffnung einer Fernmetastasierung durch die behandelnden Ärzte. Geschiedene (Männer wie Frauen) begehen dann signifikant häufiger Selbstmord. Auch im Vergleich mit Tumorerkrankungen in anderen Körperregionen ist die Inzidenz von Suiziden, hier vor allem der männlichen Patienten, die höchste.

Die Inzidenz von Suiziden bei Krebserkrankungen im Hals-Nasen-Ohren-Bereich wurde mit derjenigen anderer Tumoren (kolorektales Karzinom, Lungenkarzinom, Mammakarzinom, Prostatakarzinom, Non-Hodgkin-Lymphom, Blasenkarzinom, Uteruskarzinom, Leukämie, Melanom, Pankreaskarzinom, Nierenkarzinom, Karzinom der ableitenden Harnwege, Ovarialkarzinom, Schilddrüsenkarzinom, intrakranielle Krebserkrankungen, Leberkarzinom, Hodenkarzinom, Speiseröhrenkarzinom, Hodgkin-Lymphom) verglichen. Die Selbstmordgefahr war bei Patienten mit einer Krebserkrankung im Hals-Nasen-Ohren-Bereich mit zunehmendem Alter deutlich erhöht. Hier war – wie bei anderen Krebserkrankungen auch – die Ehe ein Schutzfaktor. Eine postoperative Strahlentherapie hat hier keinen Einfluss.

Wird jedoch eine Krebserkrankung als inoperabel eingestuft, steigt das Risiko eines Suizids stark an. Müssen sich Patienten besonders aggressiven Behandlungen unterziehen, auch wenn diese gegebenenfalls zu Funktionseinbußen führen, steigert dies das Risiko nicht. Man würde erwarten, dass Patienten nach Laryngektomie, die die Kommunikationsfähigkeit verloren haben bzw. sich als stark eingeschränkt erleben, eher selbstmordgefährdet sind. Eine Studie von Kendal aus dem Jahre 2006 [23] konnte jedoch zeigen, dass Patienten mit Oropharynxtumoren deutlich stärker depressiv waren und in signifikant höherem Maße suizidal.

Die Beobachtungen dieser Studie werden durch eine bereits 1991 von de Maddalena durchgeführte Arbeit [16] gestützt, nach der eine operativ bedingte körperliche Beeinträchtigung keine Aussage über das Ausmaß der prä- und postoperativ empfundenen Angst zulässt. Eine weitere Studie [24] zeigt ebenso den fehlenden Zusammenhang zwischen dem Ausmaß des chirurgischen Eingriffs und der Ausprägung der Angst des Patienten.

! WICHTIG

Um einen Tumorerkrankten in diesem Bereich adäquat zu versorgen, sind daher Grundkenntnisse über Angstauslösung, Angsterscheinungsweisen, Angstbewältigung und Angststabilisierung in besonderem Maße erforderlich.

Die zur Verfügung stehenden Strategien (bis zu einem Jahr postoperativ) wurden von Kohlbrunner analysiert und diskutiert [24].

Es zeigte sich am Beispiel von 3 Patientengruppen (Patienten mit großen Mundhöhlenkarzinomen nach Operation und Bestrahlung, Patienten nach totaler Laryngektomie, Patienten ohne Krebserkrankung), dass Compliance – das strikte Befolgen der ärztlichen Ratschläge (auch wenn sie nur als Vorschläge formuliert sind) – die am häufigsten oder intensivsten gewählte Bewältigungsstrategie bei Patienten mit Tumoren im Bereich der Mundhöhle ist. Es muss jedoch in Betracht gezogen werden, dass alkoholabhängige Personen, die auch in der genannten Stichprobe stark vertreten waren, allgemein zu polarisierten sozialen Reaktionen in Form totaler Ablehnung oder totaler Unterordnung tendieren [24].

Patienten allerdings, die unter einer erhöhten frühkindlichen Belastung litten, wählten ein Jahr postoperativ defensive Haltungen: Misstrauen und Pessimismus, kognitive Vermeidung und Dissimulation, aktive Ablenkung durch Betriebsamkeit sowie Gefühlskontrolle und sozialen Rückzug. Zu den defensiven Strategien muss auch das Suchtverhalten gerechnet werden. In dieser Stichprobe war ein großer Teil der Patienten mit Mundhöhlenkarzinom alkohol- (etwa 75%) und nikotinabhängig (88%) – eine Problematik, die ja auf präödipale Konflikte hinweist und tief (früh) verankert erscheint [24].

Nur sehr wenige Patienten nutzten Bewältigungsstrategien einer „gesunden Regression", die „Coasting Values", das heißt, dass sie besonders gut auf sich selbst achteten und sich von anderen umsorgen ließen. De Boer et al. [6] mussten feststellen, dass viele Patienten mit einem Karzinom im Hals-Nasen-Ohren-Bereich ihren Alkoholkonsum ein oder mehrere Jahre nach der Therapie trotz Kenntnis des prognostischen Risikos nicht gesenkt, sondern erhöht hatten.

„Die präoperative Angst ist zweifellos ein besonders komplexes Phänomen. Todesangst, die Beklemmung vor der bevorstehenden Einordnung in die Krankenhausumgebung sowie die Angst vor postoperativen Schmerzen oder Atembeschwerden und die Angst vor der Mutilation lasten auf dem Patienten" [24]. Wie die Angst korrelierte auch die Depressivität positiv mit Hoffnungslosigkeit, Zwanghaftigkeit, Verschlossenheit, Lebensqualitätsbelastung und geringer intellektueller Potenz. Angst und Depressivität korrelierten stark positiv mit der Selbsteinschätzung des Patienten als „wenig beliebt". Reaktive Depressionen sind bei Hals-Nasen-Ohren-Patienten zudem schwierig von Gefühlen der Trauer um den Verlust eines Körperteils oder einer Teilfunktion sowie von verdeckter Wut oder auch von einem Anorexie-Kachexie-Syndrom zu unterscheiden [24].

Nach Kohlbrunner gibt es keine spezifische Coping-Strategie. Nur eine ganz individuell angepasste Palette von Strategien ist für den jeweiligen Patienten von Bedeutung.

Die Variable „Selbstwertgefühl"(Self-Esteem) ist als der Hauptwirkfaktor zur Erhöhung der Effektivität von Bewältigungsstrategien identifiziert worden. Unter der klinisch und psychodynamisch plausiblen Annahme, dass ein geringes Selbstwertgefühl eine wichtige Ursache für ausgeprägtere Depressivität, stärkeres Misstrauen, mehr Angst und Verschlossenheit sowie höhere Lebensbelastung wäre, könnte man folgende Hypothese formulieren: „Wenn es in der prä- und postoperativen Begleitung gelingen würde, das Selbstwertgefühl des

Patienten und seiner Angehörigen zu stärken, könnte dies zu einer besseren Krankheitsverarbeitung führen, durch weniger Depressivität, weniger Angst, weniger Misstrauen, weniger Zwanghaftigkeit, hin zu mehr Offenheit und höherer Lebensqualität" [24].

! WICHTIG

Wenn der Schwerpunkt der Begleitung auf die Unterstützung des Selbstwertgefühls des Patienten gelegt wird, bedeutet dies, dem Patienten Vertrauen zu schenken und die vom Patienten unbewusst gewählten Bewältigungsstrategien als die ihm in einer ersten Phase der Krankheit am besten dienenden zu akzeptieren und wertzuschätzen. Wichtiger ist es, in diesem Sinne die Gefühle und Gedanken des Patienten zu verstehen, „als dem Patienten zu sagen, was er denken soll" [24].
In diesem Zusammenhang ist auch die Aufklärung des Patienten zur ätiologischen Bedeutung des Alkohol- und Tabakkonsums zu sehen.

In einer Untersuchung zu subjektiven Vorstellungen von Laryngektomierten über die Ursachen ihrer Tumorerkrankung [8] ergab sich eine positive Korrelation zwischen der Kausalattribution „Alkohol" und dem „Ausmaß der negativ erlebten postoperativen Belastung". Auch zeigte sich: Je mehr die Laryngektomierten präoperativ den Alkoholkonsum für die Krankheitsgenese verantwortlich machten, desto mehr lehnten sie die operationsbedingt veränderte Stimme ab. Diese Einstellung führte dann zu einem generellen Verlust an Lebensqualität.

In diesem selbstschädigenden Verhalten lassen sich nicht verarbeitete Schuldgefühle vermuten. Im Sinne einer auf Stärkung des Selbstwertgefühls durch Anteilnahme und Annahme des Patienten beruhenden therapeutischen Intervention sollte unserer Meinung nach zwar, wie de Maddalena es vorschlägt, „im ärztlichen Aufklärungsgespräch auf eine eingehende Darstellung der ätiologischen Bedeutung des Alkoholkonsums verzichtet werden, um nicht zu starke Selbstvorwürfe der Betroffenen zu fördern und somit eine aktive Auseinandersetzung mit der aktuellen Situation und zukünftigen behandlungsbedingten Belastungen (z.B. Stimmverlust nach Layryngektomie) zu verhindern" [8]. Die Schuldgefühle des Patienten sollten jedoch in einem (erfahrungsgemäß auch in mehreren) zu einem späteren Zeitpunkt stattfindenden psychoonkologischen Gespräch(en) angesprochen und „angenommen" werden.

! WICHTIG

Diese Intervention, verbunden mit dem Angebot einer Suchttherapie (zu raten ist eine Zusammenarbeit mit Toxikologen), wird von den Patienten oft als sehr befreiend und entlastend erlebt. Nicht zu vernachlässigen ist dabei die kurative Tragweite dieser Maßnahme. So ist die Tumorrezidivrate bei Patienten, die weiterhin Alkohol konsumieren, höher.
Die freie Entscheidung des Patienten, letztendlich aktiv „im Leben" zu bleiben, kann sein Selbstwertgefühl nur steigern und stärkt das Kontrollbedürfnis des Patienten.

Bedauerlicherweise mangelt es noch nachhaltig an Konzepten und Studien zu psychoonkologischen Interventionen bei Patienten mit Karzinomen im Kopf-Hals-Bereich. Zu erwähnen ist in diesem Zusammenhang eine Studie zur Identifizierung einer Zielgruppe für eine strukturierte Patientenschulung im onkologischen Akutversorgungsbereich [33]. Erreicht wurden durch diese Schulung überwiegend Patienten mit prognostisch günstigerer Erkrankung sowie höherem Bildungs- und Sozialstatus. Bei diesen Patienten erwies sich die Schulung als wirksam: Die Kursteilnehmer zeigten im zeitlichen Verlauf eine signifikante Verbesserung der krankheitsspezifischen Informiertheit sowie einzelner Elemente der Lebensqualität und der Krankheitsbewältigung. Nur in der Kontrollgruppe trat eine zunehmende Depressivität auf. Der Stellenwert einer solchen Schulung für die Regelversorgung ist überzeugend und sollte weiter überprüft werden. Tatsache ist jedoch, dass Merkmalträger mit niedrigem Bildungs- und Sozialstatus sowie männlichen Geschlechts in der Interventionsgruppe dieser Studie unterrepräsentiert waren. Wir wissen jedoch, dass der Prototyp des Hals-Nasen-Ohren-Patienten männlich ist und in der Mehrheit nicht über einen höheren Bildungsabschluss verfügt. Diese Charakteristika verdeutlichen wieder einmal, dass diese Patienten dringend einer angepassten psychoonkologischen Betreuung bedürfen.

LITERATUR

1. Arnold W, Ganzer U: Checkliste Hals-Nasen-Ohren-Heilkunde. Thieme, Stuttgart (2005)

2. Bier H, Hauser U: Operation des Oro- und Hypopharynxkarzinoms. Klin Psychoonkol 3 (2000/2001) 25–33
3. Bindewald J, Hermann E, Dietz A et al.: Lebensqualität und Sprachverständlichkeit bei Patienten mit Kehlkopfkarzinom – Relevanz des „Zufriedenheitsparadoxes". Laryngo Rhino Otol 85 (2007) 1–5
4. Björdal K, Ahlner-Elmquist M, Hammerlid E et al.: Prospective Study of Quality of Life in Head and Neck Cancer Patients. Part II: Longitudinal Data. Laryngoscope 111 (2001) 1404–1452
5. Blood GW, Blood IM: A tactic for facilitating social interactions with laryngectomees. J Speech Hear Disord 47 (1982) 416–419
6. De Boer MF, McCormick LK, Ruyn JFA, et al.: Physical and psychological correlates of head and neck cancer: a review of the literature. Otolaryngal head neck surgery 120 (3) (1999) 427–436
7. de Maddalena M: Lebensqualität, Krankheitsbewältigung und psychologische Aspekte bei der Betreuung von Patienten mit malignen Tumoren im Kopf-Hals-Bereich. Krankheitspflege-Journal 26 (1988) 310–314
8. de Maddalena H: Subjektive Vorstellungen von Laryngektomierten über die Ursachen ihrer Tumorerkrankung. HNO 41 (1993) 198–205
9. de Maddalena H: Präoperative Aufklärung über die Malignität und diskrepante postoperative Rezidivängste bei Larynxkarzinomkranken und deren Ehefrauen. Otorhinolaryngol Nova 3 (1993) 135–139
10. de Maddalena H: Psychische Betreuung von Patienten mit Karzinomen im Kopf-Hals-Bereich. Klin Onkol 7 (1994/1995) 322–325
11. de Maddalena H: Ärztliche Gespräche mit kurativ behandelbaren Krebskranken. HNO 44 (1996) 645–654
12. de Maddalena H: Lebensqualität von Patienten mit Mundhöhlenkarzinomen. HNO 4 (2002) 291–295
13. de Maddalena H, Pfrang H, Zenner HP: Kommunikationsstörung nach Larnygektomie. In: Verres R, Hasenbring M (Hrsg.): Psychosoziale Onkologie. Springer, Heidelberg (1989) 180–190
14. de Maddalena H, Pfrang H, Zenner HP: Erklärungsmodelle des sozialen Rückzuges bei Krebspatienten. Ergebnisse eines prospektiven Verlaufs. Untersuchung bei Patienten nach Kehlkopfoperationen. In: Kiese C (Hrsg.): Psychologische Diagnostik und Therapie bei Kommunikationsstörungen. Deutscher Psychologen Verlag, Bonn (1992) 73–113
15. de Maddalena M, Zalaman JM: Zur Lebensqualität von Laryngektomierten. Forum Logopädie 6 (2002) 16–21
16. de Maddalena H, Zenner HP: Angst und Angstbewältigung bei Patienten mit einem Karzinom im Kopf-/Halsbereich. HNO 39 (1991) 64–69
17. Dietz A, Nollert J, Eckel H, et al.: Organerhalt beim fortgeschrittenen Larynx- bzw. Hypopharynxkarzinom durch primäre Radiochemotherapie. HNO 50 (2002) 146–154
18. Drießle C (1987): Vokal-verbales Defizit und Substitution durch non-verbales Verhalten. Diplomarbeit, Universität Würzburg
19. Dropkin MJ: Anxiety, Coping Strategies and Coping Behaviours in Patients Undergoing Head and Neck Cancer Surgery. Cancer Nursing 24 (2001) 143–148
20. Eife et al. (2000). In: Singer S, Danker M, Bloching M et al.: Stigmatisierungsgefühle nach Kehlkopfentfernung. Psychother Psychomed 57 (2007) 1–6
21. Goffmann E (1975): Stigma: Über Techniken der Bewältigung beschädigter Identität (Originalausgabe: Stigma: Notes on the management of spoiled identity, 1963, by Prentice, Hall, Inc., Englewood Cliffs, New Jersey). Suhrkamp, Frankfurt a. M.
22. Grant BF, Hartford TC: Comorbidity between DSM-IV alcohol use disorders and major depression: results of a national survey. Drug Alcohol Dependence 39 (1995) 197–206
23. Kendal WS: Suicide and Cancer: Agenda Comparative Study. Ann Oncol 18 (2006) 381–387
24. Kohlbrunner J, Zbären P, Quack K: Lebensqualitätsbelastung von Patienten mit großen Tumoren der Mundhöhle. HNO 12 (2001) 998–1007
25. Kugaya A, Akechi T, Okuyama T et al.: Prevalence, Predictive Factors and Screening for Psychologic Distress in Patients with Newly Diagnosed Head and Neck Cancer. Cancer, Volume 88, Number 12 (2000) 2817–2823
26. Motsch HS: Veränderungen im Leben Laryngektomierter. Eine empirische Studie. Rehabilitation 19 (4) (1980) 193–199
27. Nordgren M, Abendstein M, Jannert M et al.: Health-Related Quality of Life Five Years after Diagnosis of Laryngeal Carcinoma. Int J Radiat Oncol Biol Phys 56 (2003) 1333–1343
28. Rogers SN, Ahad SA, Murphy AP: A Structured Review and Theme Analysis of Papers published on „Quality of life" in Head and Neck cancer: 2000–2005. Oral Oncol 43 (2007) 843–868
29. Saake I: Moderne Todessemantiken. Die Biographisierung des Sterbenden. In: Saake I, Vogd W (Hrsg.): Moderne Mythen der Medizin – Studien zu Problemen der organisierten Medizin. VS Verlag (2007)
30. Scherer KR: Vocal affect expression: a review and a model for future research. Psychol Bull 99 (1986) 143–165
31. Schliephake H: Lebensqualitätsforschung bei Tumoren im Kopf-Hals-Bereich. Forum DKG 6 (2007) 60
32. Schuster M, Hoppe U, Kummer P, Eysholdt U, Rosanowski F: Krankheitsbewältigungsstrategien laryngektomierter Patienten. HNO 51 (2003) 337–343
33. Sellschopp A, et al.: Strukturierte Patientenschulung in der Onkologie. Med Klinik 97 (8) (2004) 449–454
34. Sherman AC, Simonton S, Adams DC, Vural E, Hanna E: Coping with Head and Neck Cancer during Different Phases of Treatment. Head Neck 22 (2000) 787–793

35. Singer S, Danker M, Bloching M et al.: Stigmatisierungsgefühle nach Kehlkopfentfernung. Psychother Psychomed 57 (2007) 1–6
36. Singer S, Herrmann E, Welzel C, Klemm E, Heim M: Comorbid Disorders in Laryngectomees. Onkologie 28 (2005) 631–636
37. Singer S, Kienast U, Klemm E et al.: Leben mit Einschränkungen. HNO-Nachrichten 6 (2006) 26–30
38. Singer S, Tuchs M, Dietz A et al.: Bedeutung psychosozialer Faktoren bei der Stimmrehabilitation nach Laryngektomie. Larnygo Rhino Otol 86 (2007) 864–867
39. Suls S, Fletcher B: The relative efficacy of avoidant and non-avoidant coping strategies: a metaanalysis. Health Psychol 4 (1985) 249–288
40. van't Spijker A, Trijsburg RW, Duivenvoorden HJ: Psychological Sequelae of Cancer Diagnosis: A Metaanalytical Review of 58 Studies after 1980. Psychosom Med 59 (1997) 280–293
41. Weinberg B (1986): Acoustical properties of esophageal and tracheoesophageal speech. In: Keith RL, Darley FL (eds.): Laryngectomee Rehabilitation. Taylor & Francis, London, Philadelphia, 113–127

KAPITEL

57 Psychoonkologie in der Dermatologie

Monika Agathos und Wilhelm Stolz

In den vergangenen Jahrzehnten zeigte sich weltweit eine deutliche Häufigkeitszunahme von Hautkrebs, sodass diese Erkrankung mittlerweile der häufigste Krebs bei der weißen Bevölkerung ist. Eine weitere Zunahme wird vorausgesagt. Schätzungen zufolge soll weltweit einer von 5 Menschen im Laufe seines Lebens an Hautkrebs erkranken.

Eines ist den von verschiedenen Strukturen ausgehenden bösartigen Hauttumoren gemeinsam: Da man die Haut überall einsehen kann, ist hier eine frühzeitige Erkennung und Behandlung leichter möglich als bei Tumoren anderer Organsysteme. Andererseits ist eine in den meisten Fällen nach der Behandlung zurückbleibende Narbe ebenso einsehbar und erinnert an die Erkrankung. Gerade im Gesicht, das in unserem Kulturkreis – immer sichtbar – den primären Kontakt zu den Mitmenschen herstellt, können entstellende Narben und asymmetrische Verziehungen stigmatisieren, die Lebensqualität erheblich einschränken und zu schweren psychischen Beeinträchtigungen führen.

ÜBERSICHT

Differenzierung maligner Hauttumoren

Man unterscheidet das maligne Melanom von den nichtmelanozytären Hauttumoren, zu denen die epithelialen Tumoren – Basalzellkarzinom und spinozelluläres Karzinom – gehören wie auch seltene, von anderen Hautstrukturen ausgehende Tumoren wie z.B. das Merkel-Zell-Karzinom oder das Angiosarkom.

Im Folgenden soll nur auf die häufigen Tumoren – Melanom, basozelluläres und spinozelluläres Karzinom – und deren Vorstufen eingegangen werden.

57.1 Malignes Melanom

Melanome gehen von den pigmentbildenden Zellen der Haut aus, den Melanozyten. Meist zeigen sie sich als braune bis braun-schwarze, flache Knoten, die in Farbschattierung, Gestalt und Größe sehr unterschiedlich sein können. Man kennt verschiedene Subtypen des Melanoms, die sich auch in ihrer Dignität unterscheiden:

- superfiziell spreitendes Melanom: etwa 60–70%
- noduläres Melanom: 15–20%
- akrolentiginöses Melanom: 2–8%
- Lentigo-maligna-Melanom auf lichtgeschädigter Haut, vor allem des Gesichts: 5–10%
- seltene Varianten: etwa 5%

Epidemiologie

Das Melanom zählt heute zu den 10 häufigsten soliden Tumoren. Die Inzidenz hat in den vergangenen Jahrzehnten weltweit jährlich um etwa 3–7% zugenommen. In Deutschland erkrankten im Jahr 2000 etwa 11.500 Menschen an einem malignen Melanom der Haut [9]. Dies entspricht einem Lebenszeitrisiko von 1%, das heißt einer von 100 Menschen entwickelt im Laufe seines Lebens ein Melanom [8]. Eine weitere Steigerung der Inzidenzrate ist zu erwarten [5].

Das Melanom kann in allen Altersklassen auftreten, bei Kindern und Jugendlichen allerdings nur sehr selten. Ein Fünftel aller Melanome tritt vor dem 40. Lebensjahr auf. Bei einem in Bayern durchgeführten Hautkrebs-Screening waren 72% der Patienten mit Melanomverdacht jünger als 50 Jahre. Die Erkrankung betrifft also beruflich und sozial aktive, mitten im Leben stehende Menschen.

Risikofaktoren

Zentraler Risikofaktor der Umwelt ist die Exposition gegenüber UV-Licht, wobei die kumulative UV-Dosis nur für Lentigo-maligna-Melanome relevant zu sein scheint. Die größere Rolle bei der Melanomentstehung spielt die kurzfristige intermittierende Sonnenexposition, insbesondere vor dem 20. Lebensjahr, gemessen an der Zahl der Sonnenbrände [4].

Therapieverfahren

Die Totalexzision des primären Melanoms mit einem der Tumordicke entsprechenden Sicherheitsabstand ist nach wie vor die Therapie der Wahl [6]. Ausnahmen sind die seltenen akralen und fazialen Melanome, hier müssen funktionale und ästhetische Gesichtspunkte stärker mit in Betracht gezogen werden, um, wie eingangs bereits erwähnt, Entstellungen weitgehend zu vermeiden.

Bei Fernmetastasen konnte bisher weder durch Chemo- noch durch Chemoimmuntherapie mit Zytokinen statistisch eine Verlängerung der medianen Überlebenszeit nachgewiesen werden.

Eine Metastasierung führt in jedem Fall zur Verstärkung der Angst des Patienten wie auch der Angehörigen, die nach Rücksprache mit dem Patienten spätestens jetzt mit in die Gespräche einbezogen werden sollten. Gegebenenfalls sind sozialrechtliche Schritte einzuleiten.

Adjuvante medikamentöse Therapie: Zahlreiche prospektive randomisierte Studien konnten keinen Vorteil einer adjuvanten Chemotherapie zeigen. Bezüglich der adjuvanten Immuntherapie ließ sich bisher nur für Interferon-β ein signifikanter Vorteil nachweisen. Eine Therapie damit sollte Patienten mit einer Tumordicke von > 1,5 mm angeboten werden sowie im Stadium der Lymphknotenmetastasierung nach Resektion, hier als Hochdosistherapie. Neben der meist begleitenden grippeartigen Symptomatik zählen auch Depressionen zu den häufigen Nebenwirkungen sowie in selteneren Fällen auch Suizidversuche, sodass hier eine psychologische/psychiatrische Begleitung und eine entsprechende Beobachtung indiziert sind.

Nachsorge

Durch klinische Inspektion des Primärortes und der regionären Lymphabflussstrecke sowie durch klinische und sonographische Untersuchung der regionären Lymphknotenstationen ist eine Tumorprogression bei den meisten Patienten frühzeitig zu erkennen. Da das Risiko eines Melanompatienten, an einem zweiten Melanom zu erkranken, gegenüber der Normalbevölkerung um das 10fache erhöht ist, wird bei jeder Nachuntersuchung das gesamte Integument inspiziert, um so ein Zweitmelanom frühzeitig entdecken und behandeln zu können. Daher kann jede Nachuntersuchung beim Patienten erneut Angst und Spannung erregen.

Die Häufigkeit und der Umfang dieser Nachuntersuchungen richten sich nach dem individuellen Progressionsrisiko des Patienten, das von der Dicke des Primärtumors abhängt. Da eine Progression am häufigsten in den ersten 3 Jahren nach der Erstdiagnose auftritt, sollen die Kontrollen in diesem Zeitraum engmaschiger erfolgen als in den späteren Jahren.

Nachsorgeuntersuchungen erfüllen aber auch eine weitere Aufgabe: Für viele Patienten ist die Nachsorgeambulanz – sei es beim niedergelassenen Arzt oder in der behandelnden Klinik – der wichtigste Ort, an dem Gespräche über die Erkrankung und über belastende Sorgen stattfinden. Melanompatienten werden durch die Diagnose „Hautkrebs" ganz besonders traumatisiert, dazu kommt die Angst vor Rezidiven sowie vor Metastasen, eingeschränkter Leistungsfähigkeit und Schmerzen. Der behandelnde Arzt sollte dies bei jedem Gespräch berücksichtigen, um dann gegebenenfalls auch eine psychoonkologische oder soziale Hilfe einleiten zu können.

Nach unserer Erfahrung erleben die Patienten die Nachsorge meist nicht als psychische Belastung, sondern als Erleichterung bei der Bewältigung ihrer Erkrankung; sie gibt ihnen ein Gefühl der Sicherheit. Dabei gibt es Patienten mit erhöhtem Betreuungsbedarf im psychischen Bereich. Blum et al. [2] definierten für das Melanom einen „Risikopatienten", der verstärkt unter Angst bzw. Depression leidet und der bei der Nachsorge besondere Beachtung finden sollte. Auf diesen Risikopatienten treffen folgende Merkmale zu: weiblich, zwischen 40 und 59 Jahre alt, alleinstehend, Tumordicke von > 4 mm, Tumorlokalisation im Kopf-Hals-Bereich, Vorhandensein von Metastasen.

Ob die psychische Verarbeitung den Verlauf der Erkrankung beeinflusst, wird in der Psychoonkologie kontrovers diskutiert. Im Rahmen einiger Studien konnte gezeigt werden, dass sich psychosoziale Faktoren unabhängig von biologischen Prognosefaktoren positiv auf Überlebenszeit und Rezidivfreiheit auswirken können [10].

Prognose

Wie bei anderen Tumoren auch, ist beim malignen Melanom die Tumorausbreitung der wichtigste prognostische Faktor. Dazu gehört sowohl das Volumen des Primärtumors als auch die Berücksichtigung einer etwaigen Metastasierung. Da über 90% aller Melanome im Stadium des Primärtumors ohne Metastasierung erstmals diagnostiziert werden, sind gerade in diesem Stadium prognostische Faktoren besonders wichtig, um Therapie und Nachsorge zu optimieren. Als wichtigster prognostischer Faktor hat sich hier die Tumordicke nach Breslow [3] erwiesen. Im Arztbrief liest sich diese Information beispielsweise so: superfiziell spreitendes Melanom, Tumordicke 1,2 mm (nachfolgend TNM-Klassifizierung). Aus psychoonkologischer Sicht bewährt es sich, den Arztbriefinhalt wie auch Inhalte weiterer Befunde genau mit dem Patienten zu besprechen, eventuell auch mehrmals, um Ängste zu reduzieren.

Das Melanom ist ein aggressiver Tumor mit früher Metastasierung. In Einzelfällen kann es jedoch – sogar bei dünnen Melanomen – auch noch Jahrzehnte nach Operation des Primärtumors zur Metastasierung kommen. Die Mortalität liegt für alle Altersgruppen bei 2/100.000. Das Melanom verursacht etwa 1% aller Krebstodesfälle und 90% der Todesfälle durch Hautkrebs.

In etwa 70% der Fälle entstehen lymphogene Metastasen, zu etwa 30% hämatogene Fernmetastasen, vorwiegend in Lunge, Gehirn, Skelettsystem und Leber.

Durch den Einfluss der Massenmedien, vor allem des Internets, sind dem Patienten heute viele dieser Informationen zugänglich und bekannt, können aber vom Laien nicht immer richtig gedeutet werden. Zudem werden sie häufig im Fall der eigenen Erkrankung als besonders bedrohlich empfunden.

57.2 Epitheliale Tumoren

Die Inzidenz nichtmelanozytärer Hauttumoren liegt deutlich höher als beim Melanom, die Mortalität ist hingegen deutlich geringer. Die altersstandardisierte Inzidenz für das Basalzellkarzinom in Europa wird für Männer mit 46–128 und für Frauen mit 32–105 pro 100.000 angegeben. Die Werte für das spinozelluläre Karzinom schwanken zwischen 11 und 15 pro 100.000 bei Männern und 3 und 9 pro 100.000 bei Frauen [8]. Das mittlere Erkrankungsalter liegt für Basalzellkarzinome in der siebten, für spinozelluläre Karzinome in der achten Lebensdekade und damit deutlich höher als für das Melanom [9].

Die UV-Strahlung ist der wichtigste bekannte Risikofaktor für die Entstehung, und zwar die kumulative Dosis, die im Laufe des Lebens erreicht wird, insbesondere bei Personen mit den Hauttypen I und II. Auch eine nicht natürliche UV-Belastung wie Solarienbesuche und PUVA-Therapie zählen hierzu. Genau hier setzt heute die Prävention an. Daneben spielen höheres Alter, chemische Karzinogene wie z.B. Arsen, genetische Faktoren und andere prädisponierende Faktoren eine Rolle. Humane Papillomaviren zeigten sich als Auslöser mancher Tumoren und wurden auch in aktinischen Keratosen nachgewiesen, analog zu bestimmten Tumoren im gynäkologischen Fachgebiet, gegen die inzwischen eine Impfung möglich ist, die zum Teil auch von den Krankenkassen übernommen wird.

Aktinische (solare) Keratose

Die aktinische Keratose ist ein spinozelluläres Carcinoma in situ (1). Bei etwa 10% der Patienten mit aktinischen Keratosen und bei 30% mit zusätzlicher Immunsuppression kommt es im weiteren

Verlauf zum Auftreten eines spinozellulären Karzinoms. Das Risiko für die einzelnen Läsionen wird auf 10% geschätzt. Deshalb sollten aktinische Keratosen einer Behandlung zugeführt werden. Oft treten diese Tumoren multipel in größeren Arealen auf, wie an der Stirn oder auf der Glatze. Für diesen Befall einer ganzen Region wurde der Begriff „Feldkanzerisierung" eingeführt.

FALLBEISPIEL

Wir beobachteten den Fall einer 80-jährigen Patientin mit multiplen aktinischen Keratosen, die nicht in die Entfernung einer Keratose im Bereich der linken Wange einwilligte. Bei Wiedervorstellung nach einem Jahr zeigte sich an dieser Stelle ein inoperables, destruierend wachsendes Karzinom, an dem sie verstarb.

Symptomatik: Aktinische Keratosen entstehen überwiegend durch UV-Strahlung und finden sich daher an Lokalisationen mit chronischer UV-Exposition, besonders bei hellhäutigen Menschen. Sie zeigen sich als raue, manchmal schuppende Flecken, die hautfarben bis rötlich-braun sind und zunächst anscheinend ganz harmlos aussehen, sodass sich der Patient in falscher Sicherheit wiegt.

Therapie: Für aktinische Keratosen gibt es zahlreiche Therapieoptionen, auf die nicht im Einzelnen eingegangen werden soll. Eine Exzision, auch als Shave-Exzision, ist indiziert, wenn eine histologische Untersuchung folgen soll bzw. bei Einzelläsionen. Hier kann auch die Kürettage angewendet werden. Ebenfalls für Einzelläsionen steht die Lasertherapie zur Verfügung. Eine Röntgenweichstrahltherapie sollte auf der bereits strahlengeschädigten Haut nur in Ausnahmefällen erfolgen. Besonders bei der Feldkanzerisierung hat sich die photodynamische Therapie bewährt, mit einer Komplettheilungsrate von 70–78% nach einmaliger und von 90% nach einer gegebenenfalls zweiten Behandlung. Diese Behandlung wird auch kosmetisch sehr gut beurteilt – wir beobachten fast immer eine narbenlose Abheilung, die Haut wird „wie neu" [7]. Dies wiederum wirkt sich entsprechend positiv auf die emotionale Verfassung des Patienten aus und lässt Stigmatisierungsgefühle nicht aufkommen.

57

Basalzellkarzinom

Dieser Tumor geht von den Basalzellen der Epidermis und den Zellen der äußeren Wurzelscheide der Haare aus und zeigt ein lokal destruierendes Wachstum, metastasiert aber in der Regel nicht. In 80% der Fälle findet er sich an der UV-exponierten Haut von Gesicht und Hals. Zu etwa 30% zeigen die Patienten gleichzeitig 2 oder mehrere Basalzellkarzinome, bei weiteren 30% treten später weitere auf.

Therapie: Das Ziel jeder Therapie besteht darin, den Tumor komplett zu entfernen. Dabei besitzt die mikrographische Chirurgie die größten Vorteile, bei der eine dreidimensionale histologische Aufarbeitung und Untersuchung der Schnittränder erfolgen, um gegebenenfalls verbliebene Tumorausläufer zu lokalisieren und in einer anschließenden Operation gezielt zu exzidieren. Diese Technik sollte bei Problemtumoren Anwendung finden, vor allem im Gesicht und bei Rezidiven. Kleinere Tumoren sowie solche an Stamm und Extremitäten können auch mit adäquatem Sicherheitsabstand und herkömmlicher histologischer Untersuchung entfernt werden. Auch Strahlentherapie, Kryotherapie, Immuntherapie mit Imiquimod, Chemotherapie mit 5-Fluorouracil und die photodynamische Therapie können in bestimmten Fällen angewendet werden. Bei allen nichtchirurgischen Verfahren, bei denen die Radikalität histologisch nicht kontrollierbar ist, muss man mit einer höheren Rezidivrate rechnen [7].

Nachsorge: Da in 30% der Fälle nach einem Basalzellkarzinom weitere auftreten und sich nur die mikrographische Chirurgie durch eine sehr geringe Rezidivquote auszeichnet, sollten Patienten nach Primärtherapie für mindestens 5 Jahre nachuntersucht werden; 70% der Rezidive treten innerhalb von 3 Jahren auf.

Rechtzeitig erkannt und adäquat behandelt, stellt das Basalzellkarzinom keine lebensbedrohliche Erkrankung dar und wird vom Patienten auch nicht als solche empfunden. Daher kommt es auch deutlich weniger ausgeprägt zum Auftreten von Ängsten und depressiven Reaktionen. Leider sieht man auch heute noch Tumoren mit sehr großer Ausdehnung, die entweder vom Arzt verkannt oder insuffizient behandelt oder vom Patienten lange

Zeit versteckt wurden. Diese Tumore bereiten oft große therapeutische Probleme und erfordern ganz besonders eine psychoonkologische Mitbehandlung.

Spinozelluläres Karzinom

Das spinozelluläre Karzinom (Plattenepithelkarzinom der Haut) ist der maligne Tumor der Keratinozyten. 90% kommen in chronisch lichtgeschädigter Haut vor, insbesondere im Kopf-Hals-Bereich einschließlich der Unterlippe und der haarlosen Kopfhaut bei Männern mit Glatze, außerdem an den Handrücken und an den Streckseiten der Unterarme.

Hauptrisikofaktor ist das Vorliegen aktinischer Keratosen, die zu 5–10% in spinozelluläre Karzinome übergehen. An einigen Lokalisationen wurden onkogene Viren nachgewiesen. Das klinische Bild ist sehr variabel.

Der Tumor wächst infiltrierend und destruierend. In 5% der Fälle tritt eine primär lymphogene Metastasierung ein, die allerdings von der Lokalisation abhängt. Zu Fernmetastasen kommt es bei etwa 1% der Patienten.

Therapie: Wie beim Basalzellkarzinom ist auch beim spinozellulären Karzinom die mikrographische Chirurgie die Therapie der Wahl, durch die in einem hohen Prozentsatz (88–97%) eine Dauerheilung erreicht werden kann [7]. Eine Operation wird nicht nur von vielen Patienten, sondern auch von Angehörigen und Ärzten noch als große Belastung gefürchtet, vor allem angesichts des fortgeschrittenen Alters der meisten Patienten. In etwa 99% der Fälle können diese Operationen heute jedoch schonend in Lokalanästhesie durchgeführt werden. Eine systemische Chemotherapie kommt nur bei inoperablen oder metastasierten Karzinomen in Betracht und ist fast immer palliativ. Die Anwendung einer Polychemotherapie kann zu Remissionsraten von 50–90% führen, scheint aber die Überlebenszeit nicht signifikant zu verlängern und ist mit zahlreichen die Lebensqualität einschränkenden Nebenwirkungen verbunden [7].

57.3 Fazit

Die Haut ist unser größtes Organ und unsere Begrenzung nach außen, dabei gleichzeitig Kontaktorgan zur Umwelt wie auch wichtiges Sinnes- und Wahrnehmungsorgan. Nicht zuletzt ist sie zu einem Teil unbedeckt und jederzeit sichtbar. Die erwähnten psychoonkologischen Gesichtspunkte sollten von vornherein in die Behandlung von Hauttumoren mit einbezogen werden.

LITERATUR

1. Ackerman AB: Solar keratosis is squamous cell carcinoma. Arch Dermatol 139 (2003) 1216–1217
2. Blum A, Blum D, Stroebel W et al.: Psychosoziale Belastung und subjektives Erleben von Melanompatienten in der ambulanten Nachsorge. Psychother Psych Med 53 (2003) 258–266
3. Breslow A: Thickness, cross sectional areas and depth of invasion in prognosis of cutaneous melanoma. Ann Surg 172 (1970) 375–380
4. Garbe C: Melanozytäre Nävi und Melanomrisiko. Leitlinien für die Betreuung und Therapie. In: Garbe C, Dummer R, Kaufmann R et al. (Hrsg.): Dermatologische Onkologie. Springer, Berlin, Heidelberg, New York (1997)
5. Garbe C, Lasithiotakis KG: Epidemiologie des Melanoms der Haut. In: Garbe C (Hrsg.): Management des Melanoms. Springer, Berlin, Heidelberg, New York (2006)
6. Hauschild A, Egberts F, Kaufmann R: Operative Therapie des primären Melanoms. In: Garbe C (Hrsg.): Management des Melanoms. Springer, Berlin, Heidelberg, New York (2006)
7. Korting HC, Callies R, Reusch M et al. (Hrsg.): Dermatologische Qualitätssicherung, Leitlinien und Empfehlungen, 4. Aufl. ABW Wissenschaftsverlag, Berlin (2005)
8. Ramrath K: Bedeutung des Hautkrebsscreenings bei Melanomen und nicht-melanozytären Hauttumoren. Inaugural-Dissertation, Regensburg (2006)
9. Robert Koch-Institut, Statistisches Bundesamt: Gesundheitsberichterstattung des Bundes. Heft 22, Hautkrebs (2004)
10. Strittmatter G: Psychoonkologische Betreuung von Patienten mit Hauttumoren. In: Garbe C, Dummer R, Kaufmann R et al. (Hrsg.): Dermatologische Onkologie. Springer, Berlin, Heidelberg, New York (1997)

KAPITEL

58 Psychoonkologie in der Urologie

Michael Staehler

58.1 Onkologische Erkrankungen in der Urologie

In der Urologie gibt es eine Reihe relevanter onkologischer Erkrankungen. Im Wesentlichen handelt es sich dabei um das Urothelkarzinom des Nierenbeckenkelchsystems, des Ureters, der Harnblase und der Urethra sowie um das Prostatakarzinom, das Nierenzellkarzinom, Hodenkarzinome und das Peniskarzinom. **Psychoonkologische Aspekte** sind dabei nur ungenügend untersucht, sodass kaum Literatur zur Verfügung steht. Von besonderer Bedeutung für die Urologie sind neben Partnerschaftsproblemen Depressivität, Ängste und gegebenenfalls posttraumatische Belastungsstörungen.

Neben den mit anderen Entitäten vergleichbaren Problemen der onkologischen Situation kommen bei einer Vielzahl urologischer Malignome die primären oder sekundären Eingriffe in das intime Persönlichkeitsbild der **Geschlechtlichkeit** hinzu, da meist in die Funktion der Sexualorgane, aber auch der Harnorgane eingegriffen wird. Damit werden grundlegende Persönlichkeitswerte bedroht.

58.2 Nierenzellkarzinom

Die meisten Patienten mit einem Nierenzellkarzinom berichten darüber, im Leben niemals krank gewesen zu sein und den Hausarzt eigentlich nur aus den Erzählungen ihrer Bekannten zu kennen. Eines der Hauptmerkmale des Nierenzellkarzinoms besteht darin, dass es in Anfangsstadien so gut wie keine Beschwerden bereitet und häufig schon über die Nierenkapsel hinausgewachsen ist, wenn es symptomatisch wird. Die Hauptsymptomatik des Nierenzellkarzinoms ist dabei eine **Makrohämaturie** oder es bestehen Schmerzen sowie ein tastbarer Tumor. Oftmals führen unklare Oberbauchbeschwerden zur weiterführenden Diagnostik. Der überwiegende Anteil an Tumoren der Niere wird jedoch durch Routineuntersuchungen, insbesondere durch Sonographien, entdeckt.

Werden Patienten dann mit ihrer Diagnose konfrontiert, so können sie es meistens überhaupt nicht glauben und finden nur schwer den psychischen Einstieg in die **Krankheitsverarbeitung**, insbesondere vor dem Hintergrund, dass sie sich noch niemals in ihrem Leben mit Krankheit auseinandersetzen mussten. Da nur etwa 80% der Raumforderungen an der Niere bösartiger Natur sind (Karzinome, Sarkome, Metastasen), stellen viele Patienten auch nach der Konfrontation mit der malignen Diagnose die Frage: „Aber bösartig ist es nicht, oder?" Zudem haben viele Patienten, insbesondere bei metastasierter Erkrankung, kursorische Anekdoten gehört, die von einer spontanen Heilung beim Nierenzellkarzinom berichten. In der Realität wird dies jedoch nur in < 1% der Fälle gesehen. Diese spontanen, kompletten Remissionen sind dann jedoch eigentlich nie von lang anhaltender Dauer, sondern im weiteren Verlauf von einem Wiederauftreten der Erkrankung gefolgt [5].

Oftmals wird die postoperative Heilungsphase noch nicht von der Kenntnis der Diagnose begleitet, sodass es initial zu einer guten Heilungstendenz kommt und sich die Patienten psychisch stabilisieren. Im Weiteren zeigt sich dann nach Mitteilung der niederschmetternden Diagnose eine **Chronifizierung postoperativer Probleme**. Dies ist oftmals nicht nur auf rein physische Ursachen zurückzuführen. Insbesondere sei hier die Persistenz des Wundschmerzes genannt.

Tatsächlich ist die Diagnosestellung erst postoperativ möglich. In vielen Bundesländern wird zudem eine Anschlussheilbehandlung von den

Krankenkassen nicht gewährt, sodass die Patienten ihre Diagnose erst kurz vor der Entlassung erfahren und in die weitere, eigentlich nicht betreute Situation zuhause entlassen werden. Die Betreuung muss dann vom Hausarzt oder vom Hausurologen organisiert werden. Dies geschieht in den meisten Fällen lediglich im Sinne einer Tumornachsorge, die noch dazu nicht standardisiert ist und dem Belieben des behandelnden Kollegen unterliegt. Für diese weitere **Nachsorge** fehlen Leitlinien, sodass der Patient sich in einer unsicheren Situation in Bezug auf das weitere Krankheitsgeschehen befindet. Dies alles führt in bis zu 30% der Fälle zu einer psychisch instabilen Situation. Fragebogengestützte Erhebungen konnten zeigen, dass bis zu 17% der Patienten eine weiterführende psychologische Betreuung weder angeboten bekommen noch in Anspruch genommen haben, sich diese aber wünschen würden.

Aufgrund der Tatsache, dass mittels präoperativer Bildgebung keine eindeutige Aussage bezüglich der Histologie einer Veränderung an der Niere zu treffen ist und die weitere Abklärung einer Raumforderung eigentlich immer mit einer operativen Freilegung mit Entfernung der betroffenen Niere oder des betroffenen Areals an der Niere einhergehen sollte, ist nicht nur zur Therapie, sondern auch zur Diagnosestellung zunächst eine **Operation** durchzuführen. Dieser Eingriff ist im Sonderfall des Nierenzellkarzinoms mit besonderen Unwägbarkeiten behaftet: Zum einen ist der Patient bis zur histologischen Aufarbeitung im Ungewissen und gibt sich der Hoffnung hin, an einer gutartigen Erkrankung zu leiden. Zum anderen muss er sich einer zum Teil sehr schmerzhaften Operation unterziehen, bei der – verglichen mit anderen Operationszugängen – der Flankenzugang oftmals mit erhöhten postoperativen Schmerzen verbunden ist.

58

Aus dem Gesagten ergeben sich für die Patienten mehrere **Probleme**:

- Probleme des Copings,
- posttraumatische Belastungsstörungen,
- Schmerz,
- Angst,
- Fatigue,
- Depressionen.

Zur Wertigkeit der jeweiligen Störung vor dem Hintergrund der Grunderkrankung gibt es keine retro- oder prospektiven Daten bzw. Studien. Somit sollte Patienten mit dem Verdacht auf eine psychische Störung großzügig eine psychoonkologische Mitbetreuung angeboten werden. Zur Identifikation psychischer Störungen hat sich dabei im eigenen Patientengut der **NCCN Distress Management Score** (➤ Abb. 58.1; NCCN: National Comprehensive Cancer Network) bewährt. Insbesondere die integrierte visuelle Analogskala kann zur Beurteilung einer psychologischen Interventionsnotwendigkeit herangezogen werden.

58.3 Prostatakarzinom

Patienten mit Prostatakarzinom sind hinsichtlich ihrer Lebensqualität gut untersucht. Leider existieren nur sehr wenige Daten in Bezug auf die psychoonkologische Situation. Von der Erkrankung sind vor allem ältere Patienten betroffen, der Erkrankungsgipfel liegt in der 7.–8. Lebensdekade. Dabei ist das Prostatakarzinom mittlerweile das häufigste Malignom des Mannes.

Eine wesentliche Bedeutung bei der Beurteilung der Erkrankung kommt dem **prostataspezifischen Antigen (PSA)** zu, dessen Konzentration als Blutwert zur Beurteilung des Krankheitsverlaufs herangezogen wird. Dabei eignet sich dieser Serumparameter nur nach Entfernung der Prostata als Tumormarker, da insbesondere gutartiges Prostatagewebe PSA produziert. Dies führt schon vor der Diagnosestellung zu teilweise irrationalen Fehlinterpretationen der jeweils gemessenen Werte. Psychisch problematisch scheinen dabei die nur langsame Veränderung der Messwerte im Krankheitsverlauf und das Fehlen absoluter Grenzwerte zu sein.

Zudem ist ein Teil der Patienten nach operativer Therapie oder Bestrahlungsverfahren mit dem **Verlust der Körperfunktionen** „Potenz", „Kontinenz" und „kontrollierter Harndrang" konfrontiert. Viele Patienten leiden somit an krankheitsbedingter Impotenz, Inkontinenz und eventuell quälendem imperativen Harndrang. Dies ist oft mit einem Verlust des männlichen Selbstbildes verbunden.

In einer prospektiven Studie wurden die **psychischen Störungen nach radikaler Prostatektomie** evaluiert. Dabei wurden in 27% der Fälle psychi-

Anleitung:

Erstens: Bitte kreisen Sie die Zahl ein (0 -10) die am besten beschreibt, wie belastet Sie sich in der letzten Woche einschließlich heute gefühlt haben.

Extrem belastet

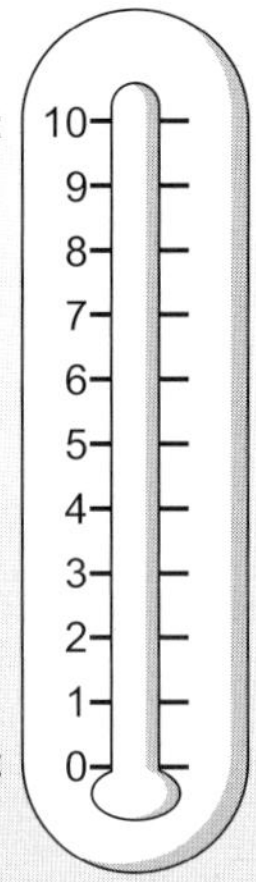

Gar nicht belastet

Zweitens: Bitte geben Sie an, ob Sie in einem der nachfolgenden Bereiche in der letzten Woche einschließlich heute Probleme hatten. Kreuzen Sie für jeden Bereich JA oder NEIN an.

JA	NEIN	
		Praktische Probleme
❐	❐	Wohnsituation
❐	❐	Versicherung
❐	❐	Arbeit/Schule
❐	❐	Beförderung (Transport)
❐	❐	Kinderbetreuung
		Familiäre Probleme
❐	❐	Im Umgang mit dem Partner
❐	❐	Im Umgang mit den Kindern
		Emotionale Probleme
❐	❐	Sorgen
❐	❐	Ängste
❐	❐	Traurigkeit
❐	❐	Depression
❐	❐	Nervosität
		Spirituelle/religiöse Belange
❐	❐	In Bezug auf Gott
❐	❐	Verlust des Glaubens

JA	NEIN	
		Körperliche Probleme
❐	❐	Schmerzen
❐	❐	Übelkeit
❐	❐	Erschöpfung
❐	❐	Schlaf
❐	❐	Bewegung/Mobilität
❐	❐	Waschen, Ankleiden
❐	❐	Äußeres Erscheinungsbild
❐	❐	Atmung
❐	❐	Entzündung im Mundbereich
❐	❐	Essen/Ernährung
❐	❐	Verdauungsstörungen
❐	❐	Verstopfung
❐	❐	Durchfall
❐	❐	Veränderungen beim Wasserlassen
❐	❐	Fieber
❐	❐	Trockene/juckende Haut
❐	❐	Trockene/verstopfte Nase
❐	❐	Kribbeln in Händen und Füßen
❐	❐	Angeschwollen/aufgedunsen fühlen
❐	❐	Sexuelle Probleme

Sonstige Probleme:______________________________

Abb. 58.1 NCCN Distress Management Score; NCCN: National Comprehensive Cancer Network sche Störungen festgestellt. Es zeigten sich bei 11,7% der Patienten Dissimulationstendenzen und in 5,8% der Fälle Aggravationstendenzen. Bei Behandlungsbeginn hatten immerhin 14,6% der Patienten den Wunsch nach einer psychologischen Unterstützung. Die psychischen Störungen konnten dabei am besten mit dem HADS-D-Kurzfragebogen (Hospital Anxiety and Depression Scale) [2] identifiziert werden [3].

58.4 Blasenkarzinom

Blasenkarzinome haben für die Patienten mehrere psychisch und onkologisch belastende Eigenschaften wie Progressionstendenz und Polychronotopozität, das heißt das Auftreten zu verschiedenen Zeitpunkten an mehreren Stellen. Die operative Sanierung ist zudem mit dem ständigen Risiko der Entdeckung eines progressiven Befundes verbunden. Bei muskelinvasiven (T2-) oder hoch aggressiven Tumoren (T1- bis G3-Tumoren und Carcinoma in situ) sind zudem eine **Zystektomie** durchzuführen und eine künstliche Harnableitung anzulegen. Dabei kann eine kontinente oder inkontinente Ableitungsvariante gewählt werden, wobei die kontinente Form im Sinne einer Neoblase nicht für jeden Patienten infrage kommt. Ein entsprechender Eingriff in Körpergefühl, Körperbild und Selbstverständnis ist unausweichbar. Welche Form der Harnableitung aus Sicht der Lebensqualität dabei zu bevorzugen ist, konnte bis dato nicht eindeutig geklärt werden [1]. Perioperativ haben 45% der Patienten mit Disstress zu kämpfen, wobei sich die Beschwerden bei fast einem Drittel der Patienten über den stationären Aufenthalt hinaus nachweisen lassen [4].

Insgesamt muss die Datenlage jedoch auch für das Blasenkarzinom als gering angesehen werden. Weitere prospektive Erhebungen sind zumindest geplant.

LITERATUR

1. Gerharz EW: Is there any evidence that one continent diversion is any better than any other or than ileal conduit? Curr Opin Urol 17 (2007) 402–407
2. Herrmann CH, Buss U, Snaith RP: Hospital Anxiety and Depression Scale: HADS-D, Deutsche Version. Testdokumentation und Handeinweisung. Huber, Bern (1995)
3. Krauss O, Ernst J, Kauschke M, Stolzenburg JU, Weissflog G, Schwarz R: [Patients after prostatectomy. Psychiatric comorbidity, need for psychooncological treatment and quality of life]. Urologe A 45 (2006) 482–488
4. Palapattu GS, Haisfield-Wolfe ME, Walker JM et al.: Assessment of perioperative psychological distress in patients undergoing radical cystectomy for bladder cancer. J Urol 172 (2004) 1814–1817
5. Thoroddsen A, Gudbjartsson T, Geirsson G, Agnarsson BA, Magnusson K: Spontaneous regression of pleural metastases after nephrectomy for renal cell carcinoma – a histologically verified case with nine-year follow-up. Scand J Urol Nephrol 36 (2002) 396–398

KAPITEL

59 Psychoonkologie bei hämatologischen Erkrankungen

Hermann Dietzfelbinger

Um die bei hämatologischen Erkrankungen auftretenden psychoonkologischen Belastungen und Probleme beschreiben zu können, müssen orientierend jeweils die für diese Aspekte relevanten Informationen über die wichtigsten hämatologischen Krankheitsbilder skizziert werden.

59.1 Akute Leukämien

Hämatologie. Akute Leukämien lassen sich durch herkömmliche und moderne Labormethoden fast immer in akute lymphatische und akute myeloische Leukämien mit mehreren Subtypen einschließlich wichtiger Prognosefaktoren (vor allem zytogenetischer Befunde) und unterschiedlichen Behandlungskonzepten unterteilen. Häufig berichten die Patienten, dass der Leistungsknick in Form von Müdigkeit, Schwäche sowie Infekt- und Blutungsneigung erst vor kurzer Zeit eingesetzt hat. Die Therapie einer akuten Leukämie erfolgt zwar mit kurativem Ansatz, jedoch risikoadaptiert: jeweils mehrwöchige Chemotherapie-Blöcke zur Induktion, Reinduktion und Konsolidierung einer Remission, Erhaltung, evtl. Stammzelltransplantation, und bei akuter lymphatoblastischer Leukämie auch prophylaktische Behandlung des Zentralnervensystems (Schädelbestrahlung). Diese intensiven Behandlungen sind nur mit entsprechend begleitender supportiver Therapie möglich, die in konsequenter antibiotischer und antiemetischer (gegen ANE = Anorexie, Nausea und Erbrechen) sowie in Anämie- (häufige Bluttransfusionen) und Schmerzbehandlung besteht.

Psychoonkologie. Die Diagnose einer Leukämie bedeutet für die Betroffenen eine außerordentliche seelische Belastung, die während der langwierigen Behandlung andauert. Zahlreiche Patienten erleben in physischer und psychischer Hinsicht eine schwere existentielle Bedrohung und Hilflosigkeit. Sie stehen vor einer Umorientierung in ihren Lebenszielen und in ihrem Lebensstil. So kann es zu krankheitswertiger Ausprägung von Angst und Depression mit der Folge sozialer Isolation und Problemen bei der beruflichen Reintegration kommen. Auch die Angehörigen sind hohen emotionalen Belastungen ausgesetzt.

59.2 Myelodysplastische Syndrome

Hämatologie. Die myelodysplastischen Syndrome (MDS) stellen eine vorwiegend in höherem Lebensalter auftretende Gruppe klinisch heterogener Erkrankungen dar, die häufig auf eine oder mehrere genetische Mutationen der hämatopoetischen Stammzellen zurückgehen und die in vieler Hinsicht als eine Art Präleukämie gewertet werden können. Sie sind im peripheren Blut durch Verminderung einer oder mehrerer Zellreihen (Zytopenien, z.B. Mono-, Bi- oder Panzytopenie) mit der Folge einer Anämie, Leuko- und/oder Thrombopenie und im Knochenmark durch morphologisch charakteristische Störungen in der Bildung dieser Zellreihen gekennzeichnet. Die WHO-Klassifikation aus dem Jahr 2002 unterscheidet 8 Untergruppen. Die WPSS-Klassifikation ermittelt entsprechend dieser Untergruppen, den genetischen Störungen und dem Bluttransfusionsbedarf 6 Stufen eines Prognose-Scores. Zwei Jahre nach Diagnosestellung zeigt etwa ein Drittel der Patienten den Übergang in eine nur schwer behandelbare sekundäre akute myeloische Leukämie. Die übrigen zwei Drittel der Patienten entwickeln eine zunehmende lebensbedrohliche Blutbildungsstörung des Knochenmarks (hämatopoetische Insuffizienz). Therapeutisch stehen supportive Maßnahmen, insbesondere Bluttransfusionen im Vordergrund. In den letzten Jahren gewinnen Chemotherapien mit demethylierenden und immunmodulierenden Substanzen an Bedeutung. Bei jüngeren Patienten kommt eine Stammzelltransplantation in Frage.

Psychoonkologie. MDS-Patienten sind durch das Fatigue-Syndrom mit mehr oder weniger stark transfusionsbedürftiger Blutarmut lang anhaltenden schweren psychischen Belastungen ausgesetzt. Sie leiden unter der zunehmenden Hinfälligkeit auch durch meist hohes Alter. Oft sind sie in Altersheimen untergebracht. Häufig erfahren sie zu wenig Trost in ihrer Krankheit, für die von eher seltenen Möglichkeiten einer der oben beschriebenen Behandlungsformen abgesehen keine wesentliche Aussicht oder Hoffnung auf Besserung besteht. Viele Patienten leiden neben ihrer Schwäche und Leistungsinsuffizienz unter Ängsten und depressiven Stimmungslagen.

59.3 Myeloproliferative Syndrome

Hämatologie. Bei den myeloproliferativen Syndromen (MPS) kommt es als Folge einer klonalen Veränderung der hämatopoetischen Stammzellen zu einer Proliferation (Wucherung) von einer, zwei oder allen drei Zellreihen. Bei einer Vermehrung der roten Blutkörperchen (Erythrozyten) handelt es sich um eine Vollblütigkeit (Polycythaemia vera rubra), die mit Aderlässen gut beherrscht werden kann. Bei der essentiellen Thrombozythämie liegen exzessive Erhöhungen der Thrombozytenzahlen vor, die mit gut verträglichen Medikamenten (Anagrelide, Hydroxyurea oder Interferon) behandelt werden. Bei der seltenen Osteomyelosklerose (OMS) bzw. idiopathischen Myelofibose (IMF) hat ein bindegewebiger Umbau des Knochenmarks stattgefunden. Für die Blutbildung springen in Reminiszenz an die Fötalzeit Milz und Leber ersatzweise ein.

Die klonale Vermehrung der Leukozyten entspricht der Diagnose einer chronischen myeloischen Leukämie (CML), einem Krankheitsbild, das seit Jahren größtes wissenschaftliches Interesse auf sich zieht: Bei der CML entsteht durch einen Austausch von genetischem Material zwischen den langen Armen von Chromosom 9 (enthält das ABL-Gen) und Chromosom 22 (enthält das Onkogen BCR-Gen)(Translokation t(9;22) = Philadelphia-Chromosom) das Fusionsprotein BCR-ABL, das als Tyrosinkinase das Wachstum und die Ausreifung der Knochenmarkzellen beschleunigt. Mit dem Tyrosinkinase-Inhibitor Imatinib (Glivec®), dem ersten Vertreter der neuen auf Molekülebene einsetzenden sog. „neuen Substanzen", ist es heute möglich, bei der CML durch eine einfache tägliche Tablettenmedikation länger andauernde Remissionen zu erreichen. Inzwischen sind auch Nachfolgepräparate (Dasatinib und Nilotinib) und für andere onkologische Indikationen weitere Tyrosinkinase-Inhibitoren (TKI) entwickelt worden (➤ Kap. 2, Abb. 2.1). Wird das Medikament abgesetzt, kommt es jedoch zu einem Rückfall.

Psychoonkologie: Im Gegensatz zum MDS zeigen die Patienten mit einem MPS abgesehen von der OMS im Allgemeinen einen guten Allgemeinzustand mit eher geringer Beschwerdesymptomatik. Dennoch leben sie in dem Bewusstsein, an einer unheilbaren und ihr ganzes Leben bestimmenden Blutkrankheit zu leiden. Die körperliche Integrität ist irgendwie verletzt. Sie müssen anhand regelmäßiger Laborkontrollen ihre Behandlung oder Medikation immer wieder anpassen, wodurch sie im Alltag u.U. nicht die gleiche Normalität wie ihre Mitmenschen in Familie und Beruf erleben können.

Die Prognose der CML wurde durch die Behandlung mit Imatinib zwar ganz entscheidend verbessert. Trotzdem wird bei vielen CML-Patienten das Bewusstsein um diese bisher dennoch nicht heilbare Krankheit durch die Notwendigkeit der Dauermedikation mit den sog. „neuen Substanzen" und mit den doch auch immer wieder auftretenden, meist leichteren Nebenwirkungen, ständig aufrechterhalten. Die Angst vor einem Rückfall, dieses Damokles-Phänomen, kann nie ganz verdrängt werden.

59.4 Maligne Lymphome

Hämatologie. Bei den malignen Lymphomen unterscheidet man das Hodgkin-Lymphom (Morbus Hodgkin) von der großen Gruppe der Non-Hodgkin-Lymphome. Die eindeutige Diagnose wird durch die histologische Untersuchung eines befallenen Lymphknotens gestellt.

Hodgkin-Lymphom

Das Hodgkin-Lymphom ist heute abhängig vom Stadium in der überwiegenden Zahl der Fälle (70–90%) heilbar. Die meist kombinierten Chemo- und Strahlentherapie-Protokolle verursachen eine hohe Rate an therapiebedingten Langzeitnebenwirkungen, die mit dem Risiko von späten Zweitneoplasien belastet sind. Das Ziel sollte in der Steigerung der Effektivität bei gleichzeitiger Reduktion der Toxizität liegen. Im Rahmen großer multizentrischer Studien, z.B. der Deutschen Hodgkin-Lymphom-Studie mit Sitz in Köln, wird nach entsprechenden Verbesserungen gesucht. Außerdem müssen mit den Patienten die Möglichkeiten fertilitätskonservierender Maßnahmen besprochen werden.

Non-Hodgkin-Lymphome

Die wesentlichen Symptome der malignen Lymphome bestehen in nichtschmerzhaften Lymphknotenschwellungen (Lymphomen) und in B-Symptomen (Fieber, Gewichtsverlust und Nachtschweiß), die in die Tumorstadien miteinbezogen werden. Die malignen Non-Hodgkin-Lymphome werden heute entsprechend morphologisch-histologischen, (molekular-)zytogenetischen und immunologischen Kriterien nach der WHO-Klassifikation in zahlreiche Untereinheiten unterteilt, die zwischen Lymphomen der B- und T-Zell-Reihe sowie zwischen Lymphomen, die von frühen und späteren, sog. „peripheren" Vorläuferzellen der Lymphopoese ausgehen, differenziert. Klinisch unterscheidet man heute zwischen indolenten, aggressiven und sehr aggressiven malignen Non-Hodgkin-Lymphomen. In der früheren Kiel-Klassifikation wurden noch die niedrig malignen den hoch malignen Non-Hodgkin-Lymphomen gegenübergestellt. Je nach Befall der Lymphknotenregionen und/oder Organbefall (z.B. Knochenmark) werden die Stadien I bis IV nach Ann Arbor unterschieden. Die Palette der therapeutischen Möglichkeiten reicht von abwartend beobachtender Haltung („watch & wait") z.B. in niedrigen Stadien der chronischen lymphatischen Leukämie (CLL) oder des follikulären Lymphoms über mäßig starke Chemo(-Immuntherapie) (z.B. Fludarabin, CHOP* oder Bendamustin + Rituximab) bis zu Hochdosischemotherapie mit anschließender autologer oder allogener peripherer Stammzelltransplantation.

Chronische lymphatische Leukämie

Aus psychoonkologischer Sicht verdient die oft nur als Zufallsbefund im Rahmen einer Blutbildkontrolle diagnostizierte chronische lymphatische Leukämie (CLL) besondere Beachtung. Die CLL ist das am häufigsten vorkommende maligne Non-Hodgkin-Lymphom und wird den indolenten bzw. niedrig malignen Lymphomen zugeordnet. Je nach Befall der Lymphknotenregionen und Beeinträchtigung der Knochenmarkfunktion (Anämie, Thrombopenie) durch die ansteigenden Leukozytenzahlen (im wesentlichen Lymphozyten) wird die CLL den Binet-Stadien A, B oder C zugeordnet. Erst ab Stadium B ergibt sich die Indikation zu einem therapeutischen Eingreifen.

Psychoonkologie: Im „asymptomatischen" Stadium A ist die manchmal nicht ganz einfach zu vermittelnde abwartend beobachtende Haltung mit regelmäßiger hämatologischer Nachsorge angezeigt. Trotz subjektivem Wohlbefinden löst bei den Patienten oft die langsam ansteigende Leuko- bzw. Lymphozytenzahl Beunruhigung aus, der hämatologischerseits offenbar nur untätig zugeschaut wird. Viel lieber wäre es dem Patienten, wenn, durch welche Methode auch immer, das ganze Krankheitsbild beseitigt bzw. geheilt werden könnte. Auch wenn es sich im Grunde „nur" um einen „laborkosmetischen Fehler" handelt, den man

*CHOP = **C**yclophosphamid, Doxorubicin (= **H**ydroxydaunorubicin), Vincristin (= **O**ncovin) und **P**rednison

59

„Gott sei Dank" von außen nicht sehen kann, fühlen sich manche Patienten dadurch in ihrer bisher gewohnten körperlichen Integrität gestört und möglicherweise durch die Unsicherheit bezüglich dessen, was im Fall einer Progredienz dieser Erkrankung auf sie noch zukommen könnte, bedroht.

In fortgeschrittenen Stadien ist es für CLL-Patienten häufig schwer, so eine lebensbedrohliche und nicht heilbare Erkrankung zu akzeptieren. Oft ändert sich mit dieser Diagnose das Leben schlagartig. Häufige Arztbesuche werden notwendig. Nicht selten muss der bisherige Arbeitsplatz mit möglichen nachfolgenden finanziellen Problemen aufgegeben werden. Das bisherige soziale Gefüge in der Familie gerät aus der Balance. Neben diesen äußeren Veränderungen löst die Erkrankung vor allem existentielle Gedanken, Gefühle und Ängste aus. Der Patient muss nun lernen, damit umzugehen. Es stellt sich eine bis dahin nicht gekannte Ungewissheit über seine Zukunft ein [3].

Multiples Myelom

Hämatologie: Das multiple Myelom (Plasmozytom) wird in der WHO-Klassifikation den reifzelligen B-Zell-Neoplasien zugeordnet. Charakteristisch sind Bluteiweißveränderungen (monoklonale Gammopathie), die im Knochenmark von einem Klon maligne entarteter und vermehrter Plasmazellen als monoklonale Immunglobuline (Paraproteine) gebildet werden. In die Stadieneinteilung nach Durie und Salmon fließen weitere Parameter der Organschädigung ein (Skelettbefall [Osteolysen], Anämie, Erhöhung der Kalziumkonzentration im Blut und Nierenfunktionsstörung). Das multiple Myelom steht heute im besonderen Blickpunkt des Forschungsinteresses, weil bezüglich der Therapie nach jahrzehntelanger Stagnation mit lediglich lindernder Chemotherapie (Alexanian-Protokoll mit Melphalan + Prednison) seit den frühen 1980er-Jahren in rascher Aufeinanderfolge zahlreiche wirksame neue Behandlungsmöglichkeiten entwickelt wurden. Einen Durchbruch schien zunächst die Hochdosischemotherapie mit anschließender autologer bzw. allogener Stammzelltransplantation mit einer hohen Rate an Remissionen und Verlängerungen der Überlebenszeiten, in seltenen Fällen sogar Heilungen, zu bringen. In den letzten Jahren machen die sog. „neuen Substanzen" wie Thalidomid, sein Derivat Revlimid (Lenalidomid) und Bortezomib (Velcade) als zielgerichtete Therapie („target therapy") der Stammzelltransplantation eine gewisse Konkurrenz.

Unter psychoonkologischen Gesichtspunkten spielt auch die monoklonale Gammopathie unbestimmter Signifikanz (MGUS) eine wichtige Rolle, bei der außer den Veränderungen der Bluteiweißchemie keine weiteren Myelom-typischen Befunde nachgewiesen werden. Die klinische Bedeutung der MGUS besteht darin, dass nach 20 Jahren bei etwa 25% und nach 25 Jahren bei 30% der MGUS-Patienten der Übergang in ein multiples Myelom beobachtet wird. Daher sind regelmäßige Verlaufskontrollen angezeigt [2].

Psychoonkologie: Diese durch Frühdiagnostik zunehmenden Fälle laboranalytischer Normalabweichungen, die oft über viele Jahre keine sichere Krankheitsrelevanz haben, wie z.B. monoklonale Lymphozyten der CLL im Stadium A, die Immunglobuline bei der MGUS oder die quantitativen Zellverschiebungen bei den myeloproliferativen Syndromen (MPS), stellen für das Verantwortungsgefühl des aufklärenden Arztes eine besondere Herausforderung dar. Hier ist es u.U. vertretbar, von „Laborabweichungen" zu sprechen, die man, wie einen Prädiabetes, im Auge behalten wird. Dennoch kann eine „Watchful-waiting"-Strategie eine große Belastung werden. Hier hat die psychotherapeutische Hilfe u.U. die Chance, vor therapeutischem Aktionismus zu schützen [5].

59.5 Hochdosischemotherapie mit Transplantation autologer peripherer Blutstammzellen [1]*

Hämatologie: Die periphere Blutstammzelltransplantation, die heute aus zahlreichen Gründen

* Wesentliche Passagen des folgenden Abschnitts sind aus dem Kapitel von Bumeder und Frick [1] entnommen.

die Knochenmarktransplantation weitgehend abgelöst hat, stellt für einige Patienten mit malignen hämatologischen Erkrankungen immer noch die derzeit optimale verfügbare Therapie dar. Die Indikationen umfassen im Wesentlichen akute Leukämien, maligne Lymphome, aplastische Anämien und selten auch Hodenkarzinome. Wegen der hohen Wirksamkeit der „neuen Substanzen" gehen die Indikationen für das multiple Myelom leicht und für die CML deutlich zurück. Bei einer Stammzelltransplantation handelt es sich um eine hochtechnisierte, intensivmedizinische und damit belastende und risikoreiche Therapie, die nur in spezialisierten Kliniken mit besonderer Ausstattung durchgeführt werden kann.

Stammzellgewinnung (Harvesting)

Die hämatopoetischen Stammzellen, aus denen alle Zellen der Blutbildung ausreifen können, werden nach Vorbehandlung des Spenders mit spezieller Mobilisationschemotherapie einschließlich Gabe von Wachstumsfaktoren in das periphere Blut ausgeschüttet. Durch Zellseparation (Leukapherese) lassen sich dann aus diesem zirkulierenden Blut die Stammzellen gewinnen, die entweder vom Patienten selbst (autolog) oder von einem geeigneten Spender stammen (allogen von einem verwandten [Geschwister] oder von einem nichtverwandten Spender).

Konditionierung

Die Stammzelltransplantation selbst besteht aus der Konditionierung und der eigentlichen Transplantation. In den vorausgegangenen Monaten ist die Leukämie oder Tumorerkrankung zum Zweck einer größtmöglichen Tumorreduktion bereits mit konventioneller Chemotherapie vorbehandelt worden. Um unter kurativem Ansatz eine Konsolidierung, Remission oder sogar Heilung der Krebserkrankung zu erreichen, erhält der Patient jetzt als Konditionierung zunächst eine mehrtägige Hochdosischemotherapie, eventuell in Kombination mit einer Strahlentherapie. Das Ziel dieser erneuten und aggressiven Chemo-(Strahlen-)Behandlung besteht darin, im gesamten Organismus des Patienten auch noch die letzten „minimal residuellen" bösartigen Zellen (Leukämie-, Tumor- und entarteten Stammzellen, z.B. auch einschließlich eventueller Restherde von Lymphom oder Myelom) zu beseitigen. Gewissermaßen als „unerwünschte Nebenwirkung" werden dabei auch alle gesunden, jedoch lebensnotwendigen Knochenmark- und Stammzellen des Patienten zerstört. Diese sollen nun durch die Stammzelltransplantation „ersetzt" werden.

Stammzelltransplantation

Im Anschluss an die Hochdosischemotherapie werden die vorher gesammelten Stammzellen ganz unspektakulär wie eine Bluttransfusion zurücktransfundiert. Das Engraftment, d.h. das Anwachsen dieser zugeführten peripheren Stammzellen im Knochenmark setzt nach etwa 2–4 Wochen ein. Bei der allogenen Transplantation soll ein zusätzlicher Immunvorgang, der Graft-versus-Lymphoma/Leukemia-Effect zur Überwindung der bösartigen Erkrankung ausgenutzt werden. Zur Vermeidung einer überschießenden Abstoßungsreaktion (Graft-versus-Host-Disease, GvHD) ist anschließend eine immunsuppressive Behandlung erforderlich. Infektionen und akute oder chronische GvHD können zu einer erhöhten Komplikationsrate und Mortalität führen. Die Patienten liegen für etwa 3–8 Wochen teilweise unter hochsterilen Bedingungen stationär. Die therapieassoziierte Mortalität der autologen Stammzelltransplantation liegt heute unter 5%, bei der allogenen jedoch bei bis zu 30%.

Psychoonkologie bei der peripheren Stammzelltransplantation

Vorbereitung zur Stammzelltransplantation

Psychoonkologie: Wenn mit dem Patienten die Frage einer peripheren Stammzelltransplantation besprochen wird, werden angesichts seiner lebensbedrohlichen und teilweise unheilbaken Krankheit große Anforderungen an seine Entscheidungskraft gestellt. Die Notwendigkeit, zwischen einer Hochdosischemotherapie mit Stammzelltransplantation und einer herkömmlichen intensiven Chemotherapie wählen zu müssen, kann in ihm schwere existentielle Ängste und Nöte hervorrufen. Steht eine allogene Transplantation an, kann die Spendersuche in der Familie Belastungen, Konflikte und Schuldgefühle auslösen. Ist eine Suche nach einem nichtverwandten Spender erforderlich, kann das lange Warten mit Hoffen und Bangen den Patienten belasten. Auch für den Spender bedeutet die Entnahme von Stammzellen bzw. Knochenmark eine erhebliche physische und psychische Belastung, die auch langfristig nachwirken kann.

Mobilisationschemotherapie

Während der Mobilisationschemotherapie ist der Patient gehalten, seine Medikation konsequent einzuhalten. Häufige Blutbildkontrollen mit eventuell kritisch ausfallenden Werten und infektiöse Zwischenfälle bedeuten für den Patienten ganz erheblichen Stress. Werden dann nicht ausreichend Stammzellen gewonnen, können Versagensängste auftreten. Der Beginn der Therapie kann durch Ängste, Unsicherheit, Schlafstörungen, aber auch Übelkeit und Schmerz belastet sein.

Nach der Stammzelltransplantation wird mit großer Spannung das Anwachsen der zugeführten Stammzellen, das Engraftment, erwartet. Bei einer allogenen Transplantation können Befürchtungen auftreten, dass von dem fremden Spender noch andere Eigenschaften übertragen worden sein könnten.

Nach dem erfolgreichen Engraftment werden Hoffnungen auf baldige stationäre Entlassung und Befreiung aus der (Umkehr-)Isolation häufig durch Komplikationen wie ausgeprägtes Fatigue-Syndrom und vor allem GvHD empfindlich enttäuscht, sodass es zu einem psychoonkologischen Kontrollverlust mit Feindseligkeiten gegen das Behandlungsteam kommen kann.

Zeit nach der Entlassung

Nach der stationären Entlassung muss sich der Patient in der häuslichen Umgebung wieder zurechtfinden. Eingeschränkte Leistungsfähigkeit infolge Fatigue-Syndrom können ihn dabei erfahrungsgemäß für 6 Wochen bis zu 3 Monaten erheblich daran hindern. Die psychologische Belastbarkeit ist bis zu einem Jahr vermindert. Diese Phase, die durch Ängste vor Infektion, GvHD oder Rezidiv belastet ist, wird meist recht ungeduldig ertragen. Nach Bumeder und Frick ist aus psychoonkologischer und psychosozialer Sicht der Übergang von stationärem Aufenthalt zu ambulanter Weiterbetreuung noch unbefriedigend gelöst. Die Patienten fallen oft ins Leere.

Lebensqualität

Die Lebensqualität dieser Patienten ist nach der stationären Entlassung eingeschränkt und normalisiert sich erst nach einem Jahr wieder langsam. Probleme stellen die eingeschränkte Leistungsfähigkeit mit mangelnder Energie (quälende Müdigkeit), ein verändertes Körpergefühl und -bild und auch die Ängste vor dem Wiederauftreten der Krankheit im Sinne des Damokles-Phänomens dar. So wird die Rückkehr zur Normalität sehnsüchtig herbeigesehnt.

Sozialmedizin

Eine Rehabilitationskur ist, wenn überhaupt, terminlich eher mehrere Monate nach der Transplantation anzuraten. Viele Patienten verzichten jedoch darauf, weil sie einen erneuten stationären Aufenthalt fern von der Familie scheuen. Dann stellt sich die Frage der eventuell stufenweisen Wiedereingliederung in den Arbeitsprozess oder der Berentung, evtl. auch der Erwerbsunfähigkeitsrente.

Rolle der Angehörigen

Die Angehörigen bieten die wichtigste Unterstützung für die Patienten. Viele Angehörige fühlen sich jedoch überfordert. Manchmal reagieren sie mit Überversorgung, Dominanz oder Übergriffigkeit. Besondere Probleme können bei maladaptiven Interaktionsmustern (Beziehungsabbruch, „Fallenlassen" des Patienten, Überversorgung usw.) auftreten.

Die interdisziplinäre Zusammenarbeit und Vernetzung

Nach Bumeder und Frick ist die interdisziplinäre Zusammenarbeit und Vernetzung noch unbefriedigend gelöst. Es besteht vor allem eine eklatante Unterversorgung an psychoonkologisch qualifiziertem Personal, das die Patienten nach der stationären Entlassung begleiten und betreuen könnte. Außerdem ist die Vernetzung zwischen den Reha-Kliniken und den niedergelassenen Psychotherapeuten sowie Psychoonkologen nicht ausreichend [1, 4].

Psychoonkologische Behandlungsansätze in der Hämatologie einschließlich Stammzelltransplantation

Aufgabe der psychoonkologischen Therapie ist die Begleitung der Krankheitsverarbeitung und die Beratung angesichts der Ambivalenz, die oft bezüglich der weiteren Therapiemöglichkeiten besteht. Eine frühzeitige Kontaktaufnahme mit dem psychoonkologischen Team, die Möglichkeit von Kontakten zu früheren Patienten, Gesprächsgruppen sowie das Erlernen oder Wiederanknüpfen an bereits früher erlernte Entspannungsverfahren können hier weiterhelfen. Die Familienspender können in die Gespräche mit den Patienten teilweise einbezogen werden. Bei Bedarf ist eine separate Begleitung auch der nichtverwandten, anonym bleibenden Spender sinnvoll.

Psychoonkologisch kann der erlebte Kontrollverlust durch die hochtechnisierte Medizin thematisiert werden. Den Patienten kann mit den vorher erlernten Entspannungs- und Imaginationstechniken ein wirksames Mittel zur Bekämpfung von Übelkeit und Schmerzen an den Schleimhäuten an die Hand gegeben werden. Die supportive psychoonkologische Therapie muss sich sehr flexibel an die Befindlichkeit des Patienten anpassen. Die Einheiten sind kurz zu halten. Dabei kann die Vermittlung von mittelfristigen Zukunftsperspektiven entlastend wirken.

Nach der Erfahrung von Bumeder und Frick hat sich die über einen längeren Zeitraum (von etwa 6 Monaten) durchgeführte Einzeltherapie von Patienten mit dem Schwerpunkt der Ressourcenaktivierung, mit Unterstützung bei der Krankheitsverarbeitung sowie mit Interaktionen zwischen Patient, Familie und Umwelt bewährt. Im Unterschied zur Behandlung von Neurosen und Persönlichkeitsstörungen geht es bei der Erarbeitung eines psychotherapeutischen Fokus mit onkologischen Patienten nicht in erster Linie um unbewusste Konflikte oder um die Persönlichkeitsstruktur, sondern um somatopsychische Zusammenhänge sowie um die Verarbeitung der mit der Erkrankung und Therapie einhergehenden Belastungen.

Dabei ist es wesentlich, den Patienten auf diesem Weg zu begleiten und über den Ernst der Lage eine offene Kommunikation mit ihm und seinen Angehörigen anzustreben. Bei nicht mehr bewusstseinsklaren Patienten kann die rezeptive Musiktherapie helfen, den Kontakt aufrechtzuerhalten. Eine weitere Aufgabe des Psychoonkologen ist der Bericht über den Zustand des Patienten an das Team der Transplantationsstation. Dadurch kann im Todesfall des Patienten Trauerarbeit ermöglicht werden.

Das Angebot einer psychotherapeutischen Begleitung sollte jedem Patienten, dem eine Stammzelltransplantation vorgeschlagen wird, möglichst frühzeitig und selbstverständlich gemacht werden. Auch bei anfänglich eher abwehrenden Patienten sollte das Angebot zu einem späteren Zeitpunkt wiederholt werden. Als besonders wichtig erscheint es, Patienten mit wenig sozialer Unterstützung oder dysfunktionalen Familienverhältnissen zu erreichen.

Methoden, Inhalte und Ziele psychoonkologischer Interventionen müssen sich an den Bedürfnissen der Patienten orientieren. Hier kann es sinnvoll sein, auch auf regressive Wünsche des Patienten einzugehen. Dabei gelten folgende Basismethoden als etabliert:

- Phasenadaptierte Entspannungs- und Imaginationsverfahren
- Kreative Verfahren (Visualisierung sowie expressive und rezeptive Kunst- und Musiktherapie)
- Bewegungstherapie
- Beratung und Unterstützung bei Entscheidungsfindungen
- Regelmäßige Kontakte auf der Transplantationsstation
- Einbeziehung des Pflegeteams, interdisziplinäre Vernetzung
- Angehörigenberatung
- Krisenintervention
- Tiefenpsychologisch fundierte Kurzzeittherapie im nachstationären Bereich.

Angehörige mit speziellen Belastungen, die sich in maladaptiven Interaktionsmustern (s.o.) äußern können, werden auf diese Weise früher erkannt und einer Beratung und Unterstützung zugänglich [1].

LITERATUR

1. Bumeder I, Frick E: Therapiebegleitung – Psychoonkologische Aspekte in der autologen und allogenen Stammzelltransplantation. In: Sellschopp A, Fegg N, Frick E, Gruber U, Pouget-Schors D, Theml H, Vodermaier A, Vollmer T (Hrsg): Manual Tumorzentrum München: Psychoonkologie, 2. Aufl., W. Zuckschwerdt Verlag, München Wien New York (2005) 119–123
2. Dietzfelbinger H: Monoklonale Gammopathie und Multiples Myelom: Vom Zufallsbefund zur lebensbedrohlichen Erkrankung. Münchn. Med. Wochenschr. Fortschr. Med. 147 (2005) 606–610
3. Fegg M: Krankheitsbewältigung bei Malignen Lymphomen, Dissertation, LMU, 2004. http://deposit.ddb.de/cgi-bin/dokserv?idn=970183844 (letzter Zugriff 14.07.2008)
4. Frick E, Bumeder I: Einfluss einer gezielten psychotherapeutischen Intervention auf die Lebensqualität vor, während und bis zu zwei Jahren nach Hochdosis-Therapie mit autologer Stammzelltransplantation bei Leukämie- und Lymphompatienten. http://www.psychoonkologie.org/pageID_2441429.html (letzter Zugriff 14.07.2008)
5. Theml H: Aufklärungsprozess in den Phasen des Diagnose- und Krankheitsweges. In: Sellschopp A., Fegg N, Frick E, Gruber U, Pouget-Schors D, Theml H, Vodermaier A, Vollmer T (Hrsg): Manual Tumorzentrum München: Psychoonkologie, 2. Aufl., W. Zuckschwerdt Verlag, München Wien New York (2005) 23–27

VII Organisation der psychoonkologischen (psychosozialen) Versorgung

KAPITEL **60**

Carola Riedner

Netzwerk zwischen Hausarzt, Patient, Onkologe und Psychoonkologe

Interdisziplinäre Kooperation ist ein allgemein anerkanntes Ziel der Medizin. Schon immer war es wichtig, dass Hausärzte mit den Spezialisten, zu denen sie ihre Patienten für spezielle Fragestellungen überwiesen haben, kooperieren; meist geschieht dies über einen schriftlichen Befundbericht gemäß den auf dem Überweisungsschein formulierten Fragestellungen.

Neu an der eingeforderten interdisziplinären Kooperation ist zum einen, dass der Patient mit den professionellen Therapeuten, namentlich den Ärzten, auf gleicher Augenhöhe gesehen wird. Zum anderen ist, auch wenn dieses Angebot noch nicht überall bekannt oder verfügbar ist, dem **Psychoonkologen** im interdisziplinären Team ein fester Platz zugewiesen.

Die Notwendigkeit einer **erweiterten interdisziplinären Kooperation,** in deren Mitte der Patient steht, ist in Zeiten eines expandierenden Informationsangebots, in erster Linie über das Internet oder mittels inzwischen angebotener Ausbildungen zum „Mündigen Patienten“ (neuer Studiengang der Medizinischen Hochschule Hannover) und „Patientendiplomausbildungen“, wie sie von Selbsthilfeorganisationen angeboten werden, absolut selbstverständlich. Der Onkologe hat weithin sein fachspezifisches Wissensmonopol verloren. Im Kontakt mit dem Patienten werden deshalb vermehrt kommunikative Kompetenzen gefordert. Hierzu sind Kommunikationsfähigkeiten des Arztes notwendig, und zwar dergestalt, dem Patienten als „Laienexperten“ in respektvoller Form, also vermittels positiver Wertschätzung, zu begegnen.

Gerade die immer größer werdende Gruppe der chronisch an einer Krebserkrankung leidenden Patienten ist hierfür empfänglich und profitiert von ihrer zentralen Stellung innerhalb der interdisziplinären Kooperation. Hierbei geht es nicht in erster Linie um solche Kommunikation, die sich im „Kommunikationszeitalter“ häufig als reine Informations- und Datenübertragung darstellt; gefordert ist Kooperation als **systematische Beziehungsarbeit.**

! WICHTIG

Das erfolgversprechende Kommunikationsgeschehen zwischen Hausarzt, Patient, Onkologe und Psychoonkologe setzt ausdrücklich eine patientenzentrierte Kommunikation voraus, in deren Mitte der Patient seinen Platz findet.

Dabei gilt es, vorrangig den Patienten mit seinen **spezifischen Bedürfnissen** wahrzunehmen, ihn als Partner in Behandlungsentscheidungen mit einzubeziehen und ihm eine realistische Perspektive zum Behandlungsverlauf zu vermitteln. Das Augenmerk hat dem Verständnis der Erkrankung zu gelten, das der Patient entwickelt und sich zu eigen gemacht hat. Es ist dabei entscheidend, vom Patienten Informationen über dessen Wissensstand zur eigenen Erkrankung sowie über seine eigenen Heilphantasien und Krankheitstheorien zu erlangen [3]. Dieses subjektive Krankheitskonzept des Patienten übt in der Regel eine große Macht über ihn aus und ist meistens mit einem sekundären Krankheitsgewinn verbunden, außerdem üblicherweise enorm resistent gegenüber Veränderungen. Es geht in solchen Patientengesprächen weder nur um Fakten noch um Offenheit um jeden Preis, sondern der Patient entscheidet, wie viel er wissen möchte. Kein Patient darf gegen seinen Willen aufgeklärt werden. Die vermeintliche Wahrheit soll dem Patienten vielmehr, so drückt es Max Frisch treffend aus, wie ein Mantel hingehalten werden, in den er bei Bedarf hineinschlüpfen kann.

Ein für die patientenzentrierte interdisziplinäre Kooperation unentbehrliches **Kohärenzgefühl** (Sense of Coherence) entsteht durch:

- Verstehbarkeit der Informationen
- Handhabbarkeit der Informationen

- Sinnhaftigkeit der Informationen

Unabdingbar für diese neue kommunikative Kompetenz ist das **aktive Zuhören** im Gespräch mit dem Patienten. Dies bedeutet, nicht nur die Fakten zu erfassen, sondern auch die Hintergründe, das Unausgesprochene, die Zwischentöne. Voraussetzungen sind das Interesse, die Bereitschaft und die Fähigkeit, beim Hören Acht zu geben und dabei völlig präsent zu sein. Dies kann durch Blickkontakt, zugewandte Körperhaltung, klärende Aussagen und offen formulierte Fragen signalisiert werden [1].

! WICHTIG

Der onkologisch tätige Arzt muss im Zeitalter der immer komplexer werdenden Therapieschemata nicht nur die Therapiestrategien erläutern, sondern auch die Bedürfnisse seiner Patienten wahrnehmen und sie in Entscheidungsprozesse im Sinne des Shared Decision-Making bei diagnostischen und therapeutischen Maßnahmen mit einbeziehen.

Gelingende Kommunikation zwischen dem Onkologen und dem Patienten hängt wesentlich von der Haltung des Onkologen ab, die im besten Fall die Person des Patienten und dessen Erkrankung in den Mittelpunkt stellt. Der Patient sollte sich nach Gesprächen mit dem Onkologen, freilich auch mit dem Hausarzt oder dem Psychoonkologen, verstanden, angenommen und eingebunden fühlen. Die **Echtheit (Kongruenz) der Kommunikation** drückt sich in der Übereinstimmung zwischen dem, was man sagt, und dem, was man denkt, aus. Patienten haben im Allgemeinen ein gutes Gespür für die Botschaft „zwischen den Zeilen" [2]. Nicht jeder Patient eignet sich in gleichem Maße für die kommunikative interdisziplinäre Kooperation.

Die Interdisziplinäre Kooperation zwischen den einzelnen Therapeutengruppen, also Hausarzt, Onkologe und Psychoonkologe, wird dagegen maßgeblich von Informations- und Wissensübermittlung geprägt sein. Im Übrigen ist auf eine klare Rollenverteilung zwischen

- dem Onkologen, der sich als Experte für die Tumorerkrankung im Sinne der Diagnostik, der Therapieoptionen und Therapieentscheidung im offenen Gespräch mit dem Patienten bespricht,
- dem Hausarzt, der die Koordinierung der gesamten medizinischen Belange des Patienten mit der turmorspezifischen Behandlung zu sehen hat, und
- dem Psychoonkologen, der für die menschliche Seite der Krebserkrankung, im Speziellen für die psychischen Komorbiditäten, zuständig ist,

zu achten. Die interdisziplinäre Kooperation soll von der Haltung des gegenseitigen Vertrauens und nicht des Infragestellens der Kompetenzen geprägt sein.

Elementar zur Rolle des Hausarztes gehört es, die fachärztlichen Informationen (Befunde und Entscheidungen) mit der individuellen medizinischen Gesamtsituation des Patienten, aber auch mit der Familiensituation, dem häuslichen Umfeld und der sozialen Gemeinschaftssituation in Bezug zu setzen. Außerdem kann der Hausarzt die Bedürfnisse des Patienten nach komplementären Methoden der tumorspezifischen Behandlung erfragen und deren eventuelle Wechselwirkungen mit schulmedizinischen Behandlungen abschätzen, gegebenenfalls in Absprache mit dem behandelnden Onkologen. Dem Hausarzt wird auf diese Weise bisweilen eine sehr komplexe Nachbesprechung über die Befundmitteilung mit **biopsychosozialer Gesamtschau** abverlangt, besonders wenn sich Konsequenzen für den Patienten ergeben.

Die **Psychoonkologie**, die es in Deutschland schon seit über 25 Jahren gibt, ist keine eindeutig definierte Berufsgruppe. Psychologen, ärztliche Psychotherapeuten, psychologische Psychotherapeuten, Sozialtherapeuten, Musiktherapeuten, Kunsttherapeuten und vielleicht noch weitere Berufsgruppen –, sie alle führen die Bezeichnung „Psychoonkologe". Für die interdisziplinäre Kooperation ist es sicher nicht ganz unwichtig, welche Ausbildung hinter dem jeweiligen Psychoonkologen steht. Aber auf jeden Fall kümmert der Psychoonkologe sich um die menschliche Seite und die psychischen Komorbiditäten des Patienten, also um dessen Krankheitsverarbeitung und Lebensqualität. Auch für den Psychoonkologen ist es entscheidend, dass er sich hinsichtlich der Informationsübermittlung auf derselben Ebene wie Onkologe, Hausarzt und Patient befindet, damit alle involvierten Personen über die zugrunde liegende Erkrankung des Patienten auf dem gleichen Wissensstand sind.

Die vom Psychoonkologen erhobenen Daten und Informationen sind, soweit dies mit dem Patienten ausführlich abgesprochen ist, dem behandelnden Onkologen und dem Hausarzt in schriftlicher oder mündlicher Form mitzuteilen, und zwar als gesonderter psychoonkologischer Befundbericht, oder, bei Behandlung in einer gemeinsamen Einrichtung, Klinik oder Praxisgemeinschaft, in einem gemeinschaftlichen Arztbericht. Hier sind vor allem kurze Wege im Sinne von gemeinsamen Einrichtungen und guter **kollegialer Interaktion** von größter Hilfe für den Patienten. So sind in der Onkologie doch immer wieder neu aufgetretene Befundsituationen, die ein interdisziplinäres Handeln kurzfristig erforderlich machen, vonnöten, und so können gemeinsame Visiten mit Onkologen und Psychoonkologen zum Informationsaustausch sehr hilfreich, aber auch im ambulanten Setting gemeinsame Gespräche mit Onkologen, Psychoonkologen und Patient von großem Nutzen für den Behandlungserfolg sein.

Hier geht es vor allem um die gemeinsame Sprache der **patientenorientierten Kommunikation**, nicht zum Patienten oder über ihn, sondern mit dem Patienten, es geht um die gemeinsame Haltung dem Patienten gegenüber, die ihn mit seinem ganzen Menschsein und seiner spezifischen Erkrankung in den Mittelpunkt stellt. Durch diesen Kontext werden ausgetauschte Informationen auf gleicher Augenhöhe hilfreich für den Patienten im Umgang mit seiner Erkrankung.

Zuletzt sind natürlich auch die **Angehörigen** in diesem Netzwerk aus Hausarzt, Patient, Onkologe und Psychoonkologe zu berücksichtigen. Auch sie erleben eine starke Veränderung ihres ganzen Lebenskontextes, denn es betrifft immer die ganze Familie, wenn ein Teil der Familie an Krebs erkrankt ist. Auch hier geht es zunächst darum, alle auf den gleichen Stand der Information und der Wissensübermittlung zu bringen.

Sollte sich allerdings der Patient oder ein Angehöriger in der ihm zustehenden Verdrängung/Verleugnung befinden, so ist dies von allen anderen Gliedern des Netzwerkes so lange auszuhalten und zu tolerieren, bis die betreffende Person sich selbst wieder aus der für sie so wichtigen Verdrängung/Verleugnung herausbewegt.

Zusammenfassend kommt es also darauf an,

- den Patienten als Partner mit entsprechendem Respekt zu akzeptieren
- den Patienten und sein Umfeld in die medizinische Entscheidungsfindung einzubinden und sein Selbstbestimmungsrecht auch bei ablehnenden Entscheidungen zu respektieren
- durch ehrliche, wahrhaftige Aufklärung einen gleichen Wissensstand aller Beteiligten zu schaffen
- dass sich die Therapeuten unterschiedlicher Fachgruppen gegenseitig anerkennen und zusammenwirken

LITERATUR

1. Bausewein C, Roller S, Voltz R: Leitfaden Palliativmedizin, 2. Aufl. Elsevier, Urban & Fischer, München (2004)
2. Heckl U, Weis J: Kommunikation mit Patient und Angehörigen. Im Focus Onkologie 11 (2005) 65–67
3. Kappauf HW: Kommunikation in der Onkologie. Hausarzt 55 (2004) 709–714

KAPITEL

61 Psychoedukative Gruppen

Ullrich Mehl

In der aktuellen psychoonkologischen Literatur [12] findet sich ein Hinweis, dass edukative Interventionen wenig Wissenszuwachs bewirken und praktisch auch keine Verbesserung der Lebensqualität zur Folge haben. Allerdings wird dabei auf einen Studienüberblick von Fawzy [5] Bezug genommen, der bereits von 1995 stammt. In einem aktuellen Review [13] wurden die Ergebnisse von 22 Metaanalysen/Reviews und 52 randomisierte Studien analysiert, wobei auch die Psychoedukation eine positive Beeinflussung der Krankheitsverarbeitung und der Lebensqualität zeigen konnte, was sich mit der praktischen Erfahrung deckt. Positive Affekte ließen sich insbesondere auf das **emotionale Befinden** und den **Informationsgrad** im Klinik-Setting nachweisen [6].

! WICHTIG

Psychoonkologische psychoedukative Gruppenangebote dienen laut Koch der Erkennung und Behandlung von Krankheits- und Therapiefolgen nach Diagnosestellung und medizinischer Behandlung, der Beratung bei psychischen, sozialen und beruflichen Problemen sowie der Hilfe zur Krankheitsbewältigung [8].

Bei den meisten Patienten besteht der dringlichste Wunsch, möglichst ausführliche Informationen über die Krebserkrankung sowie über geplante diagnostische und therapeutische Behandlungsmaßnahmen zu erhalten [7]. Fühlen sich Patienten nicht ausreichend informiert, dann leiden sie zudem verstärkt unter Ängsten und Depressionen [3]. Die klinische Erfahrung hat gezeigt, dass gut informierte Patienten ein Gefühl von weniger Hilflosigkeit und Unsicherheit angeben. Allerdings vergessen viele Krebspatienten durch das starke emotionale Aufgewühltsein und die Verunsicherung bis zu 60% aller vermittelten Informationen. Um diesen ungünstigen Effekt zu verringern, ist es wesentlich, eine möglichst **entspannte, sichere Atmosphäre** herzustellen. Deshalb wird die Psychoedukation zur emotionalen Stabilisierung und zur damit verbundenen besseren Aufnahme und Verarbeitung von Informationen oft mit gelenkten ressourcenorientierten Imaginationsübungen und/oder mit Entspannungsverfahren kombiniert.

Folglich sollten wichtige Informationen idealerweise wiederholt und angemessen vermittelt werden. Günstige Zeitpunkte für psychoedukative Gruppen stellen die Diagnose- und die frühe Behandlungsphase dar, aber auch der Zeitpunkt der Anschlussheilbehandlung oder die Rehabilitation, da manche Patienten gerade nach Abschluss der somatischen Behandlungen wieder aufnahmefähiger sind. Besonders günstig ist es auch, wenn psychoedukative Gruppen geschlossen sind, das heißt, dass im Idealfall von Anfang bis Ende die gleichen Krebspatienten in einer Gruppe sind und damit eine **Atmosphäre des Vertrauens und der Zusammengehörigkeit** (Gruppenkohäsion) entstehen kann.

61.1 Beginn

Psychoedukation sollte interdisziplinär stattfinden. Die erste psychoedukative Gruppensitzung beginnt in der Regel mit der **somatischen Wissensvermittlung** durch onkologisch erfahrene Fachärzte (onkologisches Basisprogramm). Der Einstieg mit der somatischen Informationsvermittlung über die Krebserkrankung macht dieses Angebot für viele Patienten niederschwelliger, da sie oftmals andere Formen der psychoonkologischen Hilfe ohne behutsames Hinführen nur sehr zögerlich oder überhaupt nicht akzeptieren und annehmen können. Durch diese Informationen durch onkologisch erfahrene Ärzte wird die Arzt-Patient-Beziehung deutlich verbessert, und es kommt zu einem besseren Verständnis von Therapiezielen und Therapiekomplikationen sowie zu einer besseren Patienten-Compliance.

Andere psychoedukative Kurse werden von psychoonkologisch erfahrenen Psychologen durchgeführt. Dabei stehen allgemeine **Grundprinzipien der Gesundheitsförderung** im Vordergrund.

Aus klinischer Erfahrung wird der Einstieg über eine **intensive Informationsvermittlung** durch onkologisch erfahrene Ärzte als günstig angesehen. Wichtig erscheint es, den Krebspatienten zu signalisieren, dass sowohl onkologisches als auch psychoonkologisches Fachwissen zur Krankheitsbewältigung wichtig und hilfreich ist, sodass Vorurteile und Ängste gegenüber der Psychoonkologie abgebaut werden können. Dies gelingt in der Regel, wenn in der ersten psychoedukativen Sitzung Onkologe und Psychoonkologe gegenseitig wertschätzend gemeinsam auftreten.

61.2 Verlauf

In den folgenden psychoedukativen Gruppensitzungen werden durch psychoonkologisch erfahrene ärztliche oder psychologische Fachpsychotherapeuten die **Zusammenhänge zwischen Krankheit und Stress** erarbeitet sowie ungünstige Krankheitsbewältigungsstrategien identifiziert und zu verändern versucht. In weiteren Sitzungen werden **Selbstkontrollstrategien** vermittelt, damit die Patienten sich weniger hilflos und ausgeliefert fühlen. Auch die Förderung einer günstigen Arzt-Patienten-Kommunikation sowie der Umgang mit Partner, Kindern und Freunden werden Thema, ebenso sozialrechtliche Aspekte einschließlich Beruf und die Entwicklung neuer Perspektiven.

Psychoedukative Gruppenkonzepte bei Krebspatienten sind durch einen **festgesetzten zeitlichen Rahmen** charakterisiert, der in der Regel zwischen 6 und 12 Sitzungen à 90 bis 120 Minuten umfasst. **Wesentliche Elemente psychoedukativer Gruppentherapien** für Krebspatienten sind im Folgenden zusammengefasst:

- Gesundheitsförderung bei Krebs:
  - Informationsvermittlung über die Krebserkrankung
  - Aufklärung über Behandlungsmöglichkeiten und Nebenwirkungen:
    - Chemotherapie
    - Strahlentherapie
    - Schmerzmedikation
    - komplementäre Medizin
    - Ernährung
    - Tumorbedingte Fatigue (Müdigkeit)
- Verarbeitung der Diagnose:
  - „Diagnoseschock“
  - subjektive Krankheitstheorien
- Stress und psychische Veränderungen:
  - Wahrnehmen von Stressoren / überhöhten Erwartungen
  - Ängste
  - Depressivität
  - Enttäuschung / Ärger / Wut
- Krankheitsbewältigung:
  - Coping
  - maladaptive und „günstige“ Krankheitsbewältigungsstile
  - Stressmanagement
  - Ressourcen / Salutogenesekonzept
- Einüben von Selbstkontroll- und Entspannungsstrategien:
  - gelenkte ressourcenorientierte Imaginationen
  - Entspannungsverfahren
- soziales Umfeld und Kommunikation:
  - Partnerschaft, Familie, Kinder und Freundeskreis
  - Arbeitswelt
  - sozialrechtliche Aspekte
  - Arzt-Patient-Beziehung (Compliance)
- Neuorientierung und Entwicklung von Perspektiven

Die gelenkten ressourcenorientierten Imaginationen in Form stabilisierender Übungen wie z. B. „der sichere innere Ort“, „die inneren Helfer“, „die Baumübung“ oder „die Meeresküste“ können günstigerweise die einzelnen Psychoedukationssitzungen ergänzen.

61.3 Indikationen

Bei **guter Prognose** sind psychoedukative Gruppenangebote besonders indiziert [4], also z. B. bei ersterkrankten Patienten ohne Fernmetastasen.

Hingegen scheinen diese Gruppenkonzepte bei stärker ausgeprägten psychischen Störungen weniger geeignet zu sein [14]. Für solche Patienten – also auch Patienten, die durch Rezidive oder eine palliative Situation besonders belastet sind – scheint eher eine **supportiv-expressive Gruppenpsychotherapie** geeignet, die auf eine emotionale Entlastung abzielt [10], oder eine Einzelpsychotherapie bei einem psychoonkologisch erfahrenen Psychotherapeuten.

Momentan zu beobachtende Tendenzen, große Teile der Psychoedukation aus Kostengründen an andere Berufsgruppen abzugeben, erscheinen aus klinischer Erfahrung bedenklich. Zur Verbesserung der Arzt-Patient-Beziehung ist gerade bei den psychoedukativen Kursen die Unterstützung der psychoonkologischen Fachpsychotherapeuten durch onkologisch erfahrene Ärzte im Sinne der interdisziplinären Zusammenarbeit und Qualitätssicherung wichtig.

Zwar wird in der Psychoonkologie zu Recht ein besonderer Schwerpunkt auf **„mitmenschliche empathische Kompetenz"** gelegt [11], jedoch kann dies auf Dauer fehlende psychotherapeutische Fachkompetenz nicht kompensieren. Psychotherapeutische Fachkompetenz ist angesichts einer oft als existenziell bedrohlich erlebten Erkrankung von besonderer Bedeutung, da psychoonkologisch Tätige sich mit Themen befassen müssen, die oftmals die Grenzen der Belastbarkeit der Behandler überschreiten können [2].

Der in der praktischen Versorgungssituation immer noch bestehende eklatante Mangel an Fachpsychotherapeuten mit umfassender psychoonkologischer Fachkompetenz wird zu kompensieren versucht, und zwar durch engagierten Einsatz anderer Berufsgruppen oder Ärzten und Psychologen, die **psychoonkologische Curricula** durchlaufen, bei leider oftmals fehlender fundierter psychotherapeutischer Grundausbildung. Trotzdem sind diese Curricula (z. B. WPO) sehr wichtig, da sie vielen in der psychosozialen Versorgung tätigen Berufsgruppen Wissen vermitteln. Zudem schärft dies den Blick für bessere Vernetzungsmöglichkeiten (interdisziplinäres Arbeiten), aber auch für Möglichkeiten und Grenzen jeder Berufsgruppe in der psychoonkologischen Versorgung. Eine mindestens 3-jährige – oftmals viel längere – psychotherapeutische Ausbildung kann durch diese Curricula natürlich nicht ersetzt, sondern nur ergänzt werden.

! WICHTIG

Strukturierte psychoedukative Programme sind wahrscheinlich die Intervention erster Wahl bei Patienten, die nicht in psychischer Not sind [9]. Eine Zuweisung zum psychoonkologisch erfahrenen Fachpsychotherapeuten oder Facharzt (für psychosomatische Medizin oder Psychiatrie) ist insbesondere dann notwendig, wenn ausgeprägte psychische Belastungen oder Probleme bei der Krankheitsbewältigung auftreten.

61.4 Praxisbezug und Kernaussagen

Psychoedukative Gruppenangebote stellen durch die zu Beginn oft stattfindende überwiegend somatische Informationsvermittlung einen günstigen, „niederschwelligen Zugang" dar, vor allem für ersterkrankte Krebspatienten. Besonders erfolgversprechend erscheint folglich das interdisziplinäre Auftreten von Onkologen und Psychoonkologen. Eine Verbesserung der Krankheitsbewältigungskompetenz ist durch diese Angebote möglich. Ein Beispiel für strukturierte psychoedukative Gruppeninterventionen mit Krebspatienten – mit psychoonkologischem Schwerpunkt – liegt in Manualform vor [14], ebenso für die Einzelberatung [1].

LITERATUR

1. Angenendt G, Schütze-Kreilkamp U, Tschuscke V: Praxis der Psychoonkologie. Hippokrates, Stuttgart (2007) 128–159
2. Dorn A, Wollenschein M, Rohde A: Psychoonkologische Therapie bei Brustkrebs. Deutscher Ärzte-Verlag, Köln (2007)
3. Fallowfield L, Ford S, Lewis S: No news is not good news: information preferences of patients with cancer. Psycho-Oncology 4 (1995) 197–202

4. Fawzy IF:, Psychosocial interventions for patients with cancer: what works and what doesn't? Eur J Cancer 35 (1999) 1559–1564
5. Fawzy IF, Fawzy M: Critical review of psychosocial interventions in cancer care. Arch Gen Psychiat 52 (1995) 100–113
6. Gündel H: Interdisciplinary psychoeducational intervention by oncologists proved helpful for cancer patients. Z Psychosom Med Psychother 49 (2003) 246–261
7. Harris K: The information needs of patients with cancer and their families. Cancer Pract 6 (1998) 39–46
8. Koch U: Expertise „Krebsrehabilitation in der Bundesrepublik Deutschland". Frankfurt/Main, Verband Deutscher Rentenversicherungsträger (1995)
9. Moorey S, Greer S: Kognitive Verhaltenstherapie bei Krebspatienten. Elsevier, Urban & Fischer, München (2007)
10. Spiegel D, Bloom JR, Yalom I: Group support for patients with metastatic cancer: a randomized prospective outcome study. Arch Gen Psychiatry 38 (1981) 527–533
11. Tschuschke V: Psychoonkologie-psychologische Aspekte der Entstehung und Bewältigung von Krebs, Vol 1. Stuttgart, Schattauer (2002)
12. Tschuschke V: Psychoonkologie. Stuttgart, Schattauer (2006)
13. Weis J, Domann U: Interventionen in der Rehabilitation von Mammakarzinom-Patientinnen. Eine methodenkritische Übersicht zum Forschungsstand. Die Rehabilitation (im Druck)
14. Weis J, Heckl U, Brocai D, Seuthe-Witz S: Psychoedukation mit Krebspatienten. Stuttgart, Schattauer (2006)

KAPITEL

62 Zielvorstellungen, Möglichkeiten und Grenzen von Selbsthilfegruppen

Doris C. Schmitt

62.1 Einführung

Nach der Diagnose „Krebs“ ist nichts mehr so, wie es vorher war. Alle Zielrichtungen und Lebensplanungen kommen zu einem abrupten Stopp. Der Gedanke an die eventuell bevorstehende Operation und die Therapie lähmt jegliches rationales Denken. Angst und Verzweiflung bestimmen die unmittelbare Zeit nach der Diagnosestellung.

Im Jahr 2006 wurden allein in Europa mehr als 5000 Menschen täglich mit der Diagnose „Krebs“ konfrontiert. Für die kommenden 25 Jahre wird ein Ansteigen der Häufigkeit von Krebserkrankungen um 40–50% erwartet [9]. Dies bedeutet nicht nur eine finanzielle Belastung für die Gesundheitssysteme, sondern auch eine große Herausforderung für die Ärzte in der Beratung. Mit limitierten Zeitbudgets ist die Forderung nach Informed Consent und Shared Decision-Making zwischen Ärzten und Patienten kaum mehr zu verwirklichen. Leidtragende sind vor allem die Betroffenen.

62.2 Bedeutung und Zielsetzung von Selbsthilfegruppen

Aus diesem Grund ist die Selbsthilfe aus der Beratung zur Krankheitsbewältigung nicht mehr wegzudenken. Über drei Millionen Menschen engagieren sich in über 70.000 Selbsthilfegruppen [3]. In den vergangenen 30 Jahren hat sich die Selbsthilfebewegung durchgesetzt und ist unverzichtbare Ergänzung zur professionellen Gesundheitsversorgung geworden.

Die Leiter von Selbsthilfeinitiativen und -organisationen sind Experten ihrer eigenen Erkrankung. Sie besuchen regional und überregional Fachkongresse und veranstalten eigene Informationstage bis hin zu eigenen Kongressen.

Die Zielsetzungen sind fast identisch: Informieren, Auffangen, Angst nehmen, Begleiten, Mut machen, Stärken – dies ist das am häufigsten genannte Motto [1].

Jedoch unterscheiden sich die Selbsthilfegruppen in der Verwirklichung ihrer Zielsetzung. Manche Gruppen treffen sich vor allem zum Erfahrungsaustausch und führen Gespräche zur sozialen und emotionalen Unterstützung. Die Teilnehmer suchen Kontakt und Geselligkeit [4]. In dem Kreis der Betroffenen mit der gleichen Erkrankung fühlen sie sich geborgen und verstanden. Aus diesem Grund werden manchen Gruppen gerne als Lamentierclub oder Kaffeekränzchen bezeichnet [2].

Die heutigen Selbsthilfeinitiativen haben mit diesem Vorurteil jedoch kaum mehr zu kämpfen. Ein deutliches Zeichen in Sachen Professionalität und Kompetenz setzen beispielsweise mamazone-Frauen und Forschung gegen Brustkrebs e.V., eine Brustkrebsinitiative, die sich aktiv für eine qualitätsgesicherte Behandlung und risikoangepasste Nachsorge einsetzt. Ihr primäres Anliegen ist es, betroffenen Frauen Mut zu machen, sich als aktive Partnerin ihres Arztes in der Entscheidung der Behandlung zu sehen.

Die Aktiven von Patientenorganisationen sehen ihre Aufgabe vor allem darin, ihre Erfahrungen und ihr Wissen um die Erkrankung in die jeweiligen Behandlungsoptionen einzubringen. Sie beteiligen sich engagiert in der Öffentlichkeitsarbeit und in politischen Diskussionen. In diesem Prozess erlangen sie eine spezifische Kompetenz. So können sie in Kooperation mit Ärzten Informationsveranstaltungen anbieten, bei denen die Teilnehmer wichtige Informationen über Therapieoptionen erhalten. Dies befähigt viele Betroffene, ein kompetentes Gespräch über den Verlauf ihrer Behandlung zu führen. Somit können beide Gesprächspartner eine gemeinsame Entscheidung vereinbaren (Shared Decision-Making).

Die Arbeit von selbstbewussten und kompetenten Patientenvertretern wird jedoch von den Gesundheitsprofis noch nicht flächendeckend honoriert und akzeptiert [5]. Manche erkennen nicht, dass Selbsthilfeinitiativen und -organisationen einen wichtigen und nicht ersetzbaren Beitrag zur Krankheitsbewältigung liefern. Manche Ärzte meinen sogar, dass Selbsthilfegruppen gegen ihre Therapie arbeiten und alles besser zu wissen glauben. Die Patientenvertreter vermuten, dass Ärzte sie als Konkurrenten empfinden [7].

Professionelle Selbsthilfearbeit kann weder aus der Portokasse noch von Mitgliederbeiträgen geleistet werden. Dies führt dazu, dass sich Selbsthilfeinitiativen um Förderung von Wirtschaftsunternehmen und Industrie bemühen müssen. Diese Art des Sponsorings wird jedoch in der Öffentlichkeit kritisch diskutiert. Vor allem eine Kooperation mit der forschenden Pharmaindustrie wird von manchen Gesundheitsprofis als verwerflich angesehen.

Vergleicht man die Zuwendungen an die Selbsthilfe in den Jahren 2001 und 2003, ergibt sich eine Reduktion der Landeszuwendungen von 12%. Laut § 20 des Sozialgesetzbuches V sollen die Krankenkassen die Selbsthilfe mit 53 Cent pro Jahr und Versichertem unterstützen. Im Jahr 2003 lag der tatsächliche Förderbetrag der Krankenkassen jedoch nur bei 23 Cent [4].

Bereits 1999 haben die Gesundheitsminister der Länder eine Beteiligung der Patienten in den verschiedenen Bereichen des Gesundheitswesens festgeschrieben. Im Gesundheitssystem-Modernisierungsgesetz wurde eine deutliche Verbesserung der Beteiligung von Selbsthilfegruppen vereinbart. Damit enthält § 20 Abs. 4 des Sozialgesetzbuches V mit der Änderung des Wortes „können" zu „sollen" eine neue Formulierung und nimmt die Krankenkassen in die Pflicht [6].

62.3 Aktuelle Entwicklungen

Doch zeigt die Praxis, dass sich die Bewegung der „mündigen Patienten" nur langsam entwickelt. So haben Patienten im Gemeinsamen Bundesausschuss bisher nur beratende Funktion. Letztendlich entschieden wird von Profis hinter verschlossenen Türen. Deshalb werden die Vertreter von Patientenorganisationen noch Jahre auf ihre Integration in das Gesundheitssystem und in politische Entscheidungsgremien warten müssen, so wie es in den USA schon lange Standard ist. Es besteht zudem die Gefahr, dass ehrenamtliche Arbeit weiterhin missbraucht wird [1], indem Leistungen, die das Gesundheitssystem zu erbringen hätte, durch die kostenlose Arbeit von Patientenvertretern erbracht werden.

Was treibt nun diese Menschen dazu, ihre Zeit und Energie pro bono einzusetzen? Primär wollen sie sicherlich ihre positiven und negativen Erfahrungen mit anderen Patienten teilen sowie Missstände im Gesundheitswesen verändern. Auf diesem Weg treten sie jedoch immer mehr in das Licht der Öffentlichkeit, wo sie Aufmerksamkeit und Anerkennung finden. Andere, die auch im Scheinwerferlicht stehen, werden manchmal als Konkurrenten wahrgenommen. Die tatsächliche Zielsetzung gerät dann eventuell in eine Schieflage und wird mit der Verwirklichung persönlicher Darstellung vertauscht. So werden aus aktiven Patientenvertretern Konkurrenten, deren Sicht für ihre tatsächliche Aufgabe getrübt ist, nämlich Patienten bei der Bewältigung ihrer Erkrankung zu unterstützen und somit Hilfe zur Selbsthilfe zu ermöglichen.

62.4 Zusammenfassung und Ausblick

Die Selbsthilfe braucht in Zukunft Qualitätsstandards und Leitlinien, die regelmäßig überprüft werden müssen. Das Ziel zukünftiger Forschung muss darin bestehen, die höchstmöglichen Stufen der Evidenz [8] zu erreichen, um die Wirkungsweise der Selbsthilfe besser zu verstehen. Vor allem aber brauchen Patientenvertreter die Anerkennung und Integration im Gesundheitssystem mit entsprechender finanzieller Unterstützung. Die professionelle Arbeit der Vorsitzenden großer Patienteninitiativen und -organisationen kann nicht mehr ehrenamtlich in der Freizeit geleistet werden.

LITERATUR

1. Schulte H: Krebserkrankung und Selbsthilfe heute. In: Ditz S, Diegelmann C, Isermann M (Hrsg.): Psychoonkologie – Schwerpunkt Brustkrebs. Ein Handbuch für die ärztliche und psychotherapeutische Praxis. Kohlhammer, Stuttgart (2006) 220
2. Bördlein-Wahl I: Die Selbsthilfegruppe als wichtige Partnerin für Patientinnen und Therapeuten. In: Ditz S, Diegelmann C, Isermann M (Hrsg.): Psychoonkologie – Schwerpunkt Brustkrebs. Ein Handbuch für die ärztliche und psychotherapeutische Praxis. Kohlhammer, Stuttgart (2006) 217–224
3. Hoberg R: Hilfe zur Selbsthilfe. In: In der Gruppe liegt die Kraft. Selbsthilfe-Förderung der AOK. Ziele, Wege, Erfahrungen. Gesundheit und Gesellschaft 7. Jahrgang. Das AOK-Forum für Politik, Praxis und Wissenschaft Spezial 4 (2004) 3
4. Trojan A: Engagiert in eigener Sache. In: In der Gruppe liegt die Kraft. Selbsthilfe-Förderung der AOK. Ziele, Wege, Erfahrungen. Gesundheit und Gesellschaft 7. Jahrgang. Das AOK-Forum für Politik, Praxis und Wissenschaft Spezial 4 (2004) 4–6
5. Hundertmark-Mayser J: Selbsthilfe braucht verlässliche Strukturen. In: In der Gruppe liegt die Kraft. Selbsthilfe-Förderung der AOK. Ziele, Wege, Erfahrungen. Gesundheit und Gesellschaft 7. Jahrgang. Das AOK-Forum für Politik, Praxis und Wissenschaft Spezial 4 (2004) 6
6. Laaff H: Die Hilfe kommt an. In: In der Gruppe liegt die Kraft. Selbsthilfe-Förderung der AOK. Ziele, Wege, Erfahrungen. Gesundheit und Gesellschaft 7. Jahrgang. Das AOK-Forum für Politik, Praxis und Wissenschaft Spezial 4 (2004) 8
7. Veith D: Gesundheitspartner ins Gespräch bringen. In: In der Gruppe liegt die Kraft. Selbsthilfe-Förderung der AOK. Ziele, Wege, Erfahrungen. Gesundheit und Gesellschaft 7. Jahrgang. Das AOK-Forum für Politik, Praxis und Wissenschaft Spezial 4 (2004) 17
8. Borgetto B: Gruppen geben Kraft zum Leben. In: In der Gruppe liegt die Kraft. Selbsthilfe-Förderung der AOK. Ziele, Wege, Erfahrungen. Gesundheit und Gesellschaft 7. Jahrgang. Das AOK-Forum für Politik, Praxis und Wissenschaft Spezial 4 (2004) 21
9. European Cancer Patient Coalition: Patients issue wake-up call for governments to ‚get serious' about tackling cancer. Press Release 3 (2006)

VIII Finanzierung der psychoonkologischen Betreuung

KAPITEL 63

Helmut Ostermann und Matthaeus Krych

Fallpauschalen im modernen DRG-System und Psychoonkologie

Psychoonkologische Leistungen sind bei Patienten mit onkologischen Erkrankungen während stationärer oder ambulanter Behandlungen in vielen Fällen notwendig. Somit werden sie aus verschiedenen Bereichen des Gesundheitssystems abgerufen.

Die **Finanzierung** dieser Leistungen ist oft schwierig. Die Leistungen werden unterschiedlich anerkannt und vergütet, z.B. je nachdem, ob sich der Patient im stationären Sektor des Gesundheitssystems (Akutkrankenhaus) oder im ambulanten Sektor (Vertragsarzt) befindet. Beide Sektoren haben getrennte Budgets, sodass auch verschiedene Mechanismen des Erlöses der Leistungen, die in den Sektoren erbracht werden, notwendig sind. Einfach ist es, wenn die psychoonkologische Therapie im Rahmen der Leistungen der gesetzlichen Krankenversicherung von einem Arzt oder Psychotherapeuten im ambulanten Bereich erbracht wird. Weitergehende, spezifisch psychoonkologische Leistungen wie die Kunst- oder Musiktherapie werden dagegen oft ehrenamtlich oder im Rahmen von Vereinsarbeit ermöglicht. Eine (Mit-)Finanzierung über Patienten ist ebenfalls häufig anzutreffen.

Komplizierend kommt hinzu, dass in Deutschland zurzeit daran gearbeitet wird, die Grenzen zwischen dem stationären und dem ambulanten Sektor durchlässiger zu machen bzw. neue **Versorgungsstrukturen** zu etablieren. Daher muss in Zukunft bei der Frage nach der Finanzierung der psychoonkologischen Betreuung auch an die Möglichkeiten der Integrierten Versorgung nach § 140b SGB V (Sozialgesetzbuch V) und an die Öffnung der Krankenhäuser für spezialisierte Leistungen gemäß § 116b SGB V gedacht werden. Allerdings ist es zum jetzigen Zeitpunkt noch zu früh, darüber zu berichten, inwiefern sich in diesem Kontext auch psychoonkologische Leistungen abrechnen und finanzieren lassen werden.

Der Schwerpunkt psychoonkologischer Betreuung liegt daher zurzeit wohl vorwiegend noch im stationären Bereich.

63.1 Kosten im stationären Bereich

Bis 2002 war die Vergütung stationärer Patienten in Deutschland einfach, aber gleichzeitig nicht transparent und oft nicht leistungsbezogen. Krankenhäuser verhandelten einen **Pflegesatz,** der für jeden Tag, an dem ein Patient im Krankenhaus war, bezahlt wurde. Dieser Pflegesatz orientierte sich in erster Linie an den Kosten, die das Haus hatte. Nicht berücksichtigt wurde dabei allerdings, welche Leistungen für einen einzelnen Fall erbracht wurden und welche Kosten in diesem Fall anfielen. So wurden Leistungen für Patienten mit demselben tagesgleichen Pflegesatz vergütet, unabhängig davon, ob sie sehr aufwendige Krankheiten hatten, die mit sehr hohem Personalaufwand und Sacheinsatz (Medikamente, Medizinprodukte) behandelt wurden, oder ob sie nicht viel mehr als die „Hotelleistungen" des Krankenhauses in Anspruch nahmen. Eine Relation zwischen Leistung des Krankenhauses und Vergütung durch den Kostenträger bestand für den einzelnen Fall daher nicht. Erbrachte ein Krankenhaus zusätzlich zur rein medizinischen Versorgung auch Leistungen aus dem Bereich der Psychoonkologie, so konnten diese nicht gesondert vergütet werden. Gleichwohl konnten Krankenhäuser, die psychoonkologische Leistungen anboten, versuchen, diese im Rahmen der Pflegesatzverhandlungen erlössteigernd zu verhandeln. Allerdings zeigt sich auch hier das wesentliche Manko eines Pflegesatzes: Da die Leistungen über alle Patienten verteilt werden, muss dann auch jeder Kostenträger diese Leistung bezahlen, ganz unabhängig davon, ob ein Patient seines Klientels diese in Anspruch genommen hat oder nicht.

Daher ist es grundsätzlich im Rahmen einer leistungsbezogenen Vergütung von stationären Patienten von vielen Seiten begrüßt worden, dass das System der tagesgleichen Pflegesätze auf ein **Fallpauschalensystem** umgestellt wurde, die Kostenabrechnung. Dies geschah in Deutschland ab dem Jahr 2002. Daher müssen seitdem die Kosten für die psychoonkologische Betreuung während des stationären Aufenthalts eines Patienten in Deutschland über das DRG-System abgerechnet werden.

63.2 Prinzip des DRG-Systems

Das DRG-System (DRG: Diagnosis-related Groups) basiert auf dem Postulat **„Geld folgt der Leistung"**.

Dies bedeutet, dass eine Leistung, die stationär erbracht wird, dem entstandenen Aufwand entsprechend vergütet wird. Es ist im vollstationären Bereich relativ einfach, die zur Abrechnung kommende Kostenstruktur zu definieren. Es handelt sich hierbei um den einzelnen **Fall.** Der Fall ist definiert durch den stationären Aufenthalt des Patienten. Dieser beginnt mit der Anmeldung des Patienten im Krankenhaus und endet mit seiner Entlassung. Während dieses definierten stationären Aufenthalts fallen Kosten an, z.B. durch diagnostische oder therapeutische Maßnahmen. Diese Kosten könnten in Form einer Einzelaufstellung den Kostenträgern in Rechnung gestellt werden. Dies würde allerdings sowohl für die Kostenträger als auch für das Krankenhaus einen enormen Aufwand bedeuten.

Daher wird mittels des DRG-Systems versucht, diese einzelnen Fälle zu pauschalisieren. Das Ziel besteht darin, homogene Gruppen von Patienten zu schaffen, die dann in ihren Kosten so gering streuen, dass eine **pauschalisierte Vergütung** gerechtfertigt ist.

Wesentliches Gruppierungsmerkmal ist dabei die **Hauptdiagnose.** Dabei handelt es sich um diejenige Diagnose, die den Anlass zur stationären Behandlung gab. Bei einem Leukämiepatienten, der zur Behandlung der Leukämie in das Krankenhaus eingeliefert wird, handelt es sich bei der Hauptdiagnose um die Leukämie. Diese Diagnose wird nach der ICD-10 (ICD: International Classification of Diseases) in der Version für Deutschland (GM) kodiert. Es ist evident, dass Patienten mit der Diagnose „Leukämie" während ihres stationären Aufenthalts einen unterschiedlichen Aufwand verursachen. Daher reicht die Etablierung einer einzigen Leukämie-DRG nicht aus. Wäre dies der Fall, so würden Patienten, die evtl. nur zu einer 3-tägigen Chemotherapie aufgenommen werden, die dann im Weiteren ambulant durchgeführt wird, genauso vergütet wie der Patient, der eine Doppelinduktionschemotherapie mit vielen infektiösen Komplikationen einschließlich eines Aufenthalts auf der Intensivstation durchmacht und dann nach 8 Wochen entlassen werden kann.

Daher ist es notwendig, **Trenner** zu finden, die es erlauben, Patienten in verschiedene DRG zu kategorisieren. Hintergrund dieser Aufspaltung in verschiedene DRG ist dann nicht ein medizinischer, sondern ein finanzieller, der von den realen Kosten ausgeht. In Deutschland hat sich daher beispielsweise für die akuten Leukämien bewährt, diese vor allem nach der Intensität der Chemotherapie einzuteilen. Diese Aufteilung spiegelt sehr gut den Aufwand wider.

Das **DRG-Handbuch** gibt dann vor, in welche DRG der Patient mit dieser Diagnose gehört. Im DRG-Handbuch wird detailliert beschrieben, welche Merkmale der einzelne Fall aufweisen muss, damit der Fall und damit der Patient in eine bestimmte DRG gelangt. Dazu gehören oft komplizierende Diagnosen und Prozeduren. Diese spiegeln den Aufwand wider, der einem stationären Fall zugeordnet werden kann. Hierzu gehören z.B. die Anlage eines Portsystems und die Dialyse, aber auch das Durchmachen einer schweren Infektion. Psychoonkologische Leistungen gehören bisher nicht zu solchen DRG-gruppierungsrelevanten Merkmalen. Vom Grundsatz des Systems her wäre dies möglich, allerdings müsste dann auch der Aufwand entsprechend abgebildet werden, damit Kosten für die Psychoonkologie kalkuliert werden können. Dies ist bisher nicht befriedigend gelöst.

Wie kommt das DRG-System nun dazu, für eine bestimmte Diagnosekategorie einen definierten Preis festzulegen, mit dem dieser Fall dann von den Kostenträgern vergütet wird?

63.3 DRG-Kalkulation

Für die Kalkulation der DRG wurde in Deutschland das **InEK (Institut für das Entgeltsystem im Krankenhaus)** etabliert. Das InEK ist eine Einrichtung der Selbstverwaltung und wird somit von den Krankenkassen sowie der Deutschen Krankenhausgesellschaft (DKG) getragen. Es legt jedes Jahr im September fest, wie das DRG-System des folgenden Jahres aussehen wird. Das InEK hat dabei 2 Hauptaufgaben: Es definiert, warum ein Patient in eine spezifische DRG gehört, und es legt dann die Vergütung für die einzelnen DRG fest. Das Ziel des InEK besteht darin, möglichst homogene DRG zu definieren, die den Krankenhäusern leistungsgerechte Erlöse ermöglichen. Um zu verstehen, warum die Psychoonkologie hier bisher nicht umfassend abgebildet ist, muss berücksichtigt werden, wie die Erlöse einer DRG kalkuliert werden.

Grundsätzlich ermittelt das InEK die Kosten einer einzelnen DRG aus Datenlieferungen sogenannter **Kalkulationshäuser.** Dies sind Krankenhäuser, die sich bereit erklärt haben, ihre fallbezogenen Kostendaten dem InEK gemäß § 21 KhEntgG (Krankenhausentgeltgesetz) mitzuteilen. Die Teilnahme an diesem Kalkulationsverfahren ist freiwillig. Im Jahre 2008 nehmen an diesem Verfahren 328 Krankenhäuser teil. Dies entspricht etwa 15% der Krankenhäuser in Deutschland und kann somit als eine repräsentative Stichprobe angesehen werden. Allerdings macht die Menge der Daten nicht unbedingt die Qualität aus. Dazu ist zu wissen, dass die Kalkulationsgrundsätze im Kalkulationshandbuch festgelegt sind. Dieses beschreibt, welche Daten das Krankenhaus liefern muss. Leider ist in vielen Fällen erst mit der Einführung des DRG-Systems in den Krankenhäusern darüber nachgedacht worden, wie entstehende Kosten auf einzelne Fälle verteilt werden können. Daher ist die Qualität der Daten, die das InEK geliefert bekommt, immer noch sehr unterschiedlich und spiegelt trotz enormer Verbesserungen in den letzten Jahren die Realität in deutschen Krankenhäusern nur unzureichend wider. Dies hat auch unmittelbaren Einfluss auf die Darstellung der Kosten der Psychoonkologie. Das InEK kann Kosten nur dann einem Fall zuordnen, wenn das Krankenhaus dies in seinem Datensatz so vermerkt. Wird eine solche Dokumentation nicht oder unvollständig vorgenommen, dann werden die psychoonkologischen Leistungen, die ja in aller Regel Personalleistungen sind, über sämtliche Patienten des Krankenhauses verteilt. Damit ist aber eine leistungsbezogene Vergütung der Psychoonkologie nicht möglich. Dies liegt daran, dass die Psychoonkologie – bezogen auf die Gesamtkosten der Fälle des Krankenhauses – nur einen sehr geringen Teil ausmacht. Daher werden psychoonkologische Kosten heute mit einem sehr geringen Aufwandanteil auf alle Fälle eines Krankenhauses verteilt. Kompliziert wird die Sachlage noch dadurch, dass unter Umständen Drittmittelgeber (z.B. Vereine) oder Ehrenamtliche diese wichtigen Aufgaben übernehmen. In diesem Fall wird eine Aufwandzuordnung „Psychoonkologie" fast unmöglich.

LITERATUR

1. Carlson EL, Bultz BD: Benefits of psychosocial oncology care: Improved quality of life and medical cost offset. Health and Quality of Life Outcomes 1 (2003) 1–9
2. Carlson EL, Bultz BD: Efficacy and medical cost offset of psychosocial interventions in cancer care: making the case for economic analyses. Psycho-Oncology 3 (2004) 837–849
3. DAPO: Kodierleitfaden. www.dapo-ev.de/kodierleitfaden_bag_2008.pdf (letzter Zugriff: 14.05.2008)
4. DIMDI: OPS-Katalog. www.dimdi.de/static/de/klassi/prozeduren/ops301/opshtml2008/fr-ops.htm (letzter Zugriff: 14.05.2008)
5. Gemeinsamer Bundesausschuss: Onkologierichtlinie. www.g-ba.de/downloads/39-261-594/2008-01-17-116b_Onko.pdf (letzter Zugriff: 14.05.2008)
6. InEK: Kalkulationshandbuch. www.g-drg.de/cms/index.php/inek_site_de/g_drg_system_2008/definitionshandbuch/definitionshandbuch_2008 (letzter Zugriff: 14.05.2008)

KAPITEL

64 Dokumentation und Codierung psychoonkologischer Leistungen

Helmut Ostermann und Matthaeus Krych

64.1 Dokumentation und Codierung psychoonkologischer Leistungen

Was muss geschehen, damit Leistungen der Psychoonkologie im Krankenhaus vergütet werden können? Die wichtigste Maßnahme ist sicher die Dokumentation und Codierung der Leistungen. Da nicht jeder onkologische Patient psychoonkologische Leistungen in Anspruch nimmt, muss diese Dokumentation und Codierung unbedingt fallbezogen erfolgen. Durch Mitarbeit der Fachgesellschaften konnte in den letzten Jahren eine Etablierung von **OPS-Codes** (OPS: Operationen- und Prozedurenschlüssel) für psychoonkologische Leistungen erreicht werden. Die DAPO (Deutsche Arbeitsgemeinschaft für psychosoziale Onkologie) veröffentlicht auf ihrer Homepage einen Codierleitfaden, der bei der Codierung dieser Leistungen helfen soll. Im OPS-Katalog des Jahres 2008 tauchen die für die Psychoonkologie relevanten Codes im Kapitel 9 („Ergänzende Maßnahmen") unter dem Punkt 9.4 („Psychosoziale, psychosomatische, neuropsychologische und psychotherapeutische Therapie") auf.

Unterschieden werden muss zwischen Einzel- und Komplexcodes. Die **Einzelcodes** weisen einen höheren Ressourcenverbrauch nach und sollten daher vorrangig codiert werden. Kann durch einen Einzelcode keine Abbildung erreicht werden, so sind **Komplexcodes** zu verwenden. Ein Beispiel für einen Einzelcode (aus dem OPS-Handbuch) ist für die Kunst- und Musiktherapie aufgeführt:

- 9-401.4 Künstlerische Therapie inklusive Kunst- und Musiktherapie und andere
- Hinweis: therapeutische Maßnahmen, die Wahrnehmungs- und Gestaltungsprozesse umfassen, sowie therapeutische Anwendung künstlerischer Medien
  - 40 mindestens 50 Minuten bis 2 Stunden
  - 41 mehr als 2 Stunden bis 4 Stunden
  - 42 mehr als 4 Stunden

Die Hinweise des DIMDI definieren den **zeitlichen Aufwand** und sind daher unbedingt zu codieren. Hier zeigt sich aber auch schon die Problematik dieser Codes: Für eine korrekte Codierung ist eine genaue Dokumentation dieser Leistungen notwendig. In den Kliniken ist es üblich, dass die Dokumentation der klinischen Leistungen für das DRG-System meistens durch Ärzte erfolgt. Diese übersehen aber oft nicht, welche psychoonkologischen Leistungen erbracht wurden. Daher müssen Maßnahmen zur Etablierung einer korrekten Dokumentation und Codierung der Leistungen in den Kliniken eingeführt werden. Nur so haben die psychoonkologischen Leistungen eine Chance, richtig abgebildet zu werden und evtl. auch einmal zu einer zusätzlichen Vergütung zu führen.

Für die **Komplexpauschalen** ist hier ein Beispiel aus dem OPS-Katalog dargestellt:

- 9-401.5 integrierte psychosoziale Komplexbehandlung
- Hinweis: Mindestmerkmale:
  - Behandlung unter Leitung eines Facharztes, eines psychologischen Psychotherapeuten oder eines Kinder- und Jugendlichenpsychotherapeuten auf einer somatischen Station
  - Einsatz von mindestens 2 psychosozialen Berufsgruppen (Ärzte, psychologische Psychotherapeuten, Kinder- und Jugendlichenpsychotherapeuten oder Psychologen, Pädagogen, Sozialarbeiter oder künstlerische Therapeuten), davon mindestens die Hälfte der Behandlungszeit durch einen Arzt, psychologischen Psychotherapeuten, Kinder- und Jugendlichenpsychotherapeuten oder Psychologen

- Die psychosozialen Maßnahmen können je nach Bedarf im Einzelfall umfassen:
  - psychotherapeutische, psychologische oder neuropsychologische Diagnostik, Psychotherapie, supportive Therapie, Krisenintervention, künstlerische Therapie (Kunst- und Musiktherapie und andere)
  - beratende Interventionen (Einzel-, Familien-, Paar-, Erziehungs- und sozialrechtliche Beratung)
  - Nachsorgeorganisation und präventive Maßnahmen
  - 50 mindestens 3 Stunden
  - 51 mehr als 3 bis 5 Stunden
  - 52 mehr als 5 bis 8 Stunden
  - 53 mehr als 8 Stunden

Wesentliches Merkmal der Komplexbehandlungen ist, dass an der Erbringung dieser verschiedenen Interventionen **unterschiedliche Berufsgruppen** beteiligt sind. In diesem Code ist definiert, welche Berufsgruppen mindestens erforderlich sind und welche Leistungen erbracht werden können. Diese werden wiederum quantitativ nach Zeitaufwand gegliedert. Für die Komplexbehandlungen gilt noch mehr als für die Einzelcodes, dass die korrekte Dokumentation und Codierung aufwendig ist und in der Regel die Schaffung einer eigenen gemeinsamen Dokumentation für die Berufsgruppen erfordert, die an der Erbringung der Leistungen für die Komplexbehandlung beteiligt sind.

Mit diesen Codes sind dem Grunde nach in den letzten Jahren unter Mitwirkung der Fachgesellschaften die Möglichkeiten geschaffen worden, die **Leistungen der Psychoonkologie** im stationären Bereich adäquat abzubilden. Problematisch bleibt, dass allein mit der korrekten Dokumentation noch keine Vergütung verbunden ist. Dies hat mehrere Gründe. Das InEK (Institut für das Entgeltsystem im Krankenhaus) berechnet aus den ihm vorliegenden Kalkulationskostendaten mögliche Kostentrenner für DRG (Diagnosis-related Groups). Dies könnte im Prinzip zu Trennungen der DRG bei psychoonkologischer Leistungserbringung führen. Dass dies bisher nicht der Fall ist, zeigt, dass der ökonomische Impact der psychoonkologischen Leistungen bisher nicht hoch genug war, um zu wesentlichen Unterschieden zu führen. Dies mag der Realität entsprechen; nicht auszuschließen ist aber auch weiterhin, dass die Allokation der psychoonkologischen Ressourcen nicht vollständig erfolgt. So müssen natürlich neben der eigentlichen Leistung am Patienten, die zunächst einmal dem Personalaufwand entspricht, auch die Infrastrukturkosten der Psychoonkologie (Sekretariat, Schreibdienst, Büroräume etc.) in der fallbezogenen Kalkulation mit auftauchen. Die fehlende Vergütung der Psychoonkologie im stationären Bereich führt zurzeit dazu, dass die angebotenen psychoonkologischen Dienstleistungen die Kosten aller DRG im jeweiligen Krankenhaus erhöhen. Dies schwächt die wirtschaftliche Leistungsfähigkeit des Krankenhauses, stellt andererseits aber auch einen qualitativen Wettbewerbsvorteil anderen Krankenhäusern gegenüber dar, die solche Leistungen nicht anbieten. Daher ist es – solange keine gesonderte Vergütung der Psychoonkologie im stationären Bereich erfolgt – wichtig, diesen Aspekt zu betonen.

Oft werden psychoonkologische Leistungen im **Konsiliardienst** erbracht. Auch hier ist eine genaue korrekte Dokumentation der Leistungen notwendig. Die Psychoonkologie muss dann im Rahmen der innerbetrieblichen Leistungsverrechnung Kosten für die Konsiliarleistung auf ihre Kostenstellen verbucht bekommen.

64.2 Psychoonkologie zwischen stationärem und ambulantem Sektor

Neben der Erbringung von Leistungen im vollstationären Bereich gibt es weitere Möglichkeiten der Erbringung psychoonkologischer Leistungen. Diese sind vor allem in solchen Bereichen angesiedelt, in denen eine Verzahnung des stationären mit dem ambulanten Sektor angestrebt wird. So gibt es hier Möglichkeiten, sowohl im Rahmen der **Integrierten Versorgung** (§ 140b SGB V; SGB V: Sozialgesetzbuch V) als auch im Rahmen des § 116b SGB V psychoonkologische Leistungen vergütet zu bekommen. Allerdings sind die realisierten Möglichkeiten für die Integrierte Versorgung bisher beschränkt. In der Onkologie gibt es bisher keine wesentlichen Verträge zur Integrierten Versorgung von onkologischen Patienten in der Breite. Problematisch bei diesen Verträgen ist oft die Frage der Finanzierbarkeit der Leistungen. Dies hindert an einem signifikanten Einsatz der Integrierten Versorgung bei onkologischen Patienten.

Der § 116b SGB V regelt die **ambulante Öffnung** von Krankenhäusern für hochspezialisierte Leistungen und seltene Erkrankungen. Die Behandlung von Patienten mit onkologischen Erkrankungen (Anlage 3 Nr. 1) ist vom Gemeinsamen Bundesausschuss im Januar 2008 neu gefasst worden. In dieser Anlage sind explizit auch Leistungen der Psychoonkologie mit inkludiert (... Beratung und Information von Patientinnen und Patienten und Angehörigen, psychosoziale und/oder psychotherapeutische und ggf. palliative Behandlung ...). Damit wären Leistungen der Psychoonkologie an Krankenhäusern, die einen Vertrag zur Erbringung onkologischer ambulanter Leistungen haben, grundsätzlich nach Vertragsarztrecht abrechenbar. Zum jetzigen Zeitpunkt besteht noch eine große Unsicherheit bezüglich der Realisierung dieser ambulanten Öffnung der Krankenhäuser. Inwieweit diese Verträge in Zukunft realisiert werden, bleibt abzuwarten.

Insgesamt bestehen für die Psychoonkologie zum jetzigen Zeitpunkt nur **unzureichende Vergütungsmöglichkeiten.** Das Nahziel sollte darin bestehen, eine ausreichende Abbildung im DRG-System zu erreichen und dies z.B. über die Etablierung eines Zusatzentgelts für psychoonkologische Leistungen zu versuchen. Damit wären zumindest die stationären Leistungen der Psychoonkologie vergütbar.

64.3 Kosteneffektivität der Psychoonkologie

Das deutsche Gesundheitssystem befindet sich in einer Umbruchphase. Die knapper werdenden **Ressourcen** lassen sich an den seit Jahren unzureichenden Steigerungsraten für die Gesundheitsausgaben bei steigenden Unkosten (Personalkosten, Energie etc.) dokumentieren. Andererseits wird die Medizin immer leistungsfähiger, es können beispielsweise immer ältere Patienten mit Tumorerkrankungen adäquat und erfolgreich behandelt werden.

Falls die Gesellschaft nicht bereit ist, diese Erfolge in Form höherer Ausgaben für das Gesundheitssystem zu tragen, wird es zu einer Überprüfung der Sinnhaftigkeit medizinischer Leistungen kommen. Wie kann sich eine schon bisher unterfinanzierte Sparte des Gesundheitswesens wie die Psychoonkologie dann behaupten? Dies ist vor allen Dingen dann möglich, wenn die Psychoonkologie nachweisen kann, dass durch die Betreuung der Patienten eine **Steigerung der Kosteneffektivität** entsteht. Diese kann in der besseren Durchführbarkeit der onkologischen Therapie bestehen, aber auch unter Umständen in einer rascheren Re-Integration des Patienten in sein häusliches und/oder berufliches Umfeld. Es ist daher dringend anzuraten, dass solche Studien zur Kosteneffektivität der Psychoonkologie in Deutschland durchgeführt werden.

LITERATUR

1. Carlson EL, Bultz BD: Benefits of psychosocial oncology care: Improved quality of life and medical cost offset. Health and Quality of Life Outcomes 1 (2003) 1–9
2. Carlson EL, Bultz BD: Efficacy and medical cost offset of psychosocial interventions in cancer care: making the case for economic analyses. Psycho-Oncology 3 (2004) 837–849
3. DAPO: Kodierleitfaden. www.dapo-ev.de/kodierleitfaden_bag_2008.pdf (letzter Zugriff: 14.05.2008)
4. DIMDI: OPS-Katalog. www.dimdi.de/static/de/klassi/prozeduren/ops301/opshtml2008/fr-ops.htm (letzter Zugriff: 14.05.2008)
5. Gemeinsamer Bundesausschuss: Onkologierichtlinie. www.g-ba.de/downloads/39-261-594/2008-01-17-116b_Onko.pdf (letzter Zugriff: 14.05.2008)
6. InEK: Kalkulationshandbuch. www.g-drg.de/cms/index.php/inek_site_de/g_drg_system_2008/definitionshandbuch/definitionshandbuch_2008 (letzter Zugriff: 14.05.2008)

IX Aus-, Fort- und Weiterbildung in der Psychoonkologie

KAPITEL

65 Qualifizierung in Palliative Care

Bernadette Fittkau-Tönnesmann

Die Wirksamkeiten, auf die wir achten müssen, wenn wir wahrhaft gefördert sein wollen, sind: Vorbereitende, Mitwirkende, Nachhelfende, Fördernde, Verstärkende, Hindernde, Nachwirkende.

Johann Wolfgang von Goethe, Maximen und Reflexionen

65.1 Entwicklung und Hintergrund

ÜBERSICHT

Definition

Entsprechend der Definition der Weltgesundheitsorganisation (World Health Organization, WHO) aus dem Jahr 2002 ist Palliative Care ein Ansatz zur Verbesserung der Lebensqualität von Patienten und ihren Familien, die mit den Problemen konfrontiert sind, welche mit einer lebensbedrohlichen Erkrankung einhergehen – und zwar durch Vorbeugen und Lindern von Leiden sowie durch frühzeitiges Erkennen, Einschätzen und Behandeln von Schmerzen und anderen belastenden Beschwerden körperlicher, psychosozialer und spiritueller Art [1].

Der daraus erwachsende Anspruch an eine umfassende und angemessene Versorgung verlangt sowohl spezifische Kenntnisse als auch die Fähigkeit zu berufsgruppenübergreifender Zusammenarbeit, die Wahrnehmung der Bedürfnisse kranker Menschen und ihrer Angehörigen sowie die Bereitschaft, die eigene Haltung im Umgang mit Leid, Sterben, Tod und Trauer zu reflektieren.

Im Jahr 1977 – 10 Jahre nach Eröffnung des St. Christopher's Hospice in London, der ersten modernen Palliativeinrichtung – formulierte Dame Cicely Saunders, Gründerin der Hospizbewegung, die entscheidenden Elemente ihres Konzepts von Palliative Care [2] für die angemessene Versorgung schwerkranker und sterbender Menschen mit Krebs:

- Betreuung und Behandlung der Patienten im Gesundheitssystem stationär, ambulant oder in der eigenen Umgebung, mit hohem personellen und geringem apparativen Einsatz
- Behandlung der belastenden Beschwerden (bei Bedarf Beratung und Behandlung durch Spezialisten)
- Verpflichtung zur kontinuierlichen Betreuung von Patienten und ihrer Angehörigen, verbunden mit dem Angebot weiterer Unterstützung der Hinterbliebenen über den Tod hinaus
- Gewährleistung individueller Betreuung durch ein disziplinenübergreifendes Team (Medizin, Pflege, Soziale Arbeit und Seelsorge) mit Einbindung ehrenamtlicher Mitarbeiter
- Koordination und Supervision des Teams
- Forschung, Dokumentation und Auswertung der Behandlungs- und Versorgungsergebnisse
- Aus-, Fort- und Weiterbildung

Nicht von ungefähr stehen Aus-, Fort- und Weiterbildung an letzter Stelle: Die Befähigung für neu erkannte Herausforderungen kann nur aus der Praxis heraus entwickelt und in der Praxis überprüft werden. Innovation ist Transformation von Bekanntem. So gilt es, neue Inhalte zu identifizieren, aber auch Tradiertes wiederzuentdecken und in den Bestand unseres Gesundheits- und Bildungssystems zu integrieren.

Bewusst beschränkte sich Cicely Saunders bei der Formulierung der Hospizide und der Entwicklung ihres Konzepts auf die bevölkerungsrelevante Gruppe der Krebskranken. Zum damaligen Zeitpunkt waren kurative Ansätze bei der Behandlung Krebskranker beschränkt; Schmerztherapie und Symptombehandlung steckten in den Kinderschuhen. Saunders entwickelte nicht für, sondern gemeinsam mit ihren Patienten und deren Angehörigen ihr bedürfnisorientiertes Konzept.

Die WHO nahm diesen Betreuungsansatz im Jahr 1984 auf und propagierte, zumindest durch

Schmerztherapie das Leid der Kranken zu lindern, wenn aufgrund fehlender Ressourcen, z.B. in der Dritten Welt, andere Behandlungsansätze kein realistisch erreichbares Ziel darstellen [3].

65.2 Aktuelle Situation in Deutschland

In Deutschland entwickelten sich Hospizidee und Palliativmedizin seit Anfang der 1980er-Jahre zu kraftvollen Bewegungen. Im Jahre 1994 wurden die Deutsche Gesellschaft für Palliativmedizin als wissenschaftliche Fachgesellschaft sowie die Bundesarbeitsgemeinschaft Hospiz als Dachverband der Hospizbewegung gegründet. Seit 2000 schärft sich das öffentliche und fachliche Bewusstsein für die Notwendigkeit ambulanter und sektorenübergreifender Einrichtungen. Die derzeitigen Anstrengungen konzentrieren sich auf die adäquate Ausgestaltung ambulanter hospizlicher und palliativer Dienste, um Menschen mit schwerer Krankheit das Leben auch in häuslicher Umgebung zu ermöglichen. Das Besondere der deutschen Entwicklung ist die Implementierung der Hospizbürgerbewegung in die Versorgungsstrukturen des Gesundheitssystems. Der hauptamtlich begleitete Einsatz geschulter, ehrenamtlich tätiger Hospizhelfer wird durch gesetzliche Krankenkassen (teilweise) refinanziert.

Ein weiterer aktueller Schwerpunkt in der Weiterentwicklung des Konzepts ist die Transformation des für Krebskranke entwickelten Betreuungsansatzes auf die Erfordernisse von Kindern, Erwachsenen und Hochbetagten, die aufgrund anderer internistischer, endokrinologischer oder neurologischer Erkrankungen mit Unheilbarkeit und Tod konfrontiert sind [4, 5].

Bundesweit ist in den vergangenen 30 Jahren die Zahl stationärer Hospize und Palliativstationen auf über 260 gestiegen. Mehr als 50 ambulante Palliativdienste und 1300 Hospizinitiativen setzen sich für eine umfassende Betreuung Schwerkranker und Sterbender ein [6]. Dies verdeutlicht den hohen Bedarf an Qualifizierung. Für die Deckung der Nachfrage besonders wichtig sind überregional arbeitende Palliativakademien [7] mit berufsbegleitenden Angeboten in Palliative Care. Vier von der Deutschen Krebshilfe geförderte Palliativakademien bilden seit einigen Jahren einen Verbund, um ihre Expertise zu bündeln und neue Angebote zu erarbeiten.

An fünf medizinischen Fakultäten wurden Stiftungslehrstühle errichtet. Die Deutsche Krebshilfe wird in Kürze weitere Stiftungslehrstühle etablieren. Damit wird palliativmedizinische Lehre aber immer noch an weniger als einem Drittel aller bundesdeutschen Fakultäten durch eigenständige Professuren vertreten sein. Fachhochschulen mit den Schwerpunkten „Pflegepädagogik“, „Pflegemanagement“ und „Sozialpädagogik“ haben vor Kurzem begonnen, Studienmodule oder auch Masterprogramme in Palliative Care einzuführen.

65.3 Berufsgruppenspezifische Qualifizierung

Die besondere Herausforderung für Qualifizierungsangebote ergibt sich zum einen aus dem zu vermittelnden Inhalt – dem wachsenden Wissen um die Bedürfnisse und die belastenden Beschwerden aller Betroffenen: den unheilbar Kranken sowie ihren Angehörigen und Helfern –, zum anderen aus der Inhomogenität der Zielgruppe: Angesprochen sind nicht nur Fachkräfte aus Medizin, Pflege, Therapie, Sozialer Arbeit und Seelsorge, sondern auch ehrenamtliche Hospizhelfer.

Ehrenamt

Die Erfahrungen der ersten 10 Jahre der Hospizpraxis sind in die Empfehlung zur Befähigung und Ermutigung ehrenamtlicher Mitarbeiter in einem ambulanten, stationären und teilstationären Hospizdienst – sogenannte Vorbereitungskurse von Hospizhelfern [8] – eingeflossen. Qualifizierung schützt sowohl verletzliche Kranke als auch ihre wohlmeinenden Begleiter [9].

Das Befähigungsseminar hospizlicher Begleitung umfasst 80 Stunden. Die Hospizhelfer erhalten grundlegende Informationen über die Hospizidee und die Lebensbedürfnisse schwerkranker, sterbender Menschen und ihrer Angehörigen. Sie setzen sich mit eigenen Erfahrungen auseinander und üben ihre Beratungs- und Handlungskompetenz. Sterbebegleitung setzt ein Ich voraus, das einen festen Halt in sich selbst hat und gleichzeitig für die Zuwendung an ein Du offen ist [9]. Mit einem Praktikum in Krankenhäusern, Altenpflegeheimen oder ambulanten und stationären Einrichtungen für schwerkranke und sterbende Menschen schließt die Vorbereitung für den ehrenamtlichen Dienst ab. Einsätze in der Praxis werden durch hauptamtliche Fachkräfte, Fallsupervision und Fortbildungsangebote begleitet. Das Curriculum zur Befähigung Ehrenamtlicher in der Hospizarbeit [9] umfasst Wahrnehmung von Nähe und Distanz, Begegnung und Berührung sowie die Auseinandersetzung mit Sterben, Tod, Verlust und Trauer, ferner Gesprächsführung und die Rahmenbedingungen ehrenamtlicher Hospizarbeit.

Bereiche ehrenamtlicher Tätigkeit [9] sind:

- Beistand für Kranke, Sterbende und Angehörige
- schützendes sozialanwaltschaftliches Handeln
- Unterstützung beim Zugang zur Sinnklärung
- Hilfe bei der Organisation der letzten Anliegen

Hauptamtliche Fachkräfte

Ziel jeder Arbeit in Palliative Care (Palliativmedizin, Palliativpflege und Hospizarbeit) ist der Erhalt von Würde und Autonomie schwerkranker und sterbender Menschen durch Entfaltung beruflicher Handlungskompetenz, die auf einer aufmerksamen und achtsamen Grundhaltung beruht sowie auf der Bereitschaft, die Vielfalt von Leben und Sterben anzuerkennen und anzunehmen.

Bei der Etablierung von Versorgungsstrukturen wurde in der Vergangenheit bereits Qualifizierungsbedarf festgestellt und zunächst durch Fortbildung pragmatisch kompensiert. Aus diesem Erfahrungsschatz konnten dann jene Qualifizierungsangebote schöpfen, die heute in eine einheitliche Aus- und Weiterbildung münden.

Die Einführung der neuen ärztlichen Approbationsordnung 2002 und die Neustrukturierung der Pflegeausbildung 2003 bieten dafür erstmalig Raum.

Der rote Faden, der sich durch berufsbegleitende Palliative-Care-Qualifizierungsangebote zieht, ist Kompetenzentfaltung. Alle Teilnehmenden bringen Erfahrung und Wissen mit. Sie haben einen Beruf erlernt und erschließen sich durch ihre Tätigkeit im Palliative-Care-Bereich ein neues Arbeitsfeld. Sie suchen Unterstützung, um innovative Strategien zu entwickeln, Veränderungsprozesse zu initiieren und neue Strukturen aufzubauen. Neben der Vermittlung von evidenzbasiertem, also wissenschaftlich verifiziertem Wissen spielt das Erfahrungswissen der praktisch tätigen Referenten eine tragende Rolle.

Ziel der Kompetenzentfaltung ist ein sicherer und reflektierter Umgang mit den physischen, psychischen, sozialen und spirituellen Belastungen, denen Schwerkranke und Sterbende mit ihren Angehörigen ausgesetzt sind.

Zusätzlich zur Wissensvermittlung stellt der konkrete Umgang mit den Belastungen und Herausforderungen in Grenzsituationen einen zentralen Aspekt der Kurse dar. Der Austausch der Teilnehmenden untereinander sowie mit den Lehrenden ermöglicht es, Sicherheit zu gewinnen. Man erfährt: Auch andere stehen vor vergleichbaren Problemen. Gemeinsame Reflexion eröffnet Lösungsansätze. Voraussetzung für diese Art des Lernens ist die Bereitschaft, sich Fragestellungen zu öffnen, die eigene Wahrnehmungsfähigkeit weiterzuentwickeln sowie von den vielfältigen Erfahrungen und Überlegungen anderer zu profitieren. Neben kognitiven Prozessen soll der reflektierte Umgang mit Gefühlen und Sinnen gefördert werden.

Für die bestehenden Qualifizierungsangebote wurde in verschiedenen Hospiz- und Palliativeinrichtungen, in Palliativakademien sowie in Arbeitsgruppen der Bundesarbeitsgemeinschaft Hospiz und der Deutschen Gesellschaft für Palliativmedizin Konzeptionsarbeit geleistet und in Kursprogramme umgesetzt. Das Sozialministerium des Landes Nordrhein-Westfalen förderte grundlegende Curricula [10–15].

Die Ergänzungen zum § 39a SGB V waren erste Schritte, um die palliative und hospizliche Versorgung im stationären und ambulanten Sektor gesetzlich zu verankern. Im Jahr 1997 wurde der Nachweis einer Palliative-Care-Weiterbildungsmaßnahme für Pflegende festgeschrieben [16], und

Tab. 65.1 Anerkannte Zusatzqualifizierungen in Palliative Care (Zusammenstellung durch den Arbeitskreis „Aus-, Fort- und Weiterbildung in Palliative Care" des Expertenkreises zur Palliativversorgung am Bayerischen Staatsministerium für Sozialordnung)

Grundberuf mit Zusatzbezeichnung „Palliative Care"	Fachkräfte aus der Gesundheits- und Krankenpflege mit Weiterbildung „Palliative Care"	Fachkräfte aus psychosozialen Arbeitsfeldern mit Weiterbildung „Palliative Care"	Koordinationsfachkraft in der ambulanten Hospizarbeit	
Qualifizierungsmaßnahmen nach den Rahmenvereinbarungen zu § 39a SGB V Abs. 1 und 2 von 1997 und 2002	–	–	Koordinatorenseminar (40 UE)	
	–	–	Seminar zur Führungskompetenz (80 UE)	
	„Palliative-Care-Weiterbildungsmaßnahme für Pflegende" (160 UE)	„Palliative-Care-Weiterbildungsmaßnahme für Nichtpflegende" (120 UE)	„Palliative-Care-Weiterbildungsmaßnahme für Pflegende" (160 UE)	„Palliative-Care-Weiterbildungsmaßnahme für Nichtpflegende" (120 UE)
Grundberuf	Professionell Pflegende	Fachkräfte aus psychosozialen Arbeitsfeldern	Professionell Pflegende	Fachkräfte aus psychosozialen Arbeitsfeldern
Gesamtqualifizierung (UE)	160	120	80	240

UE: Unterrichtseinheiten

2002 wurden die fachlichen Voraussetzungen für Koordinationsfachkräfte formuliert [17].

Fachkräfte aus der Pflege oder einem psychosozialen Arbeitsfeld, die als Koordinatoren eines ambulanten Hospizdienstes tätig sind, müssen eine 3-jährige hauptberufliche Tätigkeit im erlernten Grundberuf sowie die Teilnahme an einem Koordinatorenseminar (oder eine 3-jährige Tätigkeit als Koordinator unter regelmäßiger Supervision) und an einem Seminar zur Leitungskompetenz nachweisen. Darüber hinaus müssen diese Fachkräfte als Koordinatoren zusätzlich an einer Palliative-Care-Weiterbildungsmaßnahme für Pflegende oder Nichtpflegende teilgenommen haben. Für alle Berufsgruppen wird die jährliche Teilnahme an vertiefenden Fortbildungsmaßnahmen gefordert.

Dieser Entwicklung hat der deutsche Ärztetag 2003 mit der Schaffung der Zusatzweiterbildung „Palliativmedizin" Rechnung getragen. Die neue (Muster-)Weiterbildungsordnung der Bundesärztekammer wurde im Sommer 2003 verabschiedet und das entsprechende Curriculum „Kursbuch Palliativmedizin" im Herbst 2004 durch die Bundesärztekammer und die Deutsche Gesellschaft für Palliativmedizin herausgegeben.

Eine Übersicht der bestehenden anerkannten Zusatzqualifizierungen in Palliative Care ist in ➤ Tabelle 65.1 wiedergegeben.

Professionell Pflegende

Pflegende haben täglich hautnahen physischen Kontakt zu den Patienten. Sie werden, gerade weil sie dem Patienten so nahe sind, von vielen als Vertraute angesehen, denen man sein Herz ausschütten kann. Hoffnung und Verzweiflung, die Frage nach dem Lebenssinn – all dies sind Themen, die oft in der Anwesenheit Pflegender auftauchen [19].

Der Umgang mit schwerkranken und sterbenden Patienten ist in der Krankenpflegeausbildung ein Baustein von vielen. In Palliativ- und Hospizeinrichtungen wird die Betreuung der schwerkranken und sterbenden Menschen mit ihren Angehörigen zum alles bestimmenden Inhalt der Pflege und stellt somit eine neue Herausforderung für professionell Pflegende dar.

Ausbildungskonzept Allgemeine Krankenpflege: Im Jahr 2003 wurde palliative Pflege in das Krankenpflegegesetz und so auch in die Ausbildungs- und Prüfungsverordnung aufgenommen. Mit Unterstützung der Robert-Bosch-Stiftung entwickelte ein Autorenteam der Sektion „Pflege" der Deutschen Gesellschaft für Palliativmedizin Lernfeldaufgaben für den Unterricht in Krankenpflegeschulen [20].

Zusatzqualifizierung Palliative Care für Pflegende: Die berufsbegleitende Weiterbildung in Palliative Care für Pflegende hat die längste Tradition innerhalb der Zusatzqualifizierungen. Im Jahr 1992 wurde in Nordrhein-Westfalen der erste Weiterbildungskurs angeboten. Die Zertifizierung des Kurses ist mit dem Nachweis eines spezifischen Trainings der Kursleitungen verbunden, die nach dem etablierten Curriculum arbeiten.

Fachkräfte aus psychosozialen Arbeitsfeldern

Die Curricula für psychosoziale Berufsgruppen in Palliative Care sollen eine Brücke bauen zwischen den im Studium oder der Berufsausbildung erworbenen Grundlagen und dem erforderlichen spezifischen Wissen für die Arbeit in palliativmedizinischen und hospizlichen Bereichen. Dazu gehören auch Grundlagenkenntnisse in Palliativmedizin und -pflege [21].

Sozialpädagogen, Sozialarbeiter und Therapeuten übernehmen in Palliativteams zentrale Aufgaben. Die Zusatzqualifizierung Palliative Care für Fachkräfte aus psychosozialen Arbeitsfeldern ist eine Antwort auf das Bedürfnis dieser nichtmedizinischen und nichtpflegerischen Berufsgruppen, sich mit spezifischen Fragen auseinanderzusetzen. Die thematische Gliederung des Curriculums entspricht den Curricula der Pflege und der Medizin; die inhaltliche Schwerpunktsetzung wurde den teilnehmenden Berufsgruppen angepasst.

Koordinatoren ambulanter Hospizdienste

Hauptamtliche Fachkräfte koordinieren und begleiten den Einsatz ehrenamtlicher Hospizhelfer, die Sterbende und deren Angehörige auf vielfältige Weise unterstützen und das Gesundheitssystem durch ihren Einsatz entlasten. Für diese verantwortungsvolle Tätigkeit wird der Nachweis einer breiten berufsbegleitenden Qualifizierung verlangt.

Das Seminar zur Leitungskompetenz umfasst die Lernbereiche „Personalführung und -entwicklung", „Personalpflege" und „Selbstmanagement". Das Koordinatorenseminar fokussiert den Lernbereich „Sicherstellung der Infrastruktur". Fachwissen und Qualitätssicherung sind Lernbereiche, die durch Palliative-Care-Kurse abgedeckt werden.

65.4 Palliativmedizin

In allen Bereichen der Gesundheitsversorgung sind Ärzte in unterschiedlichem Ausmaß mit schwerkranken und sterbenden Menschen konfrontiert. Analog zu einer abgestuften bedarfsgerechten Gesundheitsversorgung ist es notwendig, eine gleichfalls abgestufte und an der Praxis orientierte Aus-, Weiter- und Fortbildung in Palliativmedizin anzubieten. Mit der (Muster-)Weiterbildungsordnung wurde die „Zusatzbezeichnung Palliativmedizin" eingeführt. Alle Ärztekammern haben diese Zusatzweiterbildung in ihren Weiterbildungskanon aufgenommen. Bundesweit haben fast 1000 Ärzte die Zusatzbezeichnung erworben. Mit dem „Kursbuch Palliativmedizin" wurde zeitgleich eine Empfehlung der Bundesärztekammer und der Deutschen Gesellschaft für Palliativmedizin für die curriculare Ausgestaltung der Subspezialisierung veröffentlicht [22]. Besonderes Merkmal des Kursbuches ist sein multiprofessionell zusammengesetztes Autorenteam, das aus der Praxis verschiedener Berufe bzw. Arbeitsfelder die Lernziele für den ärztlichen Bereich formulierte.

ÜBERSICHT

(Muster-)Weiterbildungsordnung, Zusatzweiterbildung Palliativmedizin [30]

Die Palliativmedizin umfasst in Ergänzung zu einer Facharztkompetenz die Behandlung und Begleitung von Patienten mit einer inkurablen, weit fortgeschrittenen und fortschreitenden Erkrankung, mit dem Ziel, unter Einbeziehung des sozialen Umfelds die bestmögliche Lebensqualität zu erreichen und sicherzustellen.
Ziel der Zusatzweiterbildung ist die Erlangung der fachlichen Kompetenz in Palliativmedizin nach Ableistung der vorgeschriebenen Weiterbildungszeit und Weiterbildungsinhalte sowie des Weiterbildungskurses.

Voraussetzung zum Erwerb der „Zusatzbezeichnung Palliativmedizin"

- Facharztanerkennung
- Weiterbildungszeit: 12 Monate bei einem Weiterbil-

dungsbefugten gemäß § 5 Absatz 1 Satz 2 (oder anteilig ersetzbar durch 120 Stunden Fallseminar einschließlich Supervision)
- 40 Stunden Kursweiterbildung gemäß § 4 Absatz 8 in Palliativmedizin

Weiterbildungsinhalt
Erwerb von Kenntnissen, Erfahrungen und Fertigkeiten in:
- der Gesprächsführung mit Schwerstkranken, Sterbenden und deren Angehörigen sowie deren Beratung und Unterstützung
- der Indikationsstellung für kurative, kausale und palliative Maßnahmen
- der Erkennung von Schmerzursachen und der Behandlung akuter und chronischer Schmerzzustände
- der Symptomkontrolle, z.B. bei Atemnot, Übelkeit, Erbrechen, Obstipation, Obstruktion, ulzerierenden Wunden, Angst, Verwirrtheit, deliranten Symptomen, Depression und Schlaflosigkeit
- der Behandlung und Begleitung schwerkranker und sterbender Patienten mit psychogenen Symptomen und somatopsychischen Reaktionen unter Berücksichtigung psychosozialer Zusammenhänge
- der Arbeit im multiprofessionellen Team einschließlich der Koordination der interdisziplinären Zusammenarbeit einschließlich seelsorgerischer Aspekte
- der palliativmedizinisch relevanten Arzneimitteltherapie
- der Integration existenzieller und spiritueller Bedürfnisse von Patienten und ihren Angehörigen
- der Auseinandersetzung mit Sterben, Tod und Trauer sowie deren kulturellen Aspekten
- dem Umgang mit Fragestellungen zu Therapieeinschränkungen, Vorausverfügungen und Sterbebegleitung
- der Wahrnehmung und Prophylaxe von Überlastungssyndromen
- der Indikationsstellung physiotherapeutischer sowie weiterer additiver Maßnahmen

65

Die Entwicklung des Curriculums wurde durch die Bundesärztekammer begleitet und von verschiedenen Fachgesellschaften gestützt: Deutsche Krebsgesellschaft, Deutsche Gesellschaft für Hämatologie und Onkologie, Berufsverband der Niedergelassenen Hämatologen und Internistischen Onkologen, Deutsche Gesellschaft für Allgemeinmedizin und Familienmedizin.

Das Kursbuch Palliativmedizin und der von der Deutschen Gesellschaft für Palliativmedizin empfohlene Gegenstandskatalog „Grundlagen der Palliativmedizin für Studierende der Medizin" sind sowohl das Ergebnis langjähriger bundesdeutscher Lehrerfahrung als auch der Auseinandersetzung mit Konzepten aus dem europäischen Ausland [23–27]. Übereinstimmend zeigt sich, dass eine angemessene Differenzierung der Qualifikation durch die abgestufte Intensität in der Auseinandersetzung mit entsprechenden Themen erreicht wird. Daher sind die curricularen Empfehlungen für Aus- und Weiterbildung thematisch gleich gegliedert und umfassen folgende, in den übergeordneten Lehr- und Lernzielen formulierten Bereiche: Den Teilnehmenden soll:
- verdeutlicht werden, dass ärztliches Handeln mehr umfasst als Diagnosestellung und Heilung. Der Erkrankte soll in seiner Ganzheitlichkeit wahrgenommen, betreut, behandelt und begleitet werden. Neben der Berücksichtigung körperlicher Symptome und Einschränkungen schwerkranker Menschen sind in der Palliativmedizin psychosoziale, spirituelle und ethische Aspekte sowie die Integration der Angehörigen von großer Bedeutung.
- vermittelt werden, welche medikamentösen und nichtmedikamentösen Behandlungen belastende Beschwerden (Schmerzen und andere Symptome) lindern.
- verdeutlicht werden, dass die palliativmedizinische Betreuung von Patienten sowie ihren Angehörigen ein Prozess ist, in dem es nicht ausschließlich um Krisenintervention, sondern ebenso um eine vorausschauende, vorsorgende und nachsorgende Behandlung und Begleitung geht.
- vermittelt werden, dass Betreuung und Behandlung an den individuellen Bedürfnissen, Wünschen und Wertvorstellungen der Patienten und ihrer Angehörigen orientiert sein müssen.
- bewusst gemacht werden, dass eine kompetente Betreuung Schwerkranker und Sterbender nur gelingen kann, wenn die Behandelnden ihre Einstellung zu Krankheit, Sterben, Tod und Trauer reflektieren sowie ihre eigenen Grenzen wahrnehmen können.
- Mut gemacht werden, die individuelle Einstellung der Betroffenen wahrzunehmen und zu respektieren.
- bewusst werden, dass die Qualität ihrer ärztlichen Arbeit nicht allein durch vermehrtes Fach-

wissen verbessert wird, sondern gleichermaßen durch eine erweiterte Kompetenz, zu kommunizieren, in einem Team zu arbeiten und ethische Fragestellungen zu berücksichtigen.

65.5 Palliativmedizinische Lehre

Obwohl die Behandlung von Leiden seit jeher eine zentrale ärztliche Aufgabe ist, rückte das Schicksal unheilbar erkrankter Patienten in den Hintergrund studentischer Ausbildung. Mittlerweile wird jedoch an den Universitäten Bonn und München Palliativmedizin als Pflichtfach geprüft und andernorts vermehrt als Vorlesungsreihe oder Wahlfach angeboten. Die Deutsche Gesellschaft für Palliativmedizin empfiehlt in Anlehnung an die europäische Entwicklung [28] 40 Pflichtstunden in Form von Vorlesungen, Seminaren und Praktika. Berücksichtigt man mögliche Überschneidungen des Gegenstandskatalogs mit den Inhalten anderer Disziplinen, erscheint es sinnvoll, die Studierenden in ungefähr 20 Unterrichtsstunden für die palliativmedizinischen Kernthemen zu sensibilisieren. Kenntnisse zu weiteren Themen des Gegenstandskatalogs können integriert in andere Lehrfächer oder Querschnittsbereiche (z.B. Schmerztherapie, Medizinethik, Allgemeinmedizin) erworben werden.

65.6 „Zusatzbezeichnung Palliativmedizin" für Ärzte

Wie andere Spezialdisziplinen, sollte auch die Palliativmedizin nicht nebenher betrieben werden. Sie bedarf einer hohen Qualifikation der beteiligten Ärzte, die sich – aus verschiedenen Bereichen kommend – dieser Subdisziplin zuwenden [29].

Kursweiterbildung und Weiterbildungszeit bzw. Fallseminar einschließlich Supervision dienen dazu, beispielhaft die grundsätzlichen Strategien palliativmedizinischer Entscheidungsfindung und Handlungsweisen zu verstehen und auf die Herausforderungen der Praxis übertragen zu können.

Die Kursweiterbildung ist obligatorischer Bestandteil der Zusatzweiterbildung Palliativmedizin. Sie soll die während der Weiterbildungszeit praktisch erworbenen ärztlichen Kompetenzen theoretisch fundieren. Dies wird sowohl durch Erweiterung medizinischer Fachkenntnisse als auch durch Sensibilisierung für psychosoziale und spirituelle Aspekte erreicht, die für die Verbesserung der Lebensqualität Schwerkranker wichtig sind.

Das Fallseminar ist in **3 Module** gegliedert und eröffnet einen alternativen Weg, die Zusatzweiterbildung Palliativmedizin zu absolvieren. Die grundsätzlichen Strategien palliativmedizinischer Entscheidungsfindung und Handlungsweisen werden exemplarisch reflektiert und auf die Herausforderungen der Praxis übertragen. Die Komplexität der Linderung belastender Symptome wird in jedem Modul behandelt:

- Modul 1: Der schwerkranke, sterbende Patient, sein soziales Umfeld und das behandelnde Team – das erste Modul vertieft die Themen „Kommunikation" und „psychosoziale Aspekte". Geschult wird ferner der achtsame Umgang mit dem sozialen Umfeld.
- In Modul 2 wird der individuelle Prozess des Sterbens im gesellschaftlichen Kontext reflektiert. Schwerpunktthemen sind „Ethische Entscheidungsfindung" und „Hilfreicher Umgang mit Trauer".
- Modul 3 dient der Vorbereitung auf das kollegiale Fachgespräch. Hier werden komplexe Fragestellungen aus dem palliativmedizinischen Arbeitsfeld anhand von eingereichten Fallbeispielen der Teilnehmenden mit Experten differenziert diskutiert und reflektiert.

65.7 Berufsgruppenspezifische Fortbildung

Supervision im Arbeitsfeld „Palliative Care"

Supervision ist in vielen Palliativ- und Hospizeinrichtungen für haupt- und ehrenamtlich Mitarbeitende verpflichtend bzw. empfohlen. Im Rahmen einer Projektgruppe der Deutschen Gesellschaft für Supervision [31] wurden curriculare Empfehlungen für eine 80- bis 90-stündige Fortbildung in Supervision entwickelt und in einem Modellkurs im Jahr 2006 erprobt [32].

Verstanden als tätigkeitsbezogene Beratung und Begleitung unterstützt Supervision die systematische Reflexion einer besonders verantwortungsvollen Tätigkeit und dient so der Qualitätssicherung, aber auch der Burnout-Prophylaxe. Palliative-Care-spezifische Themen und Fragestellungen erfordern von Supervidierenden Feldkenntnisse und ein Verständnis der konzeptuellen Grundlagen. Unabdingbar ist darüber hinaus die Bereitschaft, sich persönlich mit Leid und Hoffnung, Trauer und Sinn sowie ethischen Fragen am Ende des Lebens auseinanderzusetzen, um Palliativteams achtsam und nachhaltig in ihrem Entwicklungsprozess zu unterstützen.

Physiotherapie im Arbeitsfeld „Palliative Care"

Wenn nichts mehr zu machen ist, ist noch viel zu tun: Anfang 2007 wurden curriculare Empfehlungen für Physiotherapeuten veröffentlicht [33]. Physiotherapeuten gehören zum multiprofessionellen Palliativteam. Rehabilitation mit Augenmaß und Entlastung bei Beschwerden des Bewegungsapparates ermöglichen Lebensqualität für Schwerkranke. Das Abrücken vom reinen Wiederherstellungsdenken bei schwerer Erkrankung ist sicher auch für den Bereich der Physiotherapie revolutionär und verdeutlicht in eindrucksvoller Weise den Paradigmenwechsel, der sich in allen Bereichen der Palliativmedizin und der Hospizarbeit spiegelt [34].

65.8 Herausforderungen für die Zukunft

Alle Qualifizierungsangebote und Fortbildungen wurden als berufsbegleitende Kurse entwickelt. In den vergangenen Jahren haben bereits viele Fachleute und spezifisch Interessierte die Qualifizierungskurse genutzt, um ihre Kenntnisse zu vertiefen, sich persönlich weiterzuentwickeln und ihren Arbeitsansatz zu differenzieren. Zunehmend wünschen Fachkräfte mit wenig Berufserfahrung oder ohne bisherigen Kontakt zum Bereich „Palliative Care" oder „Hospizarbeit" eine vorbereitende Qualifizierung. Die Anpassung der bestehenden Curricula an diesen Bedarf wird eine zentrale Herausforderung der kommenden Jahre sein.

Die bisherigen Angebote dienen der Basisqualifizierung und führen somit (hoffentlich) zur Verbesserung der Regelversorgung. In geringem Umfang gibt es Fortbildungsangebote für Fortgeschrittene. Ausgesprochen hochspezialisierte Fachkräfte – Palliativmediziner mit Facharztstandard, Professoren für Palliativpflege – sind zwar tätig, für sie gibt es in Deutschland aber bisher keine formale Qualifikation. Entsprechend Interessierte suchen vermehrt nach akademischen Angeboten, z.B. postgraduale Masterprogramme, die sowohl praxisnah als auch forschungsorientiert konzipiert werden sollten.

Eine weitere Herausforderung stellt die Qualifizierung der Dozierenden und Kursleitungen dar. Das evidenzbasierte Wissen in Palliativmedizin, Palliativpflege und Hospizarbeit nimmt durch wachsende Forschungsaktivitäten kontinuierlich zu. Zeitnaher Wissenstransfer und methodisch adäquate Umsetzung bedeuten für die betroffenen Schwerkranken wie auch für die sie Begleitenden Lebensqualität angesichts begrenzter Zeit und abnehmender Ressourcen. Die Versorgungslandschaft unseres Gesundheitssystems ist in Bewegung – auch auf diese Veränderung sollten Qualifizierungsmaßnahmen stützend eingehen können [35].

LITERATUR UND INTERNET-PORTALE

1. Sepulveda C, Marlin A, Yoshida T, Ullrich A: Palliative care: The World Health Organization's Global Perspective. J Pain Symptom Manage 24 (2002) 91–96
2. Shepard DA: Principles and practice of palliative care. Can Med Ass J 116 (1977) 522–526
3. World Health Organization: Cancer pain relief (1984)
4. World Health Organization: Cancer pain relief and palliative care (1990)
5. World Health Organization: Symptom relief in terminal illness (1998)
6. Klinkhammer G: Palliativmedizin, Quantensprung für die Versorgung Schwerstkranker. Dtsch Ärztebl 25 (2007) 1794

7. Deutsche Gesellschaft für Palliativmedizin: www.dgpalliativmedizin.de
8. Bundesarbeitsgemeinschaft Hospiz zur Förderung von ambulanten, teilstationären und stationären Hospizen und Palliativmedizin e.V. am Bundesministerium für Arbeit und Sozialordnung: www.hospiz.net
9. Müller M: „Ausbildung" für Ehrenamtliche. In: Aulbert E, Nauck F, Radbruch L (Hrsg.): Lehrbuch der Palliativmedizin, 2. Aufl. Schattauer, Stuttgart (2007) 319, 322, 324
10. Hecker E, Nauck F, Klaschick E: Curriculum Palliativmedizin. Schriftenreihe Nr. 4. Pallia Med Verlag, Bonn (1996)
11. Kern M, Müller M, Aurnhammer K: Basiscurriculum Palliative Care. Schriftenreihe Nr. 2. Pallia Med Verlag, Bonn (1996)
12. Kern M, Müller M, Aurnhammer K: Basiscurriculum Palliative Care. Eine Fortbildung für psychosoziale Berufsgruppen. Reihe Palliative Care. Band 2. Pallia Med Verlag, Bonn (2000)
13. Raß R, Margat FJ: Curriculum für die Koordination Ambulanter Hospizdienste. Ein Werkbuch für leitende Koordinatorinnen von Ambulanten Hospizdiensten. Pallia Med Verlag, Bonn (2003)
14. Hinderer P, Kusch A, Okrongli-Hollburg R, Zumann A: Curriculum für Führungskompetenz in der Hospizarbeit. Alpha Westfalen und Malteser Hilfsdienste e.V., Bonn (2004)
15. Institut für Kinderschmerztherapie und Pädiatrische Palliativmedizin an der Vestischen Kinder- und Jugendklinik Datteln (Hrsg.): Curriculum Zusatzweiterbildung Palliativversorgung von Kindern und Jugendlichen für Gesundheits- und Kinderkrankenpfleger/innen, Kinderärztinnen und -ärzte und psychosoziale Mitarbeiter/innen. Alpha Westfalen, Datteln (2004)
16. Rahmenvereinbarungen zum § 39a SGB V über Art und Umfang sowie zur Sicherung der Qualität der stationären Hospizversorgung
17. Rahmenvereinbarungen zum § 39a SGB V Satz 2 zu den Voraussetzungen der Förderung sowie zu Inhalt, Qualität und Umfang der ambulanten Hospizarbeit
18. Zusammenstellung durch den Arbeitskreis Aus-, Fort- und Weiterbildung in Palliative Care des Expertenkreises zur Palliativversorgung am Bayerischen Staatsministerium für Sozialordnung
19. Aurnhammer K: Krankenpflege in der Palliativmedizin. In: Klaschik E, Nauck F (Hrsg.): Palliativmedizin – Bestandteil interdisziplinären Handelns. pmi-Verlagsgruppe, Frankfurt (1996)
20. Alsheimer M, Augustyn B, Dochhan D et al.: Palliative Care. Lehren, Lernen, Leben – Handreichung Palliative Care und Hospizarbeit für die Ausbildung zur Alten-, Gesundheits- und Krankenpflege. Demoversion Arbeitsblätter im pdf-Format als kostenloser Download: www.dgpalliativmedizin.de und www.hospiz.net
21. Nauck F, Fittkau-Tönnesmann B, Kern M: Aus-, Fort- und Weiterbildung in Palliativmedizin. In: Aulbert E, Nauck F, Radbruch L (Hrsg.): Lehrbuch der Palliativmedizin, 2. Aufl. Schattauer, Stuttgart (2007) 316
22. www.baek.de und www.dgpalliativmedizin.de
23. MacDonald N: The Canadian Palliative Care Curriculum. The Canadian Commitee of Palliative Care Education (1991)
24. Association for Palliative Medicine of Great Britain and Ireland: Palliative Medicine. Curriculum for Medical Students, General Professional Training, Higher Specialist Training
25. Doyle D, Hanks G, MacDonald N: Oxford Textbook of Palliative Medicine, 2nd ed. Oxford University Press, Oxford, New York, Tokyo (1998)
26. Joint Committee on Higher Medical Training: Higher Medical Training for Palliative Medicine, 2003. www.jchmt.org.uk
27. Nationale Empfehlungen der Schweizerischen Gesellschaft für Palliative Medizin, Pflege und Begleitung, zur Aus- und Weiterbildung in „Palliative Care": www.palliative.ch
28. European Association for Palliative Care: www.eapcnet.org
29. Seeber S: Vorwort des Präsidenten der DGHO zum Kursbuch Palliativmedizin (2004)
30. Bundesärztekammer: (Muster-)Weiterbildungsordnung: www.baek.de
31. Deutsche Gesellschaft für Supervision e.V. (Hrsg.): Supervision in den Arbeitsfeldern Hospiz und Palliative Care. Erfahrungen und Anforderungen: www.dgsv.de/pdf/Palliative_Care.pdf (2007)
32. Müller M, Rechenberg-Winter P: Fortbildung für Supervision im Praxisfeld Palliative Care und Hospizarbeit. Programm Christophorus Akademie für Palliativmedizin, Palliativpflege und Hospizarbeit, München (2006) 37
33. Mehne S, Nieland P, Simader R: Basiscurriculum Physiotherapie in Palliative Care. Pallia Med Verlag, Bonn (2007)
34. Müller M: Geleitwort. In: Mehne S, Nieland P, Simader R (Hrsg.): Basiscurriculum Physiotherapie in Palliative Care. Pallia Med Verlag, Bonn (2007) 9
35. Fraser S, Greenhalgh T: Coping with Complexity: Educating for Capability. Brit Med J 323 (2001) 799

X Forschung in der Psychoonkologie

KAPITEL

66 Lebensqualität – Begriff und Operationalisierung

Irmgard Bumeder

66.1 Der Begriff „Lebensqualität"

In unserem Sprachgebrauch ist der Begriff „Lebensqualität" ein häufig gebrauchtes und missbrauchtes Schlagwort. Er wird in allen möglichen gesellschaftlichen Bereichen verwendet: als Argument und Versprechen der Politik sowie als Mittel in der pharmazeutischen Werbung für Generika und „Lifestyle-Medikamente". Ein Blick auf die **Entwicklung des Begriffs** ist lohnend: Der Begriff der Lebensqualität (LQ) kommt ursprünglich aus Politik und empirischer Sozialforschung. Die eigentliche Verwendung entstammt den späten 1950er Jahren. Im Mittelpunkt stand die Sichtweise, dass ein gutes Leben mehr als nur finanzielle Sicherheit beinhaltet [6]. Der Begriff der LQ wurde dem ökonomisch-quantitativen Wachstum als Zielgröße gleichgestellt. In den USA wurde „Lebensqualität" zuerst im Wahlkampf von Eisenhower verwendet. Als früheste Quelle für die Übertragung ins Deutsche gilt die Regierungserklärung Willy Brandts im Jahre 1973: „Mehr Produktion bedeutet aber noch nicht automatisch mehr Freiheit für den Einzelnen. Lebensqualität ist mehr als Lebensstandard. Sie heißt für uns: Freiheit, auch Freiheit von Angst und Not." Brandts Begriff der Lebensqualität bezog seit den späten 1960er Jahren auch die Bereiche „Umwelt- und Naturschutz", „Energieverbrauch" und „Ressourcenverschwendung" mit ein [25]. Die Aktualität des Begriffs beweist die Übernahme dieser Textpassage durch Gerhard Schröder in seine Regierungserklärung vom 29.10.2002.

LQ in der Medizin wird anders definiert: Es handelt sich hier um die vom Patienten selbst erlebte Befindlichkeit und Funktionsfähigkeit, die Fähigkeit, Rollen im täglichen Leben zu übernehmen und die Alltagstätigkeiten zur Zufriedenheit auszuführen.

! WICHTIG

Zusammenfassend bezeichnet Lebensqualität das Gesamte der körperlichen, psychischen, sozialen und funktionalen Aspekte von menschlichem Erleben und Verhalten, wie sie von der Person selbst geäußert werden [4].

66.2 Gesundheitsbezogene Lebensqualität und Patient-reported Outcomes (PRO's)

In der Onkologie entstand die Notwendigkeit der Berücksichtigung von **gesundheitsbezogener LQ** (Health-related Quality of Life, HRQoL) dadurch, dass früher in kürzeren Zeiträumen tödlich verlaufende Krebserkrankungen durch die Entwicklung effektiverer Therapien in chronische Krankheiten umgewandelt wurden. Die Fortschritte in Bezug auf verlängerte Überlebenszeiten wurden/werden erkauft durch neuartige und zum Teil einschneidende Nebenwirkungen der Therapien und werfen die Frage auf, welche Einschränkungen (noch) akzeptabel sind, um von „lebenswertem (Über-)Leben" sprechen zu können. Die Ermittlung der HRQoL in Abhängigkeit von Krankheit und Therapie soll dazu beitragen, beide Faktoren gegeneinander abzuwägen, um zu verhindern, dass das Ausmaß der Belastung durch die Therapie die unvermeidbaren Belastungen durch die Krebserkrankung selbst übersteigt.

Der Begriff der HRQoL ist jedoch auch in der Medizin unscharf. Neben der Untersuchung von Beschwerden, Symptomen, Krankheitsfolgen im physischen und psychosozialen Bereich, Anpassungsleistungen und Problemen der Rehabilitation werden auch Fragen der Arzt-Patient-Beziehung, psychosoziale und medizinisch-supportive Angebote oder die Zufriedenheit mit der Behandlung bis hin zur architektonischen Gestaltung des Raumes „Krankenhaus“ sowie die Ernährung im Krankenhaus unter diesen Begriff zusammengefasst. Deshalb ist eine grundsätzliche **begriffliche Spezifizierung** und damit eine Einengung auf die jeweils interessierenden Themen notwendig.

In den 1980er Jahren bemühte sich die Forschung im onkologischen Kontext überwiegend um die Entwicklung validierter Messinstrumente und methodischer Standards. Ab Mitte der 1990er Jahre wurde die HRQoL zum expliziten Zielkriterium von Studien und ergänzte den Wirksamkeitsnachweis von Therapien. Der quantitativen Bewertung durch die „harten“ Kriterien der Überlebenszeit bzw. der Zeit bis zur Progression der Erkrankung wurde die qualitative Bewertung durch den Patienten zur Seite gestellt, um so eine Analyse des Nutzens zu ermöglichen. In Abgrenzung zu den Disease-related Outcomes wird die HRQoL als Patient-reported Outcome betrachtet. **Patient-reported Outcomes** (PRO's) werden vor allem eingesetzt, um Therapievergleiche zu ermöglichen und Hilfestellungen in Entscheidungssituationen zu leisten, in denen medizinisch gleichwertige Therapien zur Verfügung stehen. Die Gruppe von Dubois et al. zeigt den ergänzenden deskriptiven und prognostischen Wert von PRO in der Therapie von refraktären/rezidivierten Myelomerkrankungen mit Bortezomib, einem erst seit einigen Jahren eingeführten neuen Therapieprinzip [9].

In den letzten Jahren werden auf diese Weise gewonnene Daten zu den Kosten der Behandlung in Beziehung gesetzt. LQ wird so auch zu einem Faktor bei der ökonomischen Bewertung von Therapien. Der Term **„Quality-adjusted Life Year“** kann dann für unterschiedliche Behandlungsmethoden hochgerechnet werden [21, 27].

66.3 Entwicklung der Messinstrumente

Am Beginn der Lebensqualitätsforschung in der Onkologie standen Globalmaße und Funktionsindizes. Karnofsky et al. waren im Jahre 1948 die ersten, die neben den objektiven Parametern wie Lebenszeitverlängerung, Remissionsdauer, Verbesserung von tumorspezifischen Laborparametern, Tumorverkleinerung etc. auch Parameter wie Allgemeinzustand sowie die Unabhängigkeit des Patienten von ärztlicher Hilfe und Pflege zur Beurteilung chemotherapeutischer Effekte herangezogen haben. Vor allem der Aktivitätsindex (Karnofsky-Index) wurde in der Folgezeit bis heute sicherlich zum meist genutzten Instrument in klinischen Studien. Der **Karnofsky-Index** beschreibt die Leistungsfähigkeit des Patienten in einem 10-stufigen Modell. In diesem werden den jeweiligen Stufen der Abhängigkeit bzw. Selbstständigkeit Prozentwerte der Aktivität zugeordnet. Dass trotz der differenzierten Beurteilung nur der Aktivitätsindex Berücksichtigung fand, mag daran liegen, dass selbstständige Versorgung und Leistungsfähigkeit sowie Unabhängigkeit von Hilfe von Dritten in der individuellen und gesellschaftlichen Bewertung einen hohen Stellenwert hatten und haben. Ähnlich konstruiert und eingesetzt wird der Performance-Status der WHO. Beide Skalen werden vom Arzt angegeben, entsprechen also einer Fremdbeurteilung.

Diese „objektive“ Fremdbewertung von „außen“ war kennzeichnend für das verbreitete Verständnis vom Patienten als „Objekt der Medizin“. Erst 20 Jahre später rückte die subjektive Bewertung der Behandlung durch den Patienten selbst in den Vordergrund. Bullinger beurteilte 1997 diesen Standortwechsel in der Medizin – die bewusste Bezugnahme auf den Patienten und seine Gefühle über Behandlung und Erkrankung in der Evaluation – als eine „kleine Revolution“. Die Diskussion darum, wer der „Experte“ für die Beurteilung der LQ des Patienten ist, wurde später, auch unter dem Einfluss der Stellungnahme der WHO zur LQ, zugunsten der **Selbstbeurteilung** entschieden. Dies ist auf die zahlreichen Untersuchungsergebnisse zurückzuführen, die auf eine völlig differente Beurteilung von Betroffenen einerseits und Ärzten/Pflegenden andererseits hinweisen. Pukrop wies 1997 auf Befunde hin, die zeigen, dass objektive Urteile des Arztes über den Gesundheitszustand eines Patienten nur in geringem Maße mit der subjektiven Beurteilung der LQ durch den Patienten selbst übereinstimmen. Meist beurteilen Patienten ihre LQ deutlich besser als ein Beurteiler „von außen“, seien es nun Angehörige, Ärzte, Pflegende oder

Psychologen. Es kommt zu einer Verschiebung der Prioritäten angesichts der Bedrohung durch den Tod. Leben mit Symptomen und Beschwerden, Leben „an sich“ hat einen Wert – trotz allen Leidens. Das, was für die Betrachter unerträglich, nicht mehr lebenswert erscheint, kann für die Betroffenen durchaus sinnvolles Leben sein. Die existenzielle Bedrohung der Patienten führt offenbar dazu, dass Nebenwirkungen von Therapien einen völlig anderen Stellenwert erhalten. Die Einschätzungen der Patienten zur Lebensqualität sind meist positiver als die der Angehörigen. Ärzte unterschätzen oft die Belastungen und die Schwere der Symptome, insbesondere den Schmerz [13].

66.4 Messinstrumente

Zu den Globalmaßen gehören die auch heute noch vor allem in der Schmerzmessung verwendeten LASA-(Linear-Analogue-Self-Assessment-)Skalen, die von Priestman 1976 zum ersten Mal eingesetzt wurden, um den subjektiven Gewinn unterschiedlicher chemotherapeutischer Regimes und hormoneller Behandlungen bei Patientinnen mit fortgeschrittenem Brustkrebs zu vergleichen.

Als ein weiterer Versuch, die LQ zu bestimmen, lässt sich die von Goldhirsch et al. im Jahre 1989 vorgeschlagene Skala „Time Without Symptoms of Disease and Toxicity“ (TWiST) auffassen. Die Autoren ziehen von der Gesamtüberlebenszeit die Zeit ab, in der die Patienten unter tumor- und/oder therapiebedingten Beschwerden leiden. Als Resultat erhalten sie eine „bereinigte“ Überlebenszeit, die als Vergleich für die therapeutische Wirksamkeit herangezogen wird. TWiST als Versuch der LQ-Bewertung hat sich nicht durchgesetzt, wurde aber in der medizinischen Ökonomie übernommen.

Die zweite Generation von Erhebungsinstrumenten nahm für sich in Anspruch, die HRQoL mehrdimensional und umfassender darzustellen. Mehrdimensionalität meint die Berücksichtigung physischer, aber auch emotionaler und sozialer Aspekte sowie der Funktionsfähigkeit im Alltag. Die Lebensqualitätsmessung zeigt hier sehr enge Beziehungen zur Thanatologie. Beiden liegt das Konzept des Homo triplex zugrunde, der sich aus sozialer Identität, physischem System und psychischem System zusammensetzt. Entsprechend werden 3 Arten des Lebens und des Sterbens formuliert [10]. Tabelle 66.1 ist dem Buch von Feldmann [10] entnommen.

Den jetzt genannten LQ-Messinstrumenten ist gemeinsam, dass sie von der oben aufgezeigten Mehrdimensionalität der LQ ausgehen, krankheitsspezifisch messen und psychometrischen Gütekriterien genügen. Für jedes Instrument wurde das theoretische Konzept dargelegt und die methodische Qualität mit Hilfe der klassischen psychologischen Testtheorie im Hinblick auf Reliabilität, interne und externe Validität sowie Sensitivität überprüft. Außerdem wurden Akzeptanz und Compliance durch die Patienten sowie die Anwenderfreundlichkeit (Erhebungs- und Auswertungsökonomie) berücksichtigt. Auswertungsvorschriften liegen ebenfalls vor.

Die Instrumente ermöglichen die Bestimmung von Profilen und die unabhängige Ermittlung eines Wertes der „allgemeinen LQ“. Die heute in Studien am meisten eingesetzten Instrumente – FACT (Functional Assessment of Cancer Therapy) von Cella [7] und EORTC QLQ-C30 (European Organization for Research and Treatment of Cancer Quality of Life Questionnaire) von Aaronson [1] – wurden 1993 veröffentlicht. Index-Instrumente (Karnofsky-Index, QLI, FLIC, EuroQOL) ermöglichen die Angabe eines Gesamtzahlenwertes, der dann im gesundheitsökonomischen Bereich, z.B. als QALY, verwendet werden kann. Einen detaillierten Überblick über die derzeit verfügbaren In-

Tab. 66.1 Formen des Lebens und des Sterbens nach Feldmann

Physisches Leben	Psychisches Leben	Soziales Leben
• Gesundheit • Jugend • Lebenslänge	• Selbstverwirklichung	• Status • Leistung • Eigentum
Physisches Sterben	**Psychisches Sterben**	**Soziales Sterben**
• Krankheit • Alter • Schmerz	• Bewusstseinsverlust • Todeswunsch	• Sozialer Abstieg • Rollenverlust • Marginalisierung

66

Tab. 66.2 Auswahl der gebräuchlichsten, nicht krankheitsspezifischen Lebensqualitätserhebungsinstrumente in der Onkologie (nach Kamm [16])

Instrumente	Dimensionen	Datenerhebung/Art des Tests/Ausfüllzeit	Publikationsjahr
Karnofsky-Index [15]	• Krankheitssymptome • Arbeitsfähigkeit • Bedarf an ärztlicher/pflegerischer Hilfe	Fremdbeurteilung durch Arzt/10-stufige Skala von 0–100/1 Minute	1949
LASA (Linear Analogue Self-Assessment) [2]	• Physische Fähigkeiten • Sozialer Bereich • Psychischer Bereich • Persönliche Beziehungen	Selbstbeurteilung/visuelle Analogskala/5 Minuten	1976
QLI, Spitzer Quality of Life Index [28]	• Aktivität • Alltagsleben • Gesundheit • Sozialkontakte • Zukunftsorientierung	Fremdbeurteilung/3-stufige Einteilung, 5 Items/3–10 Minuten	1981
FLIC (Functional Living Index-Cancer) [23]	• Physisches Wohlbefinden • Funktionsfähigkeit • Soziale Fähigkeiten • Familieninteraktion • Symptome	Selbstbeurteilung/Likert-Skala, 22 Items/7 Minuten	1984
FACT (Functional Assessment of Cancer Therapy) [7]	• Körperliches Wohlbefinden • Funktionsfähigkeit • Verhältnis zu Freunden und Familie • Seelisches Wohlbefinden	Selbstbeurteilung/Likert-Skala, 5-stufig, 25 Items/7 Minuten	1993
EORTC-QLQ-C30 [1]	• Physische Funktion • Rollenfunktion • Kognitive Funktion • Emotionale Funktion • Soziale Funktion • Globaler Gesundheitszustand/Lebenszufriedenheit • Fatigue, Übelkeit, Schmerz • Finanzielle Belastung • Einzelsymptome	Selbstbeurteilung/Likert-Skala, Ordinalskala, 30 Items/12 Minuten	1993
TWiST (Time Without Symptoms of Disease and Toxicity) [18]	• Krankheitssymptome	Fremdbeurteilung	1989
Nottingham Health Profile (NHP) [5]	• Energieverlust • Schmerz • Emotionale Reaktion • Schlaf • Soziale Isolation • Physische Mobilität	Selbstbeurteilung/dichotomisierte Antworten, 38 Items/10 Minuten	1997
EuroQOL oder EQ-5D [11]	• Mobilität • Selbstversorgung • Allgemeine Tätigkeiten • Körperliche Beschwerden • Angst/Niedergeschlagenheit	Selbstbeurteilung/3-stufige Skala, visuelle Analogskala, 5 Items/5 Minuten	1998

Tab. 66.2 Auswahl der gebräuchlichsten, nicht krankheitsspezifischen Lebensqualitätserhebungsinstrumente in der Onkologie (nach Kamm [16]) (Forts.)

Instrumente	Dimensionen	Datenerhebung/Art des Tests/Ausfüllzeit	Publikationsjahr
SF-(Short-Form-)36-Fragebogen zum Gesundheitszustand [19]	• Körperliche Funktionsfähigkeit • Körperliche Rollenfunktion • Schmerz • Allgemeine Gesundheitswahrnehmung • Vitalität • Soziale Funktionsfähigkeit • Emotionale Rollenfunktion • Psychisches Wohlbefinden	Selbstbeurteilung/unterschiedliche Skalenlängen, 36 Items/15 Minuten	1998

strumente vermittelt Schumacher [24]. ➤ Tabelle 66.2 bietet einen Überblick über die gebräuchlichsten Lebensqualitätsmessinstrumente.

Für den EORTC-QLC-Q30 und den FACT wurden mittlerweile zusätzlich zum Kernfragebogen krankheits- bzw. therapiebezogene Module entwickelt, die eine differenzierte Evaluation der jeweiligen Patienten und der Studiensituation zulassen.

In den vergangenen 10 Jahren wurden nach PubMed-Zitaten (Stand: 01/2007) unter den Suchbegriffen „Oncology" und „Quality of Life" und dem jeweiligen Fragebogeninstrument die meisten Studien mit dem FACT- und dem EORTC-Fragebogen publiziert (228 mit FACT, 180 mit EORTC). Den Karnofsky-Index verwendeten 81 Arbeiten, den SF-(Short-Form-)36-Bogen 57 Studien. Die anderen Instrumente spielen eine untergeordnete Rolle.

Die Mehrdimensionalität hat den Nachteil, dass die Fragebögen umfangreich sind und zur Auswertung oft eine Summierung einzelner Fragen erforderlich ist. Die Ergebnisse sind nicht sofort erkennbar und für den unmittelbaren Arzt-Patienten-Kontakt nicht direkt verwertbar. Oft ist, wie z.B. beim EORTC-QLC-Q30, die Anwendung eines Auswertungsprogramms sinnvoll.

Um diese Klippe zu umschiffen und ein Screening-Instrument für die Belastung onkologischer Patienten einzuführen, wurde von Jimmi Holland das „Distressthermometer" entwickelt [15]. Dieses Instrument enthält eine vertikale visuelle Analogskala, die von 0 (keine Belastung) bis 10 (extreme Belastung) reicht. Werte über 5 geben eine moderate Belastung an und sollten die Aufmerksamkeit des Onkologen auf die angegebenen Gebiete, in denen die Belastung liegt, richten. Damit erreicht das Distressthermometer nicht die Genauigkeit der mehrdimensionalen Lebensqualitätsmessung, es ist jedoch als schnelles Screening-Instrument geeignet.

Je nach Fragestellung der Studie empfiehlt es sich, die Fragebögen zur gesundheitsbezogenen Lebensqualität durch weitere Instrumente zu ergänzen, etwa zur genaueren Bestimmung der psychischen Befindlichkeit – am häufigsten werden hier der Becks Depression Index [2], die Hospital Anxiety and Depression Scale [28] und der Profile of Moods States [5, 18] verwendet – oder der Krankheitsverarbeitung [11, 19] und der sozialen Unterstützung [8, 22, 25].

Ein weiterer Ansatz, Lebensqualität zu erfassen und zugleich einen Anknüpfungspunkt für eine geplante psychoonkologische Intervention zu finden, ist die Bestimmung der individualisierten Lebensqualität. Im Unterschied zu den standardisierten Fragebögen, die vorgegebene Fragen aus mehreren Lebensbereichen umfassen, erlaubt das Instrument dem Patienten, spontan diejenigen Bereiche zu benennen, die für seine Lebensqualität wesentlich sind, und diese Bereiche zu gewichten. Ein Instrument, das hierfür verwendet werden kann, ist das Schedule for the Evaluation of Individual Quality of Life – Direct Weighting (SEIQoL-DW). Dieses Instrument wurde von McGee im Jahre 1991 entwickelt und von vielen Autoren verwendet [3, 12, 14, 17, 20].

LITERATUR

1. Aaronson NK, Ahmedzai S, Bergman B et al.: The European Organization for Research and Treatment of Cancer QLQ-C30: a quality of life instrument for use in international clinical trials in oncology. J Natl Cancer Institute 85 (1993) 365–376
2. Beck AT, Brown GK: Manual for the Beck depression inventory-2. San Antonio, Psychological Corporation (1996)
3. Broadhead JK, Robinson JW, Atkinson MJ: A new quality-of-life measure for oncology: The SEIQoL. J Psychosoc Oncol 16 (1998) 21–35
4. Bullinger M: Entwicklung und Anwendung von Instrumenten zur Erfassung der Lebensqualität. In: Bullinger M (Hrsg.): Lebensqualitätsforschung. Bedeutung – Anforderung – Akzeptanz. Schattauer, Stuttgart (1997) 1–6
5. Bullinger M, Heinisch M, Ludwig M et al.: Skalen zur Erfassung des Wohlbefindens: Psychometrische Analysen zum „Profile of Mood States" (POMS) und zum „Psychological General Wellbeing Index „ (PGWI) [Scales for the assessment of emotional well-being: Psychometric analysis of the Profile of Mood States and of the Psychological General Well-Being Index]. Z Differentielle Diagnostische Psychologie 11 (1990) 53–61
6. Campbell A: The sense of well-being in America. McGraw-Hill, New York (1981)
7. Cella DF, Tulsky DS, Gray G: The functional assessment of cancer therapy scale: development and validation of the general measure. J Clin Oncol 11 (1993) 570–579
8. Donald CA: The measurement of social support. Res Community Ment Health 4 (1984) 325–370
9. Dubois D, Dwawan R, van de Velde H et al.: Descriptive and prognostic value of patient-reported outcomes: the bortezomib experience in relapsed and refractory multiple myeloma. J Clin Oncol 24 (2006) 976–982
10. Feldmann K: Tod und Gesellschaft. Sozialwissenschaftliche Thanatologie im Überblick. VS Verlag für Sozialwissenschaften, Wiesbaden (2004)
11. Heim E, Augustiny KF, Blaser A et al.: Berner Bewältigungsformen (BEFO). Handbuch. Huber, Bern (1991)
12. Frick E, Borasio GD, Bumeder I et al.: Individual quality of life of patients undergoing peripheral autologous blood stem cell transplantation. Psycho-Oncology 13 (2004) 116–124
13. Hendriks MGJ: Quality of life after stem cell transplantation: a patient, partner and physician perspective. Eur J Intern Med 13 (2002) 52–56
14. Hickey AM, Bury G, O'Boyle CA et al.: A new short form individual quality of life measure (SEIQoL-DW): application in a cohort of individuals with HIV/AIDS. Brit Med J 313 (1996) 29–33
15. Holland CJ: Preliminary guidelines for the treatment of distress. Oncology 11 (1997) 109–114
16. Kamm M: Veränderungen von Indikatoren der „Lebensqualität" nach Hochdosis-chemotherapie. (Diss. Sozialwissenschaften). Göttingen (2003)
17. McGee HM, Hickey A, O'Malley K et al.: Assessing the quality of life of the individual: The SEIQoL with a healthy and a gastroenterology unit population. Psychological Medicine 21 (1991) 749–759
18. McNair DM, Lorr M, Droppleman LF: EITS manual for the Profile of Mood States (POMS). Educational and Industrial Testing Service, San Diego (1971)
19. Muthny FA: Freiburger Fragebogen zur Krankheitsverarbeitung (FKV). Beltz, Weinheim (1989)
20. Neudert C, Wasner M, Borasio GD: Patients' assessment of quality of life instruments: a randomised study of SIP, SF-36 and SEIQoL-DW in patients with amyotrophic lateral sclerosis. J Neurol Sci 191 (2001) 103–109
21. Pliskin J, Shepard D, Weinstein M: Utility functions for life years and health status. Operational Research Quarterly 28 (1980) 206–224
22. Ramm GC, Hasenbring M: Die deutsche Adaptation der Illness-specific Social Support Scale und ihre teststatistische Überprüfung beim Einsatz an Patienten vor und nach Knochenmarktransplantation [The German adaptation of the Illness-specific Social Support Scale and its psychometric evaluation in a sample of bone marrow transplantation patients]. Z Med Psychol 12 (2003) 29–38
23. Schipper H, Clinch J, McMurray A et al.: Measuring the quality of life of cancer patients: The Functional Living Index-Cancer: Development and validation. J Clin Oncol 2 (1984) 472–483
24. Schumacher J, Klaiberg A, Brähler E (Hrsg.): Diagnostische Verfahren zu Lebensqualität und Wohlbefinden. Hogrefe, Göttingen (2003)
25. Sommer GF: Unterstützung, Diagnostik, Konzepte. F-SOZU Materialie Nr 2. Deutsche Gesellschaft für Verhaltenstherapie, Tübingen (1998)
26. Süß D: Rezension von: von Kieseritzky W: Mehr Demokratie wagen. Innen- und Gesellschaftspolitik 1966–1974, B.J.H.W.D.N. sehepunkte 2 (2002) Nr. 11; www.sehepunkte.de/2002/11/3421053286.html (30.01.07)
27. van Agthoven M, Segeren CM, Buigt I et al.: A cost-utility analysis comparing intensive chemotherapy alone to intensive chemotherapy followed by myeloablative chemotherapy with autologous stem-cell rescue in newly diagnosed patients with stage II/III multiple myeloma; a prospective randomised phase III study. Eur J Cancer 40 (2004) 1159–1169
28. Zigmond AS, Snaith RP: The Hospital Anxiety and Depression Scale. Acta Psychiatrica Scandinavica 67 (1983) 361–370

KAPITEL

67 Psychoonkologie in hämatoonkologischen Studien

Irmgard Bumeder

Psychoonkologische Studien befassen sich in der Hämatoonkologie vor allem mit Fragen der **Lebensqualität**. Schmerzen, Anämie sowie Übelkeit und Erbrechen sind die Symptome, welche die Lebensqualität der Krebspatienten am meisten beeinträchtigen. Schließlich stellt auch die Psychoonkologie mit dem Teilaspekt der Spiritualität einen wichtigen Pfeiler der Lebensqualität dar. Die meisten psychoonkologischen Studien haben zum Ziel, geeignete Messmethoden der Lebensqualität zu entwickeln, anzuwenden (z.B. Distressthermometer) und zu evaluieren sowie gegebenenfalls die Effektivität hämatoonkologischer oder psychoonkologischer Interventionen im psychoonkologischen Bereich zu messen. Nachfolgend sollen exemplarisch aktuelle Beispiele entsprechender Forschungsprojekte beschrieben werden.

Im Gegensatz zum Klinik- oder Praxisalltag sind im Rahmen onkologischer Studien eine genaue Definition der Patientengruppe und der angewandten psychotherapeutischen Verfahren sowie deren Einbau in die hämatoonkologische Therapie möglich. Für die Anwendung im klinischen Alltag ist das Distressthermometer geeignet.

67.1 Distressthermometer

Eine wesentliche Hilfestellung für die ärztliche Entscheidung, ob ein Patient von einer psychoonkologischen Mitbehandlung profitieren könnte, kann die Angabe der **Stressbelastung** durch den Patienten sein. Das Distressthermometer nach Jimmie Holland ist eine von 0 bis 10 reichende visuelle Analogskala. Neben der Skalenangabe erlaubt das Instrument dem Patienten die Benennung des Bereichs, in dem er am meisten Probleme sieht, und kann so als Weichenstellung für weitere Maßnahmen genutzt werden [10, 11]. Die Skala korreliert gut mit dem als Standardfragebogen zur Erfassung von Angst und Depressionen benutzten HADS (Hospital Anxiety and Depression Scale). Eine deutsche Version liegt von Mehnert et al. [13] vor (➢ Abb. 58.1).

67.2 Patient-reported Outcomes (PRO's) in onkologischen Studien

Lebensqualitätsmessungen oder „Patient-reported Outcomes (PRO's)“ wurden im letzten Jahrzehnt immer mehr integrierter Bestandteil klinischer Studien. Einen Überblick über 24 onkologische Studien der EORTC (European Organisation for Research and Treatment of Cancer), die Lebensqualität als Outcome-Variable bestimmt haben, bieten Bottomley et al. [1]. Die Studien umfassen die Strahlentherapie von Gehirntumoren, brusterhaltende Operationstechniken versus Mastektomie bei Brustkrebs sowie verschiedene Chemotherapiemöglichkeiten bei Brustkrebs, gastrointestinalen Karzinomen, Prostata- und Keimzelltumoren, Ovarialkarzinomen, nichtkleinzelligen Bronchialkarzinomen, Hodgkin-Lymphomen und Leukämien. Besondere Relevanz gewinnen die PRO's im Fall der Äquivalenz der onkologischen Therapieschemata in Bezug auf die primären Endpunkte „progressionsfreies Überleben“ und „Gesamtüberleben“. Eine unterschiedliche Ausprägung von Lebensqualitätsmerkmalen und Nebenwirkungen kann dann für die Einschätzung der Therapieoptionen und die Beratung der Patienten ausschlaggebend sein. Beispielhaft sei eine Studie herausgegriffen, die Cisplatin/Paclitaxel versus Carboplatin/Paclitaxel in der Therapie von Ovarialkarzinomen verglich. Bei gleichem progressionsfreiem und Gesamtüberleben zeigte sich bei den Patientinnen im Carboplatinarm eine Besserung sowohl der globalen Lebensqualität als auch der physischen, kognitiven und Rollenfunktion. Es traten weniger Übelkeit/Erbrechen, Appetitverlust und Fatigue auf. Der Ersatz von Cisplatin durch Carboplatin in der Kombination mit Paclitaxel erscheint sinnvoll [8].

Inwieweit Lebensqualitätsparameter auch eine **prognostische Bedeutung** für das Überleben der Patienten haben, ist Gegenstand einer lebhaften Diskussion. Einige Autoren zeigten in Multivarianzanalysen an Patienten mit fortgeschrittenen Malignomen, dass ein Einfluss von Health-related-Quality-of-Life-(HRQoL-)Parametern auf das Überleben vorhanden ist [4]. Bei Patientinnen mit Frühstadien von Brustkrebs konnte dieser Effekt jedoch nicht nachgewiesen werden [7]. Diese Unterschiede sind wohl durch wechselnde Beeinträchtigungen der HRQoL in verschiedenen Krankheitsstadien erklärbar. Bei Patienten mit systemischen bzw. fortgeschrittenen Erkrankungen ist ein niedrigeres Niveau der HRQoL-Parameter anzunehmen, was sich dann auch als prognostisch nutzbare Variable darstellen lässt, während bei Patienten ohne Einschränkung der HRQoL (Frühstadien von Brustkrebs) kein Einfluss auf das Gesamtüberleben feststellbar ist.

67.3 Verzahnung psychotherapeutischer Interventionen mit hämatologischen Therapien

Im Rahmen hämatoonkologischer Studien mit geplanter psychotherapeutischer Intervention ist die **Auswahl des Interventionszeitraums** entscheidend für den Therapieerfolg. Hier können vorgeschaltete Messungen der Lebensqualität, der Stimmung, des Distresses etc. einen Eindruck vermitteln, wann im Verlauf einer onkologischen Behandlung mit welchen Schwierigkeiten für den Patienten zu rechnen ist und welche Ziele mittels einer psychotherapeutischen Intervention erreichbar sind. Auch der zur Verfügung stehende Zeitrahmen geht in die Planung ein. So wird sich eine psychotherapeutische Intervention in einem Akutkrankenhaus mit ambulanter Weiterbetreuungsmöglichkeit wesentlich vom Vorgehen in einer Rehabilitationseinrichtung mit einer Verweildauer von 3–4 Wochen unterscheiden. Beispielhaft sei eine eigene Untersuchung herausgegriffen [5].

Beispiel: Studie zur psychotherapeutischen Kurzzeitintervention nach autologer Blutstammzelltransplantation

➢ Abbildung 67.1 zeigt das Studiendesign einer randomisierten Studie zur Definition des am besten geeigneten Interventionszeitraums bei Patienten mit hämatologischen Erkrankungen nach Hochdosistherapie und autologer Blutstammzelltransplantation. Die psychotherapeutische Intervention begann entweder direkt im Anschluss an die Entlassung oder nach 6 Monaten. Die Patienten der psychotherapeutischen Interventionsstudie wurden mit historischen Patienten verglichen, die dieselbe medizinische Therapie erhalten hatten. Die Patienten litten überwiegend an einem Multiplen Myelom, einem rezidivierten Non-Hodgkin-Lymphom oder einer akuten Leukämie. Die Abbildung zeigt die Lage der 6 Messzeitpunkte im Therapieverlauf und den Zeitraum der psychotherapeutischen Intervention. Durchgeführt wurde eine individualisierte psychodynamische Kurzzeitintervention mit 10–15 Sitzungen innerhalb von 6 Monaten. Wesentliche Elemente waren die Definition eines patienteneigenen Therapiefokus, die Verwendung innerer Bilder (sowohl in Form von Träumen als auch von geführten Imaginationen) sowie die Utilisation eigener und sozialer Ressourcen.

➢ Tabelle 67.1 bildet die Ergebnisse des Vergleichs der Interventionszeiträume ab. Die Auswertungen ergeben einen größeren Anstieg der gemessenen HRQoL-Parameter für die Patientengruppe A. Die Patienten profitieren von einer früheren Behandlung mehr als von einer späteren. Die globale Lebensqualität und die Rollenfunktion nehmen signifikant zu, die Fatigue nimmt ab. Entsprechend den Kriterien für die klinische Signifikanz von Veränderungen bei Lebensqualitätsparametern [16] zeigt die Rollenfunktion eine sehr große Veränderung. Die globale Lebensqualität so-

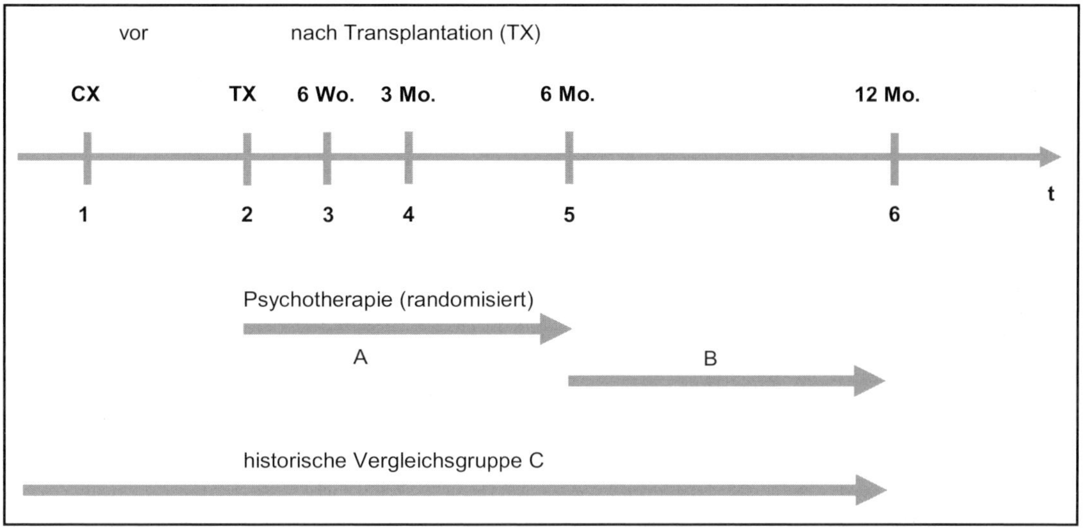

Abb. 67.1 Zeitplan einer psychotherapeutischen Kurzzeitintervention nach autologer Blutstammzelltransplantation. Gruppe A: individualisierte Kurzzeitpsychotherapie mit Beginn nach Entlassung aus der stationären Behandlung nach Transplantation; Gruppe B: individualisierte Kurzzeitpsychotherapie mit Beginn 6 Monate nach Transplantation; Gruppe C: historische Vergleichsgruppe ohne psychotherapeutische Intervention. CX: Induktions-Chemotherapie; t: Zeit; TX: Transplantation

Tab. 67.1 Vorher-Nachher-Vergleich der Patientengruppen A (6 Wochen und 6 Monate nach Transplantation) und B (6 und 12 Monate nach Transplantation). Differenz, t-Test und Effektstärke nach Cohen

Parameter	Frühe Intervention (Gruppe A; n = 36) M (SD)			Späte Intervention (Gruppe B; n = 24) M (SD)			p-Wert[a]	Cohen's d[d]
	Vorher	Nachher	Differenz	Vorher	Nachher	Differenz		
QLQ-C30-Skalen (SD)								
Global Health Score[b]	52,9 (21,8)	63,8 (18,6)	10,9 (18,6)	70,7 (21,3)	63,8 (27,0)	–6,9 (18,2)	0,001	0,97
Emotionale Funktion[b]	59,4 (22,7)	64,1 (23,5)	4,7 (21,4)	75,0 (20,4)	68,1 (24,6)	–6,9 (19,9)	0,047	0,56
Rollenfunktion[b]	30,6 (33,1)	60,7 (25,7)	30,1 (35,3)	58,7 (30,5)	62,3 (31,5)	3,6 (27,0)	0,004	0,84
Soziale Funktion[b]	51,5 (26,1)	63,4 (23,0)	11,9 (28,8)	65,9 (25,9)	65,2 (27,9)	–0,7 (23,8)	0,090	0,48
Fatigue[c]	58,7 (30,0)	40,8 (22,1)	–17,9 (26,2)	37,5 (23,1)	36,1 (24,8)	–1,4 (17,7)	0,010	0,74
POMS-Tatendrang[b] (SD)								
	9,6 (6,3)	10,8 (6,0)	1,2 (5,0)	11,2 (5,3)	10,9 (5,9)	–0,3 (6,4)	0,319	0,27

[a] t-test (2-seitig)
[b] Positive Veränderungen (bessere Health-related-Quality-of-Life-Parameter) zeigen eine klinische Verbesserung in allen Skalen (außer[c]).
[c] Eine negative Veränderung (weniger Fatigue) zeigt eine klinische Verbesserung an.
[d] Effektstärke nach Cohen's d
M: Mittelwert; POMS: Profile of Mood States; SD: Standard Deviation (Standardabweichung)

wie die soziale Funktion und die Fatigue zeigen eine mäßige Veränderung. Eine geringe Veränderung liegt für die emotionale Funktion und für den Tatendrang (Profile of Mood States) vor.

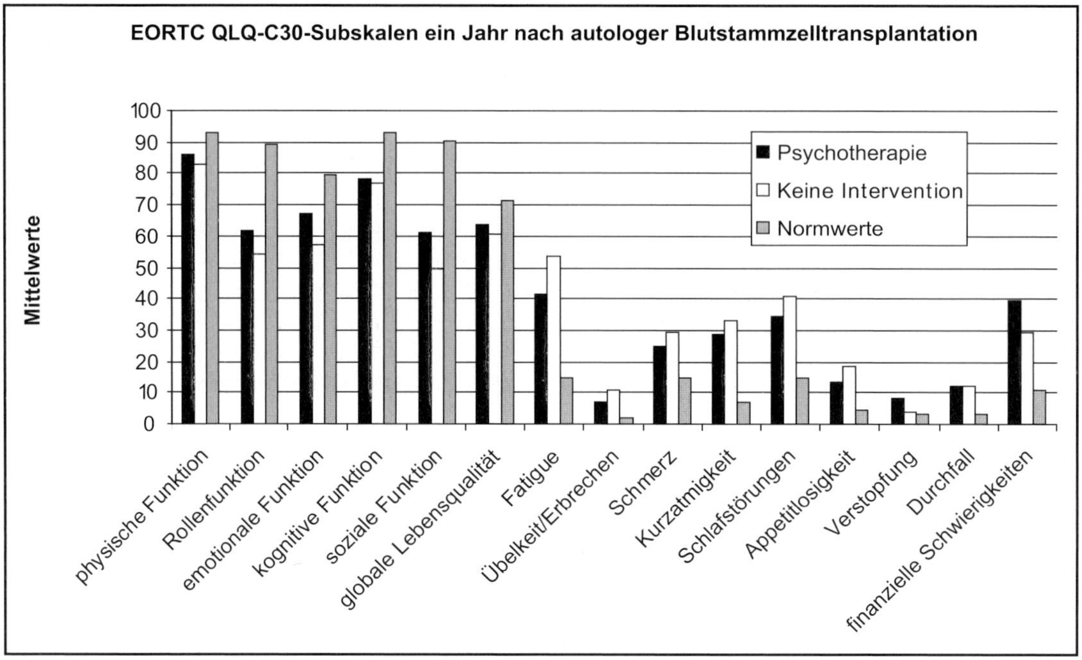

Abb. 67.2 Vergleich der Psychotherapiepatienten mit einer psychotherapeutisch unbehandelten Gruppe sowie einer nach Alter und Geschlecht adjustierten deutschen Bevölkerungsstichprobe. Höhere Werte auf den Funktionsskalen (linke Hälfte) sowie niedrigere Werte auf den Symptomskalen und bei den Einzel-Items (rechte Hälfte) entsprechen einer klinischen Verbesserung.

➢ Abbildung 67.2 zeigt den Vergleich der beiden Interventionsgruppen mit einer historischen Patientengruppe aus derselben Institution sowie mit einer alters- und geschlechtsadaptierten Normwertgruppe. Psychotherapiepatienten zeigen in den QLQ-C30-Funktions- und Symptomskalen bessere Werte als die nicht betreute Vergleichsgruppe, schneiden aber schlechter ab als eine deutsche Bevölkerungsstichprobe [17]. Ebenso verhält es sich bei den Einzel-Items mit Ausnahme von „Verstopfung" und „Finanzielle Schwierigkeiten". Es liegen geringe bis mäßiggradige Unterschiede und auch kleine bis moderate Effektstärken für emotionale, soziale und Rollenfunktion vor [9, 16]. Die mittleren Profile-of-Mood-Scores für Depression, Fatigue und Missmut waren bei den Psychotherapiepatienten niedriger als bei der Vergleichsgruppe (kleine Effektstärke nach Cohen). Korrespondierend schätzten Psychotherapiepatienten ihren Tatendrang stärker ein (moderate Effektstärke).

Durch eine individuelle supportive **Kurzzeitintervention**, die kurz nach der Entlassung aus der stationären medizinischen Behandlung mit Hochdosischemotherapie und autologer Blutstammzelltransplantation begann, ließ sich die Lebensqualität in den Bereichen der emotionalen, sozialen und Rollenfunktion verbessern. Fatigue, Depression und Missmut nahmen ab, der Tatendrang der Patienten steigerte sich.

Beispiel: Fatigue (s. auch ➢ Kap. 13)

Für die Erhebung subjektiv wahrgenommener Fatigue stehen verschiedene **Fragebogeninstrumente** zur Verfügung. Dies betrifft Verfahren, die Fatigue als eine der Unterdimensionen von Lebensqualität verwenden, wie z.B. die 3-Item-Fatigue-Skala des EORTC-QLQ-C30-Bogens oder das Fatigue- und Anämiemodul des FACIT-/FACT-Fragebogensystems. Darüber hinaus kommen weitere spezifische eigenständige Verfahren zur Anwendung, z.B. der MFI (Multidimensional Fatigue Inventory), der FQ (Fatigue Questionnaire) oder das FAQ (Fatigue Assessment Questionnaire).

Fatigue als Auswirkung von Krankheit und Therapie ist mehr als der Ausdruck einer bestehenden Anämie. Die Fatigue-Symptomatik beinhaltet viele Aspekte der Lebensqualität und beeinflusst die Aktivitäten und das soziale Umfeld der Patienten. Trotz Beseitigung einer Anämie leiden viele Krebspatienten an einer ihr Leben stark beeinträchtigenden Fatigue [12], die einer physio- und psychotherapeutischen Intervention gut zugänglich ist [3, 6, 18]. **Physiotherapeutische Übungen** im aeroben Bereich mit kurzen Einheiten 3- bis 5-mal pro Woche haben eine Wirksamkeit gezeigt [15]. Dabei ist eine detaillierte Dokumentation der Aktivitäten in Tagebuchform sehr effektiv.

Neben den nichtpharmakologischen Interventionen gibt es mittlerweile eine Reihe von Ansatzpunkten zur **pharmakologischen Behandlung** der Fatigue. Die vorliegenden Daten zur Therapie der Fatigue mit klassischen trizyklischen Antidepressiva konnten bislang keine eindeutige Wirksamkeit belegen. Gleiches gilt für Untersuchungen mit selektiven Serotoninwiederaufnahmehemmern [14]. Erste Untersuchungen mit Psychostimulanzien (z.B. Methylphenidat) scheinen eine mögliche Wirksamkeit bei Fatigue zu zeigen [2]; hier ist eine randomisierte Studie der Deutschen Fatigue-Gesellschaft e.V. derzeit aktiv (www.deutsche-fatigue-gesellschaft.de).

67.4 Outcome-Messung psychoonkologischer Interventionen

Die **Auswahl des Messinstruments** spielt eine entscheidende Rolle für die Aussage der Studie. Neben inhaltlichen Gesichtspunkten ist auf eine ausreichende Sensitivität des Instruments für das zu untersuchende Patientenkollektiv und die zu untersuchende Intervention zu achten. Besteht bereits ein hoher Ausgangswert in einer Skala, wird eine weitere Verbesserung durch therapeutische Maßnahmen nur schwer zu belegen sein (Ceiling-Effekt). Umgekehrt wird eine Verschlechterung eines bereits sehr niedrigen Ausgangswertes, z.B. in einer terminal-palliativen Situation, an die Grenzen der Messbarkeit stoßen (Floor-Effekt).

In der Literatur besteht wachsende Übereinstimmung darüber, dass das Vorhandensein eines signifikanten **p-Wertes** im Gruppenvergleich oder im Langzeitverlauf einer HRQoL-Messung nicht notwendigerweise bedeutet, dass hier auch ein klinisch relevanter oder bedeutungsvoller Unterschied vorhanden ist. Osoba et al. haben für den EORTC-QLQ-C30-Bogen einen Unterschied von 5–10 Punkten auf der Skala von 0–100 als kleine klinisch signifikante Veränderung, einen Unterschied von 10–20 Punkten als mäßige und einen von > 20 als sehr große Veränderung definiert [16]. Eine alternative verteilungsbezogene Methode der Bestimmung einer bedeutsamen Veränderung ist die Angabe von Effektstärken nach Cohen.

Cohen's d als Maß der Effektstärke ist dabei die Wurzel aus den Quotienten der Differenz der Mittelwerte im Quadrat und der Differenz der jeweiligen Standardabweichung im Quadrat. Effektstärken von 0,2–0,5 sind als klein, solche von 0,5–0,8 als moderat und jene von > 0,8 als groß definiert. Effektstärken haben den Vorteil, Messungen verschiedener Instrumente miteinander vergleichbar zu machen. Sie sind jedoch spezifisch für das untersuchte Kollektiv. Weitere statistische Hilfsmittel wie SEM oder „halbe Standardabweichung" sind beschrieben [19].

Neben diesen statistischen Methoden wird empfohlen, die Veränderungen der HRQoL-Parameter an externen „Ankern", wie z.B. Performance-Status, Verlust des Arbeitsplatzes oder Gewichtsabnahme von > 5% festzumachen, um möglichst eine klinisch bedeutsame Aussage treffen zu können. Diese „Anker" sollen an das zu untersuchende Krankheitsbild angepasst mit einem klinischen Experten festgelegt werden [19].

! WICHTIG

Die Zusammenarbeit von Personen mit onkologischer und psychologischer Expertise ist zur erfolgreichen Durchführung klinischer Studien wesentlich.

LITERATUR

1. Bottomley A, Flechtner H, Efficace F et al.: Health related quality of life outcomes in cancer clinical trials. Eur J Cancer 41 (2005) 1697–1709
2. Bruera E, Driver L, Barnes EA et al.: Patient-controlled methylphenidate for the management of fatigue in pati-

67

ents with advanced cancer: a preliminary report. J Clin Oncol 21 (2003) 4439–4443
3. Bumeder I, Tyroller M, Halevy C et al.: Is individualised short-term psychotherapeutic intervention helpful in autologous stem cell transplantation? In Vorbereitung
4. Coates A, Gebski V, Signorini D et al.: Prognostic value of quality-of-life-scores during chemotherapy for advanced breast cancer. J Clin Oncol 10 (1992) 1833–1838
5. Frick E, Tyroller M, Fischer N, Busch R, Emmerich B, Bumeder I: When is the best time for psychotherapeutic intervention following autologous peripheral blood stem cell transplantation? Revue Francophone de Psycho-Oncologie 1 (2006) 68–77
6. Gaston-Johansson F, Fall-Dickson JM, Nanda J: The effectiveness of the comprehensive coping strategy program on clinical outcomes in breast cancer autologous bone marrow transplantation. Cancer Nursing 23 (2000) 277–285
7. Goodwin PJ, Ennis M, Bordeleau LJ: Health-related quality of life and psychosocial status in breast cancer prognosis: analysis of multiple variables. J Clin Oncol 22 (2004) 4184–4192
8. Greimel ER, Bjelic-Radisic V, Pfisterer J, Hilpert F, Daghofer F, du Bois A: Randomized study of the Arbeitsgemeinschaft Gynaekologische Onkologie Ovarian Cancer Study Group comparing quality of life in patients with ovarian cancer treated with cisplatin/paclitaxel versus carboplatin/paclitaxel. J Clin Oncol 24 (2006) 579–586
9. Gulbrandsen N, Hjermstad MJ, Wisløff F: Interpretation of quality of life scores in multiple myeloma by comparison with a reference population and assessment of the clinical importance of score differences. Eur J Haematol 72 (2004) 172–180
10. Holland CJ: Preliminary guidelines for the treatment of distress. Oncology 11 (1997) 109–114
11. Holland JC, Reznik I: Pathways for Psychosocial Care of Cancer Survivors. Cancer 104 (11 Suppl) (2005) 2624–2637
12. Holzner B, Kemmler G, Greil R et al.: The impact of hemoglobin levels on fatigue and quality of life in cancer patients. Ann Oncol 13 (2002) 965–973
13. Mehnert A, Müller D, Lehmann C, Koch U: Die deutsche Version des NCCN Distress-Thermometers – Empirische Prüfung eines Screening-Instruments zur Erfassung psychosozialer Belastung bei Krebspatienten. Z Psychiat Psychol Psychother 54 (2006) 213–223
14. Morrow GR, Hickok JT, Roscoe JA et al.: Differential effects of paroxetine on fatigue and depression: a randomized, double-blind trial from the University of Rochester Cancer Center Community Clinical Oncology Program. J Clin Oncol 21 (2002) 4635–4641
15. Oldervoll LM, Kaasa S, Hjermstad MJ, Lund JA, Loge JH: Physical exercise results in the improved subjective wellbeing of a few or is effective rehabilitation for all cancer patients? Eur J Cancer 40 (2004) 951–962
16. Osoba D, Rodrigues G, Myles J, Zee B, Pater J: Interpreting the significance of changes in health-related quality-of-life scores. J Clin Oncol 16 (1998) 139–144
17. Schwarz R, Hinz A: Reference data for the quality of life questionnaire EORTC QLQ-C30 in the general German population. Eur J Cancer 37 (2001) 1345–1351
18. Watson T, Mock V: Exercise as an intervention for cancer-related fatigue. Phys Ther 84 (2004) 736–743
19. Wyrwich KW, Aaronson N, Hays RD, Patrick D, Tara L, STCSCM Group: Estimating clinically significant differences in quality of life outcomes. Qual Life Res 14 (2005) 285–295

KAPITEL

68

Eckhard Frick

Krebsentstehung: Fakten, Mythen, Irrtümer

68.1 Mythen über den Mythos*

In der Alltagssprache ist der Begriff „Mythos" häufig mit einer Wertung verbunden, welche die mythische Rede von vornherein als hinterwäldlerisch, unwissenschaftlich und infantil abtut. In medizinischen Publikationen taucht dieser alltagssprachlich-wertende Mythosbegriff häufig in Doppelformulierungen auf [z.B. 1, 9, 12, 16].

Der mythologische Naturalismus sieht Mythen als primitive, animistische, naive Naturerklärung [10]. Dahinter verbirgt sich das Vorurteil, dass Mythen einer früheren Entwicklungsstufe angehören, die individuell und kollektiv überwunden werden muss. Auf die Psychoonkologie angewandt heißt dies: Wir können wissenschaftlich „unhaltbare" Kausalzuschreibungen unserer Patienten tolerieren, halten sie aber für aufklärungsbedürftig, z.B. Äußerungen wie die folgenden:

- „Ich weiß schon, warum ich Hirnmetastasen habe. Ich habe zuviel nachgedacht."
- „Wäre ich nicht homosexuell geworden, hätte ich kein Rektumkarzinom bekommen."
- „Ich habe immer nur an meine Kinder und an meinen Mann gedacht, nie an mich. Deshalb habe ich Brustkrebs bekommen."

In ähnlicher Weise werden wir einen Kollegen oder Studenten, der sich immer noch von der Theorie der „Krebspersönlichkeit" leiten lässt, für nicht ganz „up to date" halten. Alle diese mythologischen Naturalismen sind ehrenhaft, weil sie mit Hilfe der evidenzbasierten Wissenschaft nach Wahrheit suchen. Mythen sind demnach Forschungsgegenstand oder Psychotherapieinhalt, die mit dem Etikett „subjektiv" versehen werden, aber leider trotzdem falsch oder sogar gefährlich sind.

*) Es handelt sich im Folgenden um eine überarbeitete Fassung von [8]. Mit freundlicher Genehmigung der DAPO e.V.

Im Gegensatz zum Naturalismus betrachtet der mythologische Funktionalismus nicht die Wahrheit, sondern die Wirksamkeit des Mythos [10]. Eine solche Betrachtungsweise hat – wiederum auf die Psychoonkologie angewandt – den Vorteil, die Leistungen von Mythen für die Krankheitsverarbeitung und für die Erschließung spiritueller Ressourcen zu reflektieren, freilich auch ungünstige Konsequenzen zu berücksichtigen, etwa wenn Mythen ein riskantes Gesundheitsverhalten fördern. Ich denke hier an die einseitige Betonung alternativmedizinischer Behandlungen, sodass „schulmedizinische" Behandlungsvorschläge in den Wind geschlagen werden [11].

Der Mythos ist eine Erzählung, die auf ein Sinndefizit antwortet. Dies berücksichtigt die wissenschaftliche Mythenkritik nicht. Auch eine sozial- und ideologiekritische Sicht des Mythos geht an dessen Wesen vorbei. Sie kann zwar die Gefahr von Legitimationsmythen aufweisen, verfehlt jedoch „den Kern des Mythos als positive Antwort auf das Sinndefizit gegenüber dem prinzipiell Unverfügbaren, dem der Mensch, insbesondere angesichts des existenziellen Zufalls, selbst in der vollkommensten Gesellschaftsform ausgeliefert bleibt" [10].

Im Folgenden soll zunächst die Kritik Susan Sontags am Mythos „Krebs" und dann eine mögliche heilsame Seite dieses Mythos dargestellt werden.

68.2 Radikale Entmythisierung

Der engagierte Appell Susan Sontags gegen die Metapher der Krankheit [17] ist zunächst als Zurückweisung des Mythos der Krebserkrankung zu sehen, an der sie selbst litt. Sontags Kritik ist also wesentlich radikaler als die oberflächliche wissenschaftliche Mythenkritik. Susan Sontag erkrankte mit 42

Jahren an Brustkrebs. Sie stimmte nach erheblichen inneren Kämpfen einer radikalen Mastektomie und einer Chemotherapie zu. Sie starb an Leukämie und ist auf dem Pariser Friedhof Montparnasse beigesetzt.

Möglicherweise hat Sontag die soziale Wertigkeit der Krebsmetapher und deren historische Auswirkungen falsch eingeschätzt [3], und möglicherweise hat sich seither die Stellung von Krebskranken in Richtung Autonomie und Normalisierung verbessert [13]. Dennoch soll in diesem Beitrag die bleibende Bedeutung von Sontags Metapherntheorie für ein psychoonkologisches Verständnis von Mythen in der Onkologie gewürdigt werden.

Susan Sontag zeigt, dass sich Mythen aus Metaphern als Bausteine aufbauen [4, 14]. Von Aristoteles ausgehend, definiert sie die Metapher als „saying a thing is or is like something-it-is-not". Eine Metapher ist also ein Gefährt, das zwei sehr verschiedene Dinge unter einem Joch zusammenfasst: eine Krankheit „K" als Oberbegriff für bösartige Neubildungen, die man seit Hippokrates (460 v. Chr.) mit dem Flusskrebs zusammenspannt (➤ Abb. 68.1). Man sagt, dass die erweiterten Gefäße auf der Haut brustkrebskranker Frauen ihn an Krebsfüße erinnerten [5]. Diese uralte Metaphorik ist etwas sehr Merkwürdiges: Andere Krankheiten nennen wir nach anatomischen Befunden (z.B. Tuberkulose von „tuberculum": Knötchen; auch nach Robert Koch, dem Entdecker der Tuberkulosebakterien, benannt), und im Fall von Aids behalten wir auch nach der Entdeckung der HI-Viren die Abkürzung der Syndrombezeichnung bei.

Wie im Fall von Tuberkulose und Aids beschreibt Sontag die soziale Verwendung der Krankheitsmetaphorik. Entscheidend ist, dass ein dritter Ochse in die Metapher eingespannt wird, nämlich soziale Realitäten (Minderheiten, Missstände, Feinde), die als Krebs(-geschwür) bezeichnet, also mittelbar mit dem Flusskrebs, unmittelbar jedoch mit der symbolisch stark aufgeladenen Krebserkrankung verglichen werden [6].

Sontags Aussage lautet, kurz gefasst: Krankheit ist keine Metapher, sondern ein biologisches Geschehen. Deshalb kann sich der Krebskranke nur durch Entmythisierung von dem Schweigen und der Scham befreien, in die ihn die kollektive Metaphorik verstrickt.

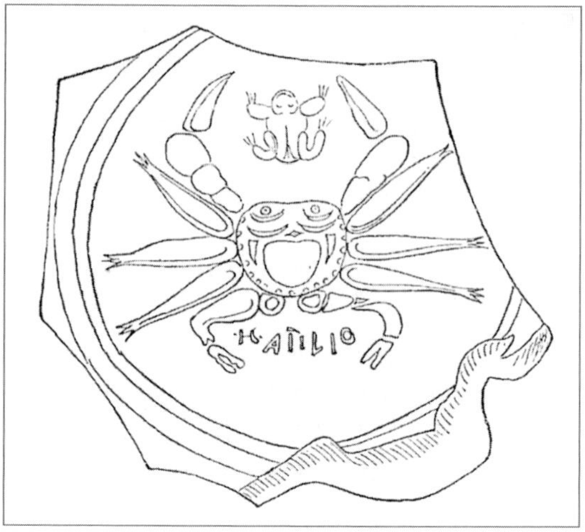

Abb. 68.1 Tonschale mit der Darstellung des Medusen-Haptes in Krebsform (Archäologische Zeitung 21 [1863], Tafel 173)

An die Adresse der „Mitpatienten" gerichtet, kritisiert Sontag eine paranoische Weltsicht, die mit der Krebsmetaphorik einhergeht, insbesondere die kriegerische Metaphorik, die den Körper des Patienten zum Schlachtfeld erklärt: „Krebs steht heute im Dienste einer simplifizierten Weltsicht, die paranoisch werden kann. Die Krankheit wird oft als eine Form dämonischer Besessenheit erfahren – Tumore sind ‚bösartig' oder ‚gutartig' wie Kräfte –, und viele erschreckte Krebspatienten fühlen sich gehalten, Wunderdoktoren aufzusuchen, um sich exorzisieren zu lassen" [17, S. 75].

Die andere Kritik betrifft die soziale Ausdehnung der Krebsmetapher auf das absolut Böse: „... wenn man zwar ein Empfinden für das Böse hat, aber keine religiöse oder philosophische Sprache, um intelligent über das Böse zu sprechen? Bei unserem Versuch, das ‚radikale' oder ‚absolute' Böse zu beschreiben, suchen wir nach angemessenen Metaphern. Die modernen Krankheitsmetaphern sind jedoch sämtlich billige Münze. Zudem wird den Menschen, die die wirkliche Krankheit haben, auch kaum dadurch geholfen, daß sie ihre Krankheit ständig als Ausbund des Bösen genannt hören. Nur im eingeschränktesten Sinne ist irgendein historisches Ereignis oder Problem wie eine Krankheit. Und die Krebsmetapher ist besonders krass" [17, S. 75].

Teilt der Arzt den Mythos vom Krebs als dem absolut Bösen, so können mangelhafte Aufklärung und Aktivismus die Folgen sein [2]. Insofern sind unaufgeklärte Mythologien aufseiten der professionellen Helfer viel kritischer zu sehen als bei den betroffenen Patienten: Nicht selten werden sie mit wissenschaftlichen Vorstellungen verbrämt oder aber auf den Patienten projiziert, den man schonen möchte oder dem man ein rationales Shared Decision-Making noch nicht zutraut.

68.3 Das Heilsame am Krebsmythos

In ihrer Heidelberger Dissertation hat Renate Daniel irrationale Reaktionen Gesunder auf die Krebserkrankung untersucht, z.B. Ansteckungsängste und Distanziertheit. Sie weist darauf hin, dass der Flusskrebs in manchen antiken Darstellungen als Medusenhaupt gestaltet wurde. Medusa ist jene unter den drei Gorgonen, bei deren Anblick jeder Mensch versteinert. Perseus konnte sich ihr nur rückwärts (im „Krebsgang") nähern, indem er ihr Antlitz im Spiegel betrachtete und ihr auf diese Weise den Kopf abschlagen konnte. Daniel wendet nun dieses mythische Material auf die Krebserkrankung an: „Wenn ein Mensch seine Diagnose Krebs erfährt, so ist er mit der häßlichen und abstoßenden Seite des Lebens konfrontiert, und oft fühlt sich der Betroffene unmittelbar innerlich starr, versteinert und kalt. Aber auch viele Menschen aus der nächsten Umgebung des Kranken erfahren angesichts der ausgesprochenen Diagnose eine innere Erstarrung. [...] Sollte Medusa zum Archetyp der Krebskrankheit gehören, wäre das Auf-Distanz-Gehen der Gesunden nicht primär inhuman oder verwerflich, sondern im Sinn der heiligen Scheu intuitiv richtig. Der lebendige Mythos zeigt, daß angesichts der Versteinerungsgefahr primär das Gesicht abgewendet werden muß. Nur indirekt, reflektierend, spiegelnd und nicht von Angesicht zu Angesicht darf eine Begegnung stattfinden, will man nicht vernichtet werden" [5, S. 33].

Gängige psychoonkologische Therapiekonzepte würden angesichts der Klage des Patienten über Distanz und Kontaktabbrüche familientherapeutische Interventionen anbieten oder aber versuchen, maladaptive Kognitionen des Patienten zu korrigieren. Das Medusenmotiv ermöglicht hingegen zweierlei:

- Das Grausen und Nicht-Hinschauen-Wollen als solches wahrzunehmen. Unter Umständen wird auch der Psychoonkologe als „Medusa" erlebt und muss dann mit der „Versteinerung" umgehen, die er im anderen auslöst.
- Wiederannäherung an das Schreckliche und Abgründige der bösartigen Erkrankung, symbolisiert durch die Reflexion des Spiegels. In diesem Sinn sind Psychoonkologen Helden, die sich wie Perseus dem verleugneten Schrecklichen annähern. Jedoch überspringen sie nicht die primäre Distanz, welche von der Krebserkrankung ausgeht.

Die wissenschaftlich fundierte Psychoonkologie hat aus gutem Grund Abstand von psychoätiologischen Mythen genommen, z.B. vom Konzept der „Krebspersönlichkeit" [15]. Andererseits dienen kausale und Sinndeutungen durch die betroffenen Patienten der (Wieder-)Herstellung synchronistischer Zusammenhänge in der eigenen Biographie und damit der Krankheitsverarbeitung [7].

68.4 Zusammenfassung

Mythen in der Onkologie werden meist der aufgeklärten Wissenschaftlichkeit gegenübergestellt. Philosophisch-wissenschaftstheoretisch gesehen ist es jedoch fruchtbarer, mythische Strukturen in der Wissenschaft und damit Berührungspunkte mit dem vorwissenschaftlichen Denken zu identifizieren. Die narrative Vorgehensweise in der Psychoonkologie respektiert und differenziert Mythen im Rahmen der Sinnsuche der Patienten. Sie vermittelt und übersetzt zwischen Laien- und professionellen Mythen.

Mythen sind ambivalente Produktionen der individuellen und der kollektiven Psyche, als Quelle der Angst ebenso wie als erzählende Ressource. Es kann demnach ebenso wenig um eine forcierte Remythisierung wie um eine blinde Entmythisierung gehen. Vielmehr sollten individuelle Mythen, wie sie sich z.B. in Traumsymbolen und Imaginationen der Patienten manifestieren, als Teil ihrer Lebenswirklichkeit gewürdigt und psychotherapeutisch aufgegriffen werden.

LITERATUR

1. Booth K, Maguire P, Hillier VF: Measurement of communication skills in cancer care: myth or reality? J Advanced Nursing 30 (1999) 1073–1079
2. Célérier M-C: Le mythe du cancer. Revue de Médecine Psychosomatique 23 (1981) 245–266
3. Clow B: Who's afraid of Susan Sontag? or, the Myths and Metaphors of Cancer Reconsidered. Social History of Medicine 14 (2001) 293–312
4. Czechmeister CA: Metaphor in illness and nursing: a two-edged sword. A discussion of the social use of metaphor in everyday language, and implications of nursing and nursing education. J Advanced Nursing 19 (1994) 1226–1233
5. Daniel R: Krebs – Körper und Symbol. Archetypische Aspekte einer Krankheit. IKM Guggenbühl AG, Zürich (2000)
6. Daniel R, Frick E: Krebserkrankung. In: Müller L, Müller A (Hrsg): Wörterbuch der Symbolik. (im Druck)
7. Frick E: Kausalität und Synchronizität. Zur Polarität zweier metapsychologischer Prinzipien am Beispiel der Psychoonkologie. Analytische Psychologie 38 (2007) 27–40
8. Frick E: Psyche und Krebs – Mythen in der Psychoonkologie. In: Schumacher A, Röttger KF (Hrsg.): Informieren, Beraten, Behandeln. Das Spektrum der Psychoonkologie. Bericht der dapo-Jahrestagung 2006. Pabst Science Publishers, Lengerich, Berlin (2007) 49–59
9. Gil TE: Psychological etiology to cancer: truth or myth. Isr J Psychiat Relat Sci 26 (1989) 164–185
10. Koppe F: Art. Mythos; Mythologie: Enzyklopädie Philosophie und Wissenschaftstheorie. BI-Wissenschaftsverlag, Mannheim, Wien, Zürich (1980) 951–953
11. Maskarinec G, Gotay CC, Tatsumura Y, Shumay DM, Kakai H: Perceived cancer causes: Use of complementary and alternative therapy. Cancer Practice 9 (2001) 183–190
12. McGarvey EL, Brenin DR: Myths about cancer might interfere with screening decisions. Lancet 366 (2005) 700–702
13. Moulin P: Imaginaire social et cancer. Revue Francophone de Psycho-Oncologie 4 (2005) 261–267
14. Sapir JD: The anatomy of metaphor. In: Sapir JD, Crocker JC (Hrsg.): The social use of metaphor. University of Pennsylvania Press, Philadelphia (1977) 3–32
15. Schwarz R: „Krebspersönlichkeit" – Ursache oder Folge der Krebserkrankung? In: Muthny FA, Haag G (Hrsg.): Onkologie im psychosozialen Kontext. Spektrum psychoonkologischer Forschung, zentrale Ergebnisse und klinische Bedeutung. Asanger, Heidelberg (1993) 11–26
16. Schwarz R: Die Krebspersönlichkeit. Mythos und klinische Realität. Schattauer, Stuttgart, New York (1994)
17. Sontag S: Krankheit als Metapher (Illness as metaphor). Hanser, München, Wien (1980)

XI Onkologische Ethik

KAPITEL

69 Onkologische Ethik

Eva C. Winkler und Fuat S. Oduncu

69.1 Aufgaben der Ethik in der Onkologie

Ethik (von griechisch „ethos": Sitte) stellt als grundlegender Teil der praktischen Philosophie die Frage nach dem sinnhaften und richtigen Handeln.

! WICHTIG

Die medizinische Ethik basiert auf der Analyse und dem Austausch von Gründen, um das sittlich richtige Handeln von Patient und Arzt zu definieren.

Besonders in **existenziellen Grenzsituationen,** wie sie in der Onkologie deutlich hervortreten, stellt sich die Frage, welche Entscheidung und Handlung tatsächlich dem Wohl des Patienten dient. Vor allem in Krankheitsstadien, in denen nur noch palliative Tumortherapien mit fraglichem Nutzen möglich sind, können Patientenwunsch und ärztliche Sichtweise weit auseinanderfallen. Das Werkzeug, das hier als „Vermittlerinstanz" zwischen den verschiedenen moralischen Perspektiven (Moralen) der jeweiligen Akteure eingesetzt werden kann, ist die Ethik: „Dort, wo konkurrierende Moralen aufeinandertreffen, bedarf es entweder einer (vor)herrschenden und sich durchsetzenden Moral oder dann aber eines Verhandlungssettings, in welchem eine gemeinsame, konsensfähige Moral ausgehandelt werden kann" [7].

Aufgabe der klinischen Ethik ist es demnach, zum einen unter Angabe von Gründen in komplexen Entscheidungssituationen Orientierung zu gewinnen und zum anderen vermittelnd und moderierend die jeweiligen Akteure zu einer konsensfähigen Handlungsweise zu befähigen. Als dritte theoriebildende Aufgabe hat medizinische Ethik das Ziel, die der klinischen Praxis inhärente Moral zu beschreiben und ihren argumentativen Stellenwert zu prüfen.

Im Ergebnis sollte eine Medizin resultieren, die sich nicht in dem technisch Machbaren erschöpft, sondern ihr Wissen und ihre technischen Möglichkeiten in den Dienst des menschlich Vertretbaren stellt und somit auf das **individuelle Wohl des Patienten** abzielt.

Zur Veranschaulichung der Anwendung der Ethik bzw. zur ethischen Reflexion in der Onkologie soll das folgende Fallbeispiel dienen.

69.2 Umgang mit ethischen Konfliktsituationen im klinischen Alltag

FALLBEISPIEL

Herr K. ist 45 Jahre alt und an einem Weichteilsarkom der Oberschenkelmuskulatur erkrankt. Er wurde zunächst neoadjuvant chemotherapiert und bestrahlt und dann extremitätenerhaltend operiert. Leider kam es schnell zu einem Lokalrezidiv mit mediastinalen und abdominellen Lymphknotenmetastasen. Eine erneute Chemotherapie erreichte allenfalls eine Verlangsamung des Tumorwachstums und wurde daher auf ein anderes Regime umgestellt. Darunter zeigte sich jetzt ein deutlicher Progress.

Die Ärzte sind der Meinung, dass das Therapieziel nun ein komplett palliatives ist und dass eine weitere Chemotherapie keine Wirkung, sondern nur Nebenwirkungen hervorbringt und daher auch nicht durchgeführt werden sollte. Der Patient ist über den Verlauf seiner Erkrankung immer wieder informiert worden. Er hatte von Anbeginn große Hoffnung auf die Therapie gesetzt und wünscht auch jetzt eine erneute Umstellung der Chemotherapie auf ein Regime, das er in dieser Form noch nicht hatte.

Herr K. ist zum zweiten Mal verheiratet. Er hat eine 23-jährige Tochter und einen 19-jährigen Sohn aus erster Ehe und wünscht sich ein weiteres Kind mit seiner jetzigen Frau. Seine Frau unterstützt ihn in seinem Anliegen, sieht jedoch auch, wie angespannt er ist und wie er unter der Situation leidet. Herr K. bleibt jedoch bei seinem Wunsch, dass alles versucht wird, damit er Lebenszeit hinzugewinnt. Er nimmt dafür die Nebenwirkungen der Chemotherapie mit eventuell verminderter Lebensqualität in Kauf. Er artikuliert diese Wünsche auch ohne Nachfrage bei jeder Visite erneut und kommuniziert diese auch so dem Pflegepersonal. Die Situation spitzt sich zu, als durch Tumorprogress ein Nierenversagen droht und die Frage aufkommt, ob der Patient dialysiert werden soll, wenn seine Nierenfunktion durch das Fortschreiten des Tumors gänzlich sistiert. Wie sollen sich die behandelnden Ärzte verhalten?

Ethische Leitprinzipien in der Medizin

Grundsätzlich manifestieren sich medizinethische Konflikte wie im Fallbeispiel skizziert als intra- und interindividueller **Spannungszustand,** weil einerseits jede Handlungsalternative für sich positive und negative Folgen hervorbringen wird und andererseits die Wahl der einen oder anderen Handlungsoption die jeweils gegenläufige individuelle Einstellung und Moral zu verletzen droht [18].

Deshalb müssen zunächst die unterschiedlichen Weltanschauungen und ethischen Werte der jeweiligen Akteure dargelegt werden. Als eine Art erste Orientierungshilfe in einer „Ethik der Entscheidung" kann dabei die Wertanalyse von 4 allgemeinen **Wertprinzipien** dienen, die sich im Laufe der Medizingeschichte herausgebildet haben (➢ Tab. 69.1):

- Wohl des Patienten
- Wille des Patienten
- Nichtschadensprinzip
- Gerechtigkeit

Typisch für derartige ethische Konflikte ist, dass es keine Musterlösungen a priori gibt. Welcher Weg im konkreten Fall die „beste Therapie" darstellt, muss vielmehr mittels einer fundierten **Wertanalyse** ermittelt werden: Konflikte zeichnen sich durch eine kognitive (Wahrnehmung), eine emotionale (Gefühle) und eine intentionale (Motive, Ziele) Ebene aus. Im vorliegenden Konfliktmodell erfolgen die Wertanalyse und die Konfliktlösung in 5 Stufen (➢ Tab. 69.2).

Auf der ersten Stufe wird ein **„Clinical State of the Art"** erhoben, mit Ermittlung der Patientendaten sowie von Diagnose, Prognose, Tumorstadium, Therapieoptionen etc. Die zweite Stufe befasst sich mit den persönlichen Wertvorstellungen, den moralischen und religiösen Überzeugungen sowie der emotionalen Verfasstheit (Gefühle, Ängste, Sorgen) der jeweiligen Akteure. Diese **Wertvorstellungen und Gefühle** müssen intra- und interindividuell ausreichend artikuliert und aufgedeckt werden, da sie sonst die ethische Reflexion auf der nächsten Stufe behindern. Die **ethische Reflexion** versucht, die ethisch relevanten Werte und Normen (Autonomie, Patientenwohl, ärztliches Ethos) der Akteure auf rationale Weise zu identifizieren und zu „objektivieren". Hierzu können verschiedene ethische Theorien und Modelle der Normenbegründung (Deontologie, Konsequentialismus, Utilitarismus, Tugendethik) zur Anwendung kommen, um bestimmte gemeinsame Werte sowie „Unwerte" der Akteure zu untersuchen und so die bestmögliche Handlungsalternative zu erforschen (➢ Tab. 69.3 und 69.4).

69

Tab. 69.1 Allgemeine medizinethische Prinzipien

Angloamerikanische Bezeichnung (nach Beauchamp und Childress)	Lateinische Bezeichnung	Beschreibung
Respect for Autonomy	Voluntas aegroti (suprema lex)	Patientenwille, Selbstbestimmung(srecht), Patientenautonomie
Beneficence	Salus aegroti (suprema lex)	Patientenwohl Gutes tun
Non-Maleficence	Ni(hi)l nocere	Nicht schaden, Schadenvermeidungsprinzip
Justice	Iustitia	(Verteilungs-)Gerechtigkeit, (Chancen-)Gleichheit

Tab. 69.2 Wertanalyse und Konfliktlösung [15]

Stufenweises Vorgehen	Beschreibung
1. Stufe: Ermittlung des Clinical State of the Art	• Patientendaten, Allgemeinzustand (Soma und Psyche) • Tumorentität, Tumorstadium, Tumortherapie
2. Stufe: Klärung persönlicher Wertvorstellungen	• Moralische und religiöse Überzeugungen • Emotionale Verfasstheit • Persönliche Ziele
3. Stufe: Ethische Reflexion	• Achtung der Patientenautonomie • Wohl des Patienten, Gutes tun, nicht schaden • Ethos und Verantwortung des Arztes • Identifikation und Akzeptanz des ethischen Konflikts • Suche nach gemeinsamen Werten und Unwerten
4. Stufe: Entscheidung und Konfliktlösung	• Ethik der Entscheidung: hermeneutisch, diskursiv-kommunikativ • Konkrete Entscheidung für eine bestimmte Handlungsoption
5. Stufe: Konsolidierung	• Retrospektive Reflexion des Entscheidungswegs • Internalisierung bei den Akteuren • Institutionalisierung des Lösungswegs

Das obige Fallbeispiel wirft einige ethische Fragen auf, mit denen sich der klinisch tätige Hämatologe/ Onkologe häufig konfrontiert sieht. Dem oben dargestellten Konfliktmodell (➤ Tab. 69.2) folgend, liegt der **ethische Konflikt** in diesem Fall im Spannungsfeld zwischen den ethischen Prinzipien der „Achtung der Patientenautonomie" und der „ärztlichen Fürsorgepflicht".

Es geht also um die zentrale Frage nach der richtigen **Balance** zwischen der Selbstbestimmung des Patienten und der Fürsorgepflicht des Arztes: Soll der Arzt dem Patientenwunsch folgen und ihm eine Chemotherapie auch dann verabreichen, wenn er sie für schädlich hält, oder gebietet es ihm seine Fürsorgepflicht, den Patienten vor schädlichen Nebenwirkungen zu schützen? Ist der Patientenwille

Tab. 69.3 Wesentliche Begründungsansätze ethischer Normen

Ethische Norm	Begründungsansatz	Beispiele/Vertreter
Teleologische Ethik	Bewertet eine Handlung von ihrem Ziel/ihrem Ergebnis/ihren Folgen her	Utilitarismus/Mill, Bentham; Konsequentialismus
Deontologische Ethik	Bewertet eine Handlung aufgrund unbedingter Pflichten/ Sollensansprüche	Kategorischer Imperativ/ Kant
Prinzipienethik	Orientiert sich an mehreren im westlichen Kulturkreis konsensfähigen Prinzipien mittlerer Ebene ohne deren Letztbegründung festzulegen (➤ Tab. 69.1)	Prinzipien medizinischer Ethik/Beauchamp und Childress
Tugendethik	Legt den Schwerpunkt auf eine umfassend moralische Haltung: Die moralische Tugend ist ein erworbener Habitus, der zu vernunftmäßigem, gutem Handeln qualifiziert.	Aristoteles, Platon, Thomas von Aquin, MacIntyre

Tab. 69.4 Argumentationsformen der Normenbegründung. Nach [1]

Argumentationsform	Kriterium
Utilitarismus	Maximierung von Nutzensumme/Durchschnittsnutzen für die Betroffenen
Gerechtigkeits- und Diskurstheorien	Gleiche Freiheit und Unverfügbarkeit der Person als Gerechtigkeitsprinzip; daher müssen Normen konsensfähig sein.
Klassisches Naturrecht	Das natural Unbeliebige des Menschseins (anthropologische Grundkonstanten)

immer auch gleich Behandlungsauftrag oder gibt es Grenzen innerhalb des rechtlich Erlaubten, jenseits derer der Arzt dem Willen des Patienten nicht mehr verpflichtet ist? Lässt sich eine Behandlungsverweigerung seitens des Arztes moralisch begründen?

Ferner geht es hier auch um die grundlegendere Frage nach der **Autonomiefähigkeit des Patienten** und der **Verpflichtung zur Wahrhaftigkeit des Arztes:** Ist der Patient über die Risiken der von ihm gewünschten Behandlung aufgeklärt, und begreift er die Tragweite und Folgen seiner Entscheidung? Hat der Arzt die Verpflichtung, dem Patienten die gesamte Aussichtslosigkeit seiner Situation immer wieder vor Augen zu führen, um ihm eine möglichst realistische Lebensplanung für die terminale Phase zu ermöglichen, oder ist die Zerstörung jeder Hoffnung nicht unnötig grausam? Welche Möglichkeiten der vorsorglichen therapeutischen Mitbestimmung gibt es über den Zeitpunkt hinaus, an dem der Patient noch entscheidungsfähig ist?

Und schließlich geht es um die Frage nach dem **richtigen Umgang mit ethischen Konfliktsituationen:** Wenn arzt- und patientenseitige Therapieziele fortbestehend divergieren, soll das therapeutische Verhältnis dann aufgelöst werden? Welche Möglichkeiten der Kommunikation, Verständigung und Konsensbildung gibt es derzeit, und welche wären wünschenswert?

! WICHTIG

Ziel der ethischen Wertanalyse ist es, in einer gemeinsamen Anstrengung nach „höheren" Übereinstimmungen von Handlungszielen zu suchen.

69

Für die Konfliktlösung ist es also erforderlich, Gemeinsamkeiten (gemeinsame Werte) bzw. einen gemeinsamen Bestand zu finden. Dies wiederum gelingt nur durch diskursive **kommunikative Annäherung.** Neben der Identifizierung von gemeinsamen Werten kann die Feststellung von gemeinsamen „Unwerten" die ethische Wertanalyse sehr erleichtern. Die Übereinkunft über gemeinsame „Unwerte" kann in der emotional überladenen Arzt-Patient-Interaktion die für eine Konfliktlösung ganz wesentliche Vertrauensbildung fördern, wenn sozusagen auch die „Gegenseite" daran interessiert ist, dass bestimmte Handlungsoptionen nicht infrage kommen.

Im letzten Schritt der Wertanalyse geht es um die **Konsolidierung** durch eine retrospektive Reflexion der Konfliktsituation, eine Bewertung der erzielten Ergebnisse und schließlich eine Internalisierung und gegebenenfalls Institutionalisierung der gewonnenen Erkenntnisse. Wenn, wie in der beschriebenen Patientengeschichte, die Differenzen bezüglich der richtigen Therapie zwischen den beteiligten Parteien fortbestehen, so gibt es verschiedene Wege zur Verständigung und Konsensbildung, und zwar die psychoonkologische Betreuung, den Meinungsbildungsprozess zum Erstellen einer Patientenverfügung und die klinische Ethikberatung:

- **Psychoonkologische Betreuung:** Diese hilft bei der Krankheitsverarbeitung und der Aufarbeitung der Themen „Hoffnung" und „Ziele". Im genannten Beispiel kann sie die eigentlichen Gründe für den starken Therapiewunsch des Patienten klären und schafft so die Voraussetzungen für eine Verständigung darüber, welche Wünsche realisierbar sind und welche vielleicht sogar durch die Fortsetzung der Therapie gefährdet werden.
- **Erstellen der Patientenverfügung:** Auch der Kommunikationsprozess zum Erstellen und Aktualisieren einer Patientenverfügung kann zur Meinungsbildung bezüglich erwünschter und nicht erwünschter Maßnahmen zur Therapiebegrenzung beitragen.
- **Klinische Ethikberatung:** Als institutionalisierte Form der Konfliktlösung soll ergänzend das Instrument der klinischen Ethikberatung vorgestellt werden. In den Vereinigten Staaten verfügt mittlerweile – akkreditierungsbedingt – beinahe jedes Krankenhaus über ein klinisches Ethikkomitee oder zumindest über eine Struktur, um moralische Fragen im Klinikalltag anzugehen. In Deutschland sind diese Einrichtungen sehr viel dünner gesät. Entsprechend einer Telefonbefragung kommt Kettner auf eine Quote von 6,5% in konfessionellen und 0,5% in nichtkonfessionellen Krankenhäusern; das Gründungstempo nimmt jedoch zu [11].

Aufgaben klinischer Ethikkomitees

Die Institutionalisierung ethischer Beratungsorgane lässt sich als Antwort auf **3 Phänomene** verstehen: zum einen die moralische Unsicherheit, die mit der Beschleunigung des Wissenszuwachses und der damit wachsenden Eingriffstiefe und der Vielzahl der Handlungsmöglichkeiten einhergeht, zum anderen die moralische Diversivität in wertpluralistischen liberalen Demokratien, die sich auch nach Aufklärung moralischer Unsicherheit nicht auflösen lässt. Vor diesem Hintergrund kann drittens die Institutionalisierung ethischer Meinungsbildung als Antwort auf die Herausforderungen an die Integrität der Organisation „Krankenhaus" und ihren Umgang mit moralischer Diversivität verstanden werden. Hieraus leiten sich die **3 Hauptaufträge klinischer Ethikkomitees** ab, die im Folgenden dargelegt sind.

Reduktion moralischer Unsicherheit

Dieser Auftrag verlangt inhaltliche **Hilfestellung zur Meinungsbildung und Beratung** (dürfen wir alles, was wir können?). Er wird von klinischen Ethikkomitees vor allem durch Information und Schulung der eigenen Komiteemitglieder und des Klinikpersonals in moralischen Grenzfragen, aber auch durch die Entwicklung von Leitlinien zu ethisch schwierigen Entscheidungssituationen geleistet (z.B. zur Therapiebegrenzung, zur Hirntodfeststellung und zur Organtransplantation sowie zum Umgang mit Zeugen Jehovas).

Vermittlung zwischen divergierenden Moralauffassungen

Dieser Auftrag verlangt nach einem Prozess, der unterschiedliche Wertüberzeugungen durch eine **ethische Fallberatung** ausbalanciert. Diese kann im Wesentlichen durch einen einzelnen Ethikberater, durch ein großes Komitee oder ein Team erfolgen, das aus einem großen Ethikkomitee rekrutiert wird. „Die Komitees beraten auf Anforderung der Beteiligten, ohne die Verantwortung und Entscheidungsbefugnis der behandelnden Ärzte und anderer Berufsgruppen einzuschränken. Neben der fallbezogenen ethischen Beratung erarbeiten sie Empfehlungen zum Umgang mit wiederkehrenden ethischen Fragestellungen und bieten Fort- und Weiterbildungsveranstaltungen für alle Berufsgruppen im Krankenhaus an" [28]. Die inhaltliche Diskussion der moralischen Fragestellung kann z.B. durch die in ➢ Tabelle 69.2 vorgestellte Wertanalyse geleitet werden.

Legitimierung eines gemeinsamen Vorgehens in moralisch strittigen Fragen

Dieser Auftrag ergeht vor allem an das Krankenhaus als Organisation, der der demokratische Weg der Legitimierung von Richtlinien zu moralischen Fragen nicht offen steht. Damit fällt er in den Bereich der **Organisationsethik** [26]. Er entspringt der Notwendigkeit zur Einigung auf Standards und auf ein einheitliches Vorgehen innerhalb einer Institution und der Rechenschaftspflicht für dieses Vorgehen. Die Mittel, die für dieses Ziel eingesetzt werden, sind die Richt- und Leitlinienentwicklung einerseits und die konsistente Überprüfung von Forschungsvorhaben durch die schon lange etablierten Forschungsethikkomitees andererseits [27].

69.3 Ethik der Fürsorge und Ethik der Autonomie – Paradigmenwechsel im Arzt-Patienten-Verhältnis

Die oben beschriebene **Konfliktsituation** lässt sich zunächst als eine Situation zwischen zwei Auffassungen über das Wesen der Arzt-Patienten-Beziehung beschreiben, nämlich zwischen der paternalistischen, dem Wohl des Patienten verpflichteten und der autonomen, dem Willen des Patienten verpflichteten Auffassung. Im Laufe der letzten Jahrzehnte fand in der Medizin ein deutlicher Wandel im Rollenverständnis der Ärzte in Bezug auf das Arzt-Patienten-Verhältnis statt.

Paternalistisches Arzt-Patienten-Modell

Die traditionelle Medizin war über 2000 Jahre lang von einem paternalistischen Selbstverständnis des

Arztes geprägt. Die Medizin der Antike war eine „Pro-Arzt-Medizin“, in der der Patient ein dem Arzt anvertrautes Objekt war. Es galt ein unbedingter **Gehorsam** des Patienten gegenüber seinem Arzt als eine nicht hinterfragbare Tugend. Im Rahmen dieses paternalistischen Arzt-Patienten-Verhältnisses handelte der Arzt nach bestem Wissen und Gewissen zwar zum Wohle des Patienten, jedoch ohne diesen als eigenständiges Subjekt in den Entscheidungsprozess zu integrieren.

Danach ist der Arzt verpflichtet, sein Wissen und seine professionelle Kunst ausschließlich zum Wohl des Patienten einzusetzen. Worin das **Wohl des Patienten** besteht, ist dabei der eigenen Bewertung des Arztes überlassen. Im Sinne einer so verstandenen Fürsorge entscheidet der Arzt alleinverantwortlich über die Durchführung oder Unterlassung therapeutischer Maßnahmen. Die Beziehung zwischen dem als autoritär bestimmten Arzt und dem als unmündig qualifizierten Patienten war deshalb asymmetrisch, vertikal und paternalistisch.

Emanzipation des Patienten und Begründung der Autonomie

Beruhte die medizinische Kunst zunächst auf Beobachtung und Beschreibung, ohne allzu viel Einfluss auf den Verlauf einer Erkrankung nehmen zu können, so versetzte spätestens die Einführung der kardiopulmonalen Wiederbelebung und der Defibrillation im Jahre 1957 sowie der künstlichen Beatmung und der Dialyse im Jahre 1961 Mediziner in die Lage, das Leben von Patienten zu retten, die vordem gestorben wären. Der nicht hinterfragte Einsatz dieser neuen Techniken unter dem traditionellen Auftrag, Krankheit und vor allem den Tod zu verhindern, führte zunächst in den Vereinigten Staaten zu prominenten Gerichtsprozessen: Gestritten wurde vor allem darüber, wann ein Verzicht auf die neu gewonnenen lebensverlängernden Maßnahmen legitim ist und welche Bedeutung dem patienteneigenen Willen bei dieser Entscheidung zukommt. Die Gerichte in den USA votierten im Fall ethisch schwieriger Entscheidungssituationen für eine **konsensbasierte Meinungsbildung** mit allen beteiligten Parteien. Damit war die Entscheidung nicht mehr nur eine, die den Ärzten oblag.

69

Mit der zunehmenden Emanzipation des Patienten, die durch die Begründung der Bioethik in den 1970er-Jahren in den USA ganz wesentlich unterstützt wurde, hat eine allmähliche, aber bis heute andauernde Verschiebung des traditionellen ärztlichen Paternalismus zu einem mehr **partnerschaftlich ausgerichteten Verhältnis** zwischen Arzt und Patient stattgefunden [23].

! WICHTIG

Das neue, führende moralische Prinzip ist die Selbstbestimmung (Autonomie) des Patienten.

Autonomie meint „Selbstgesetzlichkeit“ (von griechisch „autos“: selbst; „nomos“: Gesetz) und benennt damit ein Wesensmerkmal des Menschen, das sich in Selbstbestimmung manifestiert. Autonomie bedeutet dabei – entgegen einer weit verbreiteten Auffassung – nicht völlige Unabhängigkeit und Beliebigkeit, sondern Verantwortung und Selbstbindung und ist damit die Grundlage von Sittlichkeit. Der Patient, der Behandlungsentscheidungen aktiv mitbestimmt, übernimmt damit auch einen Teil der Verantwortung für deren Folgen.

Wenn Herr K. im oben genannten Fall auf die Durchführung einer Chemotherapie besteht, die nach ärztlicher Einschätzung wahrscheinlich keine Wirkung, aber sicher Nebenwirkungen haben wird, so nimmt er diese Folgen bewusst in Kauf. Das **Selbstbestimmungsrecht** des Patienten steht nach höchstrichterlicher Rechtsprechung höher als das Wohl des Patienten [12].

Inzwischen hat sich die deutsche Ärzteschaft selbst zum Ziel gesetzt, den **Paradigmenwechsel des Arzt-Patienten-Verhältnisses** weg vom medizinischen Paternalismus hin zu einer Teilhabe des Patienten an Behandlungsentscheidungen verantwortlich mitzugestalten und voranzutreiben, mit der Festlegung und Forderung nach der Sicherung der Patientenrechte und der Patientenautonomie durch die Bundesärztekammer.

ÜBERSICHT

Präambel der Grundsätze der Bundesärztekammer zur ärztlichen Sterbebegleitung (Deutsches Ärzteblatt 19;2004)

Aufgabe des Arztes ist es, unter Beachtung des Selbstbestimmungsrechtes des Patienten Leben zu erhalten,

Gesundheit zu schützen und wiederherzustellen sowie Leiden zu lindern und Sterbenden bis zum Tod beizustehen. Die ärztliche Verpflichtung zur Lebenserhaltung besteht daher nicht unter allen Umständen.
So gibt es Situationen, in denen sonst angemessene Diagnostik und Therapieverfahren nicht mehr angezeigt und Begrenzungen geboten sein können. Dann tritt palliativmedizinische Versorgung in den Vordergrund. Die Entscheidung hierzu darf nicht von wirtschaftlichen Erwägungen abhängig gemacht werden.
Unabhängig von anderen Zielen der medizinischen Behandlung hat der Arzt in jedem Fall für eine Basisbetreuung zu sorgen. Dazu gehören u.a.: menschenwürdige Unterbringung, Zuwendung, Körperpflege, Lindern von Schmerzen, Atemnot und Übelkeit sowie Stillen von Hunger und Durst.
Art und Ausmaß einer Behandlung sind gemäß der medizinischen Indikation vom Arzt zu verantworten; dies gilt auch für die künstliche Nahrungs- und Flüssigkeitszufuhr. Er muss dabei den Willen des Patienten beachten. Ein offensichtlicher Sterbevorgang soll nicht durch lebenserhaltende Therapien künstlich in die Länge gezogen werden. Bei seiner Entscheidungsfindung soll der Arzt mit ärztlichen und pflegenden Mitarbeitern einen Konsens suchen. Aktive Sterbehilfe ist unzulässig und mit Strafe bedroht, auch dann, wenn sie auf Verlangen des Patienten geschieht. Die Mitwirkung des Arztes bei der Selbsttötung widerspricht dem ärztlichen Ethos und kann strafbar sein.
Diese Grundsätze können dem Arzt die eigene Verantwortung in der konkreten Situation nicht abnehmen. Alle Entscheidungen müssen individuell erarbeitet werden.

Die **heutige Arzt-Patienten-Beziehung** ist daher mehr symmetrisch, horizontal und partnerschaftlich geprägt.

Bei aller Asymmetrie des Verhältnisses zwischen dem infolge seiner Notlage der Hilfe bedürftigen Patienten und dem aufgrund seiner Kompetenz zur Hilfe befähigten Arzt bedarf alles ärztliche Tun von der Anamnese bis zur Therapie der ausdrücklichen und frei gegebenen **Zustimmung des Patienten.**

! WICHTIG

Autonomie und Fürsorge gehören dabei insofern zusammen, als die Fürsorge des Arztes nur dann auf einem sicheren Fundament steht, wenn sie auf dem Respekt vor der Autonomie, das heißt der prinzipiellen Unverfügbarkeit und Selbstbestimmung des Patienten gründet [3].

Grenzen der Autonomie

In dem mittlerweile als medizinethisches Standardwerk geltenden Buch „The Principles for Biomedical Ethics" führen Beauchamp und Childress die Achtung der Autonomie als eines von 4 leitenden Prinzipien medizinischer Ethik neben Fürsorge, Nicht-Schaden und Gerechtigkeit an [2] (➤ Tab. 69.1). Das „neuere" Autonomieprinzip wurde in den letzten Jahren in medizinethischen Debatten weit in den Vordergrund gestellt. Zunehmend wird jedoch die Forderung laut, das **Autonomieprinzip** nicht losgelöst von den anderen Prinzipien zu behandeln und Autonomieforderungen immer vor dem Kontext der einzelnen Patientengeschichte und -persönlichkeit zu evaluieren. Vor allem in der klinischen Praxis gibt es immer wieder Situationen, welche die theoretisch gegebene „reine" Autonomie und Selbstbestimmung des Patienten in Freiheit einschränken.

Patientenseitige Gründe für eine Einschränkung der Autonomie

Das **Bedürfnis nach aktiver Mitbestimmung** ist bei verschiedenen Patienten sehr variabel ausgeprägt. Neben persönlichen Charakteristika (Alter des Patienten und Entscheidungsgewohnheiten im sonstigen Leben) hängt es von der Art und der Dauer der Erkrankung (akut oder chronisch) ab und verändert sich mit der Schwere der Erkrankung. Eine Vielzahl von Studien kommt zu dem Ergebnis, dass die überwiegende Mehrheit der Patienten über ihre medizinische Situation gut informiert werden möchte, Therapieentscheidungen aber nicht allein, sondern gemeinsam mit dem Arzt treffen will.

Versteht man unter „**Autonomiefähigkeit**", eigene Interessen zu haben und diese aktiv zu vertreten, so zeigt die Studienlage, dass diese Fähigkeit häufig mit der Schwere der Erkrankung abnimmt – einmal weil die Optionen, welche dem Patienten in dieser Situation zur Verfügung stehen, komplex sind und weitreichende Konsequenzen haben, zum anderen weil ihn häufig die körperlichen Symptome der Erkrankung in Anspruch nehmen und erschöpfen. Gerade in dieser Situation geben viele Patienten die Details medizinischer Entscheidungen an den Arzt ab, um ihre Entscheidungsressourcen für die wichtigen persönlichen Dinge zu bewahren [24].

! WICHTIG

Daher bedeutet die Wahrung der Patientenautonomie nicht, dass der Patient dazu verpflichtet wird, maximale Autonomie zu erlangen und sich in jeder Phase seiner Erkrankung als Partner in den Entscheidungsprozess einzubringen, sondern dass das Ausmaß, zu dem er gerne involviert sein möchte, immer wieder neu ermittelt und berücksichtigt wird.

Arztseitige Gründe für eine Einschränkung der Autonomie

Aber auch von ärztlicher Seite kann die Umsetzbarkeit des Patientenwillens an Grenzen stoßen, nämlich dann, wenn die Behandlung nach medizinischem Kenntnisstand aussichtslos ist. Seit Ende der 1980er-Jahre wird, ausgehend von den USA, als zentrales Kriterium für den Behandlungsverzicht die Vergeblichkeit der Behandlung unter dem Begriff „**Futility**" (Sinnlosigkeit, Vergeblichkeit) diskutiert [9]. Während es bei der Debatte zunächst primär darum ging, Patienten vor einer Übertherapie zu schützen, verlagerte sich der Schwerpunkt der Diskussion rasch auf die Einklagbarkeit von medizinisch nicht indizierten bzw. aussichtslosen Behandlungen. Grund für die Diskussion sind die unterschiedlichen Auslegungsmöglichkeiten des Kriteriums „Vergeblichkeit": in einem engen, medizinisch-quantitativen Sinn oder in einem erweiterten, qualitativen Sinn, der besagt, dass mit einer Behandlung zwar noch Organfunktionen erhalten bleiben und das Überleben verlängert werden kann, jedoch ohne akzeptable Lebensqualität.

69

Während die erste, quantitative Auslegung im klinischen Alltag wenig problematisch ist, so ist die zweite, qualitative Auslegung berechtigterweise diskussionsbedürftig [9]. Die Frage nach dem **rechten Verhältnis** von Belastung durch eine machbare Therapie und Akzeptabilität der gewonnenen Lebenszeit in Hinblick auf die Lebensqualität beinhaltet eine Bewertung, die der Arzt nicht ohne Nachfrage für seinen Patienten vornehmen sollte, da seine Bewertung von der des Patienten weit abweichen kann. So sind Tumorpatienten im Vergleich zu Gesunden (Ärzte und Schwestern eingeschlossen) viel eher bereit, intensive Therapien wie Chemotherapie oder Dialysebehandlung auch mit geringer Aussicht auf einen Nutzen auf sich zu nehmen [22].

Ein Aspekt des ethischen Konflikts in obigem Fallbeispiel gründet in der unterschiedlichen Bewertung des **Belastungs-Nutzen-Verhältnisses** der Chemotherapie bzw. Dialysebehandlung von Herrn K. und seinen behandelnden Ärzten: Die Ärzte sind der Meinung, dass eine Fortsetzung der Therapie für den Patienten nur belastende Nebenwirkungen bereithält. Herr K. dagegen ist bereit, für die geringfügige und unwahrscheinliche Chance, dass ein neues Therapieregime doch das Fortschreiten der Erkrankung beeinflussen kann, Nebenwirkungen der Chemotherapie und der Dialysebehandlung in Kauf zu nehmen – sei es für die kleine Hoffnung auf mehr Lebenszeit oder für das Gefühl, aktiv etwas gegen die Krankheit zu tun und nicht einfach nur auf den Tod zu warten.

So wie die Begriffe **„medizinische Indikation"** und **„Vergeblichkeit"** im klinischen Alltag oft gebraucht werden, überlagern sich in ihnen originäre medizinische Einschätzungen mit normativen Einstellungen und pragmatischen Üblichkeiten, die durchaus auch von ökonomischen Überlegungen geprägt sein können.

! WICHTIG

Das Ausloten der patienten- und arztseitigen Grenzbereiche der Autonomie erfordert eine beiderseitige Bereitschaft zu Gespräch und gegenseitigem Respekt vor Bewertungsdifferenzen und stellt damit hohe Anforderungen an die Kommunikation und die Aufklärung des Patienten (➤ auch Kap. 25 und 28).

69.4 Entscheidungen am Lebensende

Eine Untersuchung an der Universität Ulm zeigte, dass ein Großteil der Patienten mit fortgeschrittener Krebserkrankung mit palliativem Therapieziel in Behandlungsentscheidungen einbezogen werden will, was den behandelnden Ärzten jedoch nicht bekannt war [21]. **SUPPORT** (The Study to understand Prognoses and Preferences for Outcomes and Risk of Treatments) ist die umfangreichste Studie, die bislang durchgeführt wurde, um die Vorstellungen und Wünsche schwerkranker Patienten zu beschreiben und zu evaluieren. Sie wurde mit über 9000 Patienten in 4 großen Zentren prospektiv randomisiert durchgeführt.

! WICHTIG

Die Ergebnisse der Studie unterstreichen nachdrücklich, dass die Übertragung der eigenen Wertmaßstäbe auf den Patienten dessen Wünschen nicht gerecht wird.

In dieser Studie lagen Ärzte und Pflegekräfte nur in der Hälfte der Fälle mit ihrer Vermutung über die Wünsche ihrer Patienten in Bezug auf eine Reanimation richtig. Dies führte dazu, dass viele Patienten, die eine Behandlung im Sinne der Symptomkontrolle vorgezogen hätten, noch intensiv behandelt wurden: 56% der betroffenen Menschen erhielten in den letzten 3 Tagen vor ihrem Tod noch mindestens eine lebenserhaltende Maßnahme (Beatmung, Ernährung über Magensonde, Reanimationsversuch) [13]. Eine Interventionsstrategie, in der der Patientenwille erfragt und den behandelnden Ärzten vorgelegt wurde, blieb leider ohne ersichtliche Wirkung. Die Studienleiter resümieren, dass eine lediglich in die Krankenakte eingeheftete **Willenserklärung** des Patienten die Entscheidungen der Ärzte nicht beeinflusst, wenn ihr Vorhandensein und ihre Inhalte im Team nicht kommuniziert werden, selbst wenn die Verfügung sehr spezifische Instruktionen für die Ärzte enthält.

Patientenverfügung als Instrument der Kommunikation

Eine „**Patientenverfügung**" ist die Erklärung eines einsichts- und urteilsfähigen Menschen, die – im Fall der Äußerungsunfähigkeit – in bestimmten Krankheitssituationen Verfügungen zu Art und Umfang medizinischer Behandlung enthält.

In einer Patientenverfügung können grundsätzlich Maßnahmen der „passiven" und der „indirekten Sterbehilfe" gewünscht werden. Das heißt, der Patient kann verfügen, dass sowohl lebenserhaltende Maßnahmen entweder nicht eingeleitet oder abgebrochen als auch schmerz- und andere symptomlindernde Medikamente verabreicht werden sollen, auch wenn damit zu rechnen ist, dass sich diese – als unerwünschte und nicht intendierte Nebenwirkung – lebensverkürzend auswirken könnten. Damit bleibt eine **Kommunikationsbrücke** bestehen, wenn der Patient nicht mehr ansprechbar ist. Die Patientenverfügung ersetzt nicht die fürsorgliche Arzt-Patienten-Beziehung, sondern entspringt einer Ethik des Dialogs, welche die grundlegenden ethischen Prinzipien von Autonomie und Fürsorge respektiert und verwirklicht [17].

Einschränkend sei jedoch auf die immanente **Grenze jeder Vorausverfügung** hingewiesen. Selbst Patienten, bei denen das zum Tod führende Ereignis vorhersehbar ist, bilden hier keine Ausnahme. Als Beispiel sei eine Studie mit Patienten genannt, die an amyotropher Lateralsklerose leiden, die ohne Beeinträchtigung der kognitiven Fähigkeiten zu fortschreitenden Lähmungen und damit zur Ateminsuffizienz führt. Dieser vorhersehbare Verlauf der Erkrankung versetzt den Patienten in die Lage, die Entscheidung bezüglich mechanischer Beatmung bereits vorsorglich zu treffen und in einer Patientenverfügung niederzulegen. Dennoch hatten nur 40% der Patienten überhaupt eine Patientenverfügung. Auf Nachfrage gaben die Patienten an, dass sie zwar eine Grenze im Krankheitsverlauf voraussehen, ab der sie ihre Lebensqualität für inakzeptabel halten; wo diese Grenze verläuft, konnten sie im Vorhinein jedoch nicht konkretisieren. Die Erfahrung mit diesen Patienten zeigt, dass die invasiven Langzeitbeatmungen in bis zu 90% der Fälle als Notfallmaßnahmen begonnen werden [5].

Als **Fazit** für den Umgang mit Patientenverfügungen lässt sich mit Beleites festhalten: „Mit Patientenverfügungen können wir gewissermaßen das Sterben ins Leben zurückholen. Sie helfen uns, im Kreise der Familie, der Angehörigen oder in der Arztpraxis offen über das eigene Sterben zu sprechen und auch darüber, was wir selbst am Ende unseres Lebens wollen oder auch befürchten. Mit einer schriftlichen Niederlegung des Willens ordnet man in der Regel auch seine Gedanken, und das kann für das Finden von Klarheit, Ruhe und auch Gelassenheit sehr hilfreich sein. ... Die Dinge, die uns angesichts des Todes besonders bedeutend sind, können wir anlässlich der Fixierung einer Verfügung und speziell in dem Gespräch über die Verfügung unserer sozialen Umgebung vermitteln. Allein die intensive Beschäftigung mit Patientenverfügungen und besonders die dazugehörigen Gespräche helfen uns, das Tabuthema Sterben wieder ins Leben und in unser soziales Umfeld zu integrieren. Wir können durch Gespräche über Patientenverfügungen sozusagen ein Stück weit sterben lehren und lernen“ [4].

Sterbehilfe: ärztlicher Auftrag am Lebensende?

Gesellschaftlicher Wandel im Umgang mit Sterben und Tod

Seit etwa der 2. Hälfte des 20. Jahrhunderts wird der Sterbeort zunehmend aus dem vertrauten Zuhause in das nächste Krankenhaus verlagert, wo heute mehr als 80% der Menschen versterben. Damit geht die natürliche und kulturell geprägte **Erfahrbarkeit von Sterben und Tod** für die Angehörigen immer mehr verloren. Sterben und Tod werden zunehmend zu einem einsamen und stummen Geschehen. Sterbende empfinden die Abläufe in Krankenhäusern häufig als eine Fremdbestimmung über ihre letzte Lebensphase und damit als Verlust der eigenen Selbstbestimmung, als soziale Isolation und Vereinsamung, schließlich als Verlust ihrer Würde [17]. Der Wunsch nach einem menschenwürdigen Sterben war zu keiner Epoche der Menschheit größer als heute, obwohl oder vielleicht weil wir heute über die beste Medizin verfügen. In Würde zu sterben kann nur durch eine neue Sterbekultur realisiert werden, die Sterben und Tod wieder einen größeren Platz in unserer Sprache einräumt und als eine Gemeinschaftsaufgabe ansieht [15, 16].

In Befragungsstudien nennen unheilbar kranke und sterbende Patienten als Motive für ihren Wunsch nach aktiver Sterbehilfe die Verzweiflung, Hoffnungslosigkeit, Depression und Angst vor der sozialen Isolation sowie die Angst davor, den Angehörigen zur personellen und finanziellen Last zu fallen. Dagegen spielen körperliche Zustände wie Tumorschmerzen oder Funktionseinschränkungen eine nur sekundäre Rolle. Damit konform geht die Feststellung, dass Patienten in palliativen und hospizlichen Einrichtungen, die ärztlich, pflegerisch, psychologisch und menschlich gut betreut sind, nur in den allerseltensten Fällen den Wunsch nach aktiver Sterbehilfe äußern. Analog dazu lässt sich aufseiten der behandelnden Ärzte und Pflegenden feststellen, dass diese umso weniger Maßnahmen der aktiven Sterbehilfe befürworten, je ausgeprägter die palliativmedizinischen Erfahrungen und die Kenntnisse ethischer Prinzipien bei den Befragten sind [14]. Damit wird in sehr eindrucksvoller Weise die **Bedeutung der Palliativmedizin** als Alternative zur aktiven Sterbehilfe dokumentiert. Deshalb müssen die Palliativmedizin und das Hospiz flächendeckend sowie auch Aus-, Fort- und Weiterbildung in Palliativmedizin bei Studierenden, Ärzten und Pflegenden in viel stärkerem Maße gefördert werden.

Tab. 69.5 Statistische Daten zur Sterbehilfe in Holland im zeitlichen Verlauf [17]

Parameter	Untersuchungsjahr/Jahr der Veröffentlichung		
	1990/1991	1995/1996	2001/2003
Anzahl der Sterbefälle insgesamt	128 824	135 675	140 377
Anzahl der ausdrücklichen Bitten um Euthanasie und medizinisch assistierten Suizid	8 900	9 700	9 700
Fälle von Euthanasie (%/absolut)	1,9/2 300	2,3/3 200	2,2/3 500
Fälle von Beihilfe zum Suizid (%/absolut)	0,3/400	0,4/400	0,1/300
Fälle von Tötung ohne Verlangen (%/absolut)	0,8/1 000	0,7/900	0,6/900
Anteil der Meldungen von Euthanasie (%)	18	42	54

Euthanasiepraxis in Holland

Holland hat im Jahre 2002 als erstes Land weltweit die aktive Sterbehilfe (Synonyme: Tötung auf Verlangen, Euthanasie) legalisiert. Euthanasie und Beihilfe zum Suizid können vom Arzt geleistet werden, wenn bestimmte Sorgfaltskriterien wie „aussichtsloser Zustand“ und „freiwilliger Wunsch des Patienten“ vorliegen. Jährlich werden etwa 3500 Patienten aktiv auf ihren Wunsch hin getötet, und etwa 400 Patienten erfahren Beihilfe zur Selbsttötung. Ferner werden etwa 1000 Patienten im Jahr ohne ausdrückliches Verlangen getötet (➤ Tab. 69.5). Viele holländische Bürger fürchten, dass sie gegen bzw. ohne ihren Willen „euthanasiert“ werden. So besitzen mehr als 11.000 Bürger eine sogenannte **CredoCard,** eine Art Patientenverfügung, die für den Fall der eigenen Äußerungsunfähigkeit eine Euthanasie ablehnt. „Wo das Gesetz“, so der Philosoph Robert Spaemann, „es erlaubt und die Sitte es billigt, sich zu töten oder sich töten zu lassen, da hat plötzlich der Alte, der Kranke, der Pflegebedürftige alle Mühen, Kosten und Entbehrungen zu verantworten, die seine Angehörigen, Pfleger und Mitbürger für ihn aufbringen müssen. Nicht Schicksal, Sitte und selbstverständliche Solidarität sind es mehr, die ihnen dieses Opfer abverlangen, sondern der Pflegebedürftige selbst ist es, der sie ihnen auferlegt, da er sie ja leicht davon befreien könnte. Er lässt andere dafür zahlen, dass er zu egoistisch und zu feige ist, den Platz zu räumen. Wer möchte unter solchen Umständen weiterleben? Aus dem Recht zum Selbstmord wird so unvermeidlich eine Pflicht“ [25].

! WICHTIG

Die Legalisierung der Euthanasie und die damit verbundene idealisierte „Freiheit zum Tod“ aufseiten der Euthanasiebefürworter führen zunehmend zu einer Bedrohung des Lebens und damit zu einer „Unfreiheit zum Leben“. Zwangsläufig geraten mehr und mehr Menschen, die trotz psychischer oder organischer Leiden und unheilbarer Krankheit weiterleben oder ihre moribunden Angehörigen am Leben lassen wollen, in einen Rechtfertigungszwang.

Im Resultat hat die medizinische Praxis der Euthanasie zu einem **moralischen Paradox** geführt: Die initial schwache Position des Patienten gegenüber einer überwiegend paternalistisch orientierten Medizin bis in die 1970er-Jahre hinein, die eine Triebfeder der Euthanasiebewegung war, wird weiter geschwächt. Dagegen wird die ursprünglich kritisierte, starke Position des Arztes bzw. die „Übermacht“ der Medizin weiter gestärkt [17].

69.5 Forschungsethik und klinische Studien in der Onkologie

Im Gegensatz zu klinischen Ethikkomitees, die ethische Probleme aus dem Alltag der Behandlung und Pflege von Patienten beraten (➤ Abschnitt 69.2), nehmen die sehr viel länger bestehenden **Ethikkommissionen** zu medizinischen Forschungsvorhaben am Menschen Stellung.

Eine wesentliche Basis für die Fortschritte, die in den vergangenen Jahrzehnten in der Onkologie erzielt wurden, sind **kontrollierte klinische Studien.** Sie sind das zentrale Element einer evidenzbasierten Medizin und definieren therapeutische Standards. In jüngster Zeit werden sie darüber hinaus auch von den Kostenträgern zur Grundlage der Vergütung herangezogen bzw. gefordert.

Randomisierte klinische Studien werden als Goldstandard der klinischen Forschung angesehen, da sie das verlässlichste Instrument sind, um den Zusammenhang zwischen Behandlung und Erfolg zu prüfen. Doch erfordert die Teilnahme eines Patienten an einer klinischen Studie dessen Bereitschaft zur partiellen Aufgabe des Anspruchs auf eine individualisierte Therapiewahl, da der Patient mit seiner Erklärung, an einer Studie teilzunehmen, der studiengerechten Festlegung seiner Therapie nach dem statistischen Zufallsprinzip zustimmt. Eine derartige Vorgehensweise ist nur unter folgenden Voraussetzungen ethisch vertretbar:

- Die miteinander zu vergleichenden Therapieoptionen dürfen sich nicht von vornherein in ihren erwarteten Resultaten unterscheiden oder in ihren Nebenwirkungen substanziell differieren, damit niemand durch die zufällige Zuteilung in eine Behandlungsgruppe benachteiligt wird (Clinical Equipoise: Gleichgewicht, gleiche Wirksamkeit).

- Die Teilnahme des Patienten erfordert eine vollständige Aufklärung über die geplante Studie, die mit ihr verbundenen Risiken und Aussichten sowie alternative Behandlungskonzepte (Informed Consent: Einverständniserklärung).
- Die Teilnahme des Patienten erfolgt freiwillig und kann von ihm jederzeit widerrufen werden (Coercion-free Consent: Einverständnis ohne Zwang).

Dass ein gesetzlicher und institutionalisierter Schutz der Probanden und Patienten vor der Forschung notwendig ist, hat die Vergangenheit gezeigt. Nicht allein die Menschenversuche während des Nationalsozialismus, die in den Nürnberger Prozessen als Verbrechen gegen die Menschlichkeit als Warnhinweis in den Nürnberger Kodex Eingang fanden, sondern eine bis in die Gegenwart reichende Liste von Studien, die die oben genannten 3 Kriterien nicht erfüllen, machen dies deutlich. Prominentes Beispiel aus den Vereinigten Staaten ist die **Tuskegee Syphilis Study (in the untreated Negro Male),** die den natürlichen Verlauf der Syphilis unter der armen schwarzen Bevölkerung in Alabama untersuchen sollte und 1932 begonnen wurde, als es noch keine kurative Behandlungsmöglichkeit gab. Die Studie wurde jedoch fortgesetzt, obwohl Penicillin als kurative Therapie ab Mitte der 1940er Jahre zur Verfügung stand, und wurde erst im Jahre 1972 abgeschlossen. Bis zu 40 Jahre lang wurde den Studienteilnehmern auf diese Weise die wirksame Medikation vorenthalten.

Als Reaktion auf diese und ähnliche Menschenversuche wurde im Jahre 1964 eine Deklaration des Weltärztebundes, die **Deklaration von Helsinki,** verabschiedet („Ethische Grundsätze für die medizinische Forschung am Menschen"). Sie postuliert, dass die Interessen des Individuums nicht denjenigen der Wissenschaft oder der Gesellschaft geopfert werden dürfen („The interests of science and society should never take precedence over the well being of the subject").

Seit den 1970er Jahren erfolgte die Institutionalisierung von unabhängigen **Kontrollinstanzen** zur Prüfung von Studien am Menschen (Forschungsethikkommissionen, Institutional Review Boards). Bevor eine klinische Studie beginnen kann, muss erst das Votum einer unabhängigen Ethikkommission eingeholt werden.

Diese **Ethikkommission** besteht aus Medizinern, Theologen, Juristen und Laien. Die Kommission wägt ab, ob die Studie aus ethischer, medizinischer und rechtlicher Sicht durchführbar ist, und sie analysiert dazu die Daten aus der vorklinischen Phase. In Deutschland gibt es mehr als 50 nach Landesrecht gebildete Ethikkommissionen, teils an Landesärztekammern, teils an medizinischen Fakultäten oder Universitäten, zudem eine zentrale Ethikkommission bei der Bundesärztekammer, die sich um eine Harmonisierung des Begutachtungsprozesses der verschiedenen Ethikkommissionen bemüht.

Ist damit ausreichend vorgebeugt, um Probanden und Patienten vor Schaden zu bewahren, wenn sie an Studien teilnehmen? Mit Blick auf alle 3 Voraussetzungen, unter denen klinische Forschung ethisch vertretbar ist, verbleiben – bezogen auf die Onkologie – die im Folgenden ausgeführten ethisch relevanten Diskussionspunkte [6].

Gleiche Wirksamkeit – Clinical Equipoise

Um auszuschließen, dass andere Faktoren als das Medikament selbst das Ergebnis verursachen, werden in klinischen Phase-III-Studien **2 identische Gruppen** verglichen, von der die eine den neuen Wirkstoff oder das neue Therapieregime und die andere die Standardtherapie erhält.

Zu Beginn ist nicht klar, welcher der beiden Arme dem anderen überlegen ist (Clinical Equipoise). Im Verlauf der Studie wird sich jedoch ein Behandlungsarm als überlegen erweisen. Das Signifikanzniveau, das der Arzt benötigt, um eine Therapie aus seiner Erfahrung als überlegen anzusehen, mag niedriger sein als das statistische Signifikanzniveau, sodass hier ein **ethischer Konflikt** in der Rolle als Arzt und als Studienbetreuer vorprogrammiert ist: Welcher ist der letzte Patient, den der Arzt noch guten Gewissens in eine Studie einschließen kann, wenn sich eine Therapie als wirksamer herausstellt? Zwischenauswertungen der Studien werden den Patienten derzeit nicht verfügbar gemacht; dabei wären diese Informationen für die Entscheidung zur Teilnahme wichtig. Es ist daher auch nicht bekannt, welchen Einfluss das Verfügbarmachen von Zwischenauswertungen auf den Aufklärungsprozess und die Rekrutierungsrate hätte.

Informiertes Einverständnis (Informed Consent)

Die Teilnahme des Patienten erfordert eine **vollständige Aufklärung** über die geplante Studie, die mit ihr verbundenen Risiken und Aussichten sowie über alternative Behandlungskonzepte. Hier steckt der Teufel jedoch wörtlich genommen im Detail: Erste Untersuchungen zur Lesbarkeit und zur Verständlichkeit der Studieninformationen für Patienten von 1978 zeigten, dass diese nur bei 7% der Formulare gegeben waren [8]. Dies hat sich bis heute nicht verbessert. Die Autoren der Folgestudien beanstanden, dass für Patienten mit Hauptschulabschluss nur etwa 1–6% der Studieninformationen verständlich sind und dass die Dokumente in der Tendenz länger, komplizierter und unverständlicher werden [10].

Freiwilligkeit der Studienteilnahme onkologischer Patienten

Phase-I- und -II-Studien dienen der Auswertung der **Pharmakokinetik** und der **Dosistestung.** Sie werden überwiegend an gesunden freiwilligen Probanden durchgeführt. Wenn es sich jedoch um einen vielversprechenden onkologischen Wirkstoff handelt, werden bereits diese frühen Studien an Patienten durchgeführt, da eine solche Studienteilnahme oft die letzte Hoffnung für schwer Betroffene darstellen kann. Wenige Daten liegen zur Motivation der Patienten vor, die an klinischen Phase-I-Studien teilnehmen. Rodenhuis stellte fest, dass die meisten Patienten, die an Phase-I-Studien teilnehmen, im Verlauf der Behandlung die Wirkstofftestung verdrängen und ein tatsächliches therapeutisches Ziel annehmen (Therapeutical Misconception) [20]. Diese Verdrängung wird besonders bei schwerkranken Patienten, die an Phase-I-Studien teilnehmen, problematisch, da der objektive therapeutische Nutzen mit < 5% angegeben wird und gerade bei Toxizitätsuntersuchungen die Nebenwirkungen schwerwiegend sein können.

In der kritischen Diskussion der Anwendung klinischer Forschung ist es daher – neben den rechtlichen Vorgaben durch das Arzneimittelgesetz und die Deklaration von Helsinki – wichtig, die **ethischen Aspekte** individuell zu reflektieren und sich gegebenenfalls gegen eine Behandlung im Rahmen einer klinischen Studie zu entscheiden.

69.6 Fazit

Die ethischen Brennpunkte in der Onkologie nehmen mit dem medizinisch-technischen Fortschritt und den Strukturänderungen im Gesundheitswesen zu. Der praktisch tätige Onkologe befindet sich in einem Spannungsfeld von Verpflichtungen und Erwartungen, die miteinander in Konflikt treten können: Gegenüber dem Patienten ist er zur Fürsorge für die bestmögliche Versorgung unter Achtung der Patientenautonomie verpflichtet, im Auftrag der Wissenschaft zur gewissenhaften Durchführung klinischer Studien, und gegenüber der Gemeinschaft soll er gleichzeitig seiner Verantwortung im Umgang mit knappen Ressourcen gerecht werden. Es gibt keine allgemeinen Richtlinien, die das Handeln des Arztes in diesen Grenzsituationen festlegen. Für die ethische Reflexion müssen Foren, Freiräume und Entscheidungsstrukturen geschaffen werden. Eine ethische Reflexion und eine Standortbestimmung der Ärzteschaft sind Voraussetzungen, um eine Übereinkunft zu den dargestellten ethischen Fragen in der Gesellschaft anzustoßen; sie werden von der Bundesärztekammer z.B. in ihren „Grundsätzen zur ärztlichen Sterbebegleitung" oder der Stellungnahme zur Ethikberatung in der klinischen Medizin verantwortlich mitgestaltet.

Zur Erleichterung ethischer Entscheidungen im onkologischen Alltag ist die Kenntnis ethischer Grundlagen und Prinzipien zwar hilfreich und wünschenswert – Garant für deren Umsetzung ist jedoch der menschlich integre Arzt. Daher wird die Bedeutung der Tugendethik gegenüber der Prinzipienethik in der Persönlichkeitsbildung der Ärzte immer wieder betont [19]. Meister Eckhart (1260–1327) vertrat in der Tradition der Tugendethik im Mittelalter die Auffassung, dass „die Leute ... nicht so sehr darüber nachdenken [sollen], was sie tun sollen, sondern was sie sein sollen. Strebe nicht danach, gut zu handeln, sondern danach, ein guter Mensch zu sein! Das gute Handeln ergibt sich dann von selbst.“

LITERATUR

1. Anzenbacher A: Einführung in die Ethik. Patmos, Düsseldorf (1992)
2. Beauchamp TL, Childress JF: Principles of Biomedical Ethics, 5th ed. Oxford University Press, New York (2001)
3. Beckmann JP: Patientenverfügungen. Autonomie und Selbstbestimmung vor dem Hintergrund eines im Wandel begriffenen Arzt-Patienten-Verhältnisses. Z Med Ethik 44 (1998)143–156
4. Beleites E: Sterbebegleitung und Selbstbestimmungsrecht. In: Schumpelik V (Hrsg.): Klinische Sterbehilfe und Menschenwürde. Ein deutsch-niederländischer Dialog. Herder, Freiburg (2003) 168
5. Burchardi N, Rauprich O, Vollman J: Patientenselbstbestimmung und Patientenverfügungen aus der Sicht von Patienten mit amyotropher Lateralsklerose. EthikMed 1 (2004) 7–24
6. Daugherty CK: Impact of therapeutic research on informed consent and the ethics of clinical trials: a medical oncology perspective. J Clin Oncol 17 (1999) 1601–1617
7. Gillen E: Wie Ethik Moral voranbringt! Beiträge zu Moral und Ethik in Medizin und Pflege. Lit-Verlag, Berlin (2006)
8. Gray BH, Cooke RA, Tannenbaum AS: Research involving human subjects. Science 201 (1978) 1094–1101
9. Joralemon D: Reading futility: reflections on a bioethical concept. Camb Q Healthc Ethics 11 (2002) 127–133
10. Kent G: Shared understandings for informed consent: the relevance of psychological research on the provision of information. Soc Sci Med 43 (1996) 1517–1523
11. Kettner M, May A: Eine systematische Landkarte klinischer Ethikkomitees in Deutschland. Zwischenergebnisse eines Forschungsprojekts. In: Düwell M, Neumann JN (Hrsg.): Wieviel Ethik verträgt die Medizin? Mentis, Paderborn (2005) 235–244
12. Laufs, Uhlenbruck: Handbuch des Arztrechts. CH Beck, München (1992)
13. Lynn J, Teno JM, Phillips RS et al.: Perceptions by family members of the dying experience of older and seriously ill patients. SUPPORT Investigators. Study to Understand Prognoses and Preferences for Outcomes and Risks of Treatments. Ann Intern Med 126 (1997) 97–106
14. Müller-Busch HC, Oduncu FS, Woskanjan S et al.: Attitudes on euthanasia, physician-assisted suicide and terminal sedation – a survey of the members of the German Association for Palliative Medicine. Med Health Care Philos 7 (2004) 333–339
15. Oduncu FS: Ärztliche Sterbehilfe im Spannungsfeld von Medizin, Ethik und Recht. Teil 2: Palliativmedizinische und medizinethische Aspekte. Medizinrecht, Vol. 23, Nr. 9 (2005) 516–524
16. Oduncu FS: Medizin am Ende des Lebens aus der Sicht des Palliativmediziners. Sterben in Würde ist eine Gemeinschaftsaufgabe. MMW Fortschr Med Vol. 148, Nr. 20 (2006) 35–38
17. Oduncu FS: In Würde sterben. Medizinische, ethische und rechtliche Aspekte der Sterbehilfe, Sterbebegleitung und Patientenverfügung. Vanderhoeck & Ruprecht, Göttingen (2007)
18. Oduncu FS, Kimmig R, Hepp H et al.: Cancer in pregnancy: maternal-fetal conflict. J Clin Oncol 3 (2003) 133–146
19. Pellegrino ED: Toward a virtue-based normative ethics for the health professions. Kennedy Inst Ethics J 5 (1995) 253–277
20. Rodenhuis S, van den Heuvel WJ, Annyas AA et al.: Patient motivation and informed consent in a phase I study of an anticancer agent. Eur J Cancer Clin Oncol 20 (1984) 457–462
21. Rothenbacher D, Lutz MP, Porzsolt F: Treatment decisions in palliative cancer care: patients' preferences for involvement and doctors' knowledge about it. Eur J Cancer 33 (1997) 1184–1189
22. Sahm S, Will R, Hommel G: What are cancer patients' preferences about treatment at the end of life, and who should start talking about it? A comparison with healthy people and medical staff. Support Care Cancer 13 (2005) 206–214
23. Schneider CE: The Practice of Autonomy – Patients, Doctors, and Medical Decisions. Oxford University Press, New York (1998)
24. Schneider CE: The reluctant patient: Can abjuring autonomy make sense? In: Schneider CE (eds.): The practice of Autonomy – Patients, Doctors, and Medical Decisions. Oxford University Press, New York (1998) 75–99
25. Spaemann R: Es gibt kein gutes Töten. In: Spaemann R, Fuchs T (Hrsg.): Töten oder sterben lassen? Worum es in der Euthanasiedebatte geht. Herder, Freiburg (1997) 12–30
26. Winkler EC: Organisatorische Ethik – ein erweiterter Auftrag für klinische Ethikkomitees? In: Düwell M, Neumann JL (Hrsg.): Wieviel Ethik verträgt die Medizin? Mentis, Paderborn (2004)
27. Winkler EC: The ethics of policy writing: how hospitals should deal with moral disagreement about controversial medical practices. J Med Ethics 31 (2005) 559–566
28. Zentrale Ethikkomission: Stellungnahme der Zentralen Kommission zur Wahrung ethischer Grundsätze in der Medizin und ihren Grenzgebieten bei der Bundesärztekammer zur Ethikberatung in der klinischen Medizin. Dtsch Ärztebl 103, Heft 24 (2006) 1703–1707

XII Abschließende Zusammenfassung

KAPITEL 70

Peter Frör

Spirituelle Herausforderungen angesichts extremer Lebenssituationen

70.1 Einführung

Die folgenden Überlegungen gründen auf Erfahrungen, die ich in den Jahren 1986–2005 als Seelsorger auf einer Station für Knochenmarktransplantationen im Klinikum der LMU München-Großhadern gemacht habe. Zugleich sind sie der Versuch, das Geschehen zwischen Patienten mit einer lebensbedrohlichen onkologischen Erkrankung und denen, die durch ihren Beruf dafür da sind, sie zu behandeln und zu begleiten, in seiner Dynamik zu reflektieren.

In den Blick kommt dabei die im umfassenden Sinn **geistliche Aufgabe,** zu der alle, die diesem Grenzbereich menschlichen Lebens begegnen und in diesem tätig sind, herausgefordert sind.

70.2 Ausgangsposition

Seit knapp 3 Jahrzehnten besteht die Möglichkeit, bei einer malignen Erkrankung des Blutes anstelle einer sonst nur reaktiven Behandlung eine **Knochenmarktransplantation (KMT)** anzubieten und durchzuführen. Dadurch ist die Komplexität der medizinischen Möglichkeiten und der mit ihnen verbundenen therapeutischen Entscheidungen dramatisch gewachsen. Ging es bis dahin vor allem darum, den Krankheitsverlauf aufzuhalten oder wenigstens zu verlangsamen, so ist jetzt die Möglichkeit geboten, bei einer zunehmenden Zahl von Krankheitsbildern die Patienten vor die Wahl zu stellen: Entweder können sie ohne KMT mit einer ungewissen Lebensdauer weiterleben, den sicheren Tod vor Augen. Oder sie können in diese risikoreiche Behandlung einwilligen, die die Chance bietet, dass die Krankheit von Grund auf beseitigt ist, aber auch die reale Gefahr birgt, diese schwierige Behandlung nicht zu überleben oder an ihren Folgen lebenslang zu leiden und daran zu sterben.

Die **Situation des betroffenen Patienten** ist also die, dass er sich bei Ablehnung der KMT einem fortschreitenden Krankheitsverlauf und einer zeitlich sehr begrenzten Lebenserwartung ausgesetzt sieht. Die Möglichkeit, sich jetzt für eine KMT zu entscheiden, mobilisiert demgegenüber alle Kräfte. Sie ist ein Appell an die eigene Motivation und den eigenen Lebenswillen, genauso wie ein Appell an den verantwortlichen Arzt, sein Wissen und Können für einen risikoreichen unbekannten Weg lebensrettend zur Verfügung zu stellen. Wenn auch in vielen anderen Arzt-Patienten-Situationen Allmachtserwartungen auf die verantwortlichen Ärzte übertragen werden, so ist dies jetzt in ungleich verstärktem Maße der Fall.

70.3 Arzt-Patienten-Beziehung

Wird ein **Kontrakt für eine KMT** geschlossen, so konzentriert sich dieser zunächst auf die Bereitschaft des Patienten zu dieser Behandlung und auf die Bereitschaft des Arztes, diese Behandlung nach bestem Wissen und Können durchzuführen.

Das notwendige **gegenseitige Vertrauen** geht aber weit über eine solche Formalität hinaus. Es schließt elementare Lebensfragen ein und spart die Tragweite der getroffenen Entscheidung nicht aus. Es wird also tatsächlich – ausgesprochen oder unausgesprochen – zwischen Arzt und Patient bei der Kontraktfindung über Fragen verhandelt, die weit über das Formale hinausführen: „Wir lassen uns gemeinsam auf einen Weg ein, auf dem wir es miteinander intensiv zu tun haben werden. Leben und Überleben des einen von uns hängt davon ab, ob der andere seine Arbeit hervorragend macht. Wir sind von jetzt an aufeinander angewiesen. Aber Leben und Überleben ist damit noch lange nicht garantiert. Vielleicht kann der eine von uns das ganze Ausmaß seiner Entscheidung jetzt gar nicht absehen. Und vielleicht will der andere von uns gar nicht so genau wissen, wo er die Dinge nicht unter Kontrolle hat. Um anzufangen, brauchen wir aber diese Ausgangsposition und dieses gegenseitige Vertrauen, dass es gelingen kann."

Ich erinnere mich gut, wie ein Patient, der die KMT überstanden hat, immer wieder von diesem Anfang erzählte. Professor Dr. Jochem Kolb, der Leiter der KMT-Abteilung und letztlich der verantwortliche Arzt, habe in folgender Weise mit ihm gesprochen: „Ihre Krankheit ist so schwer, dass eine Behandlung eigentlich aussichtslos ist. Aber gemeinsam können wir es schaffen." Das hat ihn überzeugt und einwilligen lassen.

Spätestens mit Beginn der Behandlung – oder günstiger schon im Vorfeld – kommt also in den Blick, dass es auf dem **gemeinsamen Weg** nicht nur um die Behandlung und Begleitung einer körperlichen Erkrankung geht. Auch wenn das Körperliche in jeder Hinsicht absoluten Vorrang hat und behält, beginnt mit der Einleitung der KMT ein viel umfassenderer Prozess. So gibt es an manchen Kliniken, an denen KMT durchgeführt werden, inzwischen ein Angebot von differenzierten Informations- und Vorbereitungsseminaren für Betroffene und Angehörige. Zu wissen, was auf mich zukommt, kann Angst wegnehmen. Allerdings sind Informationen im Vorfeld niemals eine Vorwegnahme dessen, was letztendlich der eigene Weg sein wird.

70.4 Spezielle Situation der Patienten bei Knochenmarktransplantation

Die Patienten kommen – Symbol für die Alltagswelt, in der sie bisher als Gesunde und inzwischen Erkrankte zuhause sind – buchstäblich auf eigenen Füßen zu ihrer Aufnahme auf die Station; sie tragen selbst ihr Gepäck, sie sind häufig in einem relativ guten körperlichen Zustand. Dann werden sie auf einer speziell für diese Behandlung ausgestatteten Station aufgenommen. Die Zimmer sind isoliert; man bekommt Zugang nur durch eine Schleuse. Für die Dauer der Behandlung tragen sie jetzt klinikeigene sterile Kleidung. Jeder, der von nun an Zutritt will, muss sich einem Ritual des Umkleidens unterziehen. Die Betroffenen dürfen nicht mehr dem alltäglichen Leben mit seinen Gefährdungen ausgesetzt werden. Nach Abschluss der entsprechenden Voruntersuchungen wird damit begonnen, durch Bestrahlung und/oder Chemotherapie das **blutbildende System** und damit die Immunabwehr – etwas, was zum Persönlichsten und Intimsten des Menschen gehört – herunterzufahren, und das bei vollem Bewusstsein. Zugleich wird jederzeit erwartet, dass die Patienten dieser Behandlung hochmotiviert gegenüberstehen. Und dasselbe erwarten sie auch von sich selbst.

Schon bei der Mitteilung der Diagnose sind die Patienten mit einer anderen als der normalen Alltagswelt konfrontiert worden. Dieser Prozess setzt sich jetzt fort. Dieses Erleben ist als **„Sturz aus der normalen Wirklichkeit"** bezeichnet worden. Es bedeutet ein unfreiwilliges Überschreiten der Konsenswirklichkeit und ein Gestoßensein in eine unbekannte Welt, die sich der Kontrolle entzieht, dafür aber mit einer anderen, in gewisser Weise ungleich härteren Realität in Berührung bringt. Stichworte dazu:

- Bewusstwerden der begrenzten Lebenszeit
- Bewusstwerden der Tragweite der notwendigen Entscheidungen über den einzuschlagenden Weg
- Angewiesensein und Abhängigkeit von anderen
- Begegnung mit der unmittelbaren Existenz.

Diese Realität ist in der Regel angstbesetzt. Sie ist eine heftige **Konfrontation mit der eigenen Ohnmacht,** weil es unmöglich ist, das Leben jetzt unter Kontrolle zu haben. Entsprechend heftig ist die Begegnung mit den bisher unbekannten Seiten des eigenen Selbst. Konnte in gesunden Tagen – wenn auch immer nur begrenzt – verdrängt werden, was Leben jenseits der Sicherheit des Alltags bedeutet, so ist die Begegnung mit dem Ausgeliefertsein und der Ungewissheit über die eigene Zukunft jetzt unmittelbar. Sie bringt mit den unerledigten Lebensfragen und den bisherigen Lebenslügen und Lebensträumen in Berührung. Sie kann hervorholen, was an Ressourcen der Lebensbewältigung bisher brachgelegen hat. Sie kann aber auch überfordern und zerstören.

Ich habe erfahren, dass die Betroffenen darauf ganz unterschiedlich reagiert haben. Hat der eine in minutiöser Weise mit Tabellen tagebuchartig seine Behandlung aufgezeichnet und festgehalten, so hat ein anderer peinlich darauf geachtet, zu seiner Behandlung möglichst keine Fragen zu stellen, weil es ihn belastet hätte, zu viel zu wissen, was er gar nicht wollte.

Eine **„Faustregel"** hat sich immer wieder bewahrheitet: Am besten ist es, wenn der Umgang mit der verschärften Situation in Beziehung oder sogar im Einklang zu der Person steht, die dieser Mensch sonst auch und schon immer war. Ein angepasstes Verhalten („Was erwarten die anderen von mir?"; „Ich möchte doch höflich sein und kann die anderen nicht mit meinen Anliegen belasten") hat sich als eher schädlich, das heißt energieverschwendend ausgewirkt.

! WICHTIG

Auf einen einfachen Nenner gebracht: Mit Höflichkeit und Rücksichtnahme – auch wenn diese sonst zum Lebenskonzept eines Menschen gehört haben und er sich nie etwas anderes hat vorstellen können – kann man in dieser Situation nichts ausrichten.

70.5 An der Grenze des Lebens

Es beginnt jetzt ein **Leben an der Grenze.** In dieser Weise krank zu sein, bedeutet, bei vollem Bewusstsein mit den eigenen Möglichkeiten in vielerlei Hinsicht außer Kraft gesetzt zu sein. Das ist unmittelbar am eigenen körperlichen Zustand zu spüren und macht die damit verbundene psychische und geistige Auseinandersetzung unumgänglich. Die Versorgung mit Nahrung und mit den lebenserhaltenden Medikamenten geschieht jetzt weitgehend auf künstlichem Weg über Infusionen. Die täglichen Verrichtungen gelingen nur noch mit Hilfe von Pflegenden oder Angehörigen. Die Möglichkeit, den Raum zu verlassen oder nur das Fenster zu öffnen, ist auf unabsehbare Zeit nicht gegeben. Die Begegnung mit den eigenen Gefühlen ist in ungewohnter Weise heftig. Wenn sich Komplikationen einstellen, was stündlich geschehen kann und häufig geschieht, wird die Situation noch brisanter.

Die Betroffenen sind so in einer Situation, die die Menschheit auf ihrem Weg durch die Evolution nicht gelernt hat und die keiner vorher hat einüben können: bei klarem Verstand und Bewusstsein der eigenen Schwäche so völlig ausgeliefert zu sein, bei gleichzeitiger Anforderung, in höchstem Maß konzentriert und motiviert die vorgeschlagene Behandlung aktiv zu unterstützen. Damit sind alle gefordert, denen die gemeinsame Aufgabe anvertraut ist, Kranke durch diese Phase zu begleiten und das Ziel im Auge zu behalten, nach Möglichkeit eine **Überwindung der Erkrankung** zu ermöglichen.

Auch wenn Ärzte, Pflegende und die anderen Mitarbeitenden weiterhin auf die Begleitung des körperlichen Prozesses die größte Aufmerksamkeit zu richten haben, werden sie spätestens jetzt vor die Frage gestellt sein, ob und wie sie ihre **Behandlungsverantwortung** wahrnehmen werden, die die Ebene der Sachlichkeit überschreitet und von ihnen personale, kommunikative und geistige Präsenz verlangt.

70.6 Kriterien der Behandlungsverantwortung

Was heißt es jetzt, verlässlich und glaubwürdig zu sein und zu handeln? Wie kann sich jetzt das **Behandlungskonzept,** auf das sich der Kranke eingelassen hat, als verlässlich und glaubwürdig erweisen? Wie werden die Verantwortlichen mit dem Kranken sprechen, wenn sie schlechte Nachrichten bringen müssen? Was können sie dazu beitragen, dass die Hoffnung lebendig bleibt? Wie werden sie reagieren, wenn Fragen kommen, die den Sinn des Ganzen betreffen? Wie werden sie sich verhalten, wenn für den Patienten seine eigene Ohnmacht – und letztlich auch die ihre – unmittelbar erlebbar wird? Was werden sie dann anzubieten haben?

Es ist evident: Der Kranke ist nicht nur Körper. Er wird mit seinem Ich, seiner Geschichte, seinen Gefühlen, seinem Lebenswillen und seiner Verzweiflung, seinen Lebenseinstellungen und Prägungen sichtbar. Er ist als **Person** präsent. Dazu kommt: Eine unmotivierte und passive Haltung wäre lebensgefährlich, eine noch so hohe Motivation würde aber vielleicht auch nicht ausreichen. Wie motiviere ich einen Menschen, eine solche Situation zu ertragen, durchzustehen, auszuhalten, die ihm – vor allem bei nicht selten vorkommendem kompliziertem Verlauf – unerträglich und nicht länger lebenswert erscheint?

Hier greifen körperliche Prozesse und ihre seelische Verarbeitung unmittelbar ineinander. Es entstehen enge **Wechselwirkungen,** die sich gegenseitig durchdringen und so den gesamten weiteren Verlauf beeinflussen. Wenn sonst auf eher philosophischer Ebene vom Menschen als einem „Leib-Seele-Wesen" gesprochen wird – hier ist der Zusammenhang unmittelbar evident.

70.7 Biographie und Aktualsituation

Unbewusst, schleichend und verborgen haben sich schon jahrelang vor Ausbruch der Erkrankung **Einflüsse und Lebenshaltungen** ausgewirkt, die jetzt in das Blickfeld geraten. Sie können sogar – auch wenn man hier vorsichtig zu sein hat – in unmittelbarem Zusammenhang mit der Erkrankung und ihrem Auftreten stehen, und sie harren spätestens jetzt – zu einem drängenden, wenn auch höchst „ungünstigen" Zeitpunkt – der Beantwortung:

- Woher kommen meine Lebenskraft und meine Lebensenergie?
- Was macht meine Identität, mein Ich aus?
- Wie schütze ich mich vor Übergriffen, schädigenden Beziehungen und Lebenseinstellungen?
- Wie finde ich Zugang zu meiner lebenserhaltenden Tiefe?

In dieses „Gewebe" sind die Betroffenen jetzt unmittelbar hineingenommen, und die Menschen, die mit ihnen arbeiten, sind es auch.

Es ist ein Spannungsfeld, in dem **Allmachtserwartungen** und **Ohnmachtserfahrungen** eine wesentliche Rolle spielen. Die körperliche Situation wird als Ohnmacht erfahren; umso stärker und elementarer greift die Ausrichtung auf diejenigen, die jetzt „Macht" haben, Wissen besitzen und Entscheidungen treffen können. Prägungen, die auf die frühkindliche Entwicklung zurückgehen, werden jetzt unmittelbar aktualisiert und beginnen, auf lebensförderliche oder lebensfeindliche Weise zu wirken.

70.8 Chance für einen lebendigen Lernprozess

Die Chance, die sich aus der Situation ergibt, besteht darin, dass diese zur Gelegenheit und Notwendigkeit wird, sich mit der **Realität** – und zwar in einer tieferen Weise, als es in der Alltagswelt möglich und nötig ist – auseinanderzusetzen. Das heißt nichts anderes als: zu lernen. Die Bereitschaft, sich als Lernender neu dem Leben zu stellen, weist einen Weg aus Ohnmacht und Allmachtsphantasie:

- Ohnmacht: „Ich mit meiner kleinen Kraft kann hier doch nichts ausrichten."
- Allmachtsphantasie: „Eigentlich müsste ich etwas in der Hand haben, was die Situation von Grund auf zum Guten verändert."
- Lernen: „Was kann ich hier erleben? Was davon habe ich noch nie zuvor erfahren? Auf welchen Weg führt mich dieser Mensch mit seinen besonderen Fragen? Was ist es, was er jetzt von mir braucht? Wo liegen bei mir Möglichkeiten, an die ich bisher nie gedacht habe?"

Als Seelsorger in diesem Feld hat mich jahrelang die Frage beschäftigt, wie ich von der üblichen „wissenden" und „handlungsorientierten" Haltung, die hier nur begrenzt etwas bewirken kann, zu einer **lernenden und forschenden Haltung** gelangen kann, auch gegenüber der eigenen Ohnmacht. Ich halte die Bereitschaft, sich darauf mutig einzulassen und darin vertrauensvoll zu sein, für ein im eigentlichen Wortsinn umfassend spirituelles Geschehen. Das gilt für die Betroffenen, für alle Mitarbeitenden, für die Zusammenarbeit im Team und für mich selbst.

70.9 Bedeutung der familiären Beziehungen

Doch zuvor geht der Blick noch zu einem weiteren, in dieser Lebenssituation an der Grenze eminent wichtigen Aspekt: Welche Gestalt haben die Beziehungen, vor allem zu den oder dem engsten Angehörigen? Gibt es jetzt jemanden, der für mich da ist, bei dem ich so sein kann wie ich bin, vor dem ich mich nicht verstecken und verstellen muss? In der absoluten Situation der Ohnmacht trägt, christlich gesprochen, die **Liebe** allein.

In der Seelsorge an diesem Ort ist mir kaum etwas eindrücklicher geworden als die Bedeutung der Beziehungen für die, die hier um ihr Leben kämpfen. Hier zeigt sich das **Familiensystem** von seiner kraftvollen und lebensförderlichen Seite. Es kann aber genauso in seiner problematischen und belastenden Hinsicht zutage treten. Beide Male scheint das Überleben mit davon abzuhängen, was jetzt in den Beziehungen geschieht. Zwei solche Erfahrungen im Zusammenhang von Beziehung und Überleben möchte ich ausführen.

FALLBEISPIEL

Ein junger Mann hat vor Beginn seiner KMT ein Jahr lang mit psychotherapeutischer Hilfe herausgearbeitet, wer ihn während der Behandlungszeit besuchen dürfte. Er hat das Kriterium angelegt: Wer wird mir gut tun und mir etwas geben können? Es sind 5 Menschen übrig geblieben. Seine besorgten Eltern waren nicht dabei.
Er hat damit auf kritische und autonome Weise sein bestehendes Familiensystem daraufhin überprüft, wer jetzt für ihn da sein kann und darf, hat so neue Maßstäbe gesetzt, hat ein Tabu (den Eltern, die doch alles für ihren Sohn tun wollen, in dieser Situation Schmerz und Kränkung zuzufügen) gebrochen und um seines Überlebens willen sich in seinem Familiensystem neu positioniert.

FALLBEISPIEL

Eine Frau erzählt immer wieder, wie gut es ihr in ihrer seit 30 Jahren dauernden Ehe mit ihrem Mann gehe. Das Wissen darum gibt ihr große Kraft. Jetzt stellt sich während der kritischen Zeit auf der Station heraus, dass der Ehemann immer seltener zu Besuch kommt, mit seiner schwerkranken Frau wenig anfangen kann und für sie keine Hilfe, sondern eher eine Anstrengung ist. Eine Zeit lang kann die Patientin die Vorstellung von ihrer guten Ehe aufrechterhalten, bis sie immer stiller und schließlich depressiv wird. Sie ist immer weniger motiviert, hinter dem zu stehen, was die Behandlung täglich von ihr abverlangt. Schließlich gibt sie sich auf. Sie übersteht die KMT nicht.
Hier scheint der Zusammenhang evident: Nicht die körperlichen Bedingungen allein waren für den weiteren Verlauf maßgebend, sondern ihr Lebenswille, der entscheidend davon abhing, wie ihr Partner sich zu ihr stellte.

Die Sorge mindestens eines Familienmitglieds, welches existenziell am Überleben seines Angehörigen interessiert ist und das auch zeigt, ist für die Betroffenen von lebensrettender Kraft. Umgekehrt scheint die Sorge, wie es mit der Familie weitergeht, bei vielen eine stärkere Motivation zu sein als die Sorge um das eigene Weiterleben. Die Beziehung ist wechselseitig. Die Brisanz wird deutlich, wenn ich mir Folgendes vor Augen halte: Der Patient hat nur dieses **Familiensystem** und kein anderes. Mit ihm muss er leben und überleben. Als soziales Wesen ist er darauf angewiesen. Er erlebt jetzt seine Wahrheit auf neue, überraschende und erschreckende Weise – wird es zum Überleben helfen oder werden sich unlösbare, ein weiteres Leben unmöglich machende Verstrickungen herausstellen?

Die Erfahrungen mit von der KMT Betroffenen innerhalb ihrer Familiensysteme laden ein zu einer noch kaum geleisteten Forschung über die Bedeutung von familiären Bindungen und Beziehungen, ihren kommunikativen Verstrickungen und ihrer tragenden Rolle bei dieser Behandlung.

70.10 Spirituelle Dimension

Wo **Ohnmacht** allgegenwärtig ist, stellt sich die Frage, ob sie überhand nehmen soll oder ob sie zu einer Aufforderung wird, den Schritt darüber hinaus zu wagen, sie zu „transzendieren", sich in ihr und über sie hinaus neu zu positionieren. Eine Antwort auf die Situation der Ohnmacht ist es, nach der Quelle zu fragen, die darüber hinaus wirkt und trägt.

Ohnmacht kann lähmen, sie kann verdrängt und überspielt werden, sie kann aber genauso gut dazu anleiten, darüber hinaus zu gehen – nicht um ihr auszuweichen, sondern um die Kraft zu finden, darin tätig zu bleiben. Sie kann dazu verhelfen, die ei-

70

genen Allmachtsphantasien zu verabschieden, die Bedeutung der eigenen Aufgabe, Rolle und Person zu relativieren und diese so umso konturierter erkennbar und wahrnehmbar zu machen. Ohnmacht, wenn ich nicht vor ihr erschrecke, kann meine Wahrnehmungs- und Beziehungsfähigkeit stärken, wenn ich den Patienten mit seinem unverwechselbaren Weg zu sehen und einzubinden lerne, und sie kann mir und ihm zu einer **spirituellen Grundhaltung** verhelfen. Das bedeutet in der Sprache glaubender Menschen und in der christlichen Tradition:

- Gott in allem, was geschieht, wirken sehen
- sich auf ihn ausrichten
- mit ihm rechnen
- von ihm Hilfe erwarten und erbitten
- ihm mit dem eigenen Leben dienen
- Hingabe üben

Auch wenn Menschen in dieser Situation keinen ihnen bewussten und unmittelbaren Bezug zu der **„Macht, größer als sie selbst"** haben, oder wenn die eigenen Vorstellungen darüber diffus und nebulös sind, ist die Frage lebensentscheidend, was jetzt im Letzten trägt und hält. (Von der „Macht, größer als wir selbst, die uns unsere geistige Gesundheit wiedergeben kann", spricht das 12-Schritte-Programm der weltweit tätigen Vereinigung der Anonymen Alkoholiker in seinem zweiten Schritt, nachdem im ersten Schritt die eigene Ohnmacht zugegeben worden ist: „Wir gaben zu, dass wir dem Alkohol gegenüber machtlos sind und unser Leben nicht mehr meistern konnten.")

Diese unter Umständen verborgenen **Quellen** aufzuspüren, sie zu benennen und ins Spiel zu bringen, um sie zu stärken, ist nicht nur eine unentbehrliche Hilfe, sondern die adäquate Antwort auf die herausfordernde Lebenssituation. Manchmal liegen diese Quellen auf eindrucksvolle Weise offen. So hat mir ein Patient in der Mitte seiner durchaus kritisch verlaufenden KMT seine aktuelle Lebens- und Glaubenshaltung so beschrieben: „Wie es mit mir weitergeht, ob ich das überlebe und was aus mir wird, darüber mache ich mir keine Gedanken. Das habe ich sowieso nicht in der Hand. Dafür ist ein anderer, mein Vater im Himmel, zuständig. So bleibt mir gerade genug Kraft und Energie, mich auf das zu konzentrieren, was meine Sache ist: nämlich, wie ich die nächste Stunde überstehen soll."

Das Team des Ökumenischen Seelsorgezentrums am Klinikum Großhadern hat im Oktober 2005 der klinikinternen Öffentlichkeit sein Selbstverständnis und Konzept vorgestellt und darin **„Spiritualität"** so beschrieben: „Unter ‚Spiritualität' verstehen wir die lebendige Beziehung eines Menschen zu dem, was sein Leben trägt, kräftigt und erfreut. Spiritualität ist vergleichbar der lebendigen Bewegung von Ein- und Ausatmen. In der jüdisch-christlichen Tradition ist der Atem Gottes (ruach, pneuma, Heiliger Geist) jene Kraft, die dem Menschen Leben in einem umfassenden Sinn schenkt. In Zeiten von Belastung, Krise und Krankheit gerät oftmals nicht nur der körperliche Atem und damit der Lebensfluss eines Menschen ins Stocken, sondern auch der spirituelle. Als Seelsorger wollen wir den Menschen helfen, den Atem der eigenen Spiritualität wieder ins Fließen zu bringen, damit sie unter veränderten Bedingungen leben können" (Ökumenisches Seelsorgezentrum am Klinikum der Universität München-Großhadern: Selbstverständnis und Konzept; abrufbar als PDF-Dateien unter www.klinikseelsorge-lmu.de/images/stories/seelsorgekonzept_gh.pdf).

Ein guter Wegweiser, den Quellen des Glaubens auf die Spur zu kommen, ist dabei für Betroffene wie Begleitende eine unmittelbare **Neugier,** was Leben an der Grenze ausmacht und was dem Leben an der Grenze entspricht und ihm dient. Wo sonst als dort, wo das Leben unmittelbar auf dem Spiel steht, ist seine Kraftquelle zu erfahren und zu erleben? Glauben und was an Wahrheit und Kraft in ihm enthalten ist, müssen etwas damit zu tun haben, was für Menschen in der extremen Ausnahmesituation wichtig ist, was für sie zählt, was das Leben-Wollen und Überleben befördert. Es muss sich als stärker erweisen als alles, was sich dabei als hinderlich herausstellt.

Man müsste meinen, dass in ihrer **Religiosität** und **Frömmigkeit** gegründete Menschen jetzt auf das zurückgreifen, was sie auch sonst in ihrem Glauben bestärkt hat: dass sie sich Gebet und Segen wünschen, dass sie sich über die Übertragung des Klinikgottesdienstes in ihr Krankenzimmer freuen, dass sie regelmäßig die Kommunion empfangen wollen. Manchmal trifft das auch zu – was bisher religiöse Praxis war, trägt auch jetzt, vielmehr es erweist jetzt erst wirklich seine Kraft. Oft aber geschieht genau das Gegenteil: Das mitgebrachte Gebetbuch bleibt unbenutzt in der Schublade, der Versuch, selbst zu beten, gelingt nicht, ja erscheint geradezu absurd.

Es ist, als würden jetzt viel unmittelbarere **Gotteserfahrungen** gemacht, auch wenn die Betreffenden dies nicht unbedingt so nennen würden. Jetzt ist der Allmächtige so da, wie er ist: bedrohlich und zugewandt, gefährlich und lebensrettend, fremd und ganz nah. Leben an der Grenze begegnet dem Ursprung des Lebens – und erfordert eine Antwort, die trägt.

Ich erinnere mich an einen jungen Patienten, der schon mehr als 100 Tage in Behandlung war und dessen Erfolgsaussichten auch nach dieser langen Zeit sehr gering waren. Er hat seine Erfahrung so zusammengefasst: „Was man in der Kirche über Glauben gelernt hat und was Glauben wirklich ist, das sind 2 Paar Stiefel.“ Er hat damit zum Ausdruck gebracht, wie unabhängig von seiner gelernten und bisher praktizierten Religiosität die **göttliche Wirklichkeit** jetzt für ihn Realität ist und nach einer Antwort verlangt. Gleichzeitig hat er darauf verwiesen, dass das, was „Glauben wirklich ist“, jetzt von entscheidender und umfassender Bedeutung geworden ist. Das steril abgeschirmte Isolierzimmer ist also zugleich ein Ort von hoher spiritueller Dichte.

Spirituell ist dieser Prozess für die Betroffenen (und ihre Angehörigen), weil es für sie um alles geht und weil sich in den überraschenden Verschränkungen, gerade in den Erfahrungen der Ohnmacht und der Abgründe, **wesentliches Leben** zeigt. Spirituell herausgefordert sind aber auch alle anderen Beteiligten und Mitarbeitenden, vom leitenden Arzt bis zur Stationshilfe. Denn sie erfahren, dass es nicht nur um die Erledigung ihrer täglichen Routine geht, sondern dass hier ein Mensch auf dem Spiel steht, der um sein Leben ringt, mit einer unverwechselbaren Persönlichkeit und dem dazugehörigen Lebenskonzept, gehalten und verstrickt in seinem familiären und sozialen Gefüge und ringend um letzten Halt.

Noch einmal soll eine Patientin zu Wort kommen. Während eines Besuchs hat sie beschrieben, was sie als meine Aufgabe als Pfarrer an diesem Ort ansieht: „Zwei Dinge sind es, die Sie zu tun haben: erstens steigen Sie immer wieder von Ihrem hohen Ross herunter und begegnen Sie uns als Mensch, zweitens tun Sie Ihren Job und sprechen Sie die Menschen auf Gott an.“

Es ist deutlich geworden, wie eng der Zusammenhang ist zwischen

- der körperlichen Situation und der im engeren Sinn medizinischen Aufgabe einschließlich der Pflege
- dem Lebens- und Überlebenswillen des Patienten
- dem sozialen und familiären Netzwerk, das jetzt greift
- dem spirituellen Geschehen, das in dem allen wirkt.

Je umfassender dieser Zusammenhang von den Verantwortlichen über die eigenen Berufsgrenzen hinaus wahr- und ernstgenommen wird, desto größer ist die Chance für ein „Gelingen“ des gemeinsam eingeschlagenen Weges – und desto eher ist der „Falle“ zu entgehen, die sich zwischen **Selbstaufgabe** und **Selbstüberschätzung** auftut.

70.11 Gefahr der Rollenfixierung

Zu einer „Falle“ in der Spannung zwischen Ohnmacht/Ausgeliefertsein/Angst und Hoffnungslosigkeit einerseits sowie Allmachtsphantasien/Kontrolle/Rigidität und Übernahme unrealistischer Erwartungen andererseits kommt es, wenn es bei einer starren **Verteilung der „Rollen“** bleibt, sodass etwa die Ohnmacht des Patienten die Allmachtsphantasie des Arztes widerspiegelt und verstärkt und umgekehrt. Allein die Tatsache, dass es „ohne die Person des Patienten nicht geht“, sollte zu einer Abkehr einer solchen starren Zuweisung führen. Das bedeutet nicht, dass der Patient sich nicht ohnmächtig fühlen und das auch ausdrücken darf. Und es bedeutet auch nicht, dass der Arzt sich seiner Möglichkeiten, seiner Verantwortung und sogar seiner „Macht“ (etwa Entscheidungen zu treffen) in dieser Situation nicht bewusst sein dürfte. Es mag sogar sein, dass ein solches realistisches „Zugeben“, was wirklich ist, eine bessere Voraussetzung für eine Veränderung darstellt als ein konsequentes Leugnen und Verdrängen.

Wünschenswerte Alternativen zu solchen Rollenfixierungen stellen **2 personale Grundkategorien** dar, die etwas damit zu tun haben, dass wir Menschen sind und menschlich miteinander umgehen können:

- Ehrlichkeit, die sich in dem Mut und in der Fähigkeit zeigt, die eigene Ohnmacht (z.B. keinen Einfluss darauf zu haben, wie lange ein qualvoller Weg durch die Behandlung noch dauern wird) auf förderliche Weise zum Ausdruck zu bringen
- Ressourcenorientierung, die sich mit gleicher Sorgsamkeit für die Potenziale interessiert, sie herausspürt und in die Behandlung einbezieht, die dem Patienten jetzt zur Verfügung stehen oder die sich bei ihm gerade neu entwickeln.

Auf jedem dieser Felder lassen sich folgende Möglichkeiten aufsuchen:

- dass der Patient seine körperliche Situation versteht – so wie er es will – und darüber verständnisvoll und ausreichend informiert wird: „Was ist mit ihm/ihr?"; „Was geschieht mit mir?"
- dass die Person sowie die individuelle Prägung einschließlich der Gefühle, der Vorlieben, der Gewohnheiten, der Interessen und der versteckten Wünsche erkannt, wahrgenommen und gefördert werden: „Wie ist das für ihn/sie?"; „Wer bin ich darin?"
- dass das ganze Familiensystem in den Fokus der Aufmerksamkeit kommt: „Wer ist für ihn/sie da?"; „Wer ist für mich da?"
- dass Spirit, Gottvertrauen, das haltgebende Gefüge und die Zweifel daran ihren Platz und ihren Ausdruck bekommen können: „Was trägt ihn/sie?"; „Was trägt mich?"

70.12 Unterstützung als Grundhaltung

Von entscheidender Bedeutung scheint dabei etwas zu sein, was selbstverständlich klingt, aber in der Praxis keineswegs immer selbstverständlich ist, sondern sich im täglichen Tun immer neu erweisen muss – ich spreche von der Grundhaltung der Unterstützung. Unterstützung bedeutet: Mein Fokus liegt darauf, dass ich mit Energie und Intelligenz herausfinden will, was jetzt zugunsten meines Gegenübers wichtig ist, und dass mein Gegenüber erfährt und spürt, dass alles, was ich tue, zu seinen Gunsten geschieht. Unterstützung ist damit mehr als eine unter anderen möglichen Interventionsmethoden.

Der amerikanische Pastoralpsychologe Howard J. Clinebell schreibt dazu: „Theorie und Praxis der Psychotherapie unterscheiden zwischen analytischen, auf Einsicht zielenden Methoden einerseits und stützenden Methoden andererseits ... Bei der stützenden Beratung bedient sich der Seelsorger solcher Methoden, die stabilisieren, fundieren, aufbauen, motivieren und leiten. Dadurch werden diese (die Klienten) in die Lage versetzt, ihre Probleme und Beziehungen im Rahmen ihrer Möglichkeiten und Verhältnisse positiver zu bewältigen" [1, S. 133]. Clinebell spricht hier offensichtlich von der **Alltagswelt** und für deren Bewältigung. Es ist evident, dass Lebensbedrohlichkeit an der Grenze des Lebens nach einer Vertiefung verlangt. Unterstützung, wie sie hier erforderlich ist, ist dann nicht mehr eine Methode unter anderen, sondern in tieferem Sinn eine alles andere durchdringende Grundhaltung.

Ich habe erfahren, dass Unterstützung sich wiederum auf die soeben genannten unterschiedlichen **Lebensaspekte** zu beziehen hat. Es wirkt bereits unterstützend, wenn Patienten und Mitarbeitende darin zu Klarheit und Eindeutigkeit finden, worauf in einer gegebenen Situation der Fokus zu richten ist, auch wenn immer eines in das andere greift.

Welche Wendungen dabei eine Rolle spielen können, mögen einige Beispiele zeigen:

- **Körper:** Eine Patientin hat das Knochenmark des Spenders vor einigen Tagen bekommen. Diese Zeit jetzt ist schwierig und kritisch. Es besteht maximale Immunsuppression. Die Schleimhäute in Mund und Rachen sind offen und schmerzen bei jedem Wort und bei jeder Bewegung. Die Patientin muss dennoch täglich mehrmals eine große Menge Tabletten schlucken. Sie sitzt vor ihrem Tablettengefäß, und ihr ist übel. Es tut ihr gut, dass jetzt der Seelsorger da ist, der sie nicht drängt und ungeduldig ist, sondern Zeuge ihrer Anstrengung wird. Jenseits von therapeutischen und pflegerischen Eingriffen kann es wichtig sein, dass jemand Zeuge dessen wird, was hier geschieht.

- **Person:**
  - Einer etwa 50-jährigen Patientin ging es während der Behandlung zunehmend schlechter. Der körperliche Zustand gab kaum Anlass für eine große Hoffnung. Eine ehrenamtliche Mitarbeiterin, die im Namen eines unterstützenden Vereins auf Station Besuche machte, fand heraus, dass diese Frau „früher" immer gerne Pullover aus olivgrüner Wolle gestrickt hatte. Sie brachte der Patientin solche Wolle in ihr Zimmer, und diese begann – nach vielen Jahren wieder – zu stricken. Ihr Zustand besserte sich zusehends. Eine bisher brachliegende Ressource wurde entdeckt und neu belebt, was sich unmittelbar förderlich ausgewirkt hat.
  - Ein 26-jähriger Mann signalisierte während der Phase seiner Behandlung, in der das Immunsystem ganz und gar geschwächt war und die neuen Spenderzellen noch nicht vorhanden waren, dass er in dieser Isolation seines Zimmers „durchdrehen und verrückt werden würde", und verlangte einmal am Tag eine Zeit, um Zimmer und Station zu verlassen und ins Freie zu gehen, was medizinisch gesehen in dieser Situation unmöglich war. Nach mehreren Anläufen erlaubte das Ärzteteam ihm dennoch angesichts der augenscheinlichen Dringlichkeit, seinen Wunsch „auf eigene Verantwortung" in die Tat umzusetzen. Später stellte sich heraus, dass der Patient in der Zeit seines Aufenthalts im Patientengarten die Gelegenheit nutzte, seine unentbehrliche Zigarette zu rauchen. Er hat diese kritische Phase auf diese Weise überstanden und konnte regulär entlassen werden. Gegen die „Regeln" der Station wurde der Person des Patienten mit seinem speziellen Wunsch Vorrang eingeräumt, mit durchschlagendem Erfolg.
- **Beziehungen:** Eine Frau in mittleren Jahren kommt auf Station zur KMT. Bei dem ersten Besuch des Seelsorgers stellt sich heraus, dass sie geschieden ist und dass sich ihre beiden erwachsenen Söhne zum Vater hin orientiert und seit einigen Jahren deshalb mit ihr den Kontakt abgebrochen haben, worunter sie seitdem immer – und besonders jetzt – sehr leidet. All ihre Gedanken gehen zu ihrem Schmerz, dass „nicht einmal jetzt" einer von ihnen ein Zeichen des Interesses geben will. Es wurde ein großes Fest für diese Frau, als nach einigen Wochen von einem der Söhne eine Postkarte eintraf, mit guten Wünschen für ihre Genesung. Auch der andere Sohn meldete sich nach einer Zeit, und es kam wohl sogar zu einem Besuch auf der Station. Die Patientin konnte nach der neu aufgenommenen Beziehung zu ihren Söhnen entspannen und ihre Energie auf das richten, was jetzt von ihr gefordert wurde, mit der Erfahrung einer gewissen Versöhnung im Rücken.
- **Spirit:** Ich werde auf eine „sehr feine und sehr religiöse Frau" aufmerksam gemacht, die ich besuchen soll. Sie freut sich über den Besuch, aber auf eigenartige Weise ist auch das Gefühl da, dass etwas mit unserem Kontakt nicht richtig ist. Von meinem katholischen Kollegen, der selbst nicht für diese Station zuständig ist, habe ich erfahren, dass er während des Bereitschaftsdienstes durch den Ehemann am Wochenende zu dieser Frau gerufen worden ist und bei diesem Besuch intensiv mit ihr und dem Ehemann gesprochen hat. Der Kollege und ich sind uns nicht sicher, wer jetzt der Richtige ist, um die Begleitung weiterzuführen. Bei einem der nächsten Besuche stellt sich heraus, dass die Patientin aus Norddeutschland stammt und in der evangelischen Kirche aufgewachsen ist. Durch die Ehe mit ihrem aus dem Süden stammenden katholischen Mann ist sie in seine Heimat gekommen und zur katholischen Kirche konvertiert. Als die Patientin wegen großer Probleme mit der Atmung auf die Intensivstation verlegt wird, entscheiden mein Kollege und ich, gemeinsam zu ihr zu gehen und gemeinsam eine Andacht an ihrem Bett zu halten, jeder nach der Weise seiner eigenen Kirche. Die Patientin kann sich in den Tagen danach nicht mehr an den Besuch erinnern. Aber wir haben beide das Gefühl, nur so dieser Frau in ihrer besonderen geistlichen Situation gerecht geworden zu sein.

70.13 Interdisziplinäres Handeln

Ein wesentlicher Schritt von Unterstützung besteht darin, dass der Patient spürt, dass alle seine Lebensaspekte im Blick sind. Keiner von ihnen ist mehr und keiner ist weniger wichtig als der andere. Dies setzt die Bereitschaft und Notwendigkeit voraus, über die eigenen Berufsgrenzen hinaus zu denken und zu handeln. Das interdisziplinäre Zusammenarbeiten in einer solch komplexen Behandlungssituation ist ein Symbol für die **Komplexität der Kräfte,** die bei dem Patienten jetzt zusammenwirken und zusammenwirken müssen. Nur in der möglichst großen gegenseitigen Unterstützung erhöht sich die Chance, dass das System nicht kollabiert, sondern sich gegenseitig stärkt. Ohnmachtserfahrungen führen dann zum Eingeständnis der eigenen Grenzen und – hoffentlich – zu größerer Solidarität, und Allmachtsphantasien werden durch den unersetzlichen Beitrag der anderen Berufsgruppe relativiert. Die wichtigen Unterschiede zwischen den Berufen werden für einen Moment durchlässig, und es entsteht ein Geist von Einhelligkeit und gemeinsamer Konzentration.

Dass dies gerade auch in Situationen geschieht, in denen das ganze Team gemeinsam Ohnmacht erfährt, weil offensichtlich in keinerlei Hinsicht Hoffnung vorhanden ist, zeigt das folgende Beispiel

FALLBEISPIEL

Eine 30-jährige Frau, die aus Rumänien stammend vor vielen Jahren nach Deutschland geheiratet und hier seitdem ein unterdrücktes Leben in der Familie ihres Mannes geführt hatte, kam bereits in einem äußerst kritischen körperlichen Zustand zur KMT. Zudem hatte sie selbst keine Hoffnung und auch keinerlei Rückhalt in ihrer jetzigen Familie. Mitglieder aus der Herkunftsfamilie lebten in der ursprünglichen Heimat, 2000 km entfernt. Sie hatte zu diesen aber seit langem keinen Kontakt mehr. Sie war zwar getauft, hatte aber keinerlei religiöse oder kirchliche Bindung. Durch ihre Bescheidenheit und ihr freundliches Wesen gewann sie mehr als andere die Herzen der Mitarbeitenden auf der Station. Als sie von einem mehrwöchigen Aufenthalt in einer anderen Klinik auf die Station zurückkam, hing – vom Stationsarzt gemalt und von den Schwestern und Pflegern unterschrieben – ein großes Schild an der Tür des Krankenzimmers: „Frau S, willkommen wieder bei uns auf der Station!"

70.14 Leben und Sterben

Alle Beteiligten werden im wesentlichsten Punkt dann gefordert, wenn es darum geht, nicht nur mit dem Überleben, sondern auch mit dem Sterben eines Menschen einverstanden zu sein. Letztlich ist dies der springende Punkt. Gelingt dieses **Einverstandensein** nicht – oder nicht zur rechten Zeit –, ist man der eigenen Ohnmacht angesichts eines Prozesses, der zum Tod führen wird, unmittelbar ausgesetzt, und es besteht die Gefahr, dass die Konfrontation mit dem nahenden Tod mit einem Vorgehen beantwortet wird, das nicht auf therapeutischer Einsicht, sondern auf den eigenen Allmachtsphantasien beruht.

Einverstandensein mit dem Sterben eines Menschen bedeutet nicht eine allgemein philosophische oder medizinische Erkenntnis, dass wir alle sterben müssen. Es bedeutet von Anfang an, mit beidem zu rechnen: Dieser Mensch kann – wenn alles zusammenstimmt – diese Behandlung überleben. Und er kann daran versterben. Und im konkreten Fall bedeutet es die Unterscheidung, wann das eine und wann das andere mit diesem Menschen geschieht.

Dies steht nicht in Widerspruch zu dem enormen Aufwand und der ungeheuren Anstrengung aller, die darum kämpfen, der Krankheit Herr zu werden, sondern es ist die Kehrseite genau dieser Anstrengung.

Hier kann buchstäblich erfahren werden, dass beide Seiten zum Leben gehören und wie eng sie beieinander sind. Für den Glauben der Christen haben beide, das Leben und das Sterben, eine gemeinsame Orientierung und Ausrichtung bekommen: „Leben wir, so leben wir dem Herrn. Sterben wir, so sterben wir dem Herrn. Darum: wir leben oder sterben, so sind wir des Herrn" (Römer 14, 8).

An der Grenze, an der das Leben auf dem Spiel steht, wird das Ineinander von menschlichem Einsatz für das Leben und der spirituellen Einsicht, dass wir unser Leben nicht selbst in der Hand haben, unmittelbar erleb- und greifbar. Vieles spricht dafür, dass es eine in ihrem Wert gar nicht zu überschätzende Unterstützung darstellt, beidem in gleicher Weise Raum zu geben.

Sehr oft sind es die Patienten selbst, die hier zu Lehrern werden: Ein junger Mann hatte 2-mal eine

KMT überstanden. Die Behandlung hatte ihm ein 6 Jahre längeres Leben geschenkt. Danach ist er verstorben. Seine junge Frau hatte ihn in diesen Jahren ausgezeichnet begleitet. An seinem Todestag hatte er am Morgen seine Frau und seine Mutter weggeschickt, damit sie das Auto zur Reparatur fahren sollten. Nur sein Vater war bei ihm geblieben. Als die Frauen am Abend wiederkamen, war er gestorben. So hat er den beiden Frauen, die ihm am nächsten standen, den Augenblick des Sterbens erspart. Ich habe dieses Verhalten bewegend liebevoll gefunden.

LITERATUR

1. Clinebell HJ: Modelle beratender Seelsorge. Kaiser-Grünewald Verlag, München (1971)
2. Kammerer T (Hrsg.): Traumland Intensivstation. Books on Demand, Norderstedt (2006)
3. Kandel E: Auf der Suche nach dem Gedächtnis. Siedler Verlag, München (2006)
4. Klessmann M (Hrsg.): Handbuch der Krankenhausseelsorge. Vandenhoeck & Ruprecht, Göttingen (1996)
5. Mindell A: Der Leib und die Träume. 7. Aufl. Junfermann, Paderborn (2005)
6. Roth G: Aus Sicht des Gehirns. Suhrkamp, Frankfurt am Main (2003)

KAPITEL

71

Peter Greiff

An den Grenzen der Existenz: Was hält und trägt?

71.1 Krankheit und Religiosität

Als katholischer Seelsorger bin ich in einem großen Klinikum tätig und komme fast täglich mit Menschen in Kontakt, die sich mit der Krankheit Krebs auseinandersetzen müssen – sei es, dass bei ihnen die Diagnose „Krebs" neu gestellt wurde, dass sie mit einer Chemotherapie beginnen, dass sie bezüglich ihrer Krebserkrankung als geheilt gelten oder dass sie ein Rezidiv haben und dergleichen mehr.

Das Alter dieser Menschen reicht durch alle Lebensphasen: Kinder erkranken ebenso an Krebs wie Jugendliche, Menschen in der Blüte ihres Lebens ebenso wie solche, die im hohen Alter sind.

Es gibt das grobe Raster, nach dem ein krebserkrankter Mensch zu Beginn die Diagnose negiert und über einen langen Weg von Wut, Trauer, Hass oder Depression die Krankheit annimmt. Dies ist ein Raster. Darüber hinaus muss gesehen werden, dass die individuelle Erkrankung einen sehr individuellen Verarbeitungsprozess mit sich bringt.

In diesem Verarbeitungsprozess spielt auch die religiös-spirituelle Dimension eine Rolle, sofern der krebserkrankte Mensch zu dieser Ebene in sich einen Zugang hatte oder hat – oder in der Auseinandersetzung mit seiner Krankheit einen Zugang dazu findet.

Im Rahmen einer Untersuchung hat Sebastian Murken, Leiter der Arbeitsgruppe Religionspsychologie an der Universität Trier, 198 Patientinnen an der onkologischen Rehabilitationsklinik Nahetal in Bad Kreuznach befragt, um Aufschluss über den Zusammenhang von Religiosität und Gesundheit zu erhalten. Die Ergebnisse dieser Studie erbrachten, dass der Zusammenhang zwischen Religiosität und Gesundheit kein einfacher ist, im Sinne von „Religion ist gut oder schlecht für Gesundheit" [1].

So wenig diese Aussage überrascht, so haben Religiosität und Spiritualität im Leben des Menschen dennoch eine wesentliche Bedeutung. Es geht dabei weniger um den Einfluss von religiösem Leben auf Gesundheit und Krankheit als vielmehr um den Prozess der Personwerdung und von daher um die Gestaltung von Leben und Sterben – sowie den Umgang mit Leiden und Krankheit.

Unter dem Aspekt der Personwerdung hat Matthias Beck in seinem Buch „Der Krebs und die Seele" versucht, naturwissenschaftliche, psychoonkologische und philosophisch-theologische Erkenntnisse miteinander zu verbinden. Er zeigt auf, dass beim Verstehen einer Krebserkrankung die geistig-spirituelle Dimension und damit das Gottesverhältnis des Menschen nicht übersehen werden darf.

Wie die meisten Krankheiten erweisen sich auch Krebserkrankungen als ein mehrdimensionales und multifaktorielles Geschehen und „stellen ein Konglomerat aus genetischen Dispositionen, genetischen Veränderungen, äußeren Einflüssen, psychologischen Hintergründen und – so die These – geistigen Grundhaltungen dar" [2].

71.2 Christliche Spiritualität zeichnet sich durch Beziehungserfahrung aus

Spiritualität in der Begegnung

Im Folgenden möchte ich auf die geistig-spirituelle Dimension eingehen und den Hintergrund darlegen, vor dem ich den Menschen bei meiner Arbeit als Klinikseelsorger begegne. In meinen Ausführungen werde ich mich ausschließlich auf die christliche Spiritualität beziehen, weil ich in dieser lebe und aus ihr heraus in meiner Arbeit wirke.

Wenn auch in den Gesprächen mit den Patienten die spirituelle Dimension meist explizit nicht benannt wird, so schwingt sie doch in den Begegnungen erfahrbar mit. Es ist nicht ausgeschlossen, dass ich auch mit Gläubigen aus dem Islam, dem Buddhismus oder anderen Religionen zusammentreffe. Im Kontakt mit ihnen ist eine Begegnung auf spiritueller Ebene durchaus möglich. Diese Begegnungen zeichnen sich für mich dadurch aus, dass den unterschiedlich spirituellen Erfahrungsebenen in einer „weiten Sprache" Raum gegeben werden muss.

Gottes Leidenschaft

Da das Wort Spiritualität heute vielfach und in ganz unterschiedlichen Kontexten gebraucht wird und nicht eindeutig verständlich ist, muss es in seinem jeweiligen Kontext klar benannt werden. Christliche Spiritualität lässt sich für mich am ehesten mit Gottesleidenschaft umschreiben.

Damit ist ein geistlich-leiblicher Prozess gemeint, in dem der gläubige Mensch sein Leben lang in die Beziehungserfahrung mit Gott hineinwächst und dessen Geheimnisfülle und Unbegreiflichkeit aushält – jene Unbegreiflichkeit, die sich einzig in Paradoxen umschreiben lässt: Er ist

- der Fernnahe und zugleich der Nahferne (so bezeichnete die Französin Marguerite Porète den Unaussprechlichen [3]);
- der Unfassbare und zugleich der sich Gebende;
- der Unsagbare, den Christus uns gelehrt hat, „Abba, Vater" [Markus 14, 36] zu rufen;
- der Unaussprechliche, den der Mensch aus Gnade ansprechen kann.

Beziehung zwischen Gott und Mensch

In seinem Werk „Ich und Du" beschreibt Martin Buber die Beziehungserfahrung als Wesenselement jüdischer und christlicher Spiritualität und sagt: „Die Bezeichnung Gottes als einer Person ist unentbehrlich für jeden, der wie ich mit ‚Gott' kein Prinzip meint, wiewohl Mystiker wie Eckhart zuweilen ‚das Sein' mit ihm gleichsetzen, und der wie ich mit ‚Gott' keine Idee meint, wiewohl Philosophen wie Plato ihn zeitweilig für eine solche halten konnten; der vielmehr wie ich mit ‚Gott' den meint, der – was immer er sonst noch sei – in schaffenden, offenbarenden, erlösenden Akten zu uns Menschen in eine unmittelbare Beziehung tritt und uns damit ermöglicht, zu ihm in eine unmittelbare Beziehung zu treten. Dieser Grund und Sinn unseres Daseins konstituiert je und je eine Mutualität, wie sie nur zwischen Personen bestehen kann. Der Begriff der Personalität ist freilich völlig außerstande das Wesen Gottes zu deklarieren, aber es ist erlaubt und nötig zu sagen, Gott sei auch eine Person" [4].

! WICHTIG

Christliche Spiritualität meint zuerst und vor allem Beziehung zwischen Gott und Mensch.

Die Erfahrungen in der Gottesbeziehung sind Prozesse, die den Menschen in seiner Ganzheit prägen, das heißt in der körperlichen, psychischen und geistig-seelischen Dimension. So ist es ganz und gar stimmig, dass christliche „Spiritualität als eine Spiritualität der ‚Menschwerdung'" [5] und Personwerdung und damit als eine zutiefst dialogische Spiritualität begriffen werden kann.

Fragen

Wie bewusst oder unbewusst die Gottesbeziehung beim einzelnen Menschen sein mag – letztlich scheint sie mir die Grundlage dafür zu sein, dass viele an Krebs erkrankte Menschen stets diese Aussagen machen:

- Warum diese schreckliche Krankheit?
- Warum gerade ich?
- Warum gerade jetzt?
- Was habe ich denn getan, dass ich das erleiden muss?
- So schlecht bin ich doch nicht, dass ich das verdient hätte.

Mit solchen Fragen und Feststellungen, sofern sie denn aufbrechen und zugelassen werden, beginnt ein Prozess, der (hoffentlich) zum Zusammenbruch von so manchen Vorstellungen von Gott führt, von so manchen Gottesbildern, die Gottes – und auch des Menschen unwürdig sind.

71.3 Krankheit bedeutet oft einen Bruch des Gottesbildes

„An Gott kann ich nicht mehr glauben"

Eine der ersten und häufigsten fragenden Aussagen in meinen Begegnungen als Seelsorger mit Menschen, die sich mit einer Krebserkrankung auseinanderzusetzen haben, ist diese: „Was habe ich denn getan, welchen Grund gibt es denn, dass ich so bestraft werde?"

Eine der archaischsten Seiten in allen Menschen ist die, dass, wenn sie von Leid oder Schicksalsschlägen getroffen werden, es eine höhere Macht geben muss, die für diese Lebensgeschehnisse verantwortlich ist – und dass es eine Ursache im Leben des Menschen dafür geben muss, dass jene höhere Macht so handelt.

So denkend kommt dann sehr rasch folgende Feststellung: „So schlecht bin ich doch nun wirklich nicht, dass ich diese schlimme Krankheit verdient hätte. Andere sind viel schlechter als ich – und denen geht es gut."

Und bald darauf folgt die Aussage: „An ‚Gott' kann ich nicht mehr glauben."

Bestraft Gott?

Wer, so stellt sich die Frage, bestraft? Schnell wird einmal gesagt: „Gott." Aber welcher „Gott" ist gemeint? Welche Vorstellungen, welche Bilder von „Gott" wirken auf das Leben von Menschen ein?

An welchen „Gott" wird und wurde geglaubt? An den „Gott", der irdische Sicherheit und Wohlergehen gewährleistet; der vor aller Lebensenttäuschung bewahrt; der die Liebe der Menschen und deren gutes Tun und Wollen vor Enttäuschungen schützt; der dafür sorgt, dass Kinder nicht an Krebs erkranken, dass Kinder nicht der Gewalt ausgeliefert werden und dass Kinder nicht sterben?

Wurde und wird an den „Gott" geglaubt, der für eine umfassende Gerechtigkeit hier auf Erden sorgt; der die Lügen straft und das Guttun der Menschen belohnt; der den Gerechten vor Schmerz, Leid und Tod bewahrt? Nein, diesen Gott gibt es nicht! Und das ist auch nicht der Gott, den Christus verkündet hat.

Möglicher Bruch von Gottesbildern

Das mögliche Zerbrechen von Vorstellungen darüber, wer Gott ist und wie Gott handelt und handeln muss, ist ein schmerzvoller Prozess. Wie durch eine Krebserkrankung gefestigte Lebenssituationen von gerade auf jetzt zusammenbrechen können, so können ebenso verfestigte und bisher „logische" Gottesbilder ihr schnelles oder langsames Ende finden. Die innere Erschütterung, die ein Mensch da durchstehen muss, geht tief: Was bisher getragen hat, trägt jetzt nicht mehr. Was bisher ein so sicheres Welt-, Lebens- und Gottesbild abgegeben hat, bricht zusammen.

Kommt es zu diesem Prozess geistig-geistlichen Zusammenbruchs, dann geht es für den seelsorglich Begleitenden darum, diesen Zusammenbruch mitzutragen und mit auszuhalten und sich davor zu hüten, schnelle Erklärungen abzugeben. Ein solcher Zusammenbruch will ausgehalten und durchlitten werden, von dem erkrankten und in seiner Spiritualität erschütterten Menschen und auch von dem Begleitenden.

71.4 Hiob – Vorbild im Prozess geistig-geistlicher Veränderung

Die Geschichte von Hiob

Das in der Bibel sprechendste Beispiel für einen solchen Prozess geistig-geistlichen Zusammenbruchs ist Hiob.

Hiob, der vor Gott und den Menschen Gerechte, wird von furchtbaren Schicksalsschlägen heimgesucht. Der einstmals Reiche verliert seine gesamten Güter. Der mit Kindern Gesegnete verliert diese durch Tod. Er selbst wird von Krankheit geschlagen, sein Leib ist von Eitergeschwüren übersät. In einem langen und schwierigen Prozess auf der spirituellen Ebene, wo es um die völlige Infragestellung seiner Gottesbeziehung geht, erlebt Hiob Menschen, die ihm ratend und belehrend zur Seite stehen: Von seiner Frau wird ihm nahegelegt, sich von Gott und dem Glauben an ihn zu verabschieden. „Fluche Gott und stirb!", schlägt sie ihm vor [Hiob 2, 9]. Freunde von Hiob wollen ihn in überkommenen Glaubensvorstellungen festigen, indem sie ihn durch langatmige Reden überzeugen wollen, dass Gott alles macht und alles gibt: das Gute und die Krankheit, das Leben und den Tod. Viele Künste der Rede und Beweisführung wenden sie an und schrecken auch nicht davor zurück, die Leiden Hiobs fromm zu reden: „Sieh, selig ist der Mann, den Gott zurechtweist. Verschmähe nicht die Zucht Schaddais! Was er verwundet, das verbindet er; wenn er zerschmettert, heilen seine Hände" [Hiob 5, 17 f.].

Beide Möglichkeiten, sowohl den Abbruch der Gottesbeziehung als auch das Herbeireden frommer Erklärungen für seine Lebenssituation, lehnt Hiob ab. Seiner Frau gibt er zur Antwort: „Wie eine Törin redet, so redest auch du" [Hiob 2, 10]. Und seinen Freunden erwidert er auf die wortreichen Erklärungen: „Dass ihr doch völlig schweigen wolltet! Es würde euch als Weisheit gelten" [Hiob 13, 5].

Hiob wählt seinen Weg. Er geht den Weg, der für die jüdische und christliche Spiritualität das Charakteristikum ist: Er tritt mit Gott in Beziehung: „Doch ich will reden mit dem Allmächtigen; mein Wunsch ist es, mit Gott zu rechten" [Hiob 13, 3].

Da, wo die Not für ihn unsäglich groß ist, da ist er davon überzeugt, auf diesem Weg Gott näherzukommen, mehr zu verstehen – nicht den Grund seiner Not und seiner Übel, sondern das Geheimnis seines Lebens: „Ihn (Gott) werd' ich schauen, er wird für mich sein; den meine Augen sehen, wird kein Fremder sein" [Hiob 19, 27].

Was Hiob formelhaft von Gott geglaubt hat, sein Glaubensgerüst, was für ihn so „logisch" war und was es für seine Freunde immer noch ist, kann in einem langen Leidensprozess zusammenbrechen. Er hat den Mut, alles bisher über Gott Geglaubte loszulassen und sich für neue Gotteserfahrungen aus einer innersten Beziehung heraus zu bereiten. Von seinen Freunden lässt er sich nicht verführen, aus dem Prozess neu entstehenden Beziehungsglaubens in die geistige Enge eines Formelglaubens zurückzugehen.

Hiob als Vorbild

! WICHTIG

Um diesen spirituellen Prozess, bei dem es darum geht, von Glaubensgerüsten, die bisher getragen haben, Abschied zu nehmen und sich in der Beziehung zu dem Geheimnis Gottes neu zu finden, muss (!) ein Seelsorgender wissen, gerade bei der Begleitung von an Krebs erkrankten Menschen.

Dieser Prozess will achtsam begleitet werden: Da darf nicht gedrängt, da darf nicht doziert und wissend erklärt werden; da muss der Glaubende bestimmen können, wohin es geht.

Dieser spirituelle Prozess, der durchaus seine schmerzhaften Seiten hat, kann Kräfte freisetzen, die von innen her zuwachsen, welche die Persönlichkeit reifen und einen schöpferischen Umgang mit der Krankheit entstehen lassen.

Es ist für den Seelsorgenden auch auszuhalten und zu respektieren, dass ein Mensch die beiden zuerst genannten Möglichkeiten wählt, die auch Hiob zur Wahl hatte: dass die spirituelle Ebene für ihn keine Bedeutung hat oder aber im Umgang mit seiner Krankheit keine Rolle spielt oder dass er in seinen festen Ich- und Gottesbildern verharrt und weiter Gründe dafür sucht, wieso er mit dieser Krankheit „bestraft" wird.

Was Hiob in seinem und was vielen Menschen in ihrem oftmals durch Erkrankung ausgelösten Glaubensprozess genommen wird, ist nicht Gott, sondern sind Bilder und Vorstellungen von Gott, sind Worte, Bezeichnungen und Aussagen von Gott, die mit der eigenen Erfahrungswirklichkeit nicht mehr übereinstimmen. Solch ein Zusammenbruch von bislang selbstverständlichen und nicht hinterfragten Glaubensvorstellungen kann vom inneren Erleben her als Einsamkeit und Verlassenheit, als Ohnmacht, Hoffnungslosigkeit, Enttäuschung, Verrat, Müdigkeit und Leere empfunden werden.

71.5 Beten in der Krankheit

Unvermögen zum Gebet

Eine oft gehörte Aussage von schwer erkrankten und insbesondere auch von an Krebs erkrankten Menschen lautet: „Ich kann nicht mehr beten."

So wie die meisten Menschen beten, indem sie etwas von Gott erbitten und fest darauf hoffen, dass sie es in der Weise erhalten, wie sie es sich wünschen, so kann ein schwer erkrankter Mensch mit der Zeit kaum noch beten. Er wird feststellen müssen, dass Gott ihm die Krankheit nicht nimmt und dass auch kaum jene Lebenssituation wiederhergestellt wird, wie sie vor der Erkrankung war. Das äußere und das innere Leben eines an Krebs erkrankten Menschen ändern sich gewaltig.

Hier ist der Vorstellung zu begegnen, Gott sei der Verteiler von Krankheiten, der die einen mit malignen Tumoren und viele andere mit vielen anderen Übeln schlägt. Er ist auch nicht der, der Krankheiten verhindert – und wenn es ihm gefallen sollte, Menschen davon befreit.

Ein neuer Weg zum Gebet

Für uns Menschen ist es außerordentlich schwierig, anzuerkennen, dass in der Welt und in unserem Leben Dinge geschehen, für die es oft keine kausalen Gründe gibt.

Gewiss gibt es viele Menschen, die aufgrund offensichtlicher Lebensumstände (Rauchen, Arbeiten in einer Umgebung mit krebserregenden Substanzen etc.) an Krebs erkranken. Aber es gibt auch viele Erkrankungen, für die es keine eindeutigen Erklärungen gibt, schon gar keine moralischen. Gesundheit oder Krankheit ist nicht etwas, wodurch Gott zum Ausdruck bringt, was ein Mensch verdient.

Vieles in unserer Welt und in unserem Leben ereignet sich zufällig, fällt dem Menschen zu. Wenn Gott also nicht die Verantwortung für eine Erkrankung hat und auch nicht derjenige ist, der sie mit einem Fingerschnippen wegnehmen kann, fragt es sich gerade für den erkrankten Menschen, welchen Sinn dann Beten hat. Martin Buber schreibt in seinen Erörterungen über Religion und Ethik, in denen er darlegt, dass wir dem modernen Nihilismus und dem moralischen Relativismus nur entrinnen können, wenn wir eine persönliche Beziehung zum Absoluten gewinnen: „Gebet im prägnanten Sinn nennen wir jenes Sprechen zu Gott, das, um was immer auch gebeten wird, letztlich die Bitte um Kundgabe der göttlichen Gegenwart, um das dialogische Spürbarwerden dieser Gegenwart ist" [6].

Das Gebet, alles möge wieder so werden wie es einmal vor der Erkrankung war, wird gerade den krebskranken Menschen auf der spirituellen Ebene in die Enttäuschung führen. Im Gebet geht es nicht darum, Gott zu bestimmten und zu erwünschten Verhaltensweisen zu bewegen. Gebet ist von seinem Wesen her ein Dialog, bei dem der Betende sich und seine Welt übersteigt und in seiner Endlichkeit sowie in seiner Gebrochenheit zu sich selbst und in die Gegenwart des Daseienden Gottes tritt („Ich werde da sein, so ich – von mal zu mal – da sein werde!" [Exodus 3, 14]; das ist der Wesensname Gottes, den Moses auf Gottes Geheiß hin den Israeliten mitteilt).

Den spirituellen Prozess in diese dialogische Beziehung zwischen dem Menschen und seinem tiefsten Geheimnis, das Gott ist, zu begleiten, ist wesentliche Aufgabe des Seelsorgenden.

71.6 An der Grenze irdischer Existenz

Auseinandersetzung mit dem eigenen Tod

Nicht wenige an Krebs erkrankte Menschen müssen sich nach oft langwierigen und schwierigen Therapien damit auseinandersetzen, dass sie von der Erkrankung nicht mehr gesunden, sondern dass sie daran sterben werden. Hier ist aus spiritueller Sicht bedeutsam, ob sich der vom bevorstehenden Sterben betroffene Mensch dieser seiner Lebenssituation stellt oder sie verdrängt und negiert.

Der Philosoph Martin Heidegger unterscheidet zwischen einem äußeren (biologisch passiven) Ableben und einem Sterben als Tat. Sterben als Tat meint: Der Mensch ist sich seiner irdischen Endlichkeit bewusst. Er stellt sich dieser Endlichkeit und setzt sich mit seinem Sterben und dem Tod auseinander.

Gerade in der Auseinandersetzung mit dem absehbar irdischen Ende des Lebens hat der seelsorglich Begleitende mit großer Wachsamkeit darauf zu achten, ob der Kranke über diesen seinen Lebensschritt sprechen will und ob er gewillt ist, diesen existenziellen Lebensschritt auf spiritueller Ebene zu gestalten. Auf der Ebene christlicher Spiritualität geht es hier um die Bedeutung von Tod und Auferstehung.

Auferstehung von den Toten

Was christlicher Glaube mit Auferstehung meint, kann an dieser Stelle nicht in Ausführlichkeit behandelt werden. Zur Andeutung des auch da vorherrschenden Beziehungsaspekts möchte ich Karl Rahner zitieren, der einige Wochen vor seinem Tod über Auferstehung und ewiges Leben sagte: „Mir will scheinen, dass die Vorstellungsschemen, mit denen man sich das Ewige Leben zu verdeutlichen sucht, meist wenig zur radikalen Zäsur passen, die doch mit dem Tod gegeben ist. Man denkt sich das Ewige Leben, das man schon seltsam als ‚jenseitig' und ‚nach' dem Tod weitergehend bezeichnet, zu sehr ausstaffiert mit Wirklichkeiten, die uns hier vertraut sind, als Weiterleben, als Begegnung mit denen, die uns hier nahe waren, als Freude und Friede, als Gastmahl und Jubel und all das und ähnliches, als nie aufhörend und weitergehend. Ich fürchte, die radikale Unbegreiflichkeit dessen, was mit Ewigem Leben wirklich gemeint ist, wird verharmlost, und was wir unmittelbare Gottesschau in diesem Ewigen Leben nennen, wird herabgestuft zu einer erfreulichen Beschäftigung neben anderen, die dieses Leben erfüllen; die unsagbare Ungeheuerlichkeit, dass die absolute Gottheit selber nackt und bloß in unsere enge Kreatürlichkeit hineinstürzt, wird nicht echt wahrgenommen" [7].

Am Ende des Lukas-Evangeliums spricht der vom Tod auferstandene Jesus allen an Gott Glaubenden – Dynamis – aus der Höhe zu [Lukas 24, 49]. Schon das griechische Wort lässt spüren, was gemeint ist: Energie, Bewegung, Macht, Stärke, Lebendigkeit.

Diese göttliche Wirksamkeit erlebe ich bei krebskranken Menschen, die sich mit ihrer Krankheit auseinandersetzen und den Umgang damit aus einer spirituellen Haltung bis in ihr Sterben hineintragen. Sie können das Unabänderliche oft in einer Gelassenheit, in einer Berührtheit und Kraft annehmen, was mit Frieden und Vollendung zu tun hat. Ich erlebe aber auch Menschen, die ihr Sterben bis zuletzt verdrängen. Irgendwie bleibt da in meiner Wahrnehmung eine Spur von Unvollendetheit zurück, als fehlte eine wesentliche Tat in ihrem Leben.

71.7 Was hält und trägt …

Wie eingangs bemerkt, gibt es keinen einfachen, direkten Zusammenhang zwischen Religiosität und Gesundheit. Um diese einfache Wechselbeziehung geht es auf der religiös-spirituellen Ebene auch nicht. Wollte man Religiosität und Spiritualität als Mittel und Wege zum Zweck der Gesundung verstehen, verstiege man sich schnell einmal in ein magisches Geschehen, was des Menschen unwürdig wäre und wo verkannt würde, zu was der Mensch im Ersten und Letzten gerufen ist.

In der seelsorglichen Begleitung krebskranker und überhaupt erkrankter Menschen geht es für mein Empfinden vor allem darum, die spirituelle Dimension des Menschen anzusprechen und ihn zu ermuntern, sich auf eine innerste Beziehungserfahrung mit dem Geheimnis, das Gott ist, einzulassen. Dieser Beziehungsaspekt findet seinen Ausdruck auch im Sterben: Dabei geht es darum, dass sich der Mensch in freier Selbstverfügung und in letzter Radikalität in die Unbegreiflichkeit und Dunkelheit Gottes hineinfallen lässt. Diese existenzielle Tat geschieht nicht nur an dem Punkt absoluter Leere und Dunkelheit, als welcher das Sterben und der Tod gesehen werden müssen, sie geschieht immer wieder im Leben, vor allem in Zeiten von Ohnmächtigkeiten, in Zeiten von Krankheit, bei Ereignissen der Liebe, in der Treue zum eigenen Gewissen, im Mut zur eigenen Personwerdung [8, 9].

Aus der Beziehung zu dem unbegreiflichen und unsagbaren Geheimnis, das Gott ist und immer bleiben wird, kann sich der Mensch die Erfahrung schenken lassen, dass dieses Geheimnis hält und trägt, im Leben, in Gesundheit und Krankheit – und an den Grenzen des Lebens, über den irdischen Tod hinaus.

LITERATUR

1. Forschungszentrum für Psychobiologie und Psychosomatik (FPP) der Universität Trier. www.psychology-of-religion.de/deutsch/projekte/abgeschlossene/vw_proj2.htm (16.05.2007)
2. Beck M: Der Krebs und die Seele, Gen – Geist – Gehirn – Gott. Schöningh Verlag, Paderborn (2004) 173
3. Sölle D: Mystik und Widerstand. Piper, Hamburg (1973) 143, 158
4. Buber M: Ich und Du. Lambert-Schneider, Heidelberg (1979) 158
5. Schütz C: Praktisches Lexikon der Spiritualität. Artikel Spiritualität. Herder, Freiburg (1992) 1170–1180 [Zitat, s. S. 1174]
6. Buber M: Gottes-Finsternis. Betrachtungen zur Beziehung zwischen Religion und Philosophie. Manesse, Zürich (1953) 149
7. Rahner K: Von der Unbegreiflichkeit Gottes. Erfahrungen eines katholischen Theologen. Herder, Freiburg (2004) 59–60
8. Rahner K: Das christliche Sterben. In: Feiner J, Löhrer M (Hrsg.): Mysterium Salutis, Band V. Benziger, Zürich (1976) 463–493
9. Rahner K: Zu einer Theologie des Todes. Schriften zur Theologie. Band X. Benziger, Zürich (1972) 181–199

Register